U0253892

XIANDAI XUNZHENG HULI SHIJIAN

现代循证护理实践

主编 张明秀 刘 静 赵秀贞 倪 敏
沈玉珍 陈 萃 刘宏艺

黑龙江科学技术出版社
HEILONGJIANG SCIENCE AND TECHNOLOGY PRESS

图书在版编目(CIP)数据

现代循证护理实践 / 张明秀主编. -- 哈尔滨：黑龙江科学技术出版社，2023.7

ISBN 978-7-5719-1995-5

Ⅰ. ①现… Ⅱ. ①张… Ⅲ. ①护理学 Ⅳ. ①R47

中国国家版本馆CIP数据核字（2023）第107048号

现代循证护理实践

XIANDAI XUNZHENG HULI SHIJIAN

主　　编　张明秀　刘　静　赵秀贞　倪　敏　沈玉珍　陈　萃　刘宏艺
责任编辑　包金丹
封面设计　宗　宁
出　　版　黑龙江科学技术出版社
地址：哈尔滨市南岗区公安街70-2号　邮编：150007
电话：（0451）53642106　传真：（0451）53642143
网址：www.lkcbs.cn
发　　行　全国新华书店
印　　刷　黑龙江龙江传媒有限责任公司
开　　本　787 mm×1092 mm　1/16
印　　张　29.25
字　　数　739千字
版　　次　2023年7月第1版
印　　次　2023年7月第1次印刷
书　　号　ISBN 978-7-5719-1995-5
定　　价　238.00元

编委会

主　编

张明秀　刘　静　赵秀贞　倪　敏
沈玉珍　陈　萃　刘宏艺

副主编

陈　迪　曹桂芬　张　楠　黎　梅
单士力　陈惠萍　连佳佳　王　欣

编　委（按姓氏笔画排序）

王　欣（乳山市人民医院）
王红燕（胜利油田中心医院）
刘　静（北京中医药大学枣庄医院）
刘宏艺（广东省东莞市茶山医院）
许家芳（胜利油田中心医院）
孙金云（诸城龙城中医医院）
连佳佳（河北省武安市第一人民医院）
沈玉珍（官桥镇卫生院）
张　楠（山东省中医院）
张明秀（临朐县中医院）
陈　迪（山东中医药大学第二附属医院）
陈　萃（聊城市茌平区人民医院）
陈亭亭（胜利油田中心医院）
陈惠萍（溧阳市人民医院）
单士力（枣庄市山亭区人民医院）
赵秀贞（聊城市茌平区人民医院）
胡　兴（安徽医科大学第一附属医院）
贾　丽（博兴县中医医院）
倪　敏（山东省聊城市冠县崇文街道办事处社区卫生服务中心）
唐科毅（青岛市第五人民医院）
曹桂芬（山东省莘县人民医院）
彭迎辉（荆楚理工学院附属中心医院/荆门市第二人民医院）
黎　梅（遂宁市中医院）
魏　真（荆楚理工学院附属中心医院/荆门市第二人民医院）
魏　巍（博兴县中医医院）

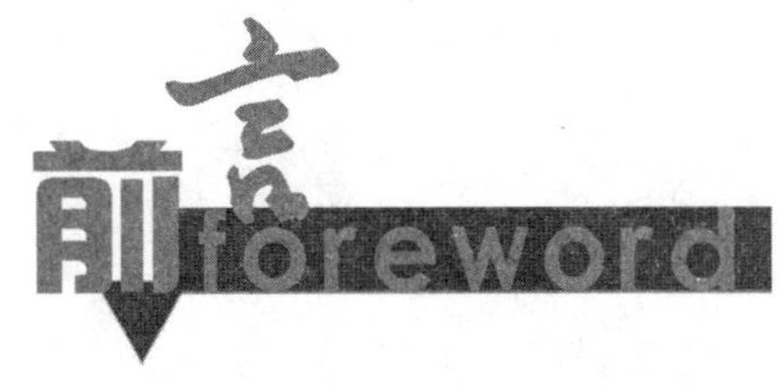

护理学在我国医疗卫生事业发展中发挥着重要的作用，广大护理工作者在协助临床诊疗、救治生命、促进健康、减轻疼痛及改善护患关系方面肩负着重大责任。护理工作是医疗质量最基础的保证，所以护理工作者必须贯彻以患者为中心的整体护理理念，应用科学的护理方法，形成科学的护理工作流程，使广大患者得到更优质的护理服务。因此，为了广大护理工作者能够获得最新的护理学相关知识以满足临床实践革新的需要，编者们编写了《现代循证护理实践》一书。

本书首先简要介绍了护理学基础知识、麻醉护理、助产护理、医院感染护理；然后讲述了神经内科疾病、心内科疾病、消化内科疾病等常见疾病的护理措施，针对所涉及的疾病进行了详细的分析，包括护理评估、护理要点、护理目标、护理问题、护理措施等；最后介绍了神经重症护理与社区护理。本书从临床护理的实际出发，参考了现有高等医学院校的相应教材，汲取了国外相应教材的精华，增添了最新的护理基本理论、基本技术，紧贴护理临床实践，是一本具有创新性、科学性、实用性的护理类参考书，希望能为基层医护人员和医学院师生的学习和研究提供参考。

由于编者们编写经验有限，加之日常工作繁重、编写时间紧张等诸多因素，书中缺点和错误之处在所难免，诚请广大读者提出批评，以便再版时提高。

《现代循证护理实践》编委会
2023 年 2 月

目录
contents

第一章

护理学绪论

第一节　临床护理的发展趋势

医学的发展是伴随着社会的发展与人类的进步而发展的，医学模式的转变和人类对健康观念的不断更新也是医学发展的必然产物。随着医学模式从单纯的生物模式发展到生物-心理-社会模式，护理也在渐渐地由一门技术性学科向艺术和科学性学科转变。人们对于护理也相应地提出了更新和更高的要求，以往的以医疗为中心、以执行医嘱为工作任务的临床护理已经不能满足患者的需要。疾病谱的不断变化向临床护理提出了新的挑战，人们对于生活质量的追求同时也给临床护理赋予了新的使命与价值。

一、重视护患交流，实施整体护理

随着生物-心理-社会医学模式和心身医学的发展，以患者为中心的整体护理已在逐步取代以往的功能制护理。整体护理的开展对护患交流提出了新的要求，要求临床护士更注重各种患者的心理感受，以及能够采用相应的交流技巧去应对患者的感受，以利于患者身心健康的恢复。护理工作不仅要把人看成一个由各器官组成的有机体进行医疗性照顾，还要体现人的整体性，这种整体性不只体现在机体各个系统之间的协调关系上，还体现在机体的心理、生理状态与周围社会、环境变化的适应性上。

(一)整体护理的定义、内涵及意义

1.定义

整体护理是以患者为中心，以现代护理观为指导，以护理程序为基础框架，并把护理程序系统化地用于临床护理和护理管理的工作模式。

2.内涵

整体护理是对于以往护理模式的发展，其理解如下。

(1)生物-心理-社会模式是指从单纯地照顾患者的生活和疾病护理拓展为全面照顾患者的生理、心理、社会方面的需要。

(2)患者不光在住院期间需要护理，在出院后同样需要指导康复，指导自我保护，预防疾病的

复发。

(3)护理的对象不只是帮助患者恢复健康,还应包括使健康人更健康。

(4)在人生命的全过程,生、老、病、死的各个阶段都需要护理。

(5)在疾病的全过程中,除患病需要恢复外,如何使垂危患者减少痛苦及平静地离开人世,也是整体护理开展的范畴。

(6)护理的对象已从个人发展到家庭和集体场所。同时,在对患者进行护理时,临床护士除发挥个人的护理技巧外,还要动员患者所处的家庭、集体给予其充分的关怀和支持。

3.意义

(1)适应疾病谱的变化:由于生活方式的变化和科学技术的进步,由生物病原引起的急性传染性疾病逐渐减少,而与心理、社会因素关系较为密切的心、脑血管病和肿瘤的发病率却明显增高,并成为主要死亡原因。整体护理的开展,满足了患者在心理、社会方面的需要。

(2)适应人类健康观念的转变:健康是每个人所特有的,应具有个人的特征。每个年龄段有不同的生理、心理、社会发展规律,每个人有不同的健康标准,开展整体护理,把患者个体化,能够根据不同患者的需要提供相适应的护理措施。

(3)适应人类对预防重要性的认识:预防工作包括改善卫生条件、免疫接种、合理营养及改变生活方式等。整体护理的开展,通过对患者进行健康教育,教会患者及家属如何创造最利于健康的条件,为预防并发症及其他疾病打下基础。

(二)整体护理的现状与具体实施办法

1.现状

目前,整体护理的开展在我国仍处于摸索期,各大医院都在探索一条符合本院特点的发展道路。一般先在医院里设立试点病房,积累一定经验后再逐步扩大试点范围,经过总结改进后再全面展开。三级医院整体护理模式病房率>30%,二级医院>20%,并在以后医院分级管理评审中要求逐渐扩展整体护理。整体护理正在蓬勃开展,必将更健全和适应我国的国情。

2.具体实施办法

(1)制定护理哲理:哲理是探究现实问题的原则和人类行为的本质,也就是一个人思想与行为的价值取向与信念。制定护理哲理,要求护理人员时刻明确自己的工作目标和目的,围绕着这一信念,主动地从思想与业务上完善自我,提高为患者解决问题的能力。

(2)护理人员组织结构:根据病床数、工作人员总数、患者照顾的需要、工作人员的能力及预测工作量表等考虑分组和派班。病房护士长根据病房护士的年资、经验、工作能力等情况将护士分组,每组可设小组长1名,下设组员,组长与组员共同负责一组患者的全面护理。在分派晚夜班时,也要注意各组组员交替轮派,同时注意组员的相对固定,以利于护士对所管患者的病情及其他情况更加熟悉。

(3)运用护理程序进行整体护理:护理程序是整体护理的基本框架,它包括护理评估、护理诊断、护理计划、执行计划及护理评价5个步骤。护士做的工作都是有理有据的,为准确评价护理的效果,也为了能给护理教学及科研提供有力的事实依据,护士要将所做的工作记录在案。为了让护士把更多的时间投入到对患者的护理中去,可制定相应的表格。护士依据患者情况,选择适合患者情况的内容填写,遇有特殊情况时另做补充。

入院评估表:较全面地反映患者入院时身体各个系统的基本状况,既往的健康状况,以及心理、社会各个方面的情况,为护理评估打下基础。

标准护理计划：临床科室可根据本科室的病种、患者常见的并发症，以及患者较普遍存在的问题，制定出标准护理计划。

标准教育计划：对主要收治范围内的患者进行健康教育。体现一切以患者为中心的思想，提高患者及家属的防病、治病能力。包括入院宣教，检查前、中、后的教育，心理、饮食、锻炼的咨询，以及疾病的科普知识宣教。

护理记录表：能够简单明了地体现患者病情的动态发展。

护理质量评价表：由小组长或护士长对护理效果进行评价后填写，力求评价客观、准确。评价结果可为制定新的护理计划提供依据。

出院评估及指导：根据出院评估的结果，有针对性地为患者提供出院指导，如在饮食、运动、服药、复查及性生活等方面提供全面指导。

（三）护患交流的技巧

护士与患者之间存在的是一种特殊的关系。护士作为一个提供帮助者，她的每一句话、每一个动作都会对接受帮助者产生不同的影响。作为在护患关系中占主导地位的护士，应对患者多产生正面影响，尽量避免产生负面影响。

1.提高自身素质，搞好护患关系

（1）护士本身应该有健康的生活方式。

（2）保持健康乐观的情绪，护士应注意不把生活中的不愉快情绪带到工作中来。

（3）要诚恳，给以温暖和适当的移情。护理工作中护士要以诚为本，让患者感受到你是真心愿意帮助他。适当的移情是护士应尽量了解患者的感觉和经验，并接受和理解他的感觉。

（4）不断丰富与护理有关的人文、社会和行为科学知识。

2.运用沟通技巧，促进护患交流

沟通是遵循一系列共同的原则，将信息从一个人传递到另一个人的过程。有效的沟通应是接受者所收到的信息与发出者所表达的正好相同。掌握并熟练运用沟通技巧，将有效地促进护患交流，也是整体护理对临床护士的一个要求。

（1）语言性沟通：语言在整体护理工作中是一个十分重要的工具。它是护士与患者进行沟通最基本、最重要的工具，也是沟通护士与患者间感情、思想的重要媒介，在进行语言性沟通时应注意：①语言应通俗易懂、简单明确。避免过于专业化的术语和医院常用的省略句，对于严格要求的注意事项，必须明确无误地强调，绝不含糊。②使用礼貌性语言，尊重患者的人格。③使用安慰性的语言，对于患者，护士应给予同情，让患者感觉到护士和蔼可亲。④应用科学的语言。本着对患者负责的态度，实事求是，对疾病的解释和病情的判断要有根据，回答患者问题要合理，不可胡编乱造。⑤语言要有针对性，即要求根据患者个体差异选择相适应的语言，如对于急性重症患者，语言要少而稳重，对于慢性病患者，要给予支持和鼓励性语言。

（2）非语言性沟通：非语言行为又称身体语言，如面部表情、身体姿势、手势及眼神等。非语言信息是一种不很清楚的信息，但往往比语言信息更真实。

（3）沟通的常用技巧：①倾听是为了收集和掌握患者的相关信息。倾听不只是简单地聆听对方的词句，更重要的是在听的同时带来心理活动，注意患者的声音、语调、面部表情、身体姿势、手势等行为，把全部注意力放到患者身上，收集患者全方位的信息。常使用的倾听技巧：注意或参与，为表示在全神贯注地倾听患者的谈话，护士应与患者保持适当的距离（1.0～1.5 m）；维持松弛、舒适的体位和姿势；保持眼神的交流；避免分散注意的动作，如不时地往窗外看；不打断对方的话或转换话题;不评论对方所谈的内容;重视反馈信息;倾听的同时,用不同的语言或微笑表示在听患者的谈话,表示你很有兴趣听他继续讲下去。②核实是为了核实对所听到和观察到的信息。可采用:复述,即不加判断地把对方的话重复一遍;意述,即用不同的词句复述对方原句所表达的意思;澄清,即将一些模棱两可的、不够完整的陈述弄清楚,并试图得到更多的信息;小结,用简单的总结方式将患者的内容复述一遍;反映,即将患者的"言外之意,弦外之音"摆到桌面上来,使他更加明确护士的真实感情。

解决问题的沟通技巧:指以解决问题为目的的沟通技巧,包括收集信息、集中主要问题、总结和提供信息。

其他沟通技巧:①沉默。沉默可给患者思考的时间,让他体会到护士很能理解患者的心情。②自我暴露。一般人喜欢和能开放自我的人相处,并能向自我暴露的人分享自己的感受。因而,在护患交流中,护士适当的自我暴露,能更拉近护患间的距离。③抚摸。在不适于用语言表示关怀的情况下,可用轻轻地抚摸代替,抚摸可使不安的人平静下来。但抚摸要注意性别、社会文化背景等影响因素,以免因抚摸产生负面影响。

(四)护患交流在整体护理中的作用

整体护理把患者看作是一个整体的、社会化的人,这就要求护士在整个护理程序中都能有效地运用沟通技巧。只有在建立了良好的护患关系的基础上,才能全面、准确地收集患者信息,从而为患者提供全面、系统的照顾。

1.改善护患关系,取得患者信任

护理工作的开展,离不开患者的支持与配合。当护士的工作能力在护患交流中得到患者的认可之后,无疑会增加患者对护士的信任度。有效的护患交流可以改善护患关系,帮助护士取得患者的信任。

2.准确收集资料,完善护理

护理工作的目的就是给患者从生理、心理、社会各方面创造最佳的治疗条件,从而促进患者的康复。通过良好的护患交流,取得了患者的信任,在很大程度上帮助护士全面、准确地收集患者资料。在整个护理程序中,收集资料是第一步,也是能否真正护理好一个患者的基础。因而运用一定的沟通技巧,全面获得患者资料就显得至关重要。

3.建立良好的护患关系,增强临床护理效果

作为一名临床护士,在以患者为中心的整体护理中,为患者提供良好的护理,促进患者的健康,同时也可以体现护士本身的人生价值。整体护理的探索性实施,使得患者对护士的看法在逐渐改变。通过护患交流,患者可以感觉到护士除了亲切、细致以外,也有广博的知识和护理的艺术;也是通过护患交流,护士在主动为患者做了一些有意义的事情后,会感到自己人生价值的升华。因而,良好的护患关系是良好的临床护理效果的基础。

重视护患交流、实施整体护理是现代临床护理发展的总趋势。护患交流不仅仅是生活上的对话,更重要的是护士要通过提高自身素质,在护患交流中为患者解决实际存在的或有可能发生的问题。

二、老人、慢性病及癌症患者的护理

由于生活水平的提高及医疗科技的进步,人类寿命普遍延长,人口老龄化已经成为全人类关注的焦点。而社会文明和环境污染的影响,使慢性病、癌症患者与日俱增。这些不但给家庭赡养

老人、照顾慢性病患者和癌症患者带来巨大的压力，同时也会给这类特殊人群增加孤独感与无所适从感。因而，重视对老年人、慢性病及癌症患者的护理，摸索出一套针对这类特殊人群有实用价值的护理方案，从而分别将他们集中进行临床护理，也是现代临床护理的新趋势。它不但可以减轻社会的负担，同时也在提高这类人群生活质量、促进其康复上起到促进作用。

（一）重视老年人的护理

1.老年人的特点

（1）生理特点：人过中年以后，身体功能逐渐改变，器官组织逐渐出现退行性变化。此外，人的年龄越大，受外在因素如物理性、化学性、微生物性的伤害也越多，这些因素都会对老年人的生理造成伤害。

（2）社会特点：进入老年后，人类的社会角色都会发生较大的变化。退休、朋友及家人的去世，子女的离开，都会给老年人带来特殊的心理压力。

（3）心理特点：由于生理上和社会角色的变化，老年人的心理也相应会发生很大的变化。做好老年人心理护理在老年人的护理中占有很大比重，因而，了解老年人的心理特点也就至关重要。

失落感：老年人曾经是社会的中流砥柱，在工作中往往处于主导地位。当他们从原来的工作岗位退下来时，他们会觉得自己再也不能如年轻时一样做事情了。这种主导地位也随之消失，这一切都会增加老年人的失落感。

孤独感：老年人是一个特殊的群体，他们面临着更多的分离，这些都会给老年人带来悲伤和孤独的感觉。

落伍感：现代科技突飞猛进的发展带给年轻人的是新鲜和刺激，给老年人带来的则是落伍感。他们的生理特征决定了他们反应较慢，接受新事物的能力相对较差，导致了老年人的落伍感。

遗憾感：步入老龄后，闲暇时间多了，以往生活中的遗憾会重新浮现到现实生活中来。而要实现年轻时未曾实现的梦想，则比年轻时更难。这种遗憾感不仅体现在老年人有自己未完成的事，还体现在没有兑现他们给别人的承诺。

恐惧感：生老病死虽说是大自然的规律，但当死亡临近时，人会有一个对死亡恐惧的阶段，老年人也不例外。

2.老年人护理的要点

（1）生活上的指导与照顾：由于生理功能的退化，老年人的饮食起居在维护健康上显得更为重要。原则上，护士要指导老年人如何养成良好的生活习惯、合理膳食、适当运动及去掉不良嗜好与习惯。护士要根据老人的不同情况，制定不同的照顾计划。老年人常患慢性疾病，护士要指导老年人如何用药及观察药物的疗效与不良反应。

（2）心理上的安慰与支持：对待老年人，首先要有爱心。在爱心的驱使下，护士要尊敬老人，耐心地倾听老人的倾诉，体贴关怀他们，尊重他们的爱好与习惯，使他们在离开自己的亲人时，仍能从护士这里获得亲切感。由于相同的生活经历，对于生活的相同看法，使得老年人与老年人更易于相处。作为临床护士，要帮助老年人提供寻找同伴的机会，并且协调好老年人之间的关系，让他们在愉快的相处中保持良好的心境。

（3）家庭与社会的支持：人是社会的，老年人也不例外，动员家庭和社会力量来关心、爱护老年人，使老年人得到被认同感和幸福感。给他们创造一定的条件，使他们继续为社会作出贡献。

护士还要督促老年人家属与之接触，让老年人感觉自己没有被遗弃。与此同时，护士应鼓励老年人把自己当成生活的一部分，并且保持与各年龄人的联系，使他们拥有自己美好的生活目标。

（二）慢性病患者的护理

1.慢性病患者的特点

（1）生理特点：由于慢性病的长期存在，会导致发病器官的功能逐渐减退直至消失。而一个器官的疾病常会影响其他器官的功能，从而导致慢性病患者机体功能降低，逐渐衰竭。

（2）心理特点：①负罪感。由于长期生病在床，给家人、社会带来了经济、精神上的负担，这些带给患者负罪感。②孤独感。由于健康人都有自己的事业和生活，因而家人在对慢性病患者的照顾上难以面面俱到。家人、朋友的离开，会加重患者的孤独感。③焦虑感。许多慢性病患者在病前身居要职或在家里是领头雁，久病在床，患者会担心家庭、工作方面的情况。由于久病不愈，患者对治疗疾病的信心也会下降，从而对自身状况的焦虑与日俱增。④恐惧感。慢性病患者对死亡的恐惧感。

2.慢性病患者的护理要点

（1）增强患者对护理人员的信赖感：慢性病患者对于自身的疾病都有一定了解，从而提出一些专业性较强的问题，这就给护理人员提出了更高的要求。要增强患者的信赖，必须提高自身的素质，要求护士有扎实的医学基础知识，能准确地回答患者提出的各种问题。

（2）增强患者战胜疾病的信心：疾病并不可怕，可怕的是患者意志的崩溃。护理人员有责任帮助患者建立坚强的战胜疾病的信心。

（3）体贴关怀、耐心周到地护理患者：帮助患者去掉孤独、负罪感，让他们感到自己没有被遗弃，同时也让患者感到自身存在的价值。

（4）注意护理操作的准确性：增强患者的安全感，减少患者的痛苦。慢性病患者长期接受治疗护理，这给护理操作带来很大的挑战性。准确的护理操作能减少患者的痛苦，增强患者的安全感与信赖感。

（三）癌症患者的护理

1.癌症患者的特点

（1）生理变化：①受癌细胞浸润的器官功能减退直至消失；②癌细胞转移到其他器官影响其功能；③疼痛；④癌症恶病质综合征是指癌症患者健康情形非常不好及营养状态非常差的一种状态，患者体重减轻，肌肉松软无力，食欲缺乏，严重酸中毒及败血症，此时患者开始生命的倒计时。

（2）心理变化：①否认。初听诊断为癌症，患者都不愿接受事实，进而到处求医，以期否认患癌这一事实。②磋商。在确认自己的确患了癌症以后，患者从理智上开始接受癌症，但仍希望有奇迹出现，企图挽回生命。③抑郁。当奇迹没有出现、幻想破灭时，患者的病情也在逐步加重，但此时患者仍不愿面对癌症及其所带来的痛苦，从而企图逃避现实，甚至有自杀的倾向。④接受。经过长时间的冲突与思考之后，患者接受命运的安排，平和地面对各种治疗，安详地生活着。

（3）社会变化：由于患病，患者的家庭角色、社会角色都会发生变化，离开了自己喜爱的工作岗位，离开了对家人所负的责任，而转变成了患者，需要接受他人的关心与爱护。

2.癌症患者的护理要点

（1）采取适当的方式让患者及家属接受癌症这一事实，不要谈癌色变。

（2）压缩磋商期，向患者介绍最近的医学进展，使患者增强战胜疾病的希望和信心，而不要寄希望于非科学以外的力量，也可向患者介绍类似病例的成功经验。

(3)去除抑郁期，给患者营造一个积极的治病环境，让患者乐观地接受各种治疗，充分体现自己的生存价值。

(4)动员家庭、社会力量共同给予癌症患者精神慰藉。

(5)护理操作准确，增强患者的信赖感与安全感。

(6)教会患者应对与克服放疗、化疗等所带来的不良反应，减少其不适应感，增加其自信心。

三、重视临终关怀，提高生活质量

(一)临终的定义

患者已接受治疗性或姑息治疗而病情无明显改善，或发现病灶时间太晚及诊断太迟而错过治疗的有效时机，此时患者虽意识清晰，但由于病情加速恶化，种种迹象已表示生命即将终结，这一段时期一般在去世前的3～6个月，通常称为临终。

(二)临终患者的特征

1.生理特征

(1)肌肉张力的丧失：肛门括约肌张力的丧失可能导致临终患者的大小便失禁，如此期护理不好，则易导致压疮。也由于肌肉张力的减弱或丧失，导致患者吞咽困难，妨碍患者进食和吞咽咽喉部分泌的黏性液体，使痰液显得格外多。

(2)胃肠道蠕动减弱：胃肠道蠕动减弱导致患者食欲缺乏、营养不良、脱水或便秘。

(3)循环、呼吸系统衰竭。

(4)感觉的改变：临终患者眼角分泌物增多，视觉模糊，听觉逐渐钝化，触觉也更不灵敏。

(5)疼痛。

2.心理特征

(1)渴望生存，期盼救护。

(2)哀伤：对于老年临终患者来说，离开生活了几十年的人世，他们都会感到哀伤。而哀伤在年轻临终患者的身上则表现得更为突出，过早地面对死亡更加无可奈何。

(3)孤独与恐惧：虽说经过长时间的心理挣扎，已经逐步接受了即将死亡这一事实，但对于死亡的恐惧感仍是不可避免的，对于死后事情的未知会使患者产生孤独感。

由于即将面对亲人的永远离去，家人也会由于哀伤而显得束手无策。

(三)护理人员对于临终患者的常见态度

死亡是件恐怖、不详而又不可避免的事，它带给人哀伤、沉闷及痛苦，所以一般人听到死，总是避免谈论它。护理人员在医院中工作，接触临终患者是经常的事，对于临终患者，护理人员同样也不愿面对，因而常出现以下一些不应有的典型行为。

(1)减少与患者接触的时间，甚至避免与患者交流。

(2)避免与患者谈论将来。

(3)保持忙忙碌碌。

(4)利用选择性听觉，只听他想听的。

(5)不让自己与患者有更进一步的人际关系。

(6)不和患者讨论他的疾病。

护理人员的这些态度常影响护理工作的质量，对于提高临终患者的生活质量也起到负面影响。

(四)临终患者的护理要点

1.提供安全、舒适的生活条件

根据临终患者的生理特征,护士要给患者极大的关心,为患者提供干爽、空气流通好、清洁的生活环境。

2.控制生理症状

(1)为患者提供易于消化的食物,适当协助患者做肢体锻炼。

(2)根据患者的实际情况给予相应的治疗措施,如呼吸困难者给予吸氧。

(3)止痛:在患者无法忍受疼痛时,医护人员要想办法帮助止痛。

3.加强与临终患者的沟通,减少其心理上的不适

恰到好处地与临终患者沟通,减少其孤独、恐惧感,让他们不消极地等待死亡的到来,而是到生命的最后都保持积极向上的生活态度。

(五)临终患者的安乐死

安乐死意为"无痛苦的幸福死亡"或"无痛苦致死术",是指患者有不治之症、在危重临终状态时,由于精神与躯体的痛苦,在其本人及家属的要求下,经过医师认可,用人为的方法使患者在无痛苦的状态下度过临终阶段而终结生命的全过程。

医务人员对待安乐死要持慎重态度,社会对安乐死的认识受风俗习惯、传统文化、文明程度等诸多因素的影响,在没有对安乐死进行立法前,不得随意执行安乐死。安乐死不只是一个医学问题,更是一个复杂的社会问题,临床护理人员应该深刻理解安乐死的意义。

对于临终患者要加以关怀和爱护,精心护理他们,满足他们的最后愿望,通过护理活动给予临终者家属安慰,使患者安心地、无痛苦地去世。

四、重视护理教育,培养专科护士

(一)我国专科护理的现状

由于医疗分科越来越细,每一位医学专家的研究范围越来越小,而对此一极小范围的学问越钻越深,此时,护理也随之出现临床护理专家。专科护师不但要掌握基础护理的各项技能,还要熟悉所在专科的特殊护理要求,不同的专科护理对专科护师有不同的要求,如ICU的护士要能熟悉各种监护仪的使用,并且能够观察和分析所监测到的结果,骨髓移植监护室的护士则更强调患者接受移植后预防感染的护理。在同一个专科也有不同疾病的患者,这些都为临床专科护士的理论与实践水平提出了更高要求。

在党和国家的关怀下,护理教育正蒸蒸日上,目前我国护理教育的方向是发展专科教育,稳定本科教育,萎缩中专教育,扩大研究生教育,这一举措势必为临床护理输注更多、更优秀的护理人才,让他们在临床实践中逐步成长为专科护师。

(二)临床专科护士的特点及优势

1.有易被接受的表率作用

专科护师整洁的仪表,合适的体态,和蔼可亲及自然的表情,都使患者感到容易接受而产生亲近的感觉。

2.有很强的责任心

专科护师工作认真负责,敢于承担责任,取得患者的信任。

3.有移情和敏感的态度

能理解患者的心情，体贴患者，观察仔细，善于发现存在于患者身体上的各种问题。

4.有解决问题的能力

根据所发现的问题，做出正确决策，采取积极措施。

5.掌握建立在坚实基础知识上的技能

有牢固的基础知识，能正确解释工作中出现的各种情况，有熟练的护理操作技能，并能予以解释。

6.有沟通和教育的能力

能运用各种沟通技巧与患者进行交流，采取有效措施对患者及家属进行各种健康教育。

7.有主动性和进取心

有志于在护理专业领域中不断创新和拓展。

8.有独立学习的能力

在遇到专业护理方面的问题时，能自己设法寻找正确答案。

9.能正确进行自我评价

正确评价自己，发挥长处，改正缺点。

在医学领域分科越来越细的今天，护理的专科化也被提到日程上来。重视护理教育，培养专科护师，既适应了医学的发展，也为护理学迎接新的挑战打下了基础，成为现在临床护理学发展的趋势。

(三)临床专科护理师的培养途径

1.学校教育中的后期分流

护生在校学习早期，学习各门医学基础及临床护理课程。全面扎实的医学基础知识及社会学方面的知识，是一个优秀的临床专科护理师的基础，学校教育的后期，根据护生的性格、兴趣与特长，进行专科教育，见习期间进行专科培养。

2.在职培养

护理是一门实用型的学科，只有理论知识而缺乏实践的经历是远远不够的，因而，在职培养是学校教育的继续和发展。在职培养中，一方面要有经验丰富的专科护师对新来护士进行帮助与指导；另一方面，专科护师还要根据所学的各专科知识，合理发展专科思想，积极积累经验，为将自己培养成优秀的专科护理师打下基础，也为培养后来的临床护师做好准备。

3.研究生教育进一步深造

临床专科护师要对本专科的护理有独到见解，专科护理研究生的培养，将为临床专科护理输注高等的管理、科研及教育人才。

4.国际合作的联合培养

目前我国护理水平还处于相对落后的水平，加强国际合作，学习国际上专科护理的经验，结合我国临床实际，培养出符合中国国情的专科护士。

(张明秀)

第二节　临床护理的一般原则

19 世纪以前，临床护理工作的原则是照顾患者生活，并无条件地服从医师的指挥，因而当时人们头脑中护士的形象是家人、仆人及修女的形象。现在，护士的形象随着临床护理原则的改进而发生了变化，但以往的类似仆人、修女的形象，在社会上甚至护士自身心目中仍留有痕迹，这在很大程度上阻碍了护理专业的发展和护士地位的提高。因而，作为护理人员，更进一步地了解临床护理的原则，从而将这些原则运用到临床实际工作中，将有利于护士自身素质的提高和护理学科的发展，同时也有利于提高护士的社会地位。

一、协助诊断、治疗

临床医学迅速发展的同时，新的诊断检查技术和治疗方法亦不断涌现。临床护理学必须适应医学发展的需要，这对临床护理学提出了新的挑战。

(一)了解诊断、治疗技术的新进展

1.诊断检查与病情监测方面的进展

多种内镜技术通过直接观察病变、摄像，进行脱落细胞或活组织检查，为早期诊断消化道、呼吸道疾病提供了有效方法。现代诊断技术如电子计算机断层扫描(CT)、磁共振成像(MRI)已广泛用于全身器官的检查。超声诊断技术日新月异，广泛用于许多软组织器官的实时断层显像和观察脏器的三维结构。彩色和频谱多普勒超声可对心血管系统和全身脏器进行血流动力学探测和研究。心脏监护仪的不断更新，可连续监测患者的血压、心率、心律、呼吸及氧分压等而且可以设定报警范围，当某项指标超出设定范围时，监护仪会自动报警，从而可以协助早发现、早诊断、早治疗。

2.治疗技术方面的进展

急性心肌梗死患者的溶栓疗法已被广泛使用。人工心脏起搏、心脏电复律也在临床广泛开展。目前，我国使用的埋藏式自动起搏复律除颤器，可同时治疗缓慢、快速心律失常，并有除颤作用，可以有效地治疗病态窦房结综合征所致的快慢性心律失常。球囊心导管用以扩张狭窄的动脉及心脏瓣膜，经心导管的射频、激光消融术和支架置入术，可以帮助患严重冠状动脉狭窄及预激综合征的患者获得有效治疗。

近年来采用联合化疗及骨髓移植已大大提高了白血病的疗效，使患者存活时间明显延长，甚至彻底治愈。脏器移植术在国内已经蓬勃开展起来。血液净化术使急、慢性肾衰竭和某些中毒的患者获得了新生。

内镜不仅可作为检查手段，也广泛用于治疗，如止血、取结石等，并取得了满意效果。

临床护理人员必须学习新的诊断和治疗方法的基本原理和操作过程。积极与医师配合，制定出一套符合患者自身情况的检查与治疗前、中、后的完整护理计划。

(二)了解接受诊断检查、治疗患者的心理反应

1.恐惧

诊疗仪器有的很小，有的却很庞大，这些或大或小的仪器对于医护人员来说很熟悉，但对于患者而言则是恐怖的世界，常导致患者恐惧不安。检查过程中，医护人员戴着口罩，表情很严肃，这在很大程度上增加了患者的恐惧感。

2.焦虑

当患者接受检查治疗时，由于面对的是未知的事物，在内心深处往往有极强烈的不安。若医护人员在诊疗过程中有表情的变化或言语的踌躇，都会加重患者的焦虑，在诊疗过程中对于诊断结果患者会表现出焦虑。

3.预感性悲哀

一般患者都认为，简单的病只要医师看看就行了，只有复杂的疾病或难以治疗的疾病才会借助机器。因而在机器面前，患者会以为自己已经病入膏肓、不可救药了，从而产生预感性悲哀。

4.疼痛

目前许多的诊断、治疗性措施都是创伤性的，这在很大程度上带给了患者身体上的伤害，一则产生疼痛，二则有日后感染的危险。

（三）诊疗过程中护士的职责

1.诊疗内容的说明

要求护士本身对于检查的目的、检查前要做的准备、检查的时间、疼痛情况及检查中可能有的感觉有充分了解，然后才能根据患者的要求予以详细说明，并教会患者如何应对检查过程中的不适。

2.患者的指导

（1）有时间限制的检查：如患者晨起空腹抽血、晨起留尿等，首先要告诉患者该怎样做，再根据患者的要求告之为什么那样做。

（2）标本容器的使用方法及留取标本的方法：如当患者留痰液做细菌培养时，应告诉患者怎样使用容器及如何留到有效的痰液。

（3）有饮食限制的检查：有许多检查都必须在禁食以后才能进行，如空腹血糖、肝功能、B 超等，因而在检查前 8～10 小时一定要患者禁食，以免影响检查的结果。

（4）检查所需药物的使用方法：有些检查必须有药物协助，如施行胃肠道造影时，应指导钡餐的服用法，而且也应告诉患者，检查后应多喝水，以促使钡剂尽快排出体外，预防便秘的发生。

（5）其他动作的指导：如做腹部触诊时，需要患者腹式呼吸或屏气的配合，因而要指导患者以取得合作。

（6）协助患者对检查治疗器械熟悉与了解，以减轻其陌生、恐惧感。

（7）指导患者在接受诊疗时保持乐观、轻松的情绪，并指导患者如何缓解诊疗所带来的不适，如给患者插胃管时，患者感到恶心，可嘱其深呼吸以减轻恶心感。

3.准备检查治疗所需的用物

准备检查治疗所需的用物包括诊疗全过程中所需要的器械、药物。

4.准备并保护患者

（1）为患者准备恰当的诊疗环境，如接受一般性的诊断与治疗可在病床上进行，但如涉及患者隐私部位时，则应安排单独的环境，依检查部位准备适当的检查姿势。

（2）如果男医师检查女患者，护士可依患者要求站在旁边协助，以使患者有安全感。

（3）如果时间允许的话，协助患者以最好的状态接受诊断与治疗。

5.临时事故的预防和处理

在许多检查与治疗过程中,由于用药的关系可能会发生变态反应,此外,各种创伤性检查与治疗在其过程中或后有可能发生出血、休克等危险,应密切观察患者的反应以便采取紧急措施。

(四)对于拒绝接受检查或治疗患者的护理

这类患者在接受检查或治疗时的恐惧感尤为突出,或者是对检查、治疗的结果感到绝望,也或者是对于医疗费用的担心,总之,他们在检查时畏缩不前,甚至拒绝。对于这类患者,护士应给予更多、更周全、更耐心的解释与说明,给予心理上的支持,以取得他们的配合。

(五)协助检查和治疗时与其他专业人员的合作

协助检查和治疗关系到护士与医务人员之间的合作,这种合作过程中,护士不仅要在用药、器械等方面予以协助,还要与其他医务人员一起共同创造一个和谐的检查、治疗氛围,以减轻患者的心理压力。

了解接受诊断和治疗的患者的心理,不断提高自身对于检查与治疗的认识程度,并提高自己的治疗技能,以积极协助患者检查和治疗,是对临床护士的更高要求,也是临床护理的一般原则。

二、评估及满足患者的基本需要

所有的人都必须满足一些基本的需要,包括生理的、心理的及社会的需要,才能维持生命,患者也有其不同的需要。因而,评估及满足患者的基本需要,是维持患者生命、促进其康复的基本条件之一,也是当代临床护理的一般原则。

(一)关于马斯洛的人类基本需要层次论

马斯洛理论认为,人的需要共有 5 个层次。

1.生理的需要

生理的需要包括食物、空气、水、温度、阳光、排泄、休息、避免疼痛等。

2.安全的需要

安全的需要包括安全、保障、受到保护、没有焦虑和恐惧。

3.爱与归属的需要

爱与归属的需要包括爱、被爱和有所属的需要。

4.尊敬的需要

尊敬的需要包括受到别人尊敬和自尊的需要。

5.自我实现的需要

自我实现的需要指个人的潜能和能力得到充分发挥的过程。

(二)马斯洛理论对于临床护理的意义

当一个人的大部分需要都能得到满足时,就能保持平衡的状态,而当基本需要得不到满足时,就会导致失衡,甚至疾病。护理的领域也就是满足患者的各种需要,因而马斯洛理论在临床护理中得到了广泛应用。

(1)帮助护士识别患者未满足的需要,这些未满足的需要就是需要进行帮助和解决的护理问题。

(2)帮助护士更好地领悟和理解患者的言行,如有的患者希望别人称呼其职位,这是一种尊敬与自尊的需要。

(3)帮助护士预测患者尚未表达的需要或可能出现的问题,从而使护士采取相应的措施,以

达到预防的目的。

(4)帮助护士识别问题的轻重缓急,以便在制定护理计划时排列先后顺序。

(5)帮助护士采取行之有效的措施来满足患者的需要,促进患者的康复。

(6)作为护理评价的依据。

(三)患者的基本需要

一个人在健康状态下的基本需要可由自己来满足,但在患病时就有许多需要不能满足,影响需要满足的因素有生理状况、情绪、智力、环境、社会、个人信念文化因素等。当患者自身的需要未得到满足时,就需要护士的照顾,包括:明确患者有哪些需要未满足,提出护理问题;了解这些问题对患者所造成的影响;制定和执行一些护理措施,帮助患者满足需要以恢复健康。患者可能出现的未满足的需要有以下几点。

1.生理的需要

(1)氧气:缺氧,呼吸道阻塞。

(2)水:脱水,水肿,水、电解质及酸碱平衡失调。

(3)营养:肥胖、消瘦、各种营养缺乏症及不同疾病(如糖尿病、高血压)的饮食需要。

(4)体温:过高、过低或失调。

(5)排泄:便秘、腹泻、尿崩、少尿或无尿及大小便失禁等。

(6)休息与睡眠:过于疲劳及各种睡眠型态紊乱(如嗜睡、入睡困难等)。

(7)避免疼痛:包括疾病所致的疼痛及各种医疗手段所致的疼痛。

2.安全的需要

安全的需要包括要帮助患者避免身体上的伤害及心理上的威胁,首先要求建立良好的护患关系,以取得患者对护士的信任,其次要注意防止意外事故的发生,如地板过滑、床无护栏等,再者要鼓励患者增强对治疗和康复的信心。

3.爱与归属感的需要

这种需要不仅只是爱情,更是亲密和归属感,在患病的时候,这种需要更加强烈。一般说来,患者在情感上比较脆弱,更希望得到亲人、朋友及周围人们亲切的关怀和理解,虽说护理人员能够在生理需要上提供全面的帮助,但在感情上不能完全替代家属,因而适当允许亲友探视,可让患者得到心理上的安慰。患者只有在安全感和归属感得到满足后,才能真正地接受护理与照顾。

4.自尊与被尊敬的需要

在爱与归属感得到满足的同时,患者就会感到被尊敬和重视。患病会影响患者的自尊,患者会觉得因为有病而失去自身的价值或成为他人的负担。因而,护士应帮助患者感到自己是重要的,是被接受的。尊重患者的隐私及理解患者的个性,都能有效地增加患者的自尊感与被尊敬感。

5.自我实现的需要

疾病常严重影响人们发挥能力,特别是在丧失一些能力时,自我实现的需要在不同的患者中有很大的差异。护士的职责是切实保证低层次需要的满足,使患者意识到自己还有能力并能加强学习,为自我实现创造条件。

(四)护士如何帮助患者满足基本需要

根据奥瑞姆自理模式理论,依据患者的不同情况予以不同方面的满足。

(1)对暂时或永久需要依赖护理者的患者,护士应对其生理和心理需要进行帮助,如吸出痰液以保持呼吸道通畅，静脉输液维持水、电解质、酸碱及营养平衡。

(2)协助患者做到独立，尽可能由他们自己满足自己的需要，如帮助患者康复，即协助患者发挥最大的潜能以满足其自身生活的需求。

(3)通过教育的方法预防潜在的、可能发生的基本需要得不到满足的问题的发生。

所有的人都有共同的基本需要，但每一个人都是不同的个体，因而对各种需要的要求也因人而异。故此我们的护理工作不能千篇一律，而应根据不同的患者，评估其独特的需要和问题，从而针对具体情况采取不同措施，以达到满足患者基本需要的目标。

三、预防并发症

许多疾病在其诊断和治疗的过程中，或者由于疾病本身的发展，常会衍生出许多其他的并发症，如糖尿病患者可能并发酮症酸中毒、心血管病变、肾脏病变、眼部病变或神经病变。并发症的发生都有或长或短的过程，也有直接或间接的诱发因素。在护理过程中，护理人员加强对患者病情变化的警觉性，密切观察是否有异常情况发生，并在发现异常时做出紧急处理，对于预防并发症将起到决定性的作用。

(一)了解疾病及常见的并发症

由于每一种器官系统的疾病所并发的疾病会有较大的差异，而且由于个体的差异，同一种疾病可能会在不同的人身上出现不同的并发症，因而，预防并发症也就要求护士对于每一种疾病及其可能发生的并发症有较详尽的了解，这样在观察护理患者的过程中才能有针对性，而不是盲目的、不知所措的。

因此，对护士提出了更高的要求，要求临床护士不仅要执行医嘱，还要能主动了解病情的动态发展。

(二)加强警觉、密切观察病情变化

在临床中，与患者接触最多的是护士，进行治疗、护理、健康教育，护士始终都与患者在一起，当为患者进行护理时，不仅是手动、脚动，更重要的还要眼动、心动。不但要观察患者身体上的变化，还要观察其心理状态的变化，这样才能观测到治疗护理的效果，同时发现治疗、护理中的疏漏之处。发现异常情况要积极思考，这样护理工作才会变得主动和更有意义，而不能对异常情况听之任之，任其发展。

因而，这就要求临床护理工作者加强对病房的巡视，密切观察每一位患者的病情变化，时时刻刻保持警觉性，做到有异常情况能早发现、早诊断、早治疗。

(三)采取措施，切实预防并发症

发现患者的异常情况，根据观察所得出的结论，采取切实有效的措施，防止并发症的发生，从而帮助患者战胜疾病、恢复健康，是医务工作者的最终目的。

有些并发症是通过护理手段就能预防的，如长期卧床的患者有可能发生压疮，压疮的发生会导致患者身心的痛苦及经济负担的加重。预防压疮的发生是一项重要的任务，它由护理工作来完成，有更多的并发症是需要与医师配合共同来预防的。这就包括了对原发病的治疗和对出现异常情况时的医疗处理，但无论哪种情况都需要护士去执行，执行的结果直接影响着并发症的情况。

在预防并发症的过程中，护士起着积极、主动的作用，积极预防并发症的发生是三级预防的重点，它成为现代临床护理的一大原则，同时也对临床护士提出了更高的要求。要做好预防并发

症的工作，不仅要求护士有扎实的医学知识，而且要求护士有责任心、洞察力及判断力。

四、促进康复

康复是综合协调地应用各种措施，以减少伤残者身心功能障碍，使病伤残者能重返社会。康复针对病伤残者的功能障碍，以提高功能水平为主线，以整体的人为对象，以提高生活质量和最终回归社会为目标。护士作为促进康复者，对康复过程的参与将在很大程度上影响康复的结果。

（一）接受治疗患者的特点

康复医学的主要对象是由于损伤及急、慢性疾病和老龄带来的功能障碍者，以及先天发育障碍的残疾者。

1.生理特点

根据疾病对个体赖以生存的主要能力的影响，可将接受康复治疗的主要对象划分为 3 类。

（1）残损：是指生理或解剖结构上或功能上的任何丧失或异常，是生物器官系统水平上的残疾。

（2）残疾：由于残损使能力受限或缺乏，以致不能按正常的方式和范围进行活动，是个体水平上的残疾。

（3）残障：由于残损或残疾限制或阻碍一个人完成正常情况下（按年龄、性别、社会和文化因素等）应能完成的社会作用，是社会水平的残疾。

无论是这 3 类残疾中的哪一类，患者在其生理上都会有器官结构和功能的丧失或异常，或在语言、听力、视力方面出现异常或丧失，或是骨骼、肌肉、内脏的损坏，或是畸形。种种异常或妨碍了患者与他人的交流，或影响患者自身的活动，从而影响了患者适应社会和独立自主，进而在心理上给患者带来很大的压力。

2.心理特点

（1）功能障碍性悲哀：由健康到疾病到留下后遗症需要康复治疗，是一个或长或短的过程，当患者的功能发生障碍时，将出现功能障碍性悲哀。

（2）自我形象紊乱：个人对自我形象的认识受到干扰。

（3）无能为力：个人感到自己的行动将无法对结果产生重要影响，对当时的情境或即将发生的事情感到缺乏控制能力。

（4）绝望：个人认为选择机会受限或没有选择余地，以及不能发挥自己的力量以达到目标。

（二）康复患者的护理

美国医院协会曾对临床医疗中的康复介入过程列成一图，其中强调了护理对于促进康复的作用。护理贯穿在疾病的全过程，急性期采用的是治疗护理手段，康复期除治疗护理手段外，护士还采用与日常生活活动有密切联系的运动治疗、作业治疗的方法，以及帮助患者生活自理的护理方法。如在病房中为防止肌肉萎缩和关节僵直而对患者进行被动运动、按摩；在病房中训练，患者利用自助工具进食、穿衣、梳饰、排泄等。

1.心理支持

患者因为器官或功能的异常，常担心自己成为家庭和社会的拖累，故产生悲观、焦虑、抑郁及厌倦等不良心理反应，部分患者产生依赖医护人员的帮助和其家属的照料的强化心理。为此，应为患者制定治疗方案及预后的指导，帮助其树立耐心和自立、自强的信心，督促患者主动参与诊疗和护理。帮助患者排除不利于康复的因素及有意识地学会调节自己的情绪，如鼓励患者工作之余参加一定的社交和娱乐活动，保持积极乐观的情绪，视身体状况适当地自理和料理家务，指导患者家属关心、体贴、爱护和照顾他们，建立和睦的家庭关系，以促进良好心境，积极完成治疗和自理，最终回归社会。

2.指导患者服药

许多患者在接受康复药疗时需要服药以控制病情的发展，护士应指导患者熟悉各种药物的性质、使用目的及不良反应，教会患者掌握所用药物的维持剂量、应用方法和时间，体验药效及观察轻微的不良反应。

3.指导和帮助患者坚持康复运动

运动治疗是治疗和预防的手段，不仅能对许多疾病起治疗作用，而且能防止一些疾病可能发生的并发症或不良后果，还能增强全身的体力和抗病能力，是广为使用的康复治疗手段。有一部分是患者的自我治疗，但要有护士的指导与评价，护士还可通过被动运动及按摩等治疗患病局部，同时也对全身脏器产生积极影响。

4.协助康复医师进行其他康复治疗

除运动治疗外，康复治疗还包括物理治疗（电疗、光疗、超声波疗、磁疗、水疗等）、作业治疗、言语治疗、心理治疗等多种疗法。这种种治疗都离不开护士的合作，有效的合作，可以为患者创造一个良好的治疗环境，促进患者进一步恢复健康。

5.鼓励并指导患者带残自立

协助鼓励患者进行康复治疗，增强其战胜残疾的信心，可以帮助残疾人获得其独特的健康，不仅有利于残疾人的身心健康，也为社会积累了一大笔物资和精神财富。

伤残并不可怕，可怕的是一个人的意志丧失，在临床护理工作中，把人当作一个整体的人，在身体上、心理上、社会上、职业上帮助伤残患者调整提高，使患者恢复到尽可能高的水平，加强对这类人群的健康教育，帮助他们学会带着残疾生活在家庭、工作和社会中，也是临床护理的一般原则。

对住院患者，根据其一般情况，评估其基本需要是否获得满足，对基本需要未获得满足的患者，应设法协助其满足，对需要康复者则提供身心各方面的协助，使他们回到家庭与社会。临床护理涉及的范围很广，护士应了解其意义，认识到未来的发展趋势，努力充实自己，以协助患者接受各种诊断、检查和治疗，并预防并发症的发生。

（张明秀）

第二章

常用护理技术

第一节　皮 下 注 射

一、目的

(1)注入小剂量药物,用于不宜口服给药而需在一定时间内发生药效时。

(2)预防接种。

(3)局部供药,如局部麻醉用药。

二、评估

(一)评估患者

(1)双人核对医嘱。

(2)核对患者床号、姓名、住院号和腕带(请患者自己说出床号和姓名)。

(3)评估患者病情、意识状态、配合能力、用药史、药物过敏史、不良反应史等。

(4)向患者解释操作目的和过程,取得患者配合。

(5)查看注射部位皮肤情况(皮肤颜色,有无皮疹、感染)。

(6)协助患者取舒适坐位或卧位。

(二)评估环境

安静整洁,宽敞明亮,必要时遮挡。

三、操作前准备

(一)人员准备

仪表整洁,符合要求。洗手,戴口罩。

(二)按医嘱配制药液

(1)操作台上放置注射盘、纸巾、无菌治疗巾、无菌镊子、2 mL 注射器、医嘱用药液、安尔碘、75%乙醇、无菌棉签。

(2)双人核对药液标签,药名、浓度、剂量、有效期、给药途径。

(3)检查瓶口有无松动,瓶身有无破裂,药液有无浑浊、沉淀、絮状物和变质。

(4)检查注射器、安尔碘、75%乙醇、无菌棉签等,包装无破裂,在有效期内。

(5)按正规操作抽吸药液,并贴好标识,置于无菌盘内。

(6)再次核对药液,记录时间并签名。

(三)物品准备

治疗车上层放置无菌盘(内置抽吸好的药液)、治疗盘(安尔碘、75%乙醇)、注射单、快速手消毒剂,以上物品符合要求,均在有效期内。治疗车下层放置生活垃圾桶、医疗废物桶、锐器盒。

四、操作程序

(1)携用物推车至患者床旁,核对床号、姓名、住院号和腕带(请患者自己说出床号和姓名)。

(2)根据注射目的选择注射部位(上臂三角肌下缘、两侧腹壁、后背、股前侧和外侧等)。

(3)常规消毒皮肤,待干。

(4)再次核对患者床号、姓名和药名。

(5)排尽空气;取干棉签夹于左手示指与中指之间。

(6)一手绷紧皮肤,另一手持注射器,示指固定针栓,针头斜面向上,与皮肤呈30°~40°(过瘦患者可捏起注射部位皮肤,并减小穿刺角度)快速刺入皮下,深度为针梗的1/2~2/3;松开紧绷皮肤的手,抽动活塞,如无回血,缓慢推注药液。

(7)注射完毕用无菌干棉签轻压针刺处,快速拔针后按压片刻。

(8)再次核对患者床号、姓名和药名,注射器按要求放置。

(9)协助患者取舒适体位,整理床单位,并告知患者注意事项。

(10)快速手消毒剂消毒双手,记录时间并签名。

(11)推车回治疗室,按医疗废物处理原则处理用物。

(12)洗手,根据病情书写护理记录单。

五、注意事项

(1)遵医嘱和药品说明书使用药品。

(2)长期注射者应注意更换注射部位。

(3)注射中、注射后观察患者不良反应和用药效果。

(4)注射<1 mL药液时须使用1 mL注射器,以保证注入药液剂量准确无误。

(5)持针时,右手示指固定针栓,但不可接触针梗,以免污染。

(6)针头刺入角度不宜超过45°,以免刺入肌层。

(7)尽量避免应用对皮肤有刺激作用的药物做皮下注射。

(8)若注射胰岛素时,需告知患者进食时间。

(胡　兴)

第二节　肌内注射

一、目的

注入药物，用于不宜或不能口服或静脉注射，且要求比皮下注射更快发生疗效时。

二、评估

（一）评估患者

（1）双人核对医嘱。

（2）核对患者床号、姓名、住院号和腕带（请患者自己说出床号和姓名）。

（3）评估患者病情、治疗情况、意识状态、用药史、药物过敏史、不良反应史、肢体活动能力和合作程度。

（4）向患者解释操作目的和过程，取得患者配合。

（5）查看注射部位皮肤情况（皮肤颜色，有无皮疹、感染和皮肤划痕阳性）。

（6）协助患者取舒适坐位或卧位。

（二）评估环境

安静整洁，宽敞明亮，必要时遮挡。

三、操作前准备

（一）人员准备

仪表整洁，符合要求。洗手，戴口罩。

（二）按医嘱配制药液

（1）操作台：注射盘、无菌盘、2 mL 注射器、5 mL 注射器、医嘱所用药液、安尔碘、无菌棉签。如注射用药为油剂或混悬液，需备较粗针头。

（2）双人核对药物标签，药名、浓度、剂量、有效期、给药途径。

（3）检查瓶口有无松动，瓶身有无破裂，药液有无浑浊、变质。

（4）检查无菌注射器、安尔碘、无菌棉签等，包装无破裂，在有效期内。

（5）按正规操作抽吸药液，并贴好标识，置于无菌盘内。

（6）再次核对药液，记录时间并签名。

（三）物品准备

治疗车上层放置无菌盘（内置抽吸好药液）、安尔碘、注射单、无菌棉签、快速手消毒剂，以上物品符合要求，均在有效期内。治疗车下层放置生活垃圾桶、医疗废物桶、锐器盒。

四、操作程序

（1）携用物推车至患者床旁，核对床号、姓名、住院号和腕带（请患者自己说出床号和姓名）。

（2）协助患者取舒适体位，暴露注射部位，注意保暖，保护患者隐私，必要时可遮挡。

(3)选择注射部位(臀大肌、臀中肌、臀小肌、股外侧和上臂三角肌)。

(4)常规消毒皮肤,待干。

(5)再次核对患者床号、姓名和药名。

(6)拿取药液并排尽空气,取干棉签,夹于左手示指与中指之间,以一手拇指和示指绷紧局部皮肤,另一手持注射器,中指固定针栓,将针头迅速垂直刺入,深度约为针梗的 2/3。

(7)松开紧绷皮肤的手,抽动活塞,如无回血,缓慢注入药液,同时观察反应。

(8)注射完毕,用无菌干棉签轻按进针处,快速拔针,按压片刻。

(9)再次核对患者床号、姓名和药名。

(10)协助患者取舒适体位,整理床单位,注射后观察用药反应。

(11)快速手消毒剂消毒双手,记录时间并签名。

(12)推车回治疗室,按医疗废物处理原则处理用物。

(13)洗手,根据病情书写护理记录单。

五、常用肌内注射定位方法

(一)臀大肌肌内注射定位法

注射时应避免损伤坐骨神经。

1.十字法

从臀裂顶点向左或右侧画一水平线,然后从髂嵴最高点作一垂线,将一侧臀部划分为 4 个象限,其外上象限并避开内角为注射区。

2.连线法

从髂前上棘至尾骨作一连线,其外 1/3 处为注射部位。

(二)臀中肌、臀小肌肌内注射定位法

(1)以示指尖和中指尖分别置于髂前上棘和髂嵴下缘处,在髂嵴、示指、中指之间构成一个三角形区域,示指与中指构成的内角为注射部位。

(2)髂前上棘外侧三横指处(以患者手指的宽度为标准)。

(三)股外侧肌肌内注射定位法

在股中段外侧,一般成人可取髋关节下 10 cm 至膝关节的范围。此处大血管、神经干很少通过,且注射范围广,可供多次注射,尤适用于 2 岁以下的幼儿。

(四)上臂三角肌肌内注射定位法

取上臂外侧,肩峰下 2~3 横指处。此处肌肉较薄,只可做小剂量注射。

(五)体位准备

1.卧位

臀部肌内注射时,为使局部肌肉放松,减轻疼痛与不适,可采用以下姿势。

(1)侧卧位:上腿伸直、放松,下腿稍弯曲。

(2)俯卧位:足尖相对,足跟分开,头偏向一侧。

(3)仰卧位:常用于危重和不能翻身的患者,采用臀中肌、臀小肌肌内注射法较为方便。

2.坐位

坐位为门诊患者接受注射时常用体位。可供上臂三角肌或臀部肌肉肌内注射时采用。

六、注意事项

(1)遵医嘱和药品说明书使用药品。

(2)药液要现用现配，在有效期内，剂量要准确。选择两种药物同时注射时，应注意配伍禁忌。

(3)注射时应做到“两快一慢”(进针、拔针快，推注药液慢)。

(4)选择合适的注射部位，避免刺伤神经和血管，无回血时方可注射。

(5)注射时切勿将针梗全部刺入，以防针梗从根部衔接处折断。若针头折断，应先稳定患者情绪，并嘱患者保持原位不动，固定局部组织，以防断针移位，同时尽快用无菌血管钳夹住断端取出；如断端全部埋入肌肉，应速请外科医师处理。

(6)对需长期注射者，应交替更换注射部位，并选择细长针头，以避免或减少硬结的发生。如因长期多次注射出现局部硬结时，可采用热敷、理疗等方法予以处理。

(7)2 岁以下婴幼儿不宜选用臀大肌肌内注射，因其臀大肌尚未发育好，注射时有损伤坐骨神经的危险，最好选择臀中肌和臀小肌肌内注射。

(曹桂芬)

第三节　静脉注射

一、目的

(1)所选用药物不宜口服、皮下注射、肌内注射，又需迅速发挥药效时。

(2)注入药物做某些诊断性检查，如对肝、肾、胆囊等造影时需静脉注入造影剂。

二、评估

(一)评估患者

(1)双人核对医嘱。

(2)核对患者床号、姓名、住院号和腕带(请患者自己说出床号和姓名)。

(3)了解患者病情、意识状态、配合能力、药物过敏史、用药史。

(4)评估患者穿刺部位的皮肤状况、肢体活动能力、静脉充盈度和管壁弹性。选择适合静脉注射的部位，评估药物对血管的影响程度。

(5)向患者解释静脉注射的目的和方法，告知所注射药物的名称，取得患者配合。

(二)评估环境

安静整洁，宽敞明亮。

三、操作前准备

(一)人员准备

仪表整洁，符合要求。洗手，戴口罩。

(二)物品准备

1.操作台

治疗单、静脉注射所用药物、注射器。

2.按要求检查所需用物,符合要求方可使用

(1)双人核对药物名称、浓度、剂量、有效期、给药途径。

(2)检查药物的质量、标签,液体有无沉淀和变色,有无渗漏、浑浊和破损。

(3)检查注射器和无菌棉签的有效期,包装是否紧密无漏气,安尔碘的使用日期是否在有效期内。

3.配制药液

(1)安尔碘棉签消毒药物瓶口,掰开安瓿,瓿帽弃于锐器盒内。

(2)打开注射器,将外包装袋置于生活垃圾桶内,固定针头,回抽针栓,检查注射器,取下针帽置于生活垃圾桶内,抽取安瓿内药液,排气,置于无菌盘内。在注射器上贴上患者床号、姓名、药物名称、用药方法的标签。

(3)再次核对空安瓿和药物的名称、浓度、剂量、用药方法和时间。

4.备用物品

治疗车上层治疗盘内放置备用注射器一支、安尔碘、无菌棉签,无菌盘内放置配好的药液、垫巾。以上物品符合要求,均在有效期内。治疗车下层放置生活垃圾桶、医疗废物桶、锐器盒,含有效氯 250 mg/L 消毒液桶。

四、操作程序

(1)携用物推车至患者床旁,核对床号、姓名、住院号和腕带(请患者自己说出床号和姓名)。

(2)向患者说明静脉注射的方法、配合要点、注射药物的作用和不良反应。

(3)协助患者取舒适体位,充分暴露穿刺部位,放垫巾于穿刺部位下方。

(4)在穿刺部位上方 5~6 cm 处扎压脉带,末端向上,以防污染无菌区。

(5)安尔碘棉签消毒穿刺部位皮肤,以穿刺点为中心向外螺旋式旋转擦拭,直径>5 cm。

(6)再次核对患者床号、姓名和药名。

(7)嘱患者握拳,使静脉充盈,左手拇指固定静脉下端皮肤,右手持注射器与皮肤呈 15°~30°自静脉上方或侧方刺入,见回血可再沿静脉进针少许。

(8)保留静脉通路者安尔碘棉签消毒静脉注射部位三通接口,以接口处为中心向外螺旋式旋转擦拭。

(9)静脉注射过程中,观察局部组织有无肿胀,严防药液渗漏,如出现渗漏立即拔出针头,按压局部,另行穿刺。

(10)拔针后,指导患者按压穿刺点 3 分钟,勿揉,凝血功能差的患者适当延长按压时间。

(11)再次核对患者床号、姓名和药名。

(12)将压脉带与输液垫巾对折取出,输液垫巾置于生活垃圾桶内,压脉带放于含有效氯 250 mg/L 消毒液桶中。整理患者衣物和床单位,观察有无不良反应,并向患者讲明注射后注意事项。快速手消毒剂消毒双手,推车回治疗室,按医疗废物处理原则整理用物。

(13)洗手,在治疗单上签名并记录时间。按护理级别书写护理记录单。

五、注意事项

(1)严格执行查对制度,需双人核对医嘱。

(2)严格遵守无菌操作原则。

(3)了解注射目的、药物对血管的影响程度、给药途径、给药时间和药物过敏史。

(4)选择粗直、弹性好、易固定的静脉,避开关节和静脉瓣。常用的穿刺静脉为肘部浅静脉:贵要静脉、肘正中静脉、头静脉。小儿多采用头皮静脉。

(5)根据患者年龄,肝、肾或心脏功能,病情和药物性质掌握注入药物的速度,并随时听取患者主诉,观察病情变化。必要时使用微量注射泵。

(6)对需要长期注射者,应有计划地由小到大、由远心端到近心端选择静脉。

(曹桂芬)

第四节　静 脉 输 液

静脉输液是利用液体重量所产生的液体静压和大气压的作用,将大量的灭菌溶液、电解质或药物等由静脉输入体内的方法,又称静脉滴注。依据穿刺部位的不同,静脉输液可分为周围静脉输液和中心静脉输液。

一、静脉输液的目的与常用溶液

在临床治疗过程中,由医师依据患者的病情和治疗的需要为患者制订输液方案,由护士按照医师的医嘱具体执行输液操作。

(一)静脉输液的目的

(1)补充血容量,维持血压,改善微循环:常用于治疗严重烧伤、各种原因引起的大出血、休克等。

(2)补充水和电解质,以维持或调节酸碱平衡:常用于纠正各种原因引起的水、电解质和酸碱平衡失调。如腹泻、大手术后、禁食、剧烈呕吐的患者。

(3)输入药物,达到控制感染、解毒和治疗疾病的目的:常用于各种感染、中毒等患者。

(4)补充营养和热量,促进组织修复,维持正氮平衡:常用于禁食、胃肠道吸收障碍或不能经口腔进食(如昏迷、口腔疾病)、慢性消耗性疾病的患者。

(5)输入脱水剂,提高血浆的渗透压,以达到降低颅压,预防或减轻脑水肿,改善中枢神经系统功能的目的,同时借高渗作用,达到利尿消肿的效果。

(二)常用溶液的种类及作用

常用溶液可以分为晶体溶液、胶体溶液和其他溶液。

1.晶体溶液

晶体溶液是指溶液中的溶质分子或离子均<1 nm,当用一束光通过时不出现反射现象。晶体溶液相对分子质量小,在血管内停留时间短,对维持细胞内外水分的相对平衡有着重要意义。临床常用的晶体溶液按其目的又可分为维持输液剂和补充输液剂(修复输液剂)。维持输液剂用

于补充机体的不显性失水，如呼吸与皮肤蒸发、排尿失水等。补充输液剂用于补充机体病理性体液丢失，治疗水、电解质和酸碱失衡。常用晶体溶液如下。

(1)5%～10%葡萄糖溶液：主要用于供给水分和热量。

(2)0.9%氯化钠、5%葡萄糖氯化钠、复方氯化钠等溶液：主要用于供给电解质。

(3)5%碳酸氢钠、11.2%乳酸钠等溶液：主要用于纠正酸中毒，调节酸碱平衡。

(4)20%甘露醇、25%山梨醇、25%～50%葡萄糖注射液等：主要用于利尿脱水。

2.胶体溶液

胶体溶液是指溶液中的溶质分子或离子在1～100 nm，或当一束光通过时出现光反射现象者，称为胶体溶液。胶体溶液相对分子质量大，在毛细血管内存留时间长，可提高血管内胶体渗透压，将组织间液的水分吸入血管内，使血浆量增加，维持有效血容量，消除水肿。当给患者输入大量晶体溶液扩容后，有可能使血浆胶体渗透压显著降低，为了维持血容量，需要适当补充胶体溶液以维持扩容效应。常用胶体溶液如下。

(1)中分子右旋糖酐和右旋糖酐-40：为水溶性多糖类高分子聚合物，中分子右旋糖酐(平均相对分子质量为7.5万)能提高血浆胶体渗透压，扩充血容量；右旋糖酐-40(平均相对分子质量为4万)能降低血液黏滞度，改善微循环，防止血栓形成。

(2)6%羟乙基淀粉(706代血浆)、氧化聚明胶和聚维酮：作用与右旋糖酐-40相似，扩容效果良好，输入后可增加循环血量和心排血量。多用于失血性休克、大面积烧伤等患者。

3.其他溶液

用于特定治疗目的，如浓缩清蛋白注射液，可维持胶体渗透压，减轻组织水肿；水解蛋白注射液，用以补充蛋白质；静脉营养液，能供给患者热量，维持机体正氮平衡，并供给各种维生素、矿物质，多用于不能进食的重症患者。

二、静脉输液的部位及其选择

静脉输液时可依据患者的年龄、病情、治疗的目的、病程长短、所输药物的性质、患者的合作程度等选择合适的静脉穿刺部位。

(一)常用的静脉穿刺部位

1.周围浅静脉

(1)上肢浅静脉：包括手背静脉网、头静脉、贵要静脉、肘正中静脉等，对多数患者而言这些静脉比较表浅且安全。

(2)下肢浅静脉：包括足背静脉网、大隐静脉、小隐静脉等。由于下肢静脉活动受限，易形成血栓，且可迅速播散至深部静脉，有造成深静脉栓塞的危险，因而比较少用。

(3)头皮静脉：多用于0～3岁婴幼儿。此年龄段小儿头皮有较多的浅层静脉，易固定且活动限制最少，因此婴幼儿输液多选头皮静脉。常用头皮静脉有颞浅静脉、额静脉、枕静脉和耳后静脉。

2.颈外静脉

颈外静脉是颈部最大的浅静脉，其走行表浅，位置较恒定，需长期持续输液或需要静脉高营养的患者多选此部位。

3.锁骨下静脉

位置较固定，管腔较大，由于管腔较粗，血量较多，输入液体随即被稀释，对血管的刺激性较小。当输入大量高浓度溶液或刺激性较强的药物时,可选择此部位。

(二)选择穿刺部位的原则

选择穿刺部位一般遵循以下原则。

1.根据静脉穿刺的目的和治疗时间选择

休克或大出血患者需要短时间内输入大量液体时,可选用较大静脉;需要长期输液时,则可由远端末梢小静脉开始选择,有计划地使用静脉血管。

2.根据药物的性质选择

刺激性较大、黏度大的药物,一般选用较粗大的血管。

3.根据穿刺局部的皮肤及静脉状况选择

一般多选择平滑、柔软、有弹性的静脉,不可选用硬化、栓塞、局部有炎症的静脉,注意避开感染、瘢痕、血肿、破损及患皮肤病处,已多次穿刺的部位应避免再次穿刺。

4.根据患者活动和舒适的需要选择

静脉穿刺部位尽量选择患者活动限制最少的部位,如应避开关节部位。

三、周围静脉输液的方法

(一)密闭式静脉输液法

利用原装密封瓶或塑料袋,直接插入一次性输液管进行静脉输液的方法。其优点是污染机会少,操作相对简单,是目前临床最常用的输液方法。

1.目的

同静脉输液的目的。

2.评估

(1)身心状况:①患者的年龄、病情、意识状态及心肺功能等以作为合理输液的依据;②心理状态及合作程度。

(2)穿刺局部:穿刺部位的皮肤、血管及肢体活动情况。

(3)输注药液:包括药物的作用、不良反应,药物的质量、有效期及有无药物配伍禁忌。

3.操作前准备

(1)用物准备:治疗盘内备以下几种物品。一次性输液器、皮肤消毒剂(2.5%碘酊,75%乙醇或0.5%碘伏、安尔碘)、无菌棉签、输液液体及药物、加药用注射器、启瓶器及砂轮、弯盘、止血带、治疗巾、输液卡、笔、胶布(敷贴)、带秒针的表,根据需要备网套、输液架、夹板及绷带。

(2)患者准备:了解静脉输液的目的和配合方法,输液前排尿或排便,取舒适卧位。

(3)护士准备:着装整洁,修剪指甲,洗手、戴口罩。

(4)环境准备:清洁、宽敞,光线明亮,方便操作。

4.操作步骤

(1)核对检查:①衣帽整洁,洗手,戴口罩,备齐用物;②核对治疗卡和药液瓶签(药名、浓度、时间);③检查药液质量。

(2)填写、贴输液瓶贴:根据医嘱填写输液卡,并将填好的输液瓶贴倒贴于输液瓶上。

(3)加药:①套瓶套;②用开瓶器启开输液瓶铝盖的中心部分(若塑料输液瓶直接拉掉盖),常规消毒瓶塞;③按医嘱加入药物;④根据病情需要有计划地安排输液顺序。

(4)插输液器:检查并打开输液器,将输液器针头插入瓶塞内直到针头的根部,关闭调节器。

(5)核对,解释:携用物至患者床旁,核对患者的床号、姓名及药物名称、浓度、剂量、给药时间和方法,向患者解释操作目的和方法。

(6)排气:①挂输液瓶。②将穿刺针的针柄夹于两手指之间,倒置茂菲滴管,打开调节器,使液体流出。当茂菲滴管内液面达1/2~2/3满时,迅速转正茂菲滴管,使液体慢慢流下,排尽输液管里的空气后,关紧调节器。

(7)选择穿刺部位:备胶布,在穿刺肢体下放置脉枕、治疗巾、止血带。

(8)消毒皮肤:常规消毒穿刺部位皮肤,消毒范围直径≥5 cm。第一次穿刺部位消毒后,在穿刺点上方约6 cm处扎止血带,嘱患者握拳,进行第二次穿刺部位消毒,待干。

(9)再次核对患者的床号、姓名及药物名称、浓度、剂量、给药时间和方法。

(10)再次排气。

(11)静脉穿刺:取下护针帽,针尖斜面向上,与皮肤成15°~30°进针,见回血后,将针头与皮肤平行,再推进少许。

(12)三松一固定:松开止血带,嘱患者松拳,放松调节器。待液体滴入通畅、患者无不舒适后,胶布固定穿刺针头。

(13)根据患者年龄、病情和药物性质调节输液速度。

(14)再次核对。

(15)撤去治疗巾、小垫枕、止血带,协助患者取舒适卧位,整理床单位,将呼叫器放于患者易取处。

(16)整理用物,洗手,记录。

(17)更换液体:先仔细查对,再消毒输液瓶的瓶塞和瓶颈,从第一瓶液体内拔出输液管针头插入第二瓶液体内直到针头的根部,调节好输液滴数。再次查对签名。

(18)输液完毕:①输液结束后,关闭调节器,轻揭胶布,迅速拔出针头,按压穿刺点1~2分钟至无出血,防止穿刺点出血。②整理床铺,清理用物,洗手,做好记录。

5.注意事项

(1)严格执行"三查七对"制度,防止发生差错。

(2)严格执行无菌操作,预防并发症。输液器及药液应绝对无菌,连续输液超过24小时应更换输液器。穿刺部位皮肤消毒若使用0.5%碘伏时局部涂擦2遍,无须脱碘。使用安尔碘时,视穿刺局部皮肤用原液涂擦1~2遍即可。

(3)注意药物配伍禁忌,药物应现配现用,不可久置。

(4)注意保护血管,选择较粗、直、弹性好的血管,应避开关节和静脉瓣,并选择易于固定的部位。对长期输液者可采取:①四肢静脉从远端小静脉开始;②穿刺时提高穿刺成功率;③输液中加入对血管刺激性大的药物,应先用生理盐水进行穿刺,待穿刺成功后再加药,宜充分稀释,输完药应再输入一定量的等渗溶液,冲尽药液保护静脉。

(5)输液前排尽输液管内的空气,输液过程中及时更换输液瓶及添加药液,防止液体流空,输完后及时拔针,预防空气栓塞。

(6)在输液过程中应加强巡视,注意观察患者输液管是否通畅;针头连接处是否漏水;针头有无脱出、阻塞、移位;滴速是否适宜;患者穿刺部位局部和肢体有无肿胀;有无输液反应等。

(7)移动患者或为患者更衣或执行其他护理活动时,要注意保护穿刺部位,以避免过分牵拉。对婴幼儿、小儿应选用头皮静脉。昏迷或其他不合作的患者,必要时可用绷带或夹板加以固定。

(8)不可自静脉输液的肢体抽取血液化验标本或测量血压。偏瘫患者应避免经患侧肢体输液。

(二)静脉留置针输液法

静脉留置针又称套管针，作为头皮针的换代产品，已成为临床输液的主要工具。其外管柔软无尖，不易刺破或滑出血管，可在血管内保留数天。随着技术的不断完善，静脉留置针输液在临床的应用越来越广泛。

其优点主要包括：①由于静脉留置针的外管使用的材料具有柔韧性，且对血管的刺激性小，因而在血管内可以保留较长时间；②静脉留置针的使用可以减少由于反复穿刺对患者血管的破坏，减轻患者的痛苦及不适感；③可以完成持续或间断给药、补液；④患者活动方便；⑤通过静脉留置针可以完成部分标本的采集；⑥可以减轻护士的工作量，提高工作效率；⑦随时保持静脉通路的通畅，便于急救和给药。适用于长期静脉输液，年老体弱、血管穿刺困难、小儿及全身衰竭的患者。可用于静脉输液、输血、动脉及静脉抽血。

静脉留置针可以分为周围静脉留置针和中央静脉留置针，一般推荐使用周围静脉留置针的方法。依据静脉留置针的种类、患者的情况等留置针可在血管内保留的时间为 3～5 天，最长不超过 7 天。

常用的静脉留置针是由针头部与肝素部两部分组成。针头部：内有不锈钢丝导针，导针尖部突出于软硅胶导管针头部。肝素部：前端有硬塑活塞，后端橡胶帽封闭。肝素帽内腔有一中空管道，可容肝素。

1.目的

同密闭式静脉输液法。

2.评估

(1)患者病情、血液循环状况及自理能力，当前诊断及治疗情况。

(2)患者的心理状态及配合程度。

(3)穿刺部位皮肤、血管状况及肢体活动度。

3.操作前准备

(1)用物准备：同密闭式静脉输液。另备无菌手套 1 副、静脉留置针 1 套、敷贴 1 个、5 mL 注射器，输液盘内另备封管液、肝素帽(如果留置针肝素帽是非一次性使用者，可以反复穿刺，可不备肝素帽，只需要常规消毒原来的肝素帽后就可以封管)。

(2)患者准备：同密闭式静脉输液法。

(3)护士准备：着装整洁，修剪指甲，洗手、戴口罩。

(4)环境准备：清洁、宽敞，光线明亮，方便操作。

4.操作步骤

(1)同密闭式静脉输液法(1)～(6)。

(2)连接留置针与输液器：①打开静脉留置针及肝素帽或可来福接头外包装；②手持外包装将肝素帽(或可来福接头)对接在留置针的侧管上；③将输液器连接于肝素帽或可来福接头上。

(3)打开调节器，将套管针内的气体排于弯盘中，关闭调节器。

(4)选择穿刺部位，铺治疗巾，将小垫枕置于穿刺肢体下，在穿刺点上方 10 cm 处扎止血带。

(5)消毒皮肤，消毒范围直径要≥8 cm。待干，备胶布及透明敷贴。

(6)再次核对，旋转松动套管，调整针头斜面。

(7)再次排气,拔去针头保护套。

(8)穿刺:左手绷紧皮肤,右手持针翼在血管上方成15°~30°进针,见回血,放平针翼再进针少许,左手持Y接口,右手后撤针芯约0.5 cm,再持针座将外套管与针芯一同送入静脉,左手固定Y接口,右手撤出针芯。

(9)三松:松开止血带,打开调节器,嘱患者松拳。

(10)固定:待液体流入通畅后,用无菌透明敷贴对留置针管做密闭式固定,用胶布固定三叉接口和插入肝素帽的输液器针头及输液管,在胶布上注明日期和时间。

(11)同静脉输液(14)~(15)。

(12)封管:当输液完毕,要正确进行封管。拔出输液器针头,常规消毒肝素帽的胶塞,用注射器向肝素帽内注入封管液。

(13)再次输液:常规消毒肝素帽,将输液器上的针头插入肝素帽内,用胶布固定好,调节输液滴数。

(14)输液完毕后处理:不再需要继续输液时,要进行拔管。先撕下小胶布,再撕下无菌敷贴,把无菌棉签放于穿刺点前方,迅速拔出套管针,纵向按压穿刺点3~5分钟。

(15)协助患者适当活动穿刺肢体,取舒适卧位,整理床单位,清理用物。

(16)洗手,记录。

5.注意事项

(1)严格执行无菌原则和查对制度。皮肤消毒的面积应大于敷料覆盖的面积;穿刺过程中避免污染外套管。

(2)静脉的选择应尽量选择相对较粗、直、有弹性、无静脉瓣等利于固定的静脉,避开关节,减轻对血管的机械刺激。成人多选用上肢静脉,以头静脉、贵要静脉、肘正中静脉为宜。由于人体下肢静脉瓣多,血流缓慢,易发生静脉炎,故常不为首选。3岁以下患儿宜选用头皮静脉。

(3)注意药物配伍禁忌,根据医嘱、用药原则、患者的病情及药物的性质,有计划、合理安排药物输入的顺序,以达最佳治疗效果。

(4)输液前要注意检查是否排尽输液管及针头内的空气,输液过程中要及时更换输液瓶,输液完毕要及时拔针,防止发生空气栓塞。

(5)在输液过程中应加强巡视,密切观察患者全身及置管局部,每次输液前要仔细检查套管是否在血管内,确认在血管内方可输入药物,防止渗漏到皮下造成组织损伤。如果发现导管堵塞,可以换管重新穿刺或采用尿激酶溶栓,禁忌加压将小血栓冲入血管内,防止造成血栓。每次输液前后,均应检查穿刺部位及静脉走行方向有无红肿,并询问患者有无疼痛与不适。如局部红、肿或疼痛反应时,应及时拔管,对局部进行理疗处理。对仍需输液者应更换肢体另行穿刺。

(6)留置针保留时间参照产品说明书,要注明置管时间。一般可保留3~5天,不超过7天。连续输液24小时以上者,须每天更换输液器。

(7)封管时要注意边退针边注药,确保正压封管。

(8)向患者做好健康教育,说明药物的作用、可能出现的反应、处理办法及自我监测的内容等,对使用静脉留置针的肢体应妥善固定,注意保护,避免肢体下垂姿势。尽量减少肢体的活动,保持置管局部的清洁,在日常活动中避免污染或被水沾湿。如需要洗脸或洗澡时应用塑料纸将局部包裹好。

四、中心静脉穿刺置管输液

对于长期持续输液、输入高浓度或有刺激性的药物、静脉高营养、抢救危重患者及周围静脉穿刺困难的患者，可采用中心静脉穿刺置管输液，以使患者能得到及时的治疗，挽救患者的生命。临床中常选用的中心静脉有颈内静脉、颈外静脉、锁骨下静脉。虽然中心静脉输液在临床有广泛的应用，但由于穿刺置管技术要求较高，一般由麻醉师或有经验的医师、护师在严格无菌的条件下完成。

(一)颈外静脉穿刺置管输液

颈外静脉是颈部最大的浅静脉，在下颌角后方垂直下降，越过胸锁乳突肌后缘，于锁骨上方穿过深筋膜，最后汇入锁骨下静脉，其走行表浅，位置较恒定，穿刺置入硅胶管后保留时间长。

1.目的

同密闭式静脉输液法。适用于：①需长期输液而周围静脉穿刺困难的患者。②长期静脉内滴注高浓度或刺激性药物或行静脉内高营养的患者。③周围循环衰竭而需测中心静脉压的患者。

2.评估

(1)患者病情、意识状况、活动能力；询问普鲁卡因过敏史。

(2)患者的心理状态及配合程度。

(3)穿刺部位皮肤、血管状况。

3.操作前准备

(1)用物准备。①治疗盘内盛：一次性输液器、皮肤消毒剂(2.5%碘酊，75%乙醇或0.5%碘伏、安尔碘)、无菌棉签、输液液体、弯盘、输液卡、胶布、根据需要备网套、输液架、夹板及绷带。②无菌穿刺包：带内芯穿刺针2枚(长约6.5 cm，内径2.0 mm，外径2.6 mm)，硅胶管2根(长25～30 cm，内径1.2 mm，外径1.6 mm)，平头针2枚，洞巾1块，小纱布1块，纱布数块，镊子1把，无菌手套2副，5 mL、10 mL注射器各1副，尖头刀片1个，弯盘1个。③其他：1%普鲁卡因注射液10 mL，无菌生理盐水，无菌敷贴，0.4%枸橼酸钠生理盐水或0.5%肝素盐水。

(2)患者准备：了解颈外静脉输液的目的和配合方法；穿刺前做普鲁卡因过敏试验；输液前排尿或排便；取舒适卧位。

(3)护士准备：着装整洁，修剪指甲，洗手、戴口罩。

(4)环境准备：清洁、宽敞，光线明亮，方便操作。

4.操作步骤

(1)洗手，戴口罩。

(2)核对，检查药液：备齐用物。按医嘱备药。核对药液瓶签(药名、浓度、剂量和有效期)，检查药液质量。

(3)填写、贴输液瓶贴：根据医嘱填写输液卡，并将填好的输液瓶贴倒贴于输液瓶上。

(4)加药：①套瓶套。②用开瓶器启开输液瓶铝盖的中心部分(若塑料输液瓶直接拉掉瓶盖)，常规消毒瓶塞。③按医嘱加入药物。④根据病情需要有计划地安排输液顺序。

(5)插输液器：检查并打开输液器，将输液器针头插入瓶塞内直到针头的根部，关闭调节器。

(6)核对，解释：携用物至患者床旁，核对患者的床号、姓名及药物名称、浓度、剂量、给药时间和方法，向患者解释操作目的和方法。

(7)排气:①挂输液瓶。②排出空气。将穿刺针的针柄夹于两手指之间,倒置茂菲滴管,打开调节器,使液体流出。当茂菲滴管内液面达 1/2～2/3 满时,迅速转正茂菲滴管,使液体慢慢流下,排尽输液管里的空气后,关紧调节器。

(8)取体位:协助患者去枕平卧,头偏向对侧后仰,必要时肩下垫一软枕。

(9)选择、确定穿刺点:操作者站在穿刺部位对侧或头侧。

(10)常规消毒局部皮肤,打开穿刺包,戴无菌手套,铺洞巾。

(11)局部麻醉:助手协助,操作者用细针头连接 5 mL 注射器抽吸利多卡因注射液,在皮肤穿刺点处做皮丘,并做皮下浸润麻醉。

(12)穿刺:操作者左手绷紧穿刺点上方皮肤,右手持粗针头注射器与皮肤成 45°进针,入皮后改为 25°沿颈外静脉方向穿刺。

(13)放置导丝:穿刺成功后,用左手固定穿刺针管,右手将导丝自穿刺孔插入,导丝插入长度约 40 cm 时拔出穿刺针。

(14)扩皮:沿着导丝插入扩张器,接触皮肤后按同一方向旋转,随导丝进入血管后撤出扩张器,并以左手用无菌纱布压迫穿刺点,防止出血。

(15)放置中心静脉导管:右手将中心静脉导管沿着导丝插入颈外静脉内,一边推进一边撤离导丝,当导管进入 14 cm 时,即可完全抽出导丝。

(16)再次抽回血:用装有肝素生理盐水溶液的注射器与导管尾端相连接,反复抽吸 2～3 次均可见回血,向导管内注入 2～3 mL 肝素生理盐水溶液,同时用固定夹夹住导管,撤下注射器,接好输液管接头。

(17)固定导管:将导管固定夹在近穿刺点处缝合固定,用 75%乙醇棉球擦除局部血迹,待干后用无菌透明敷贴覆温穿刺点并固定硅胶管。

(18)接输液器:撤出洞巾,将输液接头与输液器控接,进行输液,调节滴速。

(19)输液完毕,将输液器与输液接头分离,将肝素理盐水溶液注入导管内进行封管。

(20)再次输液:消毒输液接头,连接输液器,调好滴速即可。

(21)停止置管:管前局部常规消毒,拆线后拔管,局部按压 5 分钟至不出血,消毒穿刺处皮肤,覆盖无菌敷料。

5.注意事项

(1)严格无菌技术操作,每天更换输液管及穿刺点敷料,常规消毒穿刺点与周围皮肤,用 0.9%过氧乙酸溶液擦拭消毒硅胶管,防止感染,但不可用乙醇擦拭硅胶管。注意观察局部有无红肿。一般导管保留 4～7 天。

(2)若颈外静脉插管插入过深,则较难通过锁骨下静脉与颈外静脉汇合角处,此时可牵拉颈外静脉使汇合角变直,若仍不能通过则应停止送入导管,并轻轻退出少许,在此固定输液,防止盲目插入,导管在血管内打折。如导管质硬,可能会刺破血管发生意外。

(3)根据病情密切观察输液速度,不可随意打开调节器,使液体输入失控。

(4)当暂停输液时可用 0.5%肝素盐水 2 mL 封管,防止凝血堵塞管腔。若已经发生凝血,应先用注射器抽出凝血块,再注入药液,若血块抽不出时,应边抽边拔管,切忌将凝血块推入血管内。

(5)局部出现肿胀或漏液,可能硅胶管已脱出静脉,应立即拔管。如出现不明原因发热时应考虑拔管,并剪下一段硅管送培养及做药敏试验。

(6)气管切开处严重感染者,不应做此插管。

(二)锁骨下静脉穿刺置管术

锁骨下静脉是腋静脉的延续,成人长 3～4 cm。在锁骨与第一肋骨之间,向内走行于胸锁关节后方与颈内静脉汇合为无名静脉,再向内与对侧无名静脉汇合成上腔静脉。位置较固定,管腔较大,多作为中心静脉穿刺置管部位,由于右侧无名静脉与上腔静脉几乎在同一直线,且距上腔静脉距离最近,加之右侧胸膜顶较左侧低,穿刺时不易损伤胸膜,故首选右侧穿刺。硅胶管插入后可保留较长时间。当输入大量高浓度溶液或刺激性较强的药物时,由于管腔较粗,血量较多,输入液体随即被稀释,对血管的刺激性较小。

1.目的

(1)全胃肠外营养治疗者。

(2)需输入刺激性较强药物者(如化疗)。

(3)需长期输液而外周静脉穿刺困难者。

(4)经静脉放置心脏起搏器者。

(5)各种原因所致大出血,需迅速输入大量液体以纠正血容量不足,提高血压者。

(6)测定中心静脉压。

2.评估

(1)患者病情、意识状况、活动能力;询问普鲁卡因过敏史。

(2)患者的心理状态及配合程度。

(3)穿刺部位皮肤、血管状况。

3.操作前准备

(1)用物准备:治疗盘内盛周围静脉输液用物。无菌穿刺包:治疗巾 1 块、洞巾 1 块,小纱布 1 块,纱布数块,缝合针、持针器、结扎线、弯盘 1 个,镊子、尖头刀片 1 个。另备:中心静脉穿刺导管及穿刺针,无菌敷布,皮肤常规消毒用棉球,5 mL、20 mL 注射器各 1 具,肝素帽,1%普鲁卡因注射液 10 mL,0.9%氯化钠溶液,无菌敷贴,0.4%枸橼酸钠生理盐水或 0.5%～1.0%肝素盐水适量,1%甲紫。

(2)患者准备:了解锁骨下静脉穿刺置管输液的目的和配合方法;穿刺前做普鲁卡因过敏试验;穿刺前排尿或排便;取适当卧位。

(3)护士准备:着装整洁,修剪指甲,洗手、戴口罩。

(4)环境准备:清洁、宽敞,光线明亮,方便操作。

4.操作方法

(1)洗手,戴口罩。

(2)核对,解释:携用物到患者处,核对患者床号、姓名,向患者解释操作目的、过程及配合要点。

(3)体位:协助患者取仰卧位,头后仰 15°并偏向对侧,穿刺侧肩部垫一软枕使其略上提外展。

(4)选择穿刺点:用 1%甲紫标记进针点及锁骨关节。

(5)消毒,麻醉:常规皮肤消毒、打开无菌穿刺包,戴无菌手套,铺洞巾,局部用 2%利多卡因注射液浸润麻醉。

(6)试穿刺:将针尖指向胸镜关节,自穿刺点进针,深度通常为 2.5～4.0 cm,边进针边抽吸,见回血后再进针少许即可。

(7)穿刺针穿刺:试穿成功后,沿着试穿针的角度、方向及深度用穿刺针穿制。当回抽到静脉血时,表明针尖已经进入锁骨下静脉,减小进针角度,当回抽血液通畅时,置入导引钢丝至 30 cm 刻度平齐针尾时,撤出穿刺针,压迫穿刺点。

(8)置入扩张器:沿导引钢丝尾端置入扩张器,扩张穿刺处皮肤及皮下组织,将扩张器旋入血管后,用无菌纱布按压穿刺点并撤出扩张器。

(9)置入导管:沿导引钢丝送入静脉导管,待导管进入锁骨下静脉后,边退导引钢丝边插导管,回抽血液通畅时,静脉导管插入长度为 15 cm 左右,退出导引钢丝,接上输液导管。

(10)检测:将装有生理盐水的注射器分别连接每个导管尾端,回抽血液后向管内注入 2～3 mL生理盐水,锁定卡板,去下注射器,接上肝素帽。

(11)固定,连接:将导管固定于穿刺点处,透明敷粘固定,必要时缝合固定导管,连接输液器或接上中心静脉压测压装置。

(12)输液完毕,将输液器与导管针栓孔分离,将肝素生理盐水溶液注入导管内进行封管,用无菌静脉帽塞住针栓孔,再用安全别针固定在敷料上。

(13)再次输液:消毒导管针栓孔,连接输液器,调好滴速即可。

(14)停止置管:硅胶管尾端接上注射器,边抽吸边拔管,局部加压数分钟,消毒穿刺处皮肤,覆盖无菌敷料。

五、静脉输液速度的调节

在输液过程中,每毫升溶液的滴数称该输液器的滴系数。目前常用输液器的滴系数有 10、15、20 等,以生产厂家输液器包装袋上标明的滴系数为准。

静脉输液的速度调节依据患者的年龄、身体状况、病情、药物的性质、治疗要求调节,一般成人 40～60 滴/分,儿童 20～40 滴/分。对年老、体弱、婴幼儿,心肺疾病患者,输入速度宜慢;滴注高渗溶液、含钾药物、升压药物等宜慢;严重脱水、心肺功能良好者,速度可适当加快。

(1)已知每分钟滴数与液体总量,计算输液所需的时间:输液时间(h)＝液体总量(mL)×滴系数/每分钟滴数×60(min)。

(2)已知液体总量与计划需用的时间,计算每分钟滴数:每分钟滴数＝液体总量(mL)×滴系数/输液时间(min)。

(3)已知每分钟滴数,计算每小时输入量:每小时输入量(mL)＝每分钟滴数×60(min)/滴系数。

六、静脉输液时常见故障及排除方法

(一)溶液点滴不畅或不滴

1.针头滑出血管外

液体进入皮下,局部肿胀、疼痛。处理方法为拔出针头,另选血管重新穿刺。

2.针头斜面紧贴血管壁,造成不滴

调整针头位置或适当变换肢体位置或在头皮针尾部垫棉签等,直至点滴通畅。

3.针头阻塞

检测方法为挤压输液管,感觉有阻力,松手后无回血,表示针头已阻塞,应更换针头和部位,

重新穿刺。

4.压力过低

适当调高输液瓶的位置。

5.静脉痉挛

输入的液体温度过低，或环境温度过低可造成静脉痉挛。表现为局部无隆起，但点滴不畅可采用局部热敷以缓解静脉痉挛。

(二)茂菲滴壶内液面过高

1.侧壁有调节孔的茂菲滴壶

夹住滴壶上端的输液管，打开调节孔，等液体降至露出液面时再关闭调节孔，松开上端即可。

2.侧壁无调节孔的茂菲滴壶

取下输液瓶倾斜，使插入瓶中的针头露出液面，但须保持输液管通畅，待滴壶内露出液面时，再挂回到输液架上。

(三)茂菲滴壶内液面过低

1.侧壁有调节孔的茂菲滴壶

先夹住滴壶下端的输液管，打开调节孔，待液面升高至 1/2 或 2/3 水平高度时再关闭调节孔，打开滴壶下端输液管即可。

2.侧壁无调节孔的茂菲滴壶

可夹住滴壶下端的输液管，用手挤压滴壶，待液面升至适当水平高度时，松开滴壶下端输液管即可。

(四)滴壶内液面自行下降

在输液过程中，如果滴壶内液面自行下降，则应检查输液器上端是否有漏气或裂隙，必要时更换输液管。

七、常见输液反应与处理

由于输入的液体不纯、输液管不洁或长时间大量输入刺激性药液、多次反复穿刺等原因常常会出现一些并发症。由于输液引起的这些反应，称为输液反应。常见的输液反应有以下内容。

(一)发热反应

由于输液过程中输入致热物质，如致热源、游离菌体蛋白、死菌、药物成分不纯等引起的发热。这些致热物质多来源于输液器具消毒灭菌不完全或在操作过程中未严格执行无菌操作造成污染；或输入的药液制剂不纯、保存不当被污染等。

1.主要临床表现

患者在输液过程中突然出现发热，症状较轻者发热常在 38 ℃左右，于停止输液后数小时内体温可恢复正常；严重者，初起有寒战，继而高热达 40～41 ℃，并伴有恶心、呕吐、头痛、周身不适，甚至有神经、精神症状。

2.预防

输液用具必须严格灭菌；输液时严格执行无菌操作，防止输液器具、药液及穿刺部位被污染；认真检查输液用液体及输液管的质量及有效期；输液用具的保管应注意避免污染。

3.处理

对于发热较轻的患者，可减慢或更换药液、输液器，注意保暖；严重者，须立即停止输液，并按高热护理方法对患者进行处理。同时应配合医师共同合作处理，必要时按医嘱给地塞米松 5 mg 或盐酸异丙嗪25 mg等治疗。剩余液体和输液管送检查找反应原因。

(二)静脉炎及血栓性静脉炎

静脉炎是由于输入刺激性较强的溶液或静脉内放置刺激性较强的塑料管时间过长，引起局部静脉壁化脓性炎症或机械性损伤；或由于输液过程中未严格执行无菌操作，导致局部静脉感染。如果血管内膜严重受损，致使血小板黏附其上而形成血栓，则称为血栓性静脉炎。

1.主要临床表现

沿静脉走向出现条索状红线，局部组织红、肿、热、痛，有时伴有全身发热症状。

2.预防

避免感染，减少对血管壁的刺激。在输液过程中，严格执行无菌技术操作，对刺激性强的药物要充分稀释，并防止药液溢出血管外。同时注意保护静脉，需长期输液者应有计划地更换注射部位。静脉置管者做好留置导管的护理。

3.处理

对已经出现静脉炎的部位，可抬高患肢，局部用 95%乙醇或 50%硫酸镁行湿热敷或用中药如意金黄散外敷，可达到消炎、止痛、收敛、增加舒适的作用；局部还可用超短波理疗。如已合并感染，应根据医嘱给予抗生素治疗。

(三)循环负荷过重反应

由于输液速度过快，或患者原有心肺功能不良者，在短时间内输入过多液体，使循环血容量急剧增加，致心脏负担过重而引起心力衰竭、肺水肿。

1.主要临床表现

急性左心衰竭的症状，患者突感胸闷、呼吸急促、咳嗽、咳粉红色泡沫痰，面色苍白、出冷汗，心前区疼痛或有压迫感，严重者可自口鼻涌出大量的泡沫样血性液体；肺部布满湿啰音；脉搏快且弱；还可有尿量减少、水肿、腹水、颈静脉怒张等症状。

2.预防

为防止患者出现循环负荷过重反应，输液时要控制输液速度不宜过快，对老年人、小儿及心肺功能不良者尤应注意。

3.处理

(1)输液过程中加强巡视注意观察，一旦发现，应立即停止输液，并通知医师。

(2)病情允许的患者可取端坐位，两腿下垂，以减少下肢静脉回流，减轻心脏负担。

(3)按医嘱给予血管扩张药，扩张周围血管，减轻循环负荷，缓解肺水肿；给予利尿药，有助于缓解肺水肿。

(4)高流量吸氧，湿化瓶内注入 20%～30%乙醇，以降低肺泡内泡沫表面的张力，使泡沫破裂、消散，从而改善肺泡内的气体交换，减轻缺氧症状。

(5)根据医嘱给予氨茶碱和毛花苷 C 等药物。

(6)必要时可进行四肢轮扎，有效地减少静脉回心血量。但注意掌握轮扎时间、部位及观察肢体情况，每 5～6 分钟轮流放松一个肢体的止血带。另外还可采用静脉放血的方法，每次放血量为 200～300 mL，以缓解循环负荷过重状况。

(四)空气栓塞

空气经静脉进入循环，可导致严重后果，甚至导致死亡。原因是空气进入静脉，随血液循环进入右心房，再到右心室，如空气量少则随血液被压入肺动脉，再分散到肺小动脉，最后到肺毛细血管后被打散、吸收，损害较小；当大量的空气进入右心室可阻塞肺动脉入口，使血液无法进入肺内，从而导致气体交换障碍，机体严重缺氧，可致患者立即死亡。

造成空气栓塞的原因是输液导管内空气未排净、导管连接不紧、有缝隙；或在加压输液、输血时无人看守导致液体走空等；更换药液不及时，更换药液后未检查输液管内是否进气，当输液管走空范围较大或滴壶以下部分进气未采取措施，则在更换药液后由于液体的压力，将气体压入静脉。

1.主要临床表现

患者突然出现胸部感觉异常不适或有胸骨后疼痛，随即出现呼吸困难，严重发绀，濒死感、心前区可听到响亮持续的“水泡音”，心电图检查表现为心肌缺血和急性肺心病的改变。严重者意识丧失、死亡。

2.预防

由于空气栓塞可造成严重后果，甚至导致患者死亡，因而在输液时必须排净空气，以及时更换药液，每次更换药液都要认真检查输液管内是否有空气，滴壶液面是否过低，发现异常及时予以调整。如需加压输液、输血，护士应严密监测，不得随意离开患者。

3.处理

一旦发生空气进入静脉，嘱患者立即取左侧卧位，病情允许最好取头低足高位，该体位有利于气体浮向右心室尖部，避免阻塞肺动脉口，从而防止发生肺阻塞，再者由于心脏不断跳动，可将空气混成泡沫，分次小量进入肺动脉内，以免发生肺栓塞。如果可能，也可通过中心静脉导管抽出空气。

（赵秀贞）

第五节　静脉输血

静脉输血是将全血或成分血经静脉直接注入循环系统中，从而达到治疗的目的，是临床工作中常用的急救和治疗的重要手段。

一、血液及血液制品的种类

（一）全血

全血是指采集后未经任何改变而保存备用的血液，分为新鲜血和库存血两类。

1.新鲜血

新鲜血指在 4 ℃冰箱内冷藏，保存时间在 1 周内的血液，它基本上保留血液中原有的成分，可以补充各种细胞、凝血因子和血小板，适用于血液病患者。

2.库存血

在 4 ℃的冰箱内冷藏可保存 2～3 周。它保留血液的各种成分，但随着保存时间的延长，其有效成分会发生变化，保存时间越长血细胞、血小板、凝血酶原破坏越多。此外，血液酸性增高，钾离子的浓度上升，故大量输注库存血时，应注意发生酸中毒和高血钾。库存血适用于各种原因引起的大出血，用以补充血容量，维持血压。

(二)成分血

成分血是根据血液中各种成分的比重不同，将血液分离提纯，分别制成的高浓度的制品。临床治疗中根据患者需要选择相关的血液成分输入，其优点是纯度高、针对性强，比全血疗效好，不良反应小，可一血多用，达到节约用血的目的，是目前临床常用的输血类型。

成分血可分为：①有形成分，如红细胞、白细胞、血小板；②血浆成分，如血浆和血浆蛋白、凝血制品。

1.红细胞制品

红细胞制品包括浓缩红细胞、洗涤红细胞、冰冻红细胞、红细胞悬液。

(1)浓缩红细胞：也称压积红细胞，细胞体积占70%～75%，只含少量血浆，主要用于血容量正常的贫血患者和携氧能力缺陷的患者。如长期慢性贫血，特别是老年人或合并有心功能不全的贫血患者，儿童慢性贫血。浓缩红细胞分离后应在24小时内使用。

(2)洗涤红细胞：红细胞经0.9%氯化钠溶液离心洗涤数次，再加入适量生理盐水。其80%～90%的白细胞、血小板被洗除，抗体物质减少，适用于脏器移植术后患者、免疫性溶血性贫血、尿毒症及血液透析后高血钾的患者。应在6小时内使用，因故未能及时输用者只能在4 ℃条件下保存12小时。

(3)冰冻红细胞：保存期较长，适用于为稀有血型者保存部分红细胞和已被致敏及需长期输血治疗的患者。

(4)红细胞悬液：提取血浆后的红细胞加入等量的红细胞保养液制成，适用于战地急救及中小手术的患者。

2.白细胞

新鲜全血经离心后取其白膜层的白细胞，于4 ℃保存，48小时内有效，适用于治疗粒细胞缺乏症的患者。主要制品有白细胞浓缩液、转移因子IF、干扰素IF。

3.血小板

新鲜全血经离心所得。主要制品有血小板血浆和血小板浓缩液、冰冻血小板。主要用于治疗严重的再生障碍性贫血、输大量库存血或体外循环心脏手术后血小板减少症，以及其他导致血小板减少所引起的出血。22 ℃保存，24小时有效。输血小板时需先轻轻转动容器，使沉淀的血小板悬浮于血清中，不必过滤即可进行输注，输注速度宜快，80～100滴/分。

4.血浆

血浆为全血经过分离后所得的液体部分。主要成分为血浆蛋白，不含血细胞，无凝集原，因此不出现凝集反应，单独输注时无须做血型鉴定和交叉配血试验。主要制品有新鲜液体血浆、新鲜冰冻血浆、普通冰冻血浆、冰冻干燥血浆。

5.血浆蛋白成分

以血浆为原料加工而成的制品。主要制品有清蛋白、免疫球蛋白和各种凝血制品。

二、输血的方法

输血主要有静脉输血与动脉输血，最常用的为静脉输血。动脉输血可直接迅速补充失血，特别有利于冠状动脉和脑动脉的灌注，升压效果明显，但近年来的研究表明中心静脉快速输血完全可以达到动脉输血的效果，因而现在动脉输血临床使用较少。

(一)输血的目的

1.补充血容量

增加有效循环血量,增加心排血量,改善心肌功能和全身血液灌流,提升血压。常用于急性大出血、休克患者。

2.纠正贫血

增加血红蛋白及其携氧的能力,改善全身状况。常用于因血液系统疾病而引起的严重贫血,以及某些慢性消耗性疾病的患者。

3.补充抗体、补体

新鲜血液含有多种抗体及白细胞、血小板,输血后可以增强机体免疫力。常用于严重感染、烧伤等患者。

4.补充血浆蛋白

纠正低蛋白血症,改善营养,维持胶体渗透压,减少组织渗出和水肿,保证循环血量。常用于低蛋白血症的患者。

5.补充凝血因子

输入新鲜血,可以补充各种凝血因子,改善凝血功能。常用于凝血机制障碍的患者。

6.促进骨髓系统和网状内皮系统功能

常用于再生障碍性贫血、白血病等。

7.改善组织缺氧

血红蛋白失去运氧能力和不能释放氧气供组织利用时,以改善组织器官的缺氧状况。用于苯酚、一氧化碳等中毒。

(二)输血适应证

1.各种原因引起的大出血

一般一次失血在 500 mL 以内,可由组织间液进入血液循环而起到代偿;失血 500～800 mL,可输入等渗盐水、平衡液、血浆代用品或全血;失血＞1 000 mL 应及时输血。

2.纠正贫血或低蛋白血症

输入全血、浓缩或洗涤红细胞可纠正贫血;血浆、清蛋白液用于低蛋白血症。

3.严重感染

输血可提供抗体、补体等,以增强抗感染能力,一般采用少量多次输入新鲜血或成分血。切忌使用库存血。

4.凝血功能异常

对患有出血性疾病的患者,可输新鲜血或成分血,血小板、凝血因子、纤维蛋白原等。

(三)血型和相容性检查

1.血型

血型是指红细胞膜上特异性抗原的类型。根据红细胞所含有的凝集原,把人类的血液区分为若干类型。血型狭义来说是指红细胞抗原的差异,广义来说包括白细胞、血小板等血液各成分抗原的不同。临床上主要应用的是 ABO 血型系统和 Rh 血型系统。

(1)ABO 血型系统:ABO 血型是根据红细胞膜上是否存在凝集原 A 与凝集原 B 而将血液分为 A 型、B 型、AB 型、O 型 4 种血型(表 2-1)。

表 2-1　ABO 血型系统

血型(抗体)	红细胞上的凝集原(抗原)	血清中的凝集素
A	A	抗 B
B	B	抗 A
O	无	抗 A、抗 B
AB	A/B	无

(2)Rh 血型系统：人类红细胞除含 AB 抗原外，还有 C、c、D、d、E、e 6 种抗原。因 D 抗原的抗原性最强，故 Rh 血型是以 D 抗原存在与否来表示 Rh 阳性或阴性。汉族中 99%的人为 Rh 阳性，Rh 阴性者不足 1%。Rh 阴性的人输入 Rh 阳性血液，或 Rh 阳性胎儿的红细胞从胎盘进入了 Rh 阴性的母体，就会使 Rh 阴性者产生抗 Rh 抗体，当再次输入 Rh 阳性血液或再次妊娠时，就会出现不同程度的溶血反应或新生儿的溶血。

2.交叉相容配血试验

该试验的目的在于检查受血者与献血者之间有无不相容抗体。输血前虽已验明供血者与受血者的 ABO 血型相同，为保证输血安全，在确定输血前仍需再做交叉相容配血试验。

(1)直接交叉相容配血试验：用供血者红细胞和受血者血清进行配合试验，检查受血者血清中有无破坏供血者红细胞的抗体。

(2)间接交叉相容配血试验：用供血者血清和受血者红细胞交叉配合，检查输入血液的血浆中有无能破坏受血者红细胞的抗体。

无论直接还是间接交叉配血试验，只要有一项发生凝集就表示血型不合，不能输血。

(四)输血前准备

输血前应先取得患者的理解并征得患者的同意，签署知情同意书。

1.备血

根据医嘱抽取血标本 2 mL，与已填写的输血申请单一起送往血库，做血型鉴定和交叉配血试验。采血时不要同时采集两个人的血标本，以免发生混淆。

2.取血

输血当天凭取血单去血库取血，必须与血库人员共同做好“三查”“八对”。“三查”即查血的有效期、血的质量和输血装置是否完好；“八对”即对床号、姓名、住院号、血袋号、血型、交叉配血试验结果、血液种类和剂量。超过保质期不能使用。检查血液质量如发现血浆颜色变红或浑浊有泡沫，红细胞与血浆界限不清等都证明有溶血现象均不能使用。查对无误，在交叉配血单上签名方可提取血液。

3.取血后

血液自血库取回后，切勿振荡，以免红细胞大量破坏引起溶血；取回的血液在室温下放置 15 分钟后再输入，不能将血液加温，防止血浆蛋白凝固变性而引起反应，避免放置时间过长，造成污染。

4.输血前

输血前需与另一护士再次进行核对，以确保无误。

(五)静脉输血的方法

1.目的

见静脉输血目的。

2.评估

(1)患者及供血者的血型、交叉配血结果、输血史和过敏史。

(2)患者病情、治疗情况、心理状态、对输血的理解程度与合作程度。

(3)穿刺部位皮肤及血管情况。

3.操作前准备

(1)用物准备:①间接静脉输血法同密闭式输液,仅将输液器换为输血器(滴管内有滤网,9号静脉穿刺针头)。另备手套。②直接静脉输血法同静脉注射,另备50 mL注射器数具(根据输血量多少而定)、3.8%枸橼酸钠溶液、手套。③0.9%生理盐水、血液制品(根据医嘱准备)。

(2)患者准备:①了解输血的目的、方法、注意事项及配合要点;②在输血同意书上签字;③根据需要排尿或排便,取舒适卧位。

(3)护士准备:着装整洁,修剪指甲,洗手、戴口罩。

(4)环境准备:清洁、宽敞,光线明亮,方便操作,避免清扫等使尘埃飞扬的操作。

4.操作步骤

(1)间接输血法。①再次检查核对:将用物携至患者床旁,与另一位护士一起再次核对和检查。解释操作目的和方法。②建立静脉通道:按密闭式输液法先输入少量生理盐水。③连接血袋进行输血:戴手套,打开储血袋封口,常规消毒开口处塑料管,将输血器针头插入塑料管内,缓慢将储血袋倒挂于输液架上。④控制和调节滴速:开始输入血液速度宜慢,观察15分钟,如无不良反应,根据病情调节滴速。⑤操作后处理:协助卧位,交待患者或家属有关注意事项,将呼叫器置于易取处。整理用物,洗手,记录。⑥输血完毕后的处理:再继续滴入生理盐水,直到将输血器内的血液全部输入体内再拔针。整理床单位,清理用物,做好输血记录。

(2)直接输血法:①向供血者和患者做解释。②洗手,戴口罩,将备好的注射器内加入抗凝剂。③请供血者和患者分别卧于床上,露出一侧上臂。④认真核对受血者和供血者姓名、血型、交叉配血结果。⑤将血压计袖带缠于供血者上臂并充气。⑥选择粗大静脉(一般为时正中静脉)。戴手套,常规消毒皮肤,抽取血液,立即行静脉注射输给受血者。⑦输血完毕,拔出针头,用小纱布按压穿刺点片刻至无出血。⑧清理用物,洗手,记录。

5.注意事项

(1)严格执行无菌操作和查对制度,避免事故差错和输血反应的发生。

(2)血库中的血液取出后,30分钟内给患者输入,避免久置使血液变质或被污染。

(3)在输血前后均应输入少量生理盐水,冲洗输血器管道,输注两个以上供血者的血液时,两者之间应输入少量生理盐水,血液内不得随意加入其他药品,并避免和其他溶液相混,以防血液在酸、碱、高、低渗的环境中发生凝集和溶解。

(4)静脉输血开始时速度宜慢,观察15分钟后如无反应,可根据情况调节至合适的滴速。大出血、休克时尽快补充血容量,可加压、快速输血。

(5)输血过程中要加强巡视,注意观察患者的局部是否有疼痛,有无输血反应,一旦发生输血反应,应立即停止输血并按照输血反应给予处理。加压输血时必须有护士监测,以避免空气进入体内,发生空气栓塞。

(6)多次输血或输入多个人的血时,输血前按医嘱酌情给抗过敏药。大量输库存血时应注意补充钙剂。

(7)同时输多种血液时一般应先输成分血再输全血,以保证成分血新鲜。

(8)输完血的血袋应保留 24 小时备查。如发生输血反应还应保留余血以备检查分析,查找原因。

(9)采用直接输血法从供血者血管内抽血不可过急过快,并注意观察其面色、血压等变化,询问有无不适。连续抽血时,只需更换注射器,不必拔出针头,但要放松袖带,并用手指压迫穿刺部位前端静脉,以减少出血。给受血者推注速度不可过快。

三、自体输血

自体输血通常指采集患者体内血液或于手术中收集自体失血再回输给同一患者的方法,即输回自己的血。自体输血的优点是无须做血型鉴定及交叉配血试验,不会产生免疫反应,扩容迅速、安全、可靠,开展自体输血将有利于开拓血源,减少储存血量,既节省血源又防止发生输血反应,同时有效地避免了因输血而引起的疾病(如肝炎、艾滋病)的传播。

自体输血有 3 种形式,包括术前预存自体血、术前稀释血液回输和术中失血回输。

(一)术前预存自体血

选择符合条件的患者于术前抽取患者的血液,在血库低温下保存,待手术时再输还给患者。一般于术前 3 周开始,每周或隔周采血 1 次。注意最后一次采血应在手术前 3 天,以利机体恢复正常的血浆蛋白水平。

(二)术前稀释血液回输

于手术开始后采血并同时自静脉给晶体或胶体溶液,借此降低血细胞比容而同时维持血容量,目的是稀释血液,使术中失血时实际丢失的红细胞及其他成分相应减少,所采集的血在手术中或手术后补还自体。

(三)术中失血回输

术中失血回输适用于腹腔或胸腔钝性损伤(如脾破裂)、异位妊娠破裂、估计有大出血的手术(肝脏手术)等,血液流入腹腔 16 小时内无污染、无凝血者。自体输血的方法采用流动或离心装置自体输血器,将血液进行回收、抗凝、滤过、洗涤等处理再回输给患者。

下列情况不能使用回收血:血液已被污染者,血液可能受癌细胞污染者,血细胞严重破坏,合并心功能不全,心力衰竭,阻塞性肺部疾病,肝、肾功能不全或原有贫血者均不能采用此法。自体输血量应控制在 3 500 mL 以内。大量回输自体血时,应适当补充新鲜血浆和血小板。

(张明秀)

第六节 心肺复苏术

心肺复苏术(cardiopulmonary resuscitation,CPR)是针对心搏、呼吸停止所采取的抢救措施,即应用胸外按压形成暂时的人工循环并恢复心脏自主搏动和血液循环,用人工呼吸代替自主呼吸并恢复自主呼吸,达到恢复自主循环和挽救生命的目的。

一、适应证

心搏、呼吸停止的患者。

二、操作过程

心肺复苏的基本程序是“CAB”，分别指胸外按压、开放气道、人工呼吸。

（一）快速识别和判断心搏骤停

在环境安全情况下，轻拍或摇动患者双肩，大声呼叫：“喂，你怎么了？”，以判断患者有无反应，同时快速检查有无有效呼吸，应在10秒内完成。

（二）启动急救反应系统

如果患者没有反应、无有效呼吸，应立即呼救，启动急救反应系统，在院外拨打“120”，院内应呼叫其他医护人员，尽快获取除颤仪及抢救物品和药品，并组成抢救团队。

（三）循环支持

1.判断大动脉搏动

成人检查颈动脉的搏动，方法是使用2个或3个手指找到气管，将手指滑到气管和颈侧肌肉之间的沟内即可触及，触摸时间至少5秒，但不超过10秒。儿童和婴儿可检查其肱动脉或股动脉。如果触摸不到动脉搏动，应立即进行胸外按压。

2.胸外按压

成人按压部位在胸部正中，胸骨的中下部位，两乳头连线之间的胸骨处。操作者在患者一侧，一只手的掌根部放在胸骨两乳头连线处，另外一只手叠加在其上，两手手指交叉紧紧相扣，手指尽量向上，避免触及胸壁和肋骨，减少按压时发生肋骨骨折的可能性。按压者身体稍前倾，双肩在患者胸骨正上方，双臂绷紧伸直，按压时以髋关节为支点，应用上半身的力量垂直向下用力快速按压。按压频率在每分钟100～120次，胸骨下陷至少5 cm，胸骨下压时间及放松时间基本相等，放松时应保证胸廓充分回弹，尽量减少对胸壁施加残余压力，但手掌根部不能离开胸壁。尽量减少胸外按压间断，或尽可能将中断控制在10秒钟以内。婴儿按压部位在两乳头连线之间的胸骨处稍下方。8岁以下儿童患者按压深度至少达到胸廓前后径的1/3，婴儿大约4 cm，儿童大约为5 cm。成人心肺复苏，不论是单人还是双人CPR，胸外按压/通气比例均为30∶2。单人儿童和婴儿CPR亦如此，但双人CPR时，儿童和婴儿的胸外按压与通气比例为15∶2。

（四）开放气道

1.仰头抬颏（颌）法

方法是将一手小鱼际置于患者前额，使头部后仰，另一手的示指与中指置于下颌角处，抬起下颌。注意手指勿用力压迫下颌部软组织，防止造成气道梗阻。

2.托颌法

操作者站在患者头部，肘部可支撑在患者躺的平面上，双手分别放置在患者头部两侧，拇指放在下颌处，其余四指握紧下颌角，用力向上托起下颌，如患者紧闭双唇，可用拇指把口唇分开。

（五）人工呼吸

每次通气应在1秒钟以上，通气量使胸廓轻微起伏即可。如果患者有自主循环存在，但需要呼吸支持，人工呼吸的频率为10～12次/分，即每5～6秒钟给予人工呼吸1次。婴儿和儿童为12～20次/分，即每3～5秒钟给予人工呼吸1次。没有自主循环存在时，已建立高级气道者，人工呼吸的频率为 8～10 次/分,即每 6～8 秒给予人工呼吸 1 次。

(六)心肺复苏效果的判断

复苏有效时,可见瞳孔由散大开始回缩,面色由发绀转为红润,颈动脉搏动恢复,患者有眼球活动,睫毛反射与对光反射出现,甚至手脚开始抽动,自主呼吸出现等表现。

三、注意事项

(一)高质量的心肺复苏

按压频率为每分钟 100～120 次(15～18 秒按压 30 次),按压深度至少5 cm,保证胸廓充分回弹,尽量减少中断,避免过度通气。

(二)按压者的更换

多个复苏者时,可每 2 分钟换一位按压者,换人操作时间应在 5 秒钟内完成,以减少胸部按压间断的时间。

(连佳佳)

第七节 鼻 饲 术

一、鼻饲目的

对不能由口进食者或者拒绝进食者,提供足够的热量和蛋白质等多种营养素和药物,以满足其对营养和治疗的需求。

二、操作流程

(一)评估

(1)患者的病情及治疗情况,是否能承受插入导管的刺激。

(2)患者的心理状态与合作程度,既往是否接受过类似的治疗,是否紧张,是否了解插管的目的,是否愿意配合和明确如何配合插管。

(3)患者鼻腔黏膜有无肿胀、炎症,有无鼻中隔偏曲,有无鼻息肉等。

(二)操作

(1)清洁鼻孔,戴手套,测量插管长度(自前额发际到剑突的长度),必要时以胶布粘贴做标记,相当于 45～55 cm。

(2)润滑胃管前段,左手托住胃管,右手持胃管前端,沿一侧鼻孔缓缓插入,到咽喉部时(约 15 cm),嘱患者做吞咽动作,同时将胃管送下至所需长度,暂用胶布固定于鼻翼。

(3)抽吸胃液,若有胃液证实胃管是在胃中,将胃管用胶布固定于面颊部。

(4)注入少量温水,再注入流质,注入完毕以少量温水冲洗胃管,提起胃管末端使水进入胃内。

(5)折胃管开口端,用纱布包好,夹子夹紧,再用别针固定于枕旁。

(三)为昏迷患者插胃管

插管前应先撤去患者枕头,头向后仰,可避免胃管误入气管,当胃管插入 15 cm 时,将患者头部托起，使下颌靠近胸骨柄，以增大咽喉部通道的弧度，便于胃管顺利通过会厌部缓缓插入胃管至预定长度。

(四)确认胃管在胃内的方法

(1)连接注射器于胃管末端进行抽吸，抽出胃液。

(2)置听诊器于患者胃部，快速经胃管向胃内注入 10 mL 空气，能听到气过水声。

(3)将胃管末端置于盛水的治疗碗内，无气泡逸出。

三、并发症的预防及处理流程

(一)腹泻、腹痛

腹泻患者大便次数增多，部分呈水样便，肠鸣音亢进，部分患者有腹痛。

1.处理

(1)及时清理，保持肛周皮肤清洁干燥。

(2)腹泻严重者，遵医嘱应用止泻药物，必要时停用。

(3)菌群失调患者，可口服乳酸菌制剂。

2.预防

(1)鼻饲液现用现配，配制过程中防止污染。

(2)营养液浓度适宜，灌注的速度不能太快，温度以 37～42 ℃最为适宜。

(二)胃食管反流

胃潴留腹胀，鼻饲液输注前抽吸胃液可见潴留量＞150 mL，严重者可引起胃食管反流。

1.处理

(1)鼻饲前常规检查胃潴留量，＞150 mL 时应暂停鼻饲。

(2)协助患者进行腹部环形按摩，促进肠蠕动。

(3)胃潴留的重病患者，遵医嘱给予甲氧氯普胺，加速胃排空。

2.预防

(1)每次鼻饲量不超过 200 mL，间隔时间不少于 2 小时。

(2)鼓励患者床上及床边活动，促进胃肠功能恢复。

(3)进行腹部环形按摩，促进肠蠕动。

(三)血压下降、休克

胃出血胃管内可抽出少量鲜血，出血量较多时，患者排柏油样便，严重者血压下降，脉搏细速，出现休克。

1.处理

(1)出血量小者，可暂停鼻饲，密切观察出血量。

(2)出血量大者，可用冰盐水洗胃，减轻出血。

2.预防

(1)鼻饲前抽吸力量避免过大，以免损伤胃黏膜引起出血。

(2)胃管位置适当，固定牢固，躁动不安的患者遵医嘱适当使用镇静剂。

(四)呛咳、气喘、呼吸困难

胃食管反流、误吸在鼻饲过程中出现呛咳、气喘、心动过速、呼吸困难的症状，严重者肺内可闻及湿啰音音和水泡音。

1.处理

(1)出现反流误吸,立即帮助患者清除误吸物,必要时进行吸引。

(2)告知医师,根据误吸程度进行对症处理。

2.预防

(1)鼻饲时床头应抬高,避免反流误吸。

(2)选用管径适宜的胃管,匀速注入。

(3)管饲前后半小时应禁止翻身扣背,以免胃受机械性刺激而引起反流。

(4)管饲前应吸净气管内痰液,以免吸痰时腹压增高引起反流。

四、注意事项

(1)插管动作应轻稳,特别是在通过食管 3 个狭窄处时。

(2)须经鼻饲管使用药物时,应将药片研碎,溶解后再灌入。

(3)每次鼻饲量不超过 200 mL,间隔时间不少于 2 小时,温度 39～41 ℃。

(4)长期鼻饲者,应每天进行口腔护理,胃管应每周更换(晚上拔出),第二天清晨再由另一鼻孔插入。

(彭迎辉)

第八节　生命体征的观察与护理

一、瞳孔

正常瞳孔双侧等大等圆,直径为 2～5 mm。瞳孔的改变在临床上有重要意义,尤其是对神经内、外科患者。瞳孔的变化是人体生理病理状态的重要体征,有时根据瞳孔变化,可对临床某些危重疑难病症作出判断和神经系统的定位分析。

(一)异常性瞳孔扩大

1.双侧瞳孔扩大

两侧瞳孔直径持续＞6 mm,为病理状态。如昏迷患者双侧瞳孔散大,对光反应消失并伴有生命体征明显变化,常为临终前瞳孔表现;枕骨大孔疝患者双侧瞳孔先缩小后散大,直径超过 6 mm,对光反应迟钝或消失;应用阿托品类药物时双侧瞳孔可扩大超过 6 mm,伴有阿托品化的一些表现;另外还见于双侧动眼神经、视神经损害,脑炎、脑膜炎、青光眼等疾病。

2.一侧瞳孔扩大

一侧瞳孔直径＞6 mm。常见于小脑幕切迹疝,病侧瞳孔直径先缩小后散大;单侧动眼神经、视神经受损害;艾迪综合征中表现为一侧瞳孔散大,只有在暗处强光持续照射瞳孔才出现缓慢收缩,光照停止后瞳孔缓慢散大(艾迪瞳孔或强直瞳孔);还见于海绵窦综合征,结核性脑膜炎,眶尖综合征等多种疾病。

(二)异常性瞳孔缩小

1.双侧瞳孔缩小

双侧瞳孔直径<2 mm。见于有机磷、镇静安眠药物的中毒;脑桥、小脑、脑室出血的患者。

2.一侧瞳孔缩小

单侧瞳孔直径<2 mm。见于小脑幕切迹疝的早期;由脑血管病,延髓、脑桥、颈髓病变引起的霍纳征,表现为一侧瞳孔缩小、眼裂变小、眼球内陷、伴有同侧面部少汗;另外由神经梅毒、多发性硬化眼部带状疱疹等引起的阿罗瞳孔,表现为一侧瞳孔缩小,对光反应消失,调节反射存在。

3.两侧瞳孔大小不等

两侧瞳孔大小不等是颅内病变指征,如脑肿瘤、脑出血、脑疝等。

4.瞳孔对光反应改变

瞳孔对光反射的迟钝或消失。常见于镇静安眠药物中毒、颅脑外伤、脑出血、脑疝等疾病,是病情加重的表现。

二、呼吸

(一)正常呼吸及生理性变化

1.正常呼吸

机体不断地从外界环境摄取氧气并将二氧化碳排出体外的气体交换过程称为呼吸。它是维持机体新陈代谢和功能活动所必需的生理过程之一。一旦呼吸停止,生命也将终止。

正常成人在安静状态下呼吸是自发的,节律规则,均匀无声且不费力,每分钟16～20次。

2.生理性变化

呼吸受许多因素的影响,在不同生理状态下,正常人的呼吸也会在一定范围内波动,见表2-2。

(1)年龄:年龄越小,呼吸频率越快。

(2)性别:同年龄的女性呼吸频率比男性稍快,如新生儿的呼吸约为44次/分。

表2-2　各年龄段呼吸频率见表

年龄	呼吸频率(次/分)
新生儿	30～40
婴儿	20～45
幼儿	20～35
学龄前儿童	20～30
学龄儿童	15～25
青少年	15～20
成人	12～20
老年人	12～18

(3)运动:肌肉的活动可使呼吸系统加快,呼吸也因说话、唱歌、哭、笑,以及吞咽、排泄等动作有所改。

(4)情绪:强烈的情绪变化,如害怕、恐惧、愤怒、紧张等会刺激呼吸中枢,导致屏气或呼吸加快。

(5)其他:如环境温度升高或海拔增加,均会使呼吸加快加深。

(二)异常呼吸的观察

1.频率异常

(1)呼吸过速:指呼吸频率超过 24 次/分,但仍有规则,又称气促。多见于高热、疼痛、甲状腺功能亢进的患者。一般体温每升高 1 ℃,呼吸频率增加 3～4 次/分。

(2)呼吸过慢:呼吸过慢指呼吸频率缓慢,低于 12 次/分。多见于麻醉药或镇静剂过量、颅脑疾病等呼吸中枢受抵制者。

2.节律异常

(1)潮式呼吸(陈-施呼吸):表现为呼吸由浅慢到深快,达高潮后又逐渐变浅变慢,经过 5～30 秒的暂停,又重复出现上述状态的呼吸,呈潮水般涨落。发生机制:由于呼吸中枢兴奋性减弱,血中正常浓度的二氧化碳不能引起呼吸中枢兴奋,只有当缺氧严重、动脉血二氧化碳分压增高到一定程度,才能刺激呼吸中枢,使呼吸加强;当积聚的二氧化碳呼出后,呼吸中枢失去有效刺激,呼吸逐渐减弱甚至停止。多见于脑炎、尿毒症等患者,常表现呼吸衰竭。一些老年人在深睡时也可出现潮式呼吸,是脑动脉硬化的表现。

(2)间断呼吸(比奥呼吸):有规律地呼吸几次后,突然停止呼吸,间隔一个短时期后又开始呼吸,如此反复交替。其产生机制与潮式呼吸一样,但预后更严重,常在临终前发生。见于颅内病变或呼吸系统中枢衰竭的患者。

(3)点头呼吸:在呼吸时,头随呼吸上下移动,患者已处于昏迷状态,是呼吸中枢衰竭的表现。

(4)叹气式呼吸:间断一段时间后做一次大呼吸,伴叹气声。偶然的一次叹气是正常的,可以扩张小肺泡,多见于精神紧张、神经官能征患者。如反复发作叹气式呼吸,是临终前的表现。

3.深浅度异常

(1)深度呼吸:又称库斯莫呼吸,是一种深长而规则的大呼吸。常见于尿毒症、糖尿病等引起的代谢性酸中毒的患者。由于增加的氢离子浓度刺激呼吸感受器引起,有利于排出较多的二氧化碳调节血液中酸碱平衡。

(2)浅快呼吸:呼吸浅表而不规则,有时呈叹息样。见于呼吸肌麻痹、胸肺疾病、休克患者,也可见于濒死的患者。

4.声音异常

(1)鼾声呼吸:由于气管或大支气管内有分泌物积聚,呼吸深大带鼾声。多见于昏迷或神经系统疾病的患者。

(2)蝉鸣样呼吸:由于细支气管、小支气管堵塞,吸气时出现高调的蝉鸣音,多因声带附近有异物阻塞,使空气进入发生困难所致。多见于支气管哮喘、喉头水肿等患者。

5.呼吸困难

呼吸困难是指因呼吸频率、节律或深浅度的异常,导致气体交换不足,机体缺氧。患者自感空气不足、胸闷、呼吸费力,表现为焦虑、烦躁、鼻翼翕动、口唇发紫等,严重者不能平卧。

(三)呼吸的测量

1.目的

通过测量呼吸,观察、评估患者的呼吸状况。以协助诊断,为预防、诊断、康复、护理提供依据。

2.准备

治疗盘内备秒表、笔、记录本、棉签(必要时)。

3.操作步骤

(1)测量脉搏后,护士仍保持诊脉手势,观察患者的胸、腹起伏情况及呼吸的节律、性质、声音、深浅,呼出气体有无特殊气味,呼吸运动是否对称等。

(2)以胸(腹)部一起一伏为一次呼吸,计数1分钟。正常情况下测30秒。

(3)将呼吸次数绘制于体温单上。

4.注意事项

(1)尽量去除影响呼吸的各种生理性因素,在患者精神松弛的状态下测量。

(2)由于呼吸受意识控制,所以测呼吸时,不应使患者察觉。

(3)呼吸微弱或危重患者,可用少许棉花置其鼻孔前,观察棉花纤维被吹动的次数,计数1分钟。

(4)小儿、呼吸异常者应测1分钟。

三、脉搏

(一)正常脉搏及生理性变化

1.正常脉搏

随着心脏节律性收缩和舒张,动脉内的压力也发生周期性的波动,这种周期性的压力变化可引起动脉血管发生扩张与回缩的搏动,该搏动在浅表的动脉可触摸到,临床简称为脉搏。正常人的脉搏节律均匀、规则,间隔时间相等,每搏强弱相同且有一定的弹性,每分钟搏动的次数为60~100次(即脉率)。脉搏通常与心率一致,是心率的指标。

2.生理性变化

脉率受许多生理性因素影响而发生一定范围的波动,随年龄的增长而逐渐减慢,到高龄时逐渐增加。

(1)年龄:一般新生儿、幼儿的脉率较成人快,通常平均脉率相差5次/分。

(2)性别:同龄女性比男性快。

(3)情绪:兴奋、恐惧、发怒时脉率增快,忧郁睡眠时则慢。

(4)活动:一般人运动、进食后脉率会加快;休息、禁食则相反。

(5)药物:兴奋剂可使脉搏增快,镇静剂、洋地黄类药物可使脉搏减慢。

(二)异常脉搏的观察

1.脉率异常

(1)速脉:速脉指成人脉率在安静状态下>100次/分,又称为心动过速。见于高热、甲状腺功能亢进(甲亢,由于代谢率增加而使脉率增快)、贫血或失血等患者。正常人可有窦性心动过速,为一过性的生理现象。

(2)缓脉:缓脉指成人脉率在安静状态下<60次/分,又称心动过缓。见于颅内压增高、病窦综合征、Ⅱ度以上房室传导阻滞,或服用某些药物如地高辛、普尼拉明、利血平、普萘洛尔等可出现缓脉。正常人可有生理性窦性心动过缓,多见于运动员。

2.脉律异常

脉搏的搏动不规则,间隔时间不等,时长时短,称为脉律异常。

(1)间歇脉:指在一系列正常均匀的脉搏中出现一次提前而较弱的脉搏,其后有一较正常延长的间歇(即代偿性间歇),又称期前收缩。见于各种器质性心脏病或洋地黄中毒的患者;正常人在过度疲劳、精神兴奋、体位改变时也偶尔出现间歇脉。

(2)脉搏短绌：指同一单位时间内脉率少于心率。绌脉是由于心肌收缩力强弱不等，有些心排血量少的搏动可发出心音，但不能引起周围血管搏动，导致脉率少于心率。特点为脉律完全不规则，心率快慢不一、心音强弱不等。多见于心房纤颤者。

3.强弱异常

(1)洪脉：当心排血量增加，血管充盈度和脉压较大时，脉搏强大有力，称洪脉。多见于高热，甲状腺功能亢进、主动脉瓣关闭不全等患者；运动后、情绪激动时也常触到洪脉。

(2)细脉：当心排血量减少，外周动脉阻力较大，动脉充盈度降低时，脉搏细弱无力，扪之如细丝，称细脉或丝脉。多见于心功能不全，大出血、主动脉瓣狭窄和休克、全身衰竭的患者，是一种危险的脉象。

(3)交替脉：节律正常而强弱交替时出现的脉搏，称为交替脉。交替脉是提示左心室衰竭的重要体征。常见于高血压性心脏病、急性心肌梗死、主动脉瓣关闭不全等患者。

(4)水冲脉：脉搏骤起骤落，急促而有力有如洪水冲涌，故名水冲脉。主要见于主动脉瓣关闭不全、动脉导管未闭、甲亢、严重贫血患者，检查方法是将患者前臂抬高过头，检查者用手紧握患者手腕掌面，可明显感知。

(5)奇脉：在吸气时脉搏明显减弱或消失为奇脉。其产生主要与吸气时，左心室的搏出量减少有关。常见于心包腔积液、缩窄性心包炎等患者，是心脏压塞的重要的体征之一。

4.动脉壁异常

动脉壁弹性减弱，动脉变得迂曲不光滑，有条索感，如按在琴弦上为动脉壁异常，多见于动脉硬化的患者。

(三)测量脉搏的技术

1.部位

临床上常在靠近骨骼的大动脉测量脉搏，最常用最方便的是桡动脉，患者也乐于接受。

其次为颞动脉、颈动脉、肱动脉、腘动脉、足背动脉和股动脉等。如怀疑患者心搏骤停或休克时，应选择大动脉为诊脉点，如颈动脉、股动脉。

2.方法

(1)目的：通过测量脉搏，判断脉搏有无异常，也可间接了解心脏的情况，观察相关疾病发生、发展规律，为诊断、治疗提供依据。

(2)准备：治疗盘内备带秒钟的表、笔、记录本及听必要时带诊器。

(3)操作步骤：①洗手、戴口罩，备齐用物，携至床旁；②核对患者，解释目的；③协助患者取坐位或半坐卧位，手臂放在舒适位置，腕部伸展；④以示指、中指、无名指的指端按在桡动脉表面，压力大小以能清楚地触及脉搏为宜，注意脉律，强弱，动脉壁的弹性；⑤一般情况下 30 秒所测得的数值乘以 2，心脏病患者脉率异常者、危重患者则应以 1 分钟记录；⑥协助患者取舒适体位；⑦记录在将脉搏绘制在体温单上。

(4)注意事项：①诊脉前患者应保持安静，剧烈运动后应休息 20 分钟后再测；②偏瘫患者应选择健侧肢体测量；③脉搏细、弱难以测量时，用听诊器测心率；④脉搏短细的患者，应由两名护士同时测量，一人听心率，另一人测脉率，一人发出“开始”“停止”的口令，记数 1 分钟，以分数式记录即心率/脉率，若心率每分钟 120 次，脉率 90 次，即应写成120/90 次/分。

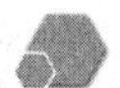

四、血压

血压是指血液在血管内流动时对血管壁的侧压力。一般是指动脉血压，如无特别注明均指肱动脉的血压。当心脏收缩时，主动脉压急剧升高，至收缩中期达最高值，此时的动脉血压称收缩压。当心室舒张时，主动脉压下降，至心舒末期达动脉血压的最低值，此时的动脉血压称舒张压。

(一)正常血压及生理性变化

1.正常血压

在安静状态下，正常成人的血压范围：(12.0～18.5)/(8.0～11.9)kPa，脉压为 4.0～5.3 kPa。

血压的计量单位，过去多用 mmHg(毫米汞柱)，后改用国际统一单位 kPa(千帕斯卡)。

目前仍用 mmHg(毫米汞柱)。两者换算公式：1.0 kPa≈7.5 mmHg、0.1 kPa≈1 mmHg。

2.生理性变化

在各种生理情况下，动脉血压可发生各种变化，影响血压的生理因素如下。

(1)年龄：随着年龄的增长血压逐渐增高，以收缩压增高较显著。儿童血压的计算公式如下。

$$收缩压=80+年龄\times 2$$

$$舒张压=收缩压\times 2/3$$

(2)性别：青春期前的男女血压差别不显著。成年男子的血压比女性高 0.7 kPa(5 mmHg)；绝经期后的女性血压又逐渐升高，与男性差不多。

(3)昼夜和睡眠：血压在上午 8～10 小时达全天最高峰，之后逐渐降低；午饭后又逐渐升高，下午 4～6 小时出现全天次高值，然后又逐渐降低；至入睡后 2 小时，血压降至全天最低值；早晨醒来又迅速升高。睡眠欠佳时，血压稍增高。

(4)环境：寒冷时血管收缩，血压升高；气温高时血管扩张，血压下降。

(5)部位：一般右上肢血压常高于左上肢，下肢血压高于上肢。

(6)情绪：紧张、恐惧、兴奋及疼痛均可引起血压增高。

(7)体重：血压正常的人发生高血压的危险性与体重增加呈正比。

(8)其他：吸烟、劳累、饮酒、药物等都对血压有一定的影响。

(二)异常血压的观察

1.高血压

目前基本上采用 1999 年世界卫生组织(WHO)和国际抗高血压联盟(ISH)高血压治疗指南的高血压定义，即在未服抗高血压药的情况下，成人收缩压≥18.7 kPa(140 mmHg)和/或舒张压≥12.0 kPa(90 mmHg)者。95%的患者为病因不明的原发性高血压，多见于动脉硬化、肾小球肾炎、颅内压增高等，最易受损的部位是心、脑、肾、视网膜。

2.低血压

一般认为血压低于 12.0/6.7 kPa(90/50 mmHg)正常范围且有明显的血容量不足表现如脉搏细速、心悸、头晕等，即可诊断为低血压。常见于休克、大出血等。

3.脉压异常

脉压增大多见于主动脉瓣关闭不全、主动脉硬化等；脉压减小多见于心包积液、缩窄性心包炎等。

(三)血压的测量

1.血压计的种类和构造

(1)水银血压计:分为立式和台式两种,其基本结构都包括输气球、调节空气的阀门、袖带、能充水银的玻璃管、水银槽五部分。袖带的长度和宽度应符合标准:宽度比被测肢体的直径宽20%,长度应能包绕整个肢体。充水银的玻璃管上标有刻度,范围为0～40.0 kPa(0～300 mmHg),每小格表示0.3 kPa(2 mmHg);玻璃管上端和大气相通,下端和水银槽相通。当输气球送入空气后,水银由玻璃管底部上升,水银柱顶端的中央凸起可指出压力的刻度。水银血压计测得的数值相当准确。

(2)弹簧表式血压计:由一袖带与有刻度2.7～4.0 kPa(20～30 mmHg)的圆盘表相连而成,表上的指针指示压力。此种血压计携带方便,但欠准确。

(3)电子血压计:电子血压计袖带内有一换能器,可将信号经数字处理,在显示屏上直接显示收缩压、舒张压和脉搏的数值。此种血压计操作方便,清晰直观,不需听诊器,使用方便、简单,但欠准确。

2.测血压的方法

(1)目的:通过测量血压有无异常,了解循环系统的功能状况,为诊断、治疗提供依据。

(2)准备:听诊器、血压计、记录纸、笔。

(3)操作步骤:①测量前,让患者休息片刻,以消除活动或紧张因素对血压的影响;检查血压计,如袖带的宽窄是否适合患者、玻璃管有无裂缝、橡胶管和输气球是否漏气等。②向患者解释,以取得合作。患者取坐位或仰卧,被侧肢体的肘臂伸直、掌心向上,肱动脉与心脏在同一水平。坐位时,肱动脉平第4肋软骨;卧位时,肱动脉平腋中线。如手臂低于心脏水平,血压会偏高;手臂高于心脏水平,血压会偏低。③放平血压计于上臂旁,打开水银槽开关,将袖带平整地缠于上臂中部,袖带的松紧以能放入一指为宜,袖带下缘距肘窝2～3 cm。如测下肢血压,袖带下缘距腘窝3～5 cm。将听诊器胸件置于腘动脉搏动处,记录时注明下肢血压。④戴上听诊器,关闭输气球气门,触及肱动脉搏动。将听诊器胸件放在肱动脉搏动最明显的地方,但勿塞入袖带内,以一手稍加固定。⑤挤压输气球囊打气至肱动脉搏动音消失,水银柱又升高2.7～4.0 kPa(20～30 mmHg)后,以每秒0.5 kPa(4 mmHg)左右的速度放气,使水银柱缓慢下降,视线与水银柱所指刻度平行。⑥在听诊器中听到第一声动脉音时,水银柱所指刻度即为收缩压;当搏动音突然变弱或消失时,水银柱所指的刻度即为舒张压。当变音与消失音之间有差异时,或危重者应记录两个读数。⑦测量后,驱尽袖带内的空气,解开袖带。安置患者于舒适卧位。⑧将血压计右倾45°,关闭气门,气球放在固定的位置,以免压碎玻璃管;关闭血压计盒盖。⑨用分数式,即收缩压/舒张压 mmHg 记录测得的血压值,如14.7/9.3 kPa(110/70 mmHg)。

(4)注意事项:①测血压前,要求安静休息20～30分钟,如运动、情绪激动、吸烟、进食等可导致血压偏高。②血压计要定期检查和校正,以保证其准确性,切勿倒置或震动。③打气不可过猛、过高,如水银柱里出现气泡,应调节或检修,不可带着气泡测量。④如所测血压异常或血压搏动听不清时,需重复测量。先将袖带内气体排尽,使水银柱降至“0”,稍等片刻再行第二次测量。⑤对偏瘫、一侧肢体外伤或手术后患者,应在健侧手臂上测量。⑥排除影响血压值的外界因素,如袖带太窄、袖带过松、放气速度太慢测得的血压值偏高,反之则血压值偏低。⑦长期测血压应做到四定:定部位、定体位、定血压计、定时间。

五、体温

体温由三大营养物质(糖、脂肪、蛋白质)氧化分解而产生。50%以上迅速转化为热能,50%贮存于三磷酸腺苷(ATP)内,供机体利用,最终仍转化为热能散发到体外。正常人体的温度是由大脑皮质和丘脑下部体温调节中枢所调节(下丘脑前区为散热中枢,下丘脑后区为产热中枢),并通过神经、体液因素调节产热和散热过程,保持产热与散热的动态平衡,所以正常人有相对恒定的体温。

(一)正常体温及生理性变化

1.正常体温

通常说的体温是指机体内部的温度,即胸腔、腹腔、中枢神经的温度,又称体核温度,较高且稳定。皮肤温度称体表温度。临床上通常用测量口温、肛温、腋温来衡量体温。在这 3 个部位测得的温度接近身体内部的温度,且测量较为方便。3 个部位测得的温度略有不同,口腔温度居中,直肠温度较高,腋下温度较低。同时在 3 个部位进行测量,其温度差一般不超过 1 ℃。这是由于血液在不断地流动,将热量很快地由温度较高处带往温度较低处,因而机体各部的温度一般差异不大。

体温的正常值不是一个具体的点,而是一个范围。机体各部位由于代谢率的不同,温度略有差异,常以口腔、直肠、腋窝的温度为标准,个体体温可以较正常的平均温度增减 0.3～0.6 ℃,健康成人不同部位温度的波动范围见表 2-3。

表 2-3　健康成人不同部位温度的波动范围

部位	波动范围
口腔	36.2～37.2 ℃
直肠	36.5～37.5 ℃
腋窝	36.0～37.0 ℃

2.生理性变化

人的体温在一些因素的影响下,会出现生理性的变化,但这种体温的变化,往往是在正常范围内或是一闪而过的。

(1)时间:人的体温 24 小时内的变动在 0.5～1.5 ℃,呈周期性变化一般清晨 2～6 时体温最低,下午2～6 时体温最高。这种昼夜的节律波动,与机体活动代谢的相应周期性变化有关。如长期从事夜间工作的人员,可出现夜间体温上升,日间体温下降的现象。

(2)年龄:新生儿因体温调节中枢尚未发育完全,调节体温的能力差,体温易受环境温度影响而变化;婴幼儿由于代谢率高,体温可略高于成人;老年人代谢率较低,血液循环变慢,加上活动量减少,因此体温略低于成年人。

(3)性别:一般来说,女性比男性有较厚的皮下脂肪层,维持体热能力强,故女性体温较男性高约0.3 ℃。并且女性的基础体温随月经周期出现规律变化,即月经来潮后逐渐下降,至排卵后,体温又逐渐上升。这种体温的规律性变化与血中孕激素及其代谢产物的变化有关。

(4)环境温度:在寒冷或炎热的环境下,机体的散热受到明显的抑制或加强,体温可暂时性的降低或升高。另外,气流、个体暴露的范围大小亦影响个体的体温。

(5)活动:任何需要耗力的劳动或运动活动,都使肌肉代谢增强,产热增加,体温升高。

(6)饮食:进食的冷热可以暂时性地影响口腔温度,进食后,由于食物的特殊动力作用,可以使体温暂时性地升高 0.3 ℃左右。

另外,强烈的情绪反应、冷热的应用及个体的体温调节机制都对体温有影响,在测量体温的过程中要加以注意并能够作出解释。

3.产热与散热

(1)产热过程:机体产热过程是细胞新陈代谢的过程。人体通过化学方式产热,即食物氧化、骨骼肌运动、交感神经兴奋、甲状腺素分泌增多,以及体温升高均可提高新陈代谢率,而增加产热量。

(2)散热过程:机体通过物理方式进行散热。机体大部分的热量通过皮肤的辐射、传导、对流、蒸发来散热;一小部分的热量通过呼吸、尿、粪便而散发于体外。当外界温度等于或高于皮肤温度时,蒸发就是人体唯一的散热形式。

辐射是热由一个物体表面通过电磁波的形式传至另一个与它不接触物体表面的一种形式。在低温环境中,它是主要的散热方式,安静时的辐射散热所占的百分比较大,可达总热量的60%。其散热量的多少与所接触物质的导热性能、接触面积和温差大小有关。

传导是机体的热量直接传给同它接触的温度较低的物体的一种散热方法,如冰袋、冰帽的使用。

对流是传导散热的特殊形式,是指通过气体或液体的流动来交换热量的一种散热方法。

蒸发由液态转变为气态,同时带走大量热量的一种散热方法,分为不显性出汗和发汗两种形式。

(二)异常体温的观察

人体最高的耐受热为 40.6～41.4 ℃,低于 34 ℃或高于 43 ℃则极少存活。升高超过41 ℃可引起永久性的脑损伤;高热持续在 42 ℃以上 24 小时常导致休克及严重并发症。所以对于体温过高或过低者应密切观察病情变化,不能有丝毫的松懈。

1.体温过高

体温过高又称发热,是由于各种原因使下丘脑体温调节中枢的功能障碍,产热增加而散热减少,导致体温升高超过正常范围。

(1)原因:①感染性,如病毒、细菌、真菌、螺旋体、立克次体、支原体、寄生虫等感染引起的发热最多见;②非感染性,如无菌性坏死物质的吸收引起的吸收热、变态反应性发热等。

(2)发热分类:以口腔温度为例,按照发热的高低将发热分为低热,即 37.5～38.0 ℃;中等热,即38.1～39.0 ℃;高热,即 39.1～41.0 ℃;超高热,即 41 ℃及以上。

(3)发热过程:发热的过程常依疾病在体内的发展情况而定,一般分为 3 个阶段。①体温上升期:特点是产热大于散热。主要表现:皮肤苍白、干燥无汗,患者畏寒、疲乏,体温升高,有时伴寒战。方式:骤升和渐升。骤升指体温在数小时内升至高峰,如肺炎球菌导致的肺炎;渐升指体温在数小时内逐渐上升,数天内达高峰,如伤寒。②高热持续期:特点是产热和散热在较高水平上趋于平衡。主要表现:体温居高不下,皮肤潮红,呼吸加深加快,脉搏增快并有头痛、食欲缺乏、恶心、呕吐、口干、尿量减少等症状,甚至惊厥、谵妄、昏迷。③体温下降期:特点是散热增加,产热趋于正常,体温逐渐恢复至正常水平。方式:骤降和渐降。主要表现:大量出汗、皮肤潮湿、温度降低为体温骤降。老年人易出现血压下降、脉搏细速、四肢厥冷等循环衰竭的休克症状。骤降指体温一般在数小时内降至正常,如大叶性肺炎、疟疾;渐降指体温在数天内降至正常,如伤寒、风湿热等。

(4)热型:将不同的时间测得的体温绘制在体温单上,互相连接就构成体温曲线。各种体温曲线形状称为热型。有些发热性疾病有特殊的热型,通过观察体温曲线可协助诊断。但需注意,药物的应用可使热型变得不典型。常见的热型包括稽留热、弛张热、间歇热和不规则热。

稽留热:体温持续在 39～40 ℃,达数天或数周,24 小时波动范围不超过 1 ℃。常见于大叶性肺炎、伤寒等急性感染性疾病的极期。

弛张热:体温多在 39 ℃以上,24 小时体温波动幅度可超过 2 ℃,但最低温度仍高于正常水平。常见于化脓性感染、败血症、浸润性肺结核、风湿热等疾病。

间歇热:体温骤然升高达高峰后,持续数小时又迅速降至正常,经过一天或数天间歇后,体温又突然升高,如此有规律地反复发作,常见于疟疾。

不规则热:发热不规律,持续时间不定。常见于流行性感冒、肿瘤等疾病引起的发热。

2.体温过低

体温过低是指由于各种原因引起的产热减少或散热增加,导致体温低于正常范围,称为体温过低。当体温低于 35 ℃时,称为体温不升。体温过低的原因如下。

(1)体温调节中枢发育未成熟:如早产儿、新生儿。

(2)疾病或创伤:见于失血性休克、极度衰竭等患者。

(3)药物中毒。

(三)体温异常的护理

1.体温过高

降温措施有物理降温、药物降温及针刺降温。

(1)观察病情:加强对生命体征的观察,定时测量体温,一般每天测温 4 次,高热患者应每 4 小时测温 1 次,待体温恢复正常 3 天后,改为每天 1～2 次,同时观察脉搏、呼吸、血压、意识状态的变化;及时了解有关各种检查结果及治疗护理后病情好转还是恶化。

(2)饮食护理:①补充高蛋白、高热量、高维生素、易消化的流质或半流质饮食,如粥、鸡蛋羹、面片汤、青菜、新鲜果汁等;②多饮水,每天补充液量 2 500～3 000 mL,必要时给予静脉点滴,以保证摄入量。

由于高热时,热量消耗增加,全身代谢率加快,蛋白质、维生素的消耗量增加,水分丢失增多,同时消化液分泌减少,胃肠蠕动减弱,所以宜及时补充水分和营养。

(3)使患者舒适:①安置舒适的体位让患者卧床休息,同时调整室温和避免噪声。②每天早、晚刷牙,饭前、饭后漱口,不能自理者,可行特殊口腔护理。由于发热患者唾液分泌减少,口腔黏膜干燥,机体抵抗力下降,极易引起口腔炎、口腔溃疡,因此口腔护理可预防口腔及咽部细菌繁殖。③发热患者退热期出汗较多,此时应及时擦干汗液并更换衣裤和大单等,以保持皮肤的清洁和干燥,防止皮肤继发性感染。

(4)心理调护:注意患者的心理状态,对体温的变化给予合理的解释,以缓解患者紧张和焦虑的情绪。

2.体温过低

(1)保暖:①给患者加盖衣被、毛毯、电热毯等或放置热水袋,注意小儿、老人、昏迷者,热水袋温度不宜过高,以防烫伤;②暖箱:适用于体重＜2 500 g、胎龄不足 35 周的早产儿、低体重儿。

(2)给予热饮。

(3)监测生命体征:监测生命体征的变化,至少每小时测体温 1 次,直至恢复正常且保持稳定,同时观察脉搏、呼吸、血压、意识的变化。

(4)设法提高室温:维持室温在 22～24 ℃为宜。

(5)积极宣教:教会患者避免导致体温过低的因素。

(四)测量体温的技术

1.体温计的种类及构造

(1)水银体温计:又称玻璃体温计,是最常用的普通体温计。它是一种外标刻度的真空玻璃毛细管。其刻度范围为 35～42 ℃,每小格为 0.1 ℃,在 37 ℃刻度处以红线标记,以示醒目。体温计一端贮存水银,当水银遇热膨胀后沿毛细管上升;因毛细管下端和水银槽之间有一凹陷,所以水银柱遇冷不致下降,以便检视温度。

根据测量部位的不同可将体温计分为口表、肛表、腋表。口表的水银端呈圆柱形,较细长;肛表的水银端呈梨形,较粗短,适合插入肛门;腋表的水银端呈扁平鸭嘴形。临床上口表可代替腋表使用。

(2)其他:如电子体温计、感温胶片、可弃式化学体温计等。

2.测体温的方法

(1)目的:通过测量体温,判断体温有无异常,了解患者的一般情况及疾病的发生、发展规律,为诊断、预防、治疗提供依据。

(2)用物准备:①测温盘内备体温计(水银柱甩至 35 ℃以下)、秒表、纱布、笔、记录本。②若测肛温,另备润滑油、棉签、手套、卫生纸、屏风。

(3)操作步骤:①洗手、戴口罩,备齐用物,携至床旁。②核对患者并解释目的。③协助患者取舒适卧位。④测体温。根据病情选择合适的测温方法。测腋温法:擦干汗液,将体温计放在患者腋窝,紧贴皮肤屈肘,臂过胸,夹紧体温计。测量 10 分钟后,取出体温计,用纱布擦拭,读数。测口温法:嘱患者张口,将口表汞柱端放于舌下热窝处。嘱患者闭嘴用鼻呼吸,勿用牙咬体温计。测量时间 3～5 分钟。嘱患者张口,取出口表,用纱布擦拭并读数。测肛温法:协助患者取合适卧位,露出臀部。润滑肛表前端,戴手套用手垫卫生纸分开臀部,水银端轻轻插入肛表 3～4 cm。测量时间 3～5 分钟并读数。用卫生纸擦拭肛表。⑤记录,先记录在记录本上,再绘制在体温单上。⑥整理床单位。⑦消毒用过的体温计。

(4)注意事项:①测温前应注意有无影响体温波动的因素存在,如 30 分钟内有无进食、剧烈活动、冷热敷、坐浴等。②体温值如与病情不符,应重复测量,必要时做肛温和口温对照复查。③腋下有创伤、手术或消瘦夹不紧体温计者不宜测腋温;腹泻、肛门手术、心肌梗死的患者禁测肛温;精神异常、昏迷、婴幼儿等不能合作者及口鼻疾病或张口呼吸者禁测口温;进热食或面颊部热敷者,应间隔 30 分钟后再测口温。④对小儿、重症患者测温时,护士应守护在旁。⑤测口温时,如不慎咬破体温计,处理方法如下。立即清除玻璃碎屑,以免损伤口腔黏膜。口服蛋清或牛奶,以保护消化道黏膜并延缓汞的吸收。病情允许者,进粗纤维食物,以加快汞的排出。

3.体温计的消毒与检查

(1)体温计的消毒:为防止测体温引起的交叉感染,保证体温计清洁,用过的体温计应消毒。先将体温计分类浸泡于含氯消毒液内 30 分钟后取出,再用冷开水冲洗擦干,放入清洁容器中备

用。(集体测温后的体温计,用后全部浸泡于消毒液中)。①5 分钟后取出清水冲净,擦干后放入另一消毒液容器中进行第二次浸泡,半小时后取出清水冲净,擦干后放入清洁容器中备用;②消毒液的容器及清洁体温计的容器每周进行 2 次高压蒸汽灭菌消毒,消毒液每天更换 1 次,若有污染随时消毒;③传染病患者应设专人体温计,单独消毒。

(2)体温计的检查:在使用新的体温计前,或定期消毒体温计后,应对体温计进行校对,以检查其准确性。将全部体温计的水银柱甩至 35 ℃以下,同一时间放入已测好的 40 ℃水内,3 分钟后取出检视。若体温计之间相差0.2 ℃以上或体温计上有裂痕者,取出不用。

(陈　萃)

第三章

护患关系与沟通

第一节 患者角色

生老病死是自然规律。人的一生都有暂时伴随患者角色的可能,甚至与患者角色终身相伴。当个体从其他社会角色转化为患者角色,以及在承担患者角色的过程中,由于种种因素会出现一些适应不良,从而影响疾病向健康转化的过程。护士不仅在个体、系统、器官、组织、细胞和分子等微观层面了解疾病,还应从家庭、社区和社会等层面,认识疾病对人的生理、心理、社会及精神等的影响,以帮助人们预防及治疗疾病,恢复健康。

一、患者角色及其特征

患者角色又称为患者身份,是一种社会角色。社会角色是社会规定的用于表现社会地位的行为模式。社会中的一切行为都与各自特定的角色相联系;反之,由其所处角色又可期望其发生与角色相适应的行为。当一个人被确诊患有疾病时,就具有了患者身份,在心理和行为上也就产生了变化。社会学家帕森兹从社会学的角度,观察患者与周围人的互动,将之归为 4 类,称为患者角色要素。

(1)免除平日的社会角色。当一个人扮演患者角色时,他可以免除平日所扮演社会角色的责任。能免除多少原来的社会角色视其疾病的性质、严重程度而定。

(2)有接受协助的义务。生病的人不会因他有意愿恢复身体的健康状态就能实现,必须依赖周围人的协助,才能使其愿望得以实现。

(3)负有恢复健康的责任。生病是某些需要未被满足的状态,会造成患者的不适,甚至死亡。因此,患者需要也被期待有生存的渴望,对未来抱有希望,这些责任包括放弃依赖的角色、能独立处理自己日常生活的问题等。

(4)负有寻求医疗协助的责任。由此我们可以推想,患者原来的角色特性与患者角色越不同,越容易产生适应上的困难;反之,患者原来的角色与患者角色的特性越接近,如被动、愿接受别人的帮助、能相信别人的人越容易接受患者角色。

二、患者角色适应不良

任何社会角色都需有个适应过程，患者角色也不例外。但患者在适应其角色的过程中，会出现一些适应偏差。患者角色变化的特点如下。

（一）角色行为缺如

否认自己有病，未能进入角色。虽然医师诊断有病，但患者否认自己有病，根本没有或不愿意识到自己是患者。

（二）角色行为冲突

患者角色与其他角色发生心理冲突。同一个体常常承担着多种社会角色。当患病并需要从其他角色转化为患者角色时，患者一时难以实现角色适应。

（三）角色行为减退

因其他角色冲击患者角色，从事了不应承担的活动。已进入角色的患者，由于更强烈的情感需要，不顾病情而从事力所不能及的活动，表现出对病、伤的考虑不充分或不够重视，而影响到疾病的治疗。

（四）角色行为强化

安于患者角色的现状，期望继续享有患者角色所获得的利益。由于依赖性加强和自信心减弱，患者对自己的能力表示怀疑，对承担原来的社会角色恐慌不安，安心于已适应的患者角色现状，或者自觉病情严重程度超过实际情况，小病大养。

（五）角色行为异常

患者因病痛折磨感到悲观、失望，受这些不良心境的影响导致行为异常，如对医务人员的攻击性言行，病态固执、抑郁、厌世、以至自杀等。

三、患者角色适应中常见的行为改变

莱得勒认为生病过程是一个复杂的心理形成过程，她提出 3 个互相独立但又彼此重叠接受疾病的时期。

（一）从健康到生病期

当个体意识到他生病时，有几件事情需要完成：①放弃原来的社会责任；②接受别人的帮助、诊断和治疗；③与人合作以恢复健康；④寻求适当的帮助。此阶段适应良好的患者，能接受诊断和忍受治疗所带来的不适与限制，并定期就诊。相反，适应不良的患者，可能会否认生病、否认出现的症状，利用不明显的症状逃避责任，或来操纵别人。

（二）接受生病期

此期始于患者接受生病的事实，且扮演患者角色的时候。患者的行为变得以自我为中心，对周围其他事情的兴趣降低，因为需要依赖他人同时又怨恨此种依赖行为，情感显得矛盾，会特别注意身体上的一些变化，不适应性的行为包括放弃复原的希望、拒绝接受协助、对治疗怀疑、避免谈及自己的问题与感受及不能合作等。

（三）恢复期

此期是个体放弃患者角色，扮演健康人的角色。患者随着体力的恢复而逐渐能独立，愿意协助自己，积极参加复健活动，可以多做一些决定，并逐渐增加对周围事物的兴趣，表示自己已在康复之中。不适应的患者行为会停留在第二阶段。

四、指导患者适应角色的护理措施

为了使患者尽快适应患者角色，积极配合医疗和护理工作，以促进疾病的早日康复，护士有责任在患者的角色适应中起指导作用。指导的内容包括以下几个方面。

（一）常规指导

指在患者初次入院时，护士向患者介绍病区的环境、制度、注意事项等，同时做自我介绍，介绍有关的医务人员和同室的病友，以消除患者的陌生感和恐惧感，建立起患者在医院环境中充当患者角色的自信心。

（二）随时指导

当患者住院后出现一些新情况，如即将面临痛苦的检查、治疗等，多数患者表现出焦虑、恐惧和不安时。护士应观察并掌握准确的信息，以及时进行指导。

（三）心理及情感支持

一些长期住院、伤残或失去工作能力的人，容易对治疗失去信心，甚至产生轻生的念头，会出现角色缺如或角色消退现象。有些患者在疾病的恢复期出现角色强化现象，护士应经常与患者沟通，了解患者的感情及情绪变化并以适当的帮助使其在心理上达到新的平衡。

五、患者的权利与义务

在特定条件下，护士通过医疗、护理等活动与患者建立起来的一种特殊的人际关系，即护患关系。它建立在护理人员与患者双方交往的基础上，是以患者为中心的各种信息交流与双向作用的过程。在护患关系中双方应按照一定的道德原则和规范来约束、调整自身的行为，尊重彼此的权利和履行的义务。护理人员尊重患者的权利并督促患者履行相应的义务，是提供高品质护理服务的重要方面。

（一）患者的权利

权利是法学的一个基本概念，是指人们在法规和道德允许的范围内应该享受的利益。医德权利是医学伦理学的一个范围，它是反映医患关系和卫生事业与社会关系的一个重要方面，也是社会主义医德的一个重要范畴。

以前，患者只是听命于医师和护士，很少考虑自己的权利。20 世纪 70 年代以来，一些国家对患者的权利进行了较多的研究，并采取了一系列保证患者权利的措施。如 1993 年美国将《医疗事故委员会报告书》以通俗的语言写在“患者权利章程”，强调必须分发给每个患者。国际相应约定和我国法律法规规定，患者的权利包括下列主要内容。

(1)患者有个人隐私和个人尊严被保护的权利：患者有权要求有关其病情资料、治疗内容和记录如同个人隐私，须保守秘密。患者有权要求对其医疗计划，包括病例讨论、会诊、检查和治疗都应审慎处理，不允许未经同意而泄露，不允许任意将患者姓名、身体状况、私人事务公开，更不能与其他不相关人员讨论别人的病情和治疗，否则就是侵害公民名誉权，受到法律的制裁。

(2)患者有获得全部实情的知情权：患者有权获知有关自己的诊断、治疗和预后的最新信息。在医疗活动中，医疗机构及其医务人员应当将患者的病情、医疗措施、医疗风险等如实告诉患者，以及时解答其咨询；但是，应当避免对患者产生不利后果。

(3)患者有平等享受医疗的权利：当人们的生命受到疾病的折磨时，他们就有解除痛苦、得到

医疗照顾的权利，有继续生存的权利。任何医护人员和医疗机构都不得拒绝患者的求医要求。人们的生存权利是平等的，享受的医疗权利也是平等的。医护人员应平等地对待每一个患者，自觉维护一切患者的权利。

(4)患者有参与决定有关个人健康的权利：患者有权在接受治疗前，如手术、重大的医疗风险、医疗处置有重大改变等情形时，得到正确的信息，只有当患者完全了解可选择的治疗方法并同意后，治疗计划才能执行。患者有权在法律允许的范围内拒绝接受治疗。医务人员要向患者说明拒绝治疗对生命健康可能产生的危害。如果医院计划实施与患者治疗相关的研究时，患者有权被告知详情并有权拒绝参加研究计划。

(5)患者有权获得住院时及出院后完整的医疗：医院对患者的合理的服务需求要有回应。医院应依病情的紧急程度，对患者提供评价、医疗服务及转院。只要医疗上允许，患者在被转到另一家医疗机构前，必须先交代有关转送的原因，以及可能的其他选择的完整资料与说明。患者将转去的医疗机构必须已先同意接受此位患者的转院。

(6)患者有服务的选择权、监督权：患者有比较和选择医疗机构、检查项目、治疗方案的权利。医务人员应力求较为全面细致地介绍治疗方案，帮助患者了解和作出正确的判断和选择。患者同时还有权利对医疗机构的医疗、护理、管理、后勤、管理医德医风等方面进行监督。因为患者从到医疗机构就医开始，即已行使监督权。

(7)患者有免除一定社会责任和义务的权利：按照患者的病情，可以暂时或长期免除服兵役、献血等社会责任和义务。这也符合患者的身体情况、社会公平原则和人道主义原则。

(8)患者有获得赔偿的权利：由于医疗机构及其医务人员的行为不当，造成患者人身损害的，患者有通过正当程序获得赔偿的权利。

(9)患者有申请请求回避权。

(二)患者的义务

权利和义务是相对的，患者在享有正当的权利同时，也应承担应尽的义务，对自身健康和社会负责。

(1)积极配合医疗护理的义务：患者患病后，有责任和义务接受医疗护理，和医务人员合作，共同治疗疾病，恢复健康。患者在同意治疗方案后，要遵循医嘱。

(2)自觉遵守医院规章制度：医院的各项规章制度是为了保障医院正常的诊疗秩序，就诊须知、入院须知、探视制度等都对患者和亲属提出要求，这是为了维护广大患者利益的需要。

(3)自觉维护医院秩序：医院是救死扶伤、实行人道主义的公共场所，需要保持一定的秩序。患者应自觉维护医院秩序，包括安静、清洁、保证正常的医疗活动，以及不损坏医院财产。

(4)保持和恢复健康：医务人员有责任帮助患者恢复健康和保持健康，但对个人的健康保持需要患者积极参与。患者有责任选择合理的生活方式，养成良好的生活习惯，保持和促进健康。

(陈　萃)

第二节　护 士 角 色

一、护士

关于护士的定义，在《现代汉语词典》中是这样解释的："在医疗机构中担任护理工作的人员。"在《社会学百科辞典》中护士被界定为"受过护理专业教育，掌握护理、病房管理的知识和技术，有一般卫生预防工作能力的初、中、高级卫生人员。主要在医院、门诊部和其他医疗预防机构内担任各种护理工作，配合医师执行治疗或在负责的地段内进行一般医疗处理和卫生防疫等工作。"根据《中华人民共和国护士管理办法》的相关规定，要想取得护理资格成为合法护士，必须先取得护士执业证书，然后获得护士执业注册。很显然，在这里护士是指所有的取得护理资格从事护理工作人员的总称。既包括承担不同职责的护理人员，如护士、护士长、护士主任；还包括不同专科领域的护理人员，如营养护士、保健护士、保育护士；同时还包括不同职称的护理人员，如护士、护师、主管护师、副主任护师、主任护师。随着人们对生命数量和质量两方面要求的不断提高，护士在适应社会发展、满足人们健康需要方面的作用越来越突出，护士的工作得到了社会的普遍认可。

二、现代护士角色

在护理发展的历史进程中，传统的护理工作以保姆似的生活护理为主，处于医疗的从属地位。护士被视为类似于母亲、修女、保姆、医师的助手等角色。只是简单地执行医嘱，照顾患者，不需要专门的训练，其形象是原始的单一的。随着社会文明的进步，医学和护理学的发展，护理教育水平的提高，护士的角色范围不断扩展并发生了根本的变化，由单一的角色逐步向复合角色转变。

(一)照顾者

照顾者为患者提供直接的护理服务，照顾患者，满足患者生理、心理和社会各方面的需要，是护士的首要职责，也是其他护士角色的基础。

(二)管理者

现代护士都有管理的职责，其中护理领导者管理人力资源和物资资源，组织护理工作的实施，以提高护理的质量和效率；普通护士管理患者和病区环境，以促进患者早日康复。

(三)沟通者

这是护士的又一个重要角色，包含护士与患者及其家属之间、护士之间、护士与其他健康工作者之间的沟通。通过沟通满足个人、家庭和社区等的各种需要，保证护理措施的有效实施和各方面的协调合作。

(四)患者权益保护者

作为患者权益的保护者，护理人员有责任帮助患者维持一个安全的环境，保护患者免受意外伤害，得到适当的治疗和护理。如当患者难以确定是否接受某项治疗时，护士应帮助患者了解来自各种途径的健康信息，补充必要的信息，帮助患者做出正确选择。

(五)健康教育者

护士在许多场合有进行教育的义务。在医院，可对患者和家属进行健康教育，向他们讲解有关疾病的治疗、护理和预防知识；在社区，可向居民宣传预防疾病、保持健康的知识和方法等。

(六)研究者

作为一名现代护士，有责任进行护理研究，以适应社会发展对护理的需要，完善护理理论，推动护理专业的发展。

三、护士角色的权利和义务

(一)护士角色的权利

(1)有要求患者听从护嘱并给予配合的权利。

(2)有要求提供适宜的工作环境并接受合理工作报酬的权利。

(3)有进一步学习、深造，提高知识和技能水平的权利。

(4)有维护职业形象、人格尊严受到尊重的权利。

(5)有向医师提出合理建议的权利。

(6)有在突发的紧急情况下，主动对患者做出临时处置的权利。

依据《中华人民共和国护士管理办法》的相关规定，护士依法履行职责的权利即护理执业权利受法律保护，任何单位或个人都不得干涉。医师和患者等人可以对护理工作提出意见和建议，但不得干涉护理人员行使其执业权利。非法阻挠护士依法执业或侵犯护士人身权利的，由护士所在单位提请公安机关予以治安行政处罚；情节严重、触犯刑律的，提交司法机关依法追究刑事责任。

(二)护士角色的义务

(1)正确执行医嘱的义务。

(2)进行平等、科学护理的义务。

(3)紧急情况及时通知医师并配合抢救的义务。

(4)紧急情况下采取急救措施的义务。

(5)提供卫生咨询的义务。

(6)遵守护理职业道德的义务。

(7)对患者隐私保密的义务。

(8)服从卫生行政部门调遣的义务。

在遇有自然灾害、传染病流行、突发重大伤亡事故及其他严重威胁人群生命健康的紧急情况下，护士必须服从卫生行政部门的调遣，参加医疗救护和预防保健工作。

四、护士角色的职业道德

护士角色的职业道德是调整护理人员与患者之间、护理人员内部之间及护理人员与社会之间关系的行为规范的总和。护理职业是一个直接关系到人民身心健康和生命安危的重要职业，其职业道德的高尚与否直接与患者的生死息息相关。了解并掌握护理职业道德的相关内容，并自觉遵守，是每一个护理人员义不容辞的责任。护理人员应在救死扶伤，防病治病，实行革命的人道主义，全心全意为人民服务的基本原则下，遵守以下职业道德。

(一)尊重患者、关心体贴患者

尊重患者,即尊重患者的人格,尊重患者的诊治权利,把患者视为自己忠诚服务的对象。对待患者要做到:语言亲切温和、解答问题耐心、充分理解患者的心情、尊重患者、同情患者、急患者所急、想患者所想。任何对患者讽刺挖苦、盛气凌人或置之不理的态度和做法都是不道德的。

(二)工作认真负责、任劳任怨

一切为了患者利益是护理工作的出发点和归宿,把患者的生命安危放在工作的首位,是护理人员忠于职守的显著标志。在护理工作中,护理人员要严格遵守护理规章制度和各种护理操作规程,做到认真仔细,严谨周密,一丝不苟,准确及时,安全可靠,要杜绝各种护理差错、护理医疗事故的发生。为了患者利益,不计个人得失,不辞辛苦、不厌其烦、不怕脏累,始终满腔热情地对待患者和工作。

(三)互尊互助、团结协作

现代医疗活动的进行都离不开集体的努力,因此,护理人员在护理过程中,一定要与其他护理人员和医务人员团结合作,相互支持,相互尊重,相互学习,取长补短。工作中发生差错应忠于事实,不推诿责任,不言过饰非,坚决避免对同事的差错幸灾乐祸的做法。

(四)勤奋学习、精益求精

现代医学的发展和护理模式的转变对护理人员提出了很高的要求,需要护理人员勤奋钻研护理技术,主动学习相关学科知识,不断提高护理技术水平,以便从患者的生理、心理、社会等各方面对患者作出科学合理的综合护理诊断,实施有效护理,更好地协助患者达到健康目标。

(五)热爱专业、无私奉献

护理工作是整个医疗卫生工作的重要组成部分,与医疗工作同等重要。护理人员与医师的分工是医学发展的需要,护士与医师一样是医疗工作中不可缺少的组成部分。护理人员应端正对护理工作的认识,热爱本职工作,严格要求自己,对一切患者,不分民族、性别、职业、家庭出身、教育程度、财产状况,都要一视同仁。要以全心全意为人民服务、无私奉献的精神,做好自己的本职工作,把献身护理事业作为自己的崇高理想。

五、护士角色的素质

素质是一个人在生理、心理、智能和知识等多方面的综合表现,各种角色均应具有其本身特有的素质。作为一名现代护士,应具有以下基本素质。

(一)优良的思想素质和高尚的道德情操

护士作为人们眼中的"白衣天使",必须具有良好的思想政治素质和职业道德素质。在思想上,要热爱祖国、热爱人民、热爱本职工作,要有正确的世界观、人生观、价值观,要忠于护理事业,对护理怀有深厚的感情,具有为人类健康服务的奉献精神。同时,还应具有崇高的护理职业道德,要具有高度的责任感和同情心,兢兢业业,忠于职守,严于律己,奉公守法,谦虚诚实,廉洁正直,出差错不隐瞒,有责任不推诿,待患者如亲人,对工作精益求精。

(二)合理的知识结构和精湛的护理操作技术

要适应新的医学、护理模式的转变,护士就必须掌握较为全面的知识。这不仅包括医学护理学方面的知识,而且还包括心理学、社会学、伦理学、教育学、管理学、美学等多方面的知识;不仅要掌握传统的知识,而且还要掌握科学前沿的最新知识。只有这样,才能适应当前护理工作的需要,最大限度地满足患者健康的需求。

为了提供恰当的护理，减轻患者的痛苦，使患者尽快地恢复健康，还必须有精湛的护理操作技术。护理操作通常是直接或间接作用于人体，因而各种操作不得有丝毫马虎，应做到规范、熟练、应变能力强。

（三）良好的性格和稳定的心理素质

护士服务对象、工作环境的特殊性，决定了护士必须具有良好的性格和稳定的心理素质。在护理中，面临困难、遭遇挫折，甚至出现失败的情况，时有发生，这就要求护士必须具有抗挫折的能力，遇事沉着冷静。不管遇到什么样的患者和情况，都要耐心细致、镇定自若、临危不惧、充满自信，有条不紊地加以妥善处理。

（四）较强的人际沟通能力

在现代护理中，良好的人际关系是做好护理工作的重要基础，对于患者、护士、医院和社会都具有重要意义，有利于促进护理人员与患者之间、护理人员与其他医务人员之间的相互信任和密切协作，营造良好的健康服务氛围，使患者积极主动地参与配合，提高护理工作效率，使医疗护理活动顺利进行。

（五）敏锐的观察力和较强的应变能力

护理实践中，患者的病情及心理状态是复杂多变的，有时患者身体或心理微小的变化，恰是某些严重疾病的先兆。护士只有具备敏锐的观察能力，才能发现这些变化，做到防患于未然。同时，由于患者的心理活动与个性特征千差万别，同样的护理方法，同样的护理语言与态度不一定适合所有的患者，这就要求护士在护理工作中要做到灵活机智，针对性强；当遇到难以预料的突发事件时，能及时应对，恰当处置。

（王　欣）

第三节　护士与患者的关系

护理工作中的人际关系包括护患关系、医护关系和护护关系等，其中护患关系是护理人员面临的最重要的关系。

一、护患关系的性质

（一）护患关系是一种治疗性的人际关系（亦称专业性人际关系）

护患关系是在护理服务过程中，护理人员与患者自然形成的一种帮助与被帮助的人际关系。与一般人际关系不同，在护患关系中，护士作为专业帮助者处于主导地位，并以患者的需要为中心。护士通过实施护理程序来满足患者的需要，从而建立治疗性的人际关系。护理人员的素质、专业知识和专业技术水平等会影响护患关系的建立。

（二）护患关系是专业性的互动关系

在护患关系中，护士与患者是相互影响的。双方不同的经历、知识、情绪、行为模式、文化背景、价值观、与健康有关的经验等都会影响到彼此间的关系与交往。

二、护患关系的基本模式

美国学者萨斯和苛伦德提出了医患关系的 3 种模式，这一模式分类也同样适用于护患关系。

(一)主动-被动型模式

这是一种传统的护患关系模式。在护理活动过程中,护理人员处于主动、主导的地位,而患者则处于完全被动的、接受的从属地位。即所有的护理活动,只要护士认为有必要,不需经患者同意就可实施。这一模式主要存在于患者难以表达自己意见的情况下,如昏迷状态、全麻手术过程中或婴幼儿等。这需要护理人员发挥积极能动的作用。

(二)指导-合作型模式

在护理活动过程中,护患双方都具有主动性,由护理人员决定护理方案、护理措施,而患者则尊重护理人员的决定,并主动配合,提供自己与疾病有关的信息,对方案提出意见与建议。这一模式主要适用于患者病情较重,但神志清醒的情况下。此情况下,患者希望得到护理人员的指导,积极发挥自己的主观能动性。

(三)共同参与型模式

这一模式在护理活动过程中,护患双方具有大致同等的主动性和权利,共同参与护理措施的决策和实施。患者不是被动接受护理,而是积极主动配合,参与护理;护士尊重患者权利,与患者协商共同制定护理计划。此模式主要适用于患慢性病和受过良好教育的患者。

三、护患关系的分期

护患关系的建立、维持和结束可分为 3 期。

(一)第一期(初始期)

此期从患者与护士开始接触时就开始了。此期的主要任务是护患之间建立信任关系,并确定患者的需要。信任关系是建立良好护患关系的决定性因素之一。护士通过观察、询问、评估患者,收集资料,发现患者的健康问题,制定护理计划。患者根据护士的言行逐渐建立对护士的信任。

(二)第二期(工作期)

此期护患之间在信任的基础上开始合作,主要任务是护理人员通过实施护理措施来帮助患者解决健康问题,满足患者需要,达到护理目标。在护理过程中,应鼓励患者参与,充分发挥患者的主观能动性,减少其对护理的依赖。

(三)第三期(结束期)

在达到护理目标后,护患关系就进入结束阶段,此期的主要任务是圆满地结束护患关系。护士应了解患者对目前健康状况的接受程度,制定患者保持和促进健康的教育计划,了解护患双方对护患关系的评价,并征求患者意见,以便今后工作中进一步改进。

(黎　梅)

第四节　护士与患者的沟通

一、沟通的概念

沟通是信息遵循一系列共同的规则相互传递的过程。沟通是形成人际关系的手段。

二、沟通的基本要素

沟通的过程包括沟通的背景或情景、信息发出者、信息、信息传递途径、信息接受者和反馈 6 个基本要素。

(一)沟通的背景或情景

沟通的背景或情景指沟通发生的场所或环境,既包括物理场所,也包括沟通的时间和沟通参与者的个人特征,如情绪、文化背景等。不同的沟通背景或情景会影响对沟通信息的理解。

(二)信息发出者

信息发出者指发出信息的主体,既可以是个人,也可以是群体、组织。信息发出者的社会文化背景、知识和沟通技巧等都可对信息的表达和理解造成影响。

(三)信息

信息是沟通得以进行的最基本的要素,指能够传递并被接收者所接受的观点、思想、情感等。包括语言和非语言的行为。

(四)信息传递途径

信息传递途径指信息传递的手段或媒介,包括视觉、听觉、触觉等。护士在进行沟通时,应根据实际情况综合运用多种传递途径,以帮助患者更好地理解信息。

(五)信息接受者

信息接受者是接受信息的主体。信息接受者的社会文化背景、知识和沟通技巧等均可影响信息的理解和表达。

(六)反馈

反馈指沟通双方彼此的回应。

三、沟通的基本层次

沟通可分为以下 5 个层次。

(一)一般性沟通

一般性沟通又称陈词滥调式的沟通,是沟通双方参与的程度最差,彼此分享真实感觉最少的沟通。双方往往只是表达一些表面式的社交性话题,如“今天天气不错”“您好吗”等。在护患关系建立的初期,可使用一般性沟通帮助建立信任关系,并有助于鼓励患者表达出有意义的信息。但如一直维持在这一层次,将无法建立治疗性人际关系。

(二)陈述事实的沟通

陈述事实的沟通是一种不掺加个人意见、判断,不涉及人与人之间关系的一种客观性沟通。如“我曾做过剖宫产手术”“我今年 50 岁”等。这一层次的沟通对护士了解患者的情况非常重要,护士不应阻止患者以此种方式进行沟通,以促使其表达更多的信息。

(三)分享个人的想法

这一层次的沟通比陈述事实的沟通高一层次。患者对护士表达自己的想法,表示护患之间已建立起信任感,如患者向护士表达其对治疗的要求等。此时,护士应注意理解患者,不要随意反对患者。

(四)分享感觉

在沟通双方相互信任的基础上才会发生。沟通时个体愿意和对方分享他的感觉、观点、态度等。

(五)一致性的沟通

这是沟通的最高层次,指沟通双方对语言和非语言性行为的理解一致,达到分享彼此感觉的最高境界。如护士和患者不用说话,就可了解对方的感觉和想表达的意思。

四、沟通的基本类型

按照沟通使用的符号分类,沟通可分为语言性沟通和非语言性沟通。

(一)语言性沟通

语言性沟通是指沟通者通过语言或文字的形式与接受者进行信息的传递与交流。护士在为患者采集病史、进行健康教育和实施护理措施时都必须进行语言性沟通。

(二)非语言性沟通

非语言性沟通是指不使用语言或文字进行的沟通,而是通过躯体姿势和运动、面部表情、空间、声音和触觉等来进行信息的沟通。非语言性沟通可以伴随着语言性沟通而产生,主要目的是表达情绪和情感、调节互动、验证语言信息、维护自我形象和表示人际关系的状态。非语言性沟通具有情景性、整体性和可信性的特点。非语言性沟通形式主要包括以下几种。

1.体语

体语指通过人体运动表达的信息,如仪表、面部表情、眼神、姿态、手势、触摸等。

2.空间效应

空间效应指沟通双方对他们沟通中的空间和距离的理解与运用。个体沟通时的空间与距离会影响个体的自我暴露程度与舒适感。人际交往中的距离主要分为 4 种。

(1)亲密区:指沟通双方距离<50 cm,当护士在进行查体、治疗、安慰、爱抚时,与患者之间的距离。

(2)个人区:指沟通双方距离在 50～100 cm,人们与亲友交谈、护士与患者进行交谈时主要使用此区距离。

(3)社会区:指沟通双方距离在 1.1～4.0 m,在工作单位和社会活动时常用,如护士同事一起工作时或护士通知患者吃饭等。

(4)公众区:指沟通双方距离在 4 m 以上,一般用于正式公开讲话中,如上课、开会等。

3.反应时间

反应时间的长短可反映对沟通的关注程度,以及时的反应可鼓励沟通的进行。

4.类语言

类语言指伴随语言产生的声音,包括音质、音量、音调、语速、节奏等。这些可影响人们对沟通的注意力,同时可表达沟通者的情绪和情感。

五、影响有效沟通的因素

(一)信息发出者和信息接收者的个人因素

个人因素包括生理因素(如年龄、疲劳、疼痛、耳聋等)、情绪状态(如愤怒、焦虑、悲伤等)、知识水平(如文化程度、语言等)、社会背景(如种族、民族、职业等)、个性特征、外观形象等。

(二)信息因素

信息因素包括信息本身是否清楚、完整、符合逻辑、是否相互矛盾等。

(三)环境因素

环境因素包括物理环境(如光线、温度、湿度、整洁度、噪声及是否利于保护患者隐私等)和社会环境(如人际关系、沟通的距离、氛围等)。

(四)不适当的沟通方式

常见的有突然改变话题、急于陈述自己的观点、匆忙下结论或表达个人的判断、虚假或不适当的安慰、针对性不强的解释、引用事实不当等。

六、常用的沟通技巧

良好的沟通技巧是达到有效沟通的重要保障,有效沟通是指信息接收者所接收的信息与发出者所要表达的一致。常用的沟通技巧包括以下几点。

(一)倾听

倾听时,护士要做到注意力集中,全神贯注,避免分心;耐心,不随意打断患者的谈话;不急于做判断;除关注患者的语言信息外还要关注患者的非语言信息,以了解患者真正要表达的意思。此外,护士应注意做到与患者经常保持眼神的交流、进行适当的提问,以及采用适当的非语言信息时常给患者以响应。

(二)反应

反应即信息接收者(护士)将部分或全部的沟通内容(包括语言性及非语言性的)反述给发出者(患者),使其能对自己的谈话和表现进行评估,如"您看起来好像……"。进行反应时应注意,鼓励患者显露其情绪和情感,并恰当地运用移情,帮助建立信任的护患关系。

(三)提问

提问的方式可分为明确性提问、激励性提问、征求意见性提问、证实性提问等类型。所提的问题有开放式问题和封闭式问题两种。开放式问题没有固定的答案,是让患者自由做答,因此可获得较多的信息,但需要时间较长,如"您现在有哪些不适";封闭式问题的答案是限定的,只要做简单的选择即可,省时、效率高,但不利于患者表露自己的感情和提供额外的信息,如"您是否吸烟"。提问时,护士应注意组织好提问的内容,围绕谈话中心,避免跑题;所用语言应能为患者理解,避免应用术语;此外,应注意提问的时机、语气、语调和句式,避免诱导式的提问和不愉快的提问。

(四)重复

重复指将患者关键的话重复一遍;或保持患者原意不变,将患者的话用自己的语言给予复述。恰当的重复可增强患者对护士的信任。

(五)澄清和阐明

澄清是将患者模棱两可、含糊不清或不够完整的谈话弄清楚,以增强沟通的准确性。阐明是对患者所表达的问题进行解释的过程,目的是为患者提供一个新的观点。

(六)沉默

适当地运用沉默可以给患者思考的时间,让患者感到护士在认真倾听,同时也给了护士观察患者和调试自己的时间。急于打破沉默会阻碍有效的沟通。

(七)触摸

触摸是一种非语言性沟通技巧,适当的触摸可加强沟通。护士可通过适当的触摸表达对患者的关心、理解和支持,也是护士与视觉或听觉有障碍的患者进行有效沟通的重要方法。但应注意针对不同年龄、性别、种族、文化背景等的对象采取适当的、个性化的触摸,以免产生消极后果。

(沈玉珍)

第四章

麻 醉 护 理

第一节 麻醉前评估

麻醉前对患者的评估是完善术前准备和制订麻醉方案的基础，一般通过麻醉前访视来完成。对于即将接受麻醉和手术的患者来说，麻醉前评估还能够减轻其紧张和恐惧的心理，使患者以最佳状态来配合麻醉和手术。一个及时、准确和全面的麻醉前评估，是保障患者围术期护理安全的重要因素。

一、麻醉前评估的目的

(1)实现优质化护理，达到患者满意、舒适、便利。

(2)通过准确地评估影响麻醉风险的因素，可能改变原计划的麻醉方式，减少围术期的发病率和死亡率。

(3)减少手术延迟或预防当天手术取消的情况。

(4)为患者选择适当的术后处置，根据患者的状态，是送回病房还是送重症监护室。

(5)评估患者的整体健康状况，明确术前检查，必要时做专家咨询。

(6)制订一个最适合围麻醉期护理和患者术后护理的计划。

(7)与看护人员有效沟通患者的管理问题。

(8)针对麻醉、手术、术中和术后护理，以及术后疼痛的治疗，对患者进行宣教，以减少患者的焦虑和提高患者满意度。

(9)确保有时效、高效率的患者评估。

二、麻醉前访视

麻醉护士应与麻醉医师一起对患者进行访视，一般在麻醉前一天，对于复杂病例往往在麻醉前数天进行，以便有充足的时间完善麻醉前准备。

(一)麻醉前访视的重要性

麻醉前访视多数采用面对面访视的形式，但是对于那些由于某种原因不能来医院的患者，可以通过电话来完成访视，主要以患者方便和个人情况而定。不论什么地点、使用什么方法，访视都能够促进患者和麻醉访视者之间的信任关系。当访视者表现得从容不迫、富有同情心时，患者对其信任度增强。此外，当患者受到尊重时，更愿意遵守围麻醉期的相关制度。

麻醉前访视中，患者的评估首先以一份完整的病历回顾和与患者交谈开始，其次是身体检查。一个全面的病史和体格检查是患者后续准备的基石，从这一评估过程中收集的信息，可以指导进一步的评估（即获得诊断结果，然后咨询专家）。术前检查的范围取决于患者目前的身体状况、拟施手术方式和麻醉类型。来自最初评估中的一些重要资料，能够使麻醉护士在患者护理方面做出适当调整（即明确最初的治疗方法才能使患者原拟定的手术和麻醉条件得到最优化）。

（二）麻醉前访视的目的

（1）了解患者有关病史、体格检查、实验室检查的资料及精神状态。

（2）指导患者和家属了解有关麻醉过程，以更好地配合麻醉和手术工作。

（3）评估患者对麻醉和手术的耐受性，规避麻醉相关风险因素。

（4）鼓励患者遵守预防保健知识，如戒烟，促进心血管健康。

（5）与患者和家属有效沟通，减轻患者焦虑心理，建立良好的护患关系。

（三）病史回顾

患者的病史在一定程度上取决于手术前病历中的可参考资料。如果外科医师已经记录了一份完整的病史和体格检查，访视时可以把重点放在确认检查结果上，并直接获取和患者麻醉管理相关的信息。如果在术前访视中，病例中的病史是不可用的，那么麻醉访视者必须亲自获取并记录一份详细的病史。

以一种有计划和系统的方法来获取患者的病史，以减少可能遗漏的重要数据。针对每一类别的检查，可以直接提出开放式的问题。通过这种方法，从患者身上得到更详细的、分类的病史报告。为避免使患者产生困惑，要以患者能够理解的方式进行分别和分类提问。

1.个人史

个人史包括患者的生活习惯，有无饮酒、吸烟史，以及睡眠、饮食习惯，是否进行体育锻炼；患者的职业与工作条件，有无有毒、放射性物质接触史；还包括患者的活动能力，能否胜任较重的体力劳动等。

2.现病史

现病史是记述患者病后的全过程，即发生、发展演变和诊治经过。浏览病历，查看各种化验结果、用药情况及治疗效果。

3.手术史

患者的手术史可以从病例或术前访视中获得。大多数患者只能隐约记起手术经历，甚至来自童年的手术。列出与先前手术有关的并发症，比如周围神经损伤或不受控制的失血，以确定进一步的探查。

4.麻醉史

患者过去的麻醉经历，往往不能和手术史一样明确。明确患者对先前注射的麻醉药物的反应是至关重要的。麻醉药物的不良反应（例如，长期呕吐、困难气道、恶性高热、术后躁动、变态反应和心力衰竭）对患者来说，或许只是一个小麻烦，但也可能威胁到患者的生命。麻醉前了解相关并发症，可以根据具体情况更改麻醉方式，从而避免并发症的再次发生。对于先前手术被停掉的住院患者，需要全面调查其引发因素。困难气道可以改变气管插管的方法，视患者病情而定。

不明原因的发热和抽搐反应值得进一步调查，以排除恶性高热的可能。

5.家族性麻醉史

许多涉及代谢紊乱的遗传性疾病，可能会影响患者对压力和某些药物的反应，包括麻醉药物。明确询问患者，是否有家庭成员在手术期间经历过麻醉的不良反应。调查是否有家族性倾向的疾病，如非典型血浆胆碱酯酶、恶性高热等。在手术前要明确诊断，因为需要做患者麻醉管理方面的调整。

6.用药史

术前用药史为患者术前访视的方向和深度提供了一个很好的指南。评估药物治疗剂量、日程安排和治疗时间，向患者问及这些药物治疗的目的和效果。使用药物治疗的高血压或心绞痛的患者，需要做进一步的检查，如果没有近期检查报告，可以请专家会诊。

7.药物间的不良反应

在术前评估期间，现用药物必须仔细核查，以防和麻醉药物发生不良反应或潜在反应。药品管理的策略之一——术前停止特定药物的使用，为了减少潜在的不良反应。同时要权衡这些药物疗效突然中断所带来的风险。对于长期进行药物治疗的患者来说，突然停药可能会引起不良的停药症状。大多数药物可以持续用药到手术前，只有少数例外。手术前应该保留一种特定的药物，允许足够的时间代谢。

8.药物过敏性

患者的用药史应该包括对某一食物或药物变态反应的信息。明确了之前的变态反应，这样就能够和药物不良反应区分开来。如果产生胃肠道不良反应，就应该避免使用某种抗生素和阿片类药物。然而这些不代表真正的变态反应。区分变态反应和不良反应是至关重要的，因为过敏药物是绝对禁止使用的。要避免同一类别药物的变态反应，在围术期更要高度重视潜在的变态反应。

(四)体格检查

麻醉护士应该在麻醉访视前先查阅患者的病历，因为病历中提供了患者最基本和最直接的关节各方面检查和身体评估的信息。详细阅读病历，查看各种诊断学检查和化验结果。通常从入院信息中获得患者的基本资料，如患者的年龄、身高和体重等。在患者的病程记录和会诊报告中，概括了患者的身体状况和疾病史，还包括一些治疗措施，如药物剂量、给药时间等资料。

访视患者时，了解其全身状况，观察有无营养不良、贫血、脱水、发热、意识障碍等问题。评估患者有无心血管系统、呼吸系统疾病，以及肥胖、凝血异常、糖尿病等。评估患者精神状况，对其担忧的问题进行相应的解释和心理护理，以取得患者的配合。另外，了解拟施行手术的部位、切口是否标记、手术难易程度、预计出血量及手术时间长短等情况，评估麻醉和手术的风险性，是否需要特殊的麻醉和护理准备。评估过程中，如发现需要补充的问题，立即向麻醉医师汇报，必要时做进一步的检查。

欧洲麻醉学会(ESA)成人非心脏手术术前评估指南，主要评估心血管疾病、呼吸疾病、吸烟和阻塞性睡眠呼吸暂停综合征、肾脏疾病、糖尿病、肥胖、凝血异常、贫血和术前血液保护策略、老年、酒精滥用与成瘾、过敏。

三、病情评估

根据麻醉前访视结果，将患者病史、体格检查和实验室检查结果，结合麻醉和手术风险进行

整体评估。最终对麻醉和手术的耐受性做全面评估。目的是减少麻醉意外事件发生，提高围麻醉期安全性。

对患者病情和体格情况的评估，多采用美国麻醉医师协会（ASA）的标准，将患者分为5级。

1级：患者的重要器官、系统功能正常，对麻醉和手术耐受良好，正常情况下基本无风险。

2级：有轻微系统性疾病，重要器官有轻度病变，但代偿功能健全。对一般麻醉和手术可以耐受，风险较小。

3级：有严重系统性疾病，重要器官功能受损，但仍在代偿范围内，行动受限，单位丧失工作能力。施行麻醉和手术有一定顾虑和风险。

4级：有严重系统性疾病，重要器官病变严重，功能代偿不全，已丧失工作能力，经常面临对其生命安全的威胁。施行麻醉和手术均有危险，风险很大。

5级：病情严重、濒临死亡。麻醉和手术异常危险。

这种分类也适用于急症手术。在评定的级别旁加“E”或“急”。

四、术前宣教

（一）患者宣教的目的

（1）促进患者和麻醉护士之间的相互沟通。

（2）鼓励患者参与到围麻醉期护理的实践之中去。

（3）提高患者处理自身健康状况的能力。

（4）提高患者对围术期护理的依从性。

（5）提供个性化的术前指导。

（二）术前宣教的内容

（1）向患者介绍手术室环境、手术时间、麻醉和手术相关程序，以减轻患者紧张、焦虑心理。

（2）完善各项实验室检查，体格检查和诊断程序，以做好充分的术前准备工作。

（3）告知患者术前要禁食、水，成人一般术前禁食6～8小时，禁水4小时，小儿术前应禁食4～8小时，禁水2～3小时。其目的是防止术中或术后胃内容物反流而发生误吸、肺部感染或窒息的危险。

（4）患者自身注意事项，如穿着病号服，不要化妆或佩戴首饰，取出活动性义齿，不要携带金属、贵重物品进入手术室。

（5）戒除一些不良习惯，如吸烟、喝酒。嘱患者进入手术室前要排空膀胱，以防止术中尿床和术后尿潴留。

（6）告知麻醉和手术体位，以取得患者的配合。

（7）指导术后注意事项，如预期的恢复过程，出院指导，如何处理并发症。

（陈　萃）

第二节　不同麻醉方式的护理

麻醉学是研究临床麻醉、急救复苏、重症监测治疗和疼痛治疗的专门学科，其中临床麻醉是麻醉学的主要内容。麻醉是应用药物或其他方法，使患者机体或机体的一部分痛觉暂时消失，为手术创造良好条件的技术。理想的麻醉要求做到安全、无痛和适当的肌肉松弛。根据麻醉作用部位和所用药物的不同将临床麻醉分为局部麻醉、全身麻醉两大类。椎管内麻醉属于局部麻醉范畴，因有其自身的特殊性，临床上将其作为专门的麻醉方法。护理人员承担了麻醉前准备、麻醉中配合和麻醉后的护理工作，因此应熟悉麻醉的基本知识，掌握麻醉患者的护理工作，从而提高患者麻醉的安全性。

一、常用麻醉方法

(一)局部麻醉

1.常用局部麻醉药物

见表 4-1。

表 4-1　常用四种局麻药的性能

局麻药	毒性*	麻醉强度*	显效时间(min)	作用时间(h)	常用浓度(%)			次限量(mg)
					表面麻醉	局部麻醉	神经阻滞	
普鲁卡因	1	1	5～10	0.75～1.00	—	0.50	1～2	1 000
丁卡因	12	10	10	2～3	0.50～1.00(眼) 1～2	—	0.15～0.30	表面麻醉 40 神经阻滞 80
利多卡因	4	4	<2	1～2	2～4	0.25～0.50	1～2	表面麻醉 100 局部麻醉 400 神经阻滞 400
丁哌卡因	10	16	3～5	5～6	—	—	0.25～0.50	150

注：* 毒性及麻醉强度以普鲁卡因＝1。

(1)按化学结构分类：可分为酯类和酰胺类。常用的酯类局麻药有普鲁卡因、丁卡因；酰胺类局麻药有利多卡因、丁哌卡因和罗哌卡因等。因酯类局麻药易引起患者变态反应，所以目前临床常用局麻药多为酰胺类。

(2)按临床作用时效分类：可分为短效(如普鲁卡因)、中效(如利多卡因)和长效局麻药(如丁哌卡因、丁卡因和罗哌卡因)。

2.常用局部麻醉方法

常用局部麻醉方法分为表面麻醉、局部浸润麻醉、区域阻滞麻醉和神经阻滞麻醉四类。

(1)表面麻醉：将穿透力强的局麻药与黏膜接触，使其透过黏膜阻滞浅表的神经末梢而产生的局部麻醉现象，称为表面麻醉，常用于眼、鼻、咽喉、气管和尿道等处的浅表手术或内镜检查。一般眼部的表面麻醉多采用滴入法，鼻腔黏膜常采用棉片浸药填敷法，咽及气管内黏膜用喷雾法，尿道内黏膜表面麻醉用灌入法。临床上常用的表面麻醉药有 2%～4%利多卡因、1%～2%丁卡因。

(2)局部浸润麻醉：沿手术切口将局麻药按组织层次由浅入深注射在组织中，使神经末梢发生传导阻滞，称为局部浸润麻醉，是应用最广的局麻方法。常用药物为 0.50%～1.00%普鲁卡因、0.25%～0.50%利多卡因。如无禁忌，局麻药中加入少量肾上腺素，可降低吸收速度，延长麻醉时间并减少出血。

(3)区域阻滞麻醉：将局麻药注射在手术区的四周及基底部的组织中，阻滞通向手术区的神

经末梢和细小的神经干，称为区域阻滞麻醉。此法常与局部浸润麻醉合用，常用药物为0.50%～1.00%普鲁卡因、0.25%～0.50%利多卡因。

(4)神经阻滞麻醉：将局麻药注射到神经干、丛、节的周围，使其所支配的区域产生麻醉作用。例如，颈丛神经阻滞、臂丛神经阻滞分别用于颈部手术和上肢手术等，常用药物为1%～2%利多卡因、0.50%～0.75%丁卡因。

(二)椎管内麻醉

将局麻药选择性注入椎管内的某一腔隙中，使部分脊神经的传导功能发生可逆性阻滞的麻醉方法，称椎管内麻醉。根据局麻药注入的腔隙不同，分为蛛网膜下腔阻滞、硬脊膜外腔阻滞。椎管内麻醉时，患者神志清醒，镇痛效果确切，肌肉松弛良好，但可引起一系列生理功能紊乱，也不能完全消除内脏牵拉反应，需加强管理。

1.蛛网膜下腔阻滞麻醉

蛛网膜下腔阻滞麻醉又称腰麻，是将局麻药注入蛛网膜下腔，作用于脊神经根，使一部分脊神经的传导受到阻滞的麻醉方法。特点是使麻醉平面以下区域产生麻醉现象，止痛完善，肌肉松弛良好，操作简便。

(1)适应证：适用于手术时间在2～3小时的下腹部、盆腔、肛门、会阴和下肢手术。

(2)禁忌证：①中枢神经系统疾病；②穿刺部位皮肤感染；③脊柱畸形、外伤；④全身情况极差(如休克等)；⑤婴幼儿及不合作者；⑥老人、孕妇、高血压、心脏病或有水、电解质及酸碱平衡失调者。

(3)常用药物：最常用的是普鲁卡因和丁卡因。一般多使用比重比脑脊液高的重比重液。使用时，用5%葡萄糖溶液或脑脊液溶解至总量3 mL，使之成5%浓度即可。

(4)操作方法：患者屈体侧卧，弓腰抱膝。选择第3、4或第4、5腰椎棘突间隙为穿刺点，见有脑脊液滴出，即注入药液。注射后立即测麻醉平面和血压，如平面过高或血压下降均应立即处理。影响蛛网膜下腔阻滞平面的因素包括药物剂量、比重和容积，其中以药物剂量最为重要。如药物因素不变，则穿刺间隙、患者体位及注药速度等是影响麻醉平面的重要因素。

2.硬脊膜外阻滞麻醉

将局麻药注入硬膜外间隙，作用于脊神经根，使其支配区域产生暂时性麻痹的麻醉方法，称硬脊膜外阻滞或硬膜外麻醉。特点是麻醉效果为节段性，可在硬膜外腔留置导管，技术要求较高。给药方式有单次法和连续法两种。因可间断注入麻醉药，手术时间不受限制。

(1)适应证：适用范围比腰麻广，主要适用于腹部、腰部和下肢手术，尤其适用于上腹部手术，也可用于颈、胸壁和上肢手术。

(2)禁忌证：与腰麻相似，凝血机制障碍者禁用。

(3)常用药物：该类药物应具备穿透性和弥散性强、起效时间短、作用时间长、不良反应小等特点，常用药物为利多卡因、丁卡因和丁哌卡因。

(4)操作方法：穿刺体位、进针部位和针所经过的层次均与腰麻相同，仅硬膜外穿刺在针尖通过黄韧带后即需停止前进。在预定的椎间隙进行穿刺，出现负压证实针头在硬膜外腔后，插入导管退出穿刺针，经留置导管向硬膜外腔注药。影响硬膜外阻滞的因素有药物容量、注药速度、导管位置和方向等。妊娠后期由于下腔静脉受压，硬膜外间隙静脉充盈，间隙相对变小，用药量减少。机体处于低凝状态时，容易引起硬膜外腔出血和血肿等并发症。

(三)全身麻醉

全身麻醉是麻醉药物经呼吸道吸入或静脉、肌内注射进入人体内,对患者的中枢神经系统产生暂时性抑制,呈现暂时性意识及全身痛觉消失,反射活动减弱,肌肉松弛状态的一种麻醉方法。全身麻醉是临床最常使用的麻醉方法,其安全性、舒适性均优于局部麻醉和椎管内麻醉。按给药途径的不同,全身麻醉可分为吸入麻醉、静脉麻醉和复合麻醉。

1.吸入麻醉

经呼吸道吸入挥发性液体或气体麻醉药物而产生全身麻醉的方法称吸入麻醉。吸入麻醉可产生安全、有效的完全无知觉状态,使患者消除焦虑,肌肉松弛,痛觉消失。

(1)吸入麻醉的方法。①开放滴药吸入麻醉:将挥发性液体麻醉药(如乙醚等)直接滴在特制的麻醉面罩纱布上,患者吸入药物的挥发气体而进入麻醉状态。目前很少采用。②气管内吸入麻醉:指在药物诱导下,将特制气管导管经口腔或鼻腔插入气管内,连接麻醉机吸入麻醉药而产生麻醉的方法。优点是便于吸出呼吸道分泌物,确保呼吸道通畅;不受手术体位及手术操作的限制;易控制麻醉药的用量和麻醉深度,适用于各种大手术,尤其是开胸手术。

(2)常用吸入麻醉药。①氟烷:优点是术后恶心、呕吐发生率低,因其可降低心肌耗氧量,适用于冠心病患者的麻醉。缺点是安全范围小,有肝损害的危险;肌松作用不充分。氟烷麻醉期间禁忌用肾上腺素和去甲肾上腺素。②恩氟烷:优点是不刺激气道,不增加分泌物,肌松弛效果好,可与肾上腺素合用。缺点是对心肌有轻微抑制,在吸入浓度过高时可产生惊厥,深麻醉时抑制呼吸和循环。③异氟烷:优点是麻醉诱导及复苏快,肌松良好,麻醉性能好,较少引起颅内压增高,是颅脑手术较好的麻醉剂之一。缺点是价格昂贵,有刺激性气味,可使心率增快。④氧化亚氮:也称笑气,其优点是麻醉诱导及复苏迅速,镇痛效果强,不刺激呼吸道黏膜。缺点是麻醉效能弱,使用高浓度时易产生缺氧。

2.静脉麻醉

自静脉注入麻醉药,通过血液循环作用于中枢神经系统而产生全身麻醉的方法,称为静脉麻醉。静脉麻醉最突出的优点是无需经气道给药,不污染手术间,操作方便,药物无爆炸性等。缺点是镇痛效果不强,肌肉松弛效果差;可控性不如吸入麻醉;药物代谢受肝肾功能影响;个体差异较大;无法连续监测血药浓度变化。

(1)分类。①按给药方式分类:分单次、间断和连续给药,后者可分人工设置或计算机设置给药速度。②按具体用药分类:包括硫喷妥钠、氯胺酮和羟丁酸钠静脉麻醉等。

(2)常用静脉麻醉药。①硫喷妥钠:一种超短效的巴比妥类药物,用药后1分钟就进入麻醉状态,消失也快,需小剂量反复注射;患者醒后无任何不适,麻醉效果佳。适用于全身麻醉的诱导及不需肌肉松弛的短小手术。②氯胺酮:属分离性麻醉药,其特点是体表镇痛作用强,临床上出现痛觉消失后而意识可能部分存在,这种意识和感觉分离的现象称为分离麻醉。麻醉中咽喉反射存在,在苏醒后可能出现精神症状。临床主要用于体表小手术的麻醉及全身麻醉的诱导。③地西泮类:临床常用的是咪达唑仑,其作用强度为地西泮的1.5～2.0倍,诱导剂量为0.2～0.3 mg/kg,静脉注射后迅速起效。④丙泊酚(异丙酚):属于超短效静脉麻醉药,临床主要用于全身麻醉的诱导与维持,尤其适用于小儿和颅脑外科手术的麻醉。复苏迅速,苏醒后无后遗症。

3.复合麻醉

复合麻醉又称平衡麻醉,常以多种药物或方法合理组合使用,借以发挥优势,取长补短,最大限度地减少对患者生理功能的不利影响,同时充分满足麻醉和手术的需要。根据给药途径不同分为全静脉复合麻醉和静吸复合麻醉。

(1)全静脉复合麻醉:在静脉麻醉诱导后,采用多种短效静脉麻醉药复合应用,以间断或连续静脉注射法维持麻醉。其用药包括静脉麻醉药、麻醉性镇痛药和肌松药。

(2)静吸复合麻醉:在静脉麻醉的基础上,于麻醉减浅阶段间断吸入挥发性麻醉药。一方面可维持麻醉相对稳定,另一方面还可减少吸入麻醉药的用量,且有利于麻醉后迅速复苏。

二、麻醉前护理

麻醉前护理是麻醉患者护理工作的首要步骤和重要环节之一。做好麻醉前的护理工作,对于保证患者麻醉期间的安全性、提高患者对麻醉和手术的耐受力、减少麻醉后并发症等均具有重要意义。

(一)护理评估

1.健康史

了解患者既往有无中枢神经系统、心血管系统及呼吸系统疾病等病史;既往麻醉及手术史;近期有无应用强心药、利尿药、抗高血压药、降血糖药、镇静药、镇痛药、抗生素及激素等用药史;有无药物、食物等过敏史;有无遗传性疾病的家族史;有无烟酒嗜好及有无药物成瘾等个人史。

2.身体状况

重点评估心、肺、肝、肾和脑等重要脏器功能状况,患者的生命体征及营养状况,水、电解质代谢和酸碱平衡情况,牙齿有无缺少、松动或义齿,局麻穿刺部位有无感染,脊柱有无畸形及活动受限。

3.心理-社会状况

了解患者的情绪状态和性格特征,对疾病、手术和麻醉的认识程度,对术前准备、护理配合和术后康复知识的了解程度,患者的经济状况和社会支持程度等。

(二)护理诊断及医护合作性问题

1.恐惧或焦虑

恐惧或焦虑与患者对麻醉和手术缺乏了解有关。

2.知识缺乏

缺乏有关麻醉及麻醉配合的知识。

(三)护理目标

(1)患者恐惧或焦虑减轻。

(2)了解有关麻醉及麻醉配合知识。

(四)护理措施

1.提高机体对麻醉和手术的耐受力

努力改善患者的营养状况,纠正各种生理功能紊乱,使各重要脏器的功能处于较好的状态,为麻醉创造条件。

2.心理护理

用恰当的语言向患者讲解麻醉方法和手术方案、配合方法,安慰并鼓励患者,缓解患者恐惧、焦虑情绪,取得患者的信任和配合,确保麻醉与手术的顺利实施。

3.胃肠道准备

择期手术患者麻醉前常规禁食 12 小时,禁饮 4～6 小时,以减少术中、术后因呕吐和误吸导致窒息的危险。急诊手术的患者,只要时间允许,应尽量准备充分。饱食后的急诊手术患者,可以采取局部麻醉方式,因手术需要必须全麻者,则应清醒插管,主动控制气道,避免引起麻醉后误吸。

4.局麻药过敏试验

应详细了解患者的药物过敏史。普鲁卡因使用前,常规做皮肤过敏试验,并准备好肾上腺素和氧气等急救用品。

5.麻醉前用药

用药目的:稳定患者情绪,减轻患者的心理应激反应;抑制呼吸道及唾液腺分泌,保持呼吸道通畅;消除因手术或麻醉引起的不良反应,提高痛阈,增强麻醉效果,减少麻醉药用量。临床工作中,常根据患者病情、手术方案、拟用麻醉药及麻醉方法等确定麻醉前用药的种类、剂量、用药途径等(表 4-2)。一般手术前一晚给催眠药,术前 30～60 分钟应用抗胆碱药和其他类药物各一种合理配伍,肌内注射。抗胆碱药物能抑制汗腺分泌和影响心血管活动,甲状腺功能亢进、高热、心动过速者不宜使用。吗啡有抑制呼吸中枢的不良反应,故小儿、老年人应慎用,孕妇、呼吸功能障碍者禁用。

6.麻醉物品的准备

药品准备包括麻醉药和急救药。器械准备包括吸引器、面罩、喉镜、气管导管、供氧设备、麻醉机、监测仪等。

7.健康教育

(1)术前向患者详细讲解麻醉方法和手术过程,消除患者不必要的顾虑和恐惧。

(2)指导患者自我调控,保持情绪稳定。

(3)术前指导患者练习术中的特殊体位,便于手术的配合。

(4)讲解术后并发症的表现、预防及康复训练方法,使患者有充分的心理准备。

表 4-2 麻醉前用药的种类、作用及应用方法

药物类型	药名	作用	成人用法和用量
安定镇静药	地西泮	安定镇静、催眠、抗焦虑、抗惊厥、中枢性肌肉松弛及一定的抗局麻药毒性的作用	肌内注射 5～10 mg
	氟哌利多		肌内注射 5 mg
催眠药	苯巴比妥	镇静、催眠、抗惊厥,并能防治局麻药毒性反应	肌内注射 0.1～0.2 g
镇痛药	吗啡	镇痛、镇静,提高痛阈,增强麻醉效果	肌内注射 5～10 mg
	哌替啶		肌内注射 50～100 mg
抗胆碱药	阿托品	抑制腺体分泌,解除平滑肌痉挛和迷走神经兴奋	肌内注射 0.5 mg
	东莨菪碱		肌内注射 0.2～0.6 mg

(五)护理评价

(1)患者紧张、焦虑及恐惧心理是否得到缓解,能否积极主动配合治疗、安静地休息和睡眠。

(2)能否很好地配合麻醉,生命体征是否稳定,是否出现窒息、呼吸困难等麻醉潜在并发症。

三、常用麻醉护理

(一)护理评估

(1)了解麻醉方法、手术方式、术中情况、出血量、尿量、输液输血量及用药情况。

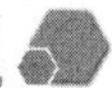

(2)密切观察局部麻醉有无毒性反应及变态反应；椎管内麻醉有无呼吸、循环系统及局部并发症；全麻至苏醒前是否发生呼吸系统、循环系统和中枢神经系统并发症。

(二)护理诊断

(1)有窒息的危险：与麻醉过程中、麻醉后发生呕吐引起的误吸有关。

(2)潜在并发症：局麻药毒性反应、呼吸道梗阻、循环功能衰竭等。

(3)头痛：与脑脊液压力降低有关。

(三)护理目标

(1)避免发生呕吐，呕吐后及时处理，避免窒息。

(2)生命体征稳定。

(3)麻醉后无明显头痛。

(四)护理措施

1.局部麻醉患者的护理

(1)一般护理：局麻药对机体影响小，一般无须特殊护理。门诊手术患者若术中用药多、手术过程长，应于术后休息片刻，经观察无异常后方可离院，若有不适，立即就诊。

(2)局麻药的毒性反应与护理。①毒性反应：局麻药吸收入血后，单位时间内血中局麻药浓度超过机体耐受剂量就可发生毒性反应，严重者可致死。②常见原因：一次用量超过患者的耐量；误将药液注入血管内；局部组织血运丰富，吸收过快或局麻药中未加肾上腺素；患者体质衰弱，耐受力低；肝功能严重受损，局麻药代谢障碍；药物间相互影响使毒性增高。应用小剂量局麻药后即出现毒性反应者称为高敏反应。③临床表现：轻度毒性反应患者表现为嗜睡、眩晕、多语、惊恐不安和定向障碍等症状。此时若药物停止吸收，一般在短时间内症状可自行消失，否则出现意识丧失、谵妄、惊厥，严重时出现呼吸、心跳停止。④急救：立即停止给药，吸氧，保持呼吸道畅通；烦躁不安患者可进行肌内或静脉注射地西泮 10～20 mg，有惊厥者给予 2.5%硫喷妥钠 1～2 mg/kg，缓慢静脉注射；出现呼吸、循环功能抑制的患者应进行面罩给氧，人工呼吸，静脉输液，给予升压药麻黄碱或间羟胺维持血压；心率缓慢者静脉注射阿托品等；呼吸、心搏骤停者，立即进行心肺复苏。⑤预防：限定麻醉药剂量，一次最大剂量普鲁卡因不超过 1 g，利多卡因不超过 0.4 g，丁卡因不超过 0.1 g；麻醉前用巴比妥类、地西泮、抗组胺类药物，提高毒性阈值；在每 100 mL 局麻药中加入 0.1%肾上腺素 0.3 mL，可减慢局麻药的吸收，减少毒性反应的发生，并能延长麻醉时间，但不能用于指(趾)、阴茎神经阻滞麻醉和高血压、心脏病、甲状腺功能亢进、老年患者；注药前常规回抽，无血液时方可注药；根据患者状态或注射部位适当减量，如在血液循环丰富的部位，年老、体弱及对麻醉药耐受力差的患者，用药要适当减量。

(3)局麻药的变态反应与护理：多见于普鲁卡因和丁卡因。预防的关键是麻醉前询问过敏史和进行药物过敏试验。变态反应的临床表现为注入少量局麻药后出现荨麻疹、喉头水肿、支气管痉挛、低血压和血管神经性水肿等体征。必须立即停止用药，给予对症抗过敏处理。病情严重者立即皮下或静脉注射肾上腺素，然后给皮质激素或抗组胺药物。

2.椎管内麻醉患者的护理

(1)蛛网膜下腔麻醉的护理。

体位：穿刺时协助麻醉师摆好患者体位，注药后立即帮助患者平卧，以后根据麻醉要求调整体位。麻醉后常规去枕平卧 6～8 小时。

观察病情：严密监测血压、脉搏和呼吸的变化。继续输液，连接和固定好各种引流管。

并发症及护理。①血压下降，心动过缓：因交感神经抑制，迷走神经亢进所致。应立即快速输液，以扩充血容量。必要时静脉或肌内注射麻黄碱 15～30 mg。心动过缓时静脉注射阿托品 0.3～0.5 mg。②呼吸抑制：因麻醉平面过高使呼吸肌运动无力或麻痹所致，表现为胸闷气短、说话无力、发绀，如出现严重呼吸困难，应给予气管插管、人工呼吸、给氧等抢救措施。③腰麻后头痛：因蛛网膜穿刺处脑脊液漏，颅内压降低，颅内血管扩张所致；也可因腰穿出血或药物刺激蛛网膜和脑膜所致。典型的头痛可发生在穿刺后 6～12 小时，疼痛常位于枕部、顶部或颞部，呈搏动性，抬头或坐起时加重。约 75%的患者在 4 天内症状消失，多数不超过 1 周，但个别患者的病程可长达半年以上。麻醉时采用细针穿刺、提高穿刺技术、缩小针刺裂孔、保证术中术后输入足量液体及手术后常规去枕平卧 6～8 小时可预防头痛发生；出现头痛症状者，应平卧休息，服用镇痛或镇静类药物，每天饮水或静脉补液 2 500～4 000 mL。严重头痛者经上述处理无效时，可在硬膜外腔隙注入生理盐水或中分子右旋糖酐 15～30 mL，疗效较好。

对症处理：注意有无恶心、呕吐、尿潴留、穿刺处疼痛等，若发现异常，配合医师做相应处理。

(2)硬膜外麻醉的护理。

硬脊膜外麻醉的并发症及护理。①全脊髓麻醉：硬膜外麻醉最严重的并发症。因麻醉穿刺时，穿破硬脊膜，将大量药液误注入蛛网膜下腔而产生异常广泛的阻滞，引起意识丧失，呼吸停止，血压下降，继而心搏骤停而致死。一旦疑有全脊髓麻醉，应立即进行面罩正压通气，必要时进行气管插管维持呼吸，输液、用升压药，维持循环功能，如抢救及时，呼吸、血压和神志可能恢复。硬膜外麻醉前常规准备抢救器械，穿刺时认真细致，注药前先回抽，观察有无脑脊液，注射时先用 3～5 mL 试验剂量并观察 5～10 分钟，改变体位后需再次注射试验剂量，以重新检验，防止患者术中躁动。②穿刺损伤脊神经根：多由于穿刺不当所致。如穿刺过程中患者主诉有电击样痛并向单侧肢体传导，应调整进针方向。术后出现该神经根分布区疼痛或麻木，一般 2 周内多能缓解或消失，但麻木可遗留数月，可对症治疗。③硬膜外血肿：因穿破血管而引起出血，血肿压迫脊髓可并发截瘫。如发现患者有下肢的感觉运动障碍，应在 8 小时内手术清除血肿。置管动作宜细致轻柔，对凝血功能障碍或在抗凝治疗期间患者禁用硬膜外阻滞麻醉。④硬膜外脓肿：无菌操作不严格或穿刺经过感染的组织，可引起硬膜外腔隙感染甚至形成脓肿，出现全身感染表现及头痛、呕吐、颈项强直等脑膜刺激症状。应用大剂量抗生素治疗，在出现截瘫前及早手术切开椎板排脓。

麻醉后处理：麻醉后患者平卧 4～6 小时，其他护理同腰麻。

3.全身麻醉患者的护理

(1)并发症的观察和护理。

呕吐与窒息：呕吐可发生于麻醉诱导期、术中或麻醉苏醒期，呕吐物误吸入呼吸道可导致窒息或吸入性肺炎。应密切观察呕吐的先兆，如发现恶心、唾液分泌增多且频繁吞咽时，立即将患者上身放低、头偏向一侧，以利呕吐物排出，同时迅速清理口、鼻腔内残留的呕吐物。若呕吐物已进入呼吸道，应诱发咳嗽或进行气管内插管，彻底清除呼吸道内异物。

呼吸暂停：多见于使用硫喷妥钠、丙泊酚或氯胺酮等施行的小手术，也见于全身麻醉者苏醒拔管后，是因苏醒不完全而发生呼吸暂停，表现为胸腹部无呼吸动作，发绀。一旦发生，应立即施行人工呼吸，必要时在肌松药辅助下气管内插管进行人工呼吸，吸氧。

呼吸道梗阻：上呼吸道梗阻最常见原因是舌后坠及咽部分泌物积聚堵塞气道。吸气困难为主要症状，舌后坠时可听到鼾声，咽部有分泌物则呼吸时有水泡音。完全梗阻时出现鼻翼翕动和三凹征。一旦发生则应立即托起下颌或置入咽导管，以及时清除分泌物，梗阻即可解除。下呼吸道梗阻的常见原因为气管、支气管分泌物积聚，应给予气管内插管，清除分泌物。

急性支气管痉挛：好发于既往有哮喘病史或对某些麻醉药过敏者，气管内导管插入过深致反复刺激隆突或诱导期麻醉过浅均可诱发。患者表现为呼吸阻力极大，两肺下叶或全肺布满哮鸣音，严重者气道压异常增高可>3.92 kPa(40 cmH_2O)。应在保证循环稳定的情况下，快速加深麻醉，经气管或静脉注入利多卡因、氨茶碱、皮质激素、平喘气雾剂等，松弛支气管平滑肌。

低血压：麻醉药引起的血管扩张、术中器官牵拉所致的迷走神经反射、大血管破裂引起的大失血，以及术中长时间血容量补充不足或不及时等均可引起低血压。应根据手术刺激强度调整麻醉状态；根据失血量，快速补液，酌情输血，必要时使用升压药。

心搏骤停与心室颤动：全身麻醉最严重的并发症。原因复杂，多发生于原有器质性心脏病、低血容量、高或低碳酸血症、高或低钾血症等患者，麻醉深度不当、呼吸道梗阻、手术牵拉内脏等均可成为诱发因素，需立即施行心肺复苏。

(2)全麻恢复期的护理：全麻手术结束至苏醒前，药物对机体的影响将持续一段时间，易发生呼吸系统、循环系统和中枢神经系统并发症。必须重视麻醉恢复期的护理，严密观察生命体征，争取及早发现并及时处理各种并发症。具体护理措施如下。

一般护理：了解麻醉和手术方式、术中用药情况、出血量及尿量等。保持输液及各种引流管通畅，监测记录用药及出入量。

安置适当卧位：清醒前去枕平卧，头偏向一侧或侧卧。

密切观察病情：①全麻苏醒前应有专人护理，每15～30分钟测量脉搏、呼吸、血压1次，同时观察意识、肢体运动和感觉、口唇与皮肤色泽、心电图和血氧饱和度，并做好记录，直至患者完全清醒。②保持呼吸道通畅。床边备吸痰器和气管切开包，防止呕吐物引起误吸和窒息。③保持正常体温。因手术中内脏暴露时间长，多数大手术后患者体温较低，应给予保暖，但避免烫伤。④保证患者安全。麻醉恢复过程中，患者可能出现躁动现象，应专人守护，适当约束，防止坠床、外伤、拔除输液管和引流管等。⑤评估患者麻醉恢复情况，达到以下标准可转回病房。神志清醒，有定向力，能正确回答问题；呼吸平稳，能深呼吸及咳嗽，SaO_2>95%；血压、脉搏平稳，心电图无严重心律失常和ST-T改变。

(五)护理评估

评估：①患者呼吸道是否通畅，有无缺氧症状。②患者生命体征是否平稳。③各种麻醉的潜在并发症是否避免。

四、术后镇痛管理

(一)术后镇痛的意义

手术后疼痛是一种伤害性刺激，可引起机体一系列的病理生理改变。有效的术后镇痛有利于患者早期下床活动，促进胃肠功能的早期恢复，减少肺部并发症及下肢静脉血栓的形成，加速康复进程。

(二)术后镇痛的方法

1.传统方法

传统镇痛方法是在患者需要时根据医嘱肌内注射阿片类药物镇痛(吗啡或哌替啶)。因需经历患者需要-开处方-肌内注射-起效的过程，不能做到方便及时、反应迅速，结果使多数患者存在不同程度的镇痛不全，且多次肌内注射还增加了患者的痛苦。

2.现代方法

现代术后镇痛的宗旨是尽可能完善地控制术后疼痛，使患者感觉不到疼痛。可请患者参与镇痛方法的选择，使用患者自控镇痛、硬膜外置管镇痛及持续外周神经阻滞镇痛等新型镇痛装置和技术。具体方法如下。

(1)持续镇痛：以镇痛泵持续输入小剂量镇痛药。

(2)患者自控镇痛：在持续镇痛基础上，允许患者根据自身对疼痛的感受，触发释放一定量的药物。该电子泵系统可在预先设定的时间内对患者的第二次要求不做出反应，以防止药物过量。它包括患者自控静脉镇痛：以阿片类药物为主；患者自控硬膜外镇痛：以局麻药为主；皮下自控镇痛：药物注入皮下；神经干旁阻滞镇痛：以局麻药为主。

(3)其他：物理治疗、神经电刺激及心理治疗等。

(三)术后镇痛的并发症及护理

1.并发症

(1)恶心、呕吐：术后引起恶心、呕吐的原因很多，阿片类药物对延髓呕吐中枢化学感受区的兴奋作用可能是引起恶心、呕吐的主要原因。术后呕吐可增加腹压，加剧切口疼痛，引发伤口出血，故出现呕吐时应给予甲氧氯普胺(胃复安)注射，同时采取平卧位头偏向一侧，防止呕吐物误入气管。

(2)呼吸抑制：阿片类药物最危险的不良反应为直接作用于脑干，抑制呼吸中枢，导致呼吸衰竭。开始表现为呼吸频率减慢，继而通气量减少，呼吸运动不规则，最后出现呼吸抑制，每分钟呼吸频率<10 次，甚至停止。一旦发生上述表现，应立即报告医师，采取急救措施。

(3)内脏运动减弱：发生尿潴留时予以留置导尿管，可将尿管的拔出时间延长至镇痛结束；若消化道排气延迟，甲氧氯普胺能促进胃肠运动，在减轻恶心、呕吐症状的同时减轻胃潴留。通过术后早期活动可预防或减轻以上情况发生。

(4)皮肤瘙痒：瘙痒是阿片类药物诱发组胺释放而引起的不良反应，表现为荨麻疹和瘙痒，给予抗组胺类药物可使症状缓解，严重者可以用纳洛酮对抗。

2.护理

(1)护士在术前应详细向患者介绍所使用镇痛方法的益处及操作要领，同时使患者增强战胜疼痛的信心。

(2)监测记录患者的生命体征：监测呼吸变化是自控镇痛护理的关键，应每小时测量呼吸 1 次，每 6 小时测量血压、脉搏、体温各 1 次，并做好记录，直到自控镇痛结束。由于局麻药及吗啡类药物有扩张血管作用，加上术中血容量相对不足，少数患者可出现低血压反应。当发现血压较基础血压下降 10%时，可适当加快输液速度。当血压下降 20%时，则应暂停使用镇痛药并补液。

(3)评价镇痛效果：镇痛不全或患者需要更为复杂地调整剂量时，要与麻醉科人员联系。

(4)保护留置导管，防止脱落、扭曲，以防影响药物的输入。同时注意观察局部有无发红或脓性分泌物渗出，如发生感染，应报告医师及时拔管并加强抗感染治疗。

(5)协助诊治并发症，发现异常应立即停用镇痛泵。遇呼吸抑制、心搏骤停的紧急情况，则立即就地抢救，同时请麻醉科会诊参与。

(陈　萃)

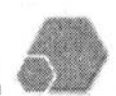

第三节　围麻醉期患者的整体护理

麻醉及手术均可影响患者生理状态的稳定性，使患者生理功能处于应激状态；妇产科疾病与并存的内科疾病又有各自不同的病理生理方面的改变，这些因素使得麻醉与手术的风险增加。为提高麻醉与手术的安全性，应该在患者麻醉与手术前对全身情况和重要器官生理功能进行充分估计，并尽可能加以维护和纠正。例如，一老年心律失常型冠心病患者，行分段子宫诊刮术，虽然是个小手术，但如果术前不重视对心肌缺血及心律失常的治疗，围术期患者可能会因精神紧张或手术刺激而使心肌缺血加重，诱发室性心动过速或室颤，导致患者死亡。

全面的麻醉与手术前病情估计和准备工作：①全面了解患者的全身健康状态和特殊病情；②明确全身状况和器官功能存在哪些不足，麻醉与手术前需做哪些准备；③明确器官疾病和特殊病情的危险所在，术中可能发生什么意外情况，需采取什么防治措施；④评估患者接受麻醉和手术的耐受力；⑤做好常规准备工作。

一、护理评估

(一)了解病史

手术前仔细查看住院记录，并有目的地了解个人史、过去史、手术史及治疗用药史。如患者有哮喘病而医师询问病史时可能忽略，护士应将此类重要信息告知医师，还有如患者术前一直在自服阿司匹林等药物，护士也应告知医师让患者及时停药并延期手术。

(二)全身状况

术前护士应观察患者有无营养障碍、贫血、脱水、水肿、发热、发绀、消瘦或过度肥胖，了解近期内的体重变化，如近期内体重显著减轻者，对麻醉手术的耐受能力较差者，应告知医师。

1.精神状态

观察患者是否紧张和焦虑，估计其合作程度。询问患者对麻醉和手术有何顾虑和具体要求，酌情进行解释和安慰。焦虑情绪严重者，可提前通知麻醉医师进行相应处理。有明显精神症状者，应请精神科医师确诊并治疗。

2.器官功能状态

手术前应全面了解心、肺、肝、肾、脑等重要生命器官的功能状态，注意体温、血压、脉搏、呼吸等生命体征的变化，查看心电图、胸片、血、尿等常规检查的结果。

(1)体温上升者常表示体内存在感染病灶或炎症，或代谢紊乱。体温低于正常者，表示代谢低下，情况差，对麻醉及手术的耐受能力低。

(2)血压升高者，应在双上肢反复多次测量血压，明确其原因、性质和波动范围，协助医师决定手术前是否需要抗高血压治疗，同时要估计其累及心、脑、肾等重要器官功能损害的程度。

(3)血红蛋白、血细胞比容可反映贫血、脱水及血容量的大致情况。成人血红蛋白低于 80 g/L 或高于 160 g/L 时，麻醉与手术时易发生休克或栓塞等危险，均需手术前尽可能纠正。

(三)体格检查

1.呼吸系统

观察呼吸次数、深度、形式(即胸式呼吸、腹式呼吸)及潮气量大小,有无呼吸道不通畅或胸廓异常活动和畸形。这些观察对于全麻深浅的正确判断和维持麻醉平稳,以及术后是否会发生肺部并发症等都有重要的关系。此外,要重视肺部听诊和叩诊检查,参阅X线透视和摄片结果,尤其对60岁以上老年人,或并存慢性肺部疾病的患者更需重视,有时可获得病史和体检不能查出的阳性发现。遇有下列X线检查征象者应待诊断明确,病情稳定后再行择期手术:气管明显移位或狭窄,纵隔占位病变压迫邻近大血管、脊神经、食管或气管,肺气肿、肺炎、肺不张、肺水肿或肺实变,脊椎、肋骨或锁骨新鲜骨折,心包炎或心脏明显扩大等。对并存急性上呼吸道感染(鼻塞、咽充血、疼痛、咳嗽、咳痰或发热等)者,除非急症手术,否则至少需推迟到治愈1周以后再手术。对于慢性支气管炎或肺部疾病患者,或长期吸烟者,注意痰量、性状、黏稠度、是否易于咳出,需采取预防术后肺并发症或病变播散的措施,禁用刺激呼吸道的麻醉药。对于影响呼吸道通畅度的病情要特别重视,如鼻中隔偏曲、鼻甲肥大、鼻息肉、扁桃体肥大、颈部肿物压迫气管、声带麻痹、大量咯血、呕血、频繁呕吐、昏迷、过度肥胖及颈项过短等,麻醉中都易引起急性呼吸道阻塞,均需常规采用清醒气管内插管,或事先做好抢救准备(如气管插管用具、抽吸器、气管切开器械包及纤支镜等)。对拟行气管内插管的患者,必须常规检查呼吸道有关解剖及其病理改变。

2.心血管系统

除检查血压、脉搏、皮肤黏膜颜色和温度等周围循环外,要注意心脏听诊和叩诊,周围浅动脉、眼底动脉和主动脉情况。有心脏扩大、桡动脉和眼底动脉硬化、主动脉迂曲伸直者,在麻醉用药量、麻醉深度、氧供应、输液速度和输液量及消除手术刺激不良反应等处理上,都必须格外谨慎合理。这类患者对麻醉的耐受性很差。心脏听诊有杂音,但无心脏功能障碍者,对麻醉的耐受未必很差。有心律失常者,需用心电图确诊其性质,并给予治疗。对40岁以上的患者,术前需常规检查心电图,以排除冠心病。据统计,术前能查出心电图异常而给予适当处理者,死亡率可降低50%。此外,对心肺功能的代偿程度作出恰当估计,十分重要。

3.脊柱

对拟行椎管内麻醉者,常规检查脊柱情况和脊髓功能甚为重要。应明确脊柱有无病变、畸形或变形,穿刺点邻近组织有无感染,是否存在出血性疾病或使用抗凝药治疗,是否有经常头痛史,是否存在隐性脊髓病变。如果存在或怀疑有上述情况,为避免发生全脊麻、脊髓病变加重或椎管内血肿形成、感染化脓而继发截瘫等并发症,应禁用椎管内麻醉。

4.体表血管

观察颈外静脉,平卧时静脉塌陷提示血容量不足,静脉怒张提示心功能不全或输液过量。检查四肢浅表静脉,选定输液穿刺点,估计有无穿刺困难情况。

二、护理诊断

(一)恐惧

恐惧与疾病的诊断及担心生命的安危有关。

(二)焦虑

焦虑与对疾病的预后及麻醉、手术缺乏了解有关。

(三)疼痛

疼痛与妇产科急腹症有关,如卵巢囊肿蒂扭转、输卵管妊娠破裂。

三、麻醉手术前护理措施

(一)精神状态准备

多数手术患者术前都存在不同程度的恐惧、紧张和焦虑心理。情绪激动或彻夜失眠均可导致中枢神经或交感神经系统过度活动,由此足以削弱患者对麻醉与手术的耐受力。近来研究证实患者的免疫能力也受到明显的影响。因此,术前必须设法解除患者的思想顾虑和焦虑情绪,应从关怀、安慰、解释和鼓励着手,例如,酌情将手术目的、麻醉过程、手术体位等情况,用恰当的语言向患者作具体解释,针对患者存在的疑问进行交谈,取得患者的信任,争取充分合作。术前精神准备措施:①一般访视加交谈;②一般访视加患者阅读"手术简介"小册;③一般访视加患者阅读"手术简介"和交谈、讨论及释疑。比较结果证实,第③组患者术前焦虑水平最低,术后疼痛和不安最轻;术后头 24 小时的镇痛药需求量最少;食欲恢复得最早;术后前 6 天的恢复过程最平稳,正常活力恢复最快。

尽管术前焦虑与术后恢复之间的相关性,目前还存在争议,但医护人员切实做到对患者关心、体贴并进行安慰和解释,主动控制患者术前、术后的焦虑程度仍为一项重要的常规医护措施,不容忽视。具体护理措施:术前交谈、视听介绍及指导阅读"手术简介"小册;对焦虑程度特别严重的患者可以约麻醉医师从手术前数天开始访视患者,每天与患者访谈 1～2 次,每次约 20 分钟,采用正面引导、集中注意力及被动放弃各种心烦意乱的话题,以引起"松弛"效果,已证实的确可产生减低氧耗、降低动脉血压等功效。借助药物解除焦虑:目前最常用的主要有咪达唑仑、地西泮及氯甲西泮。咪达唑仑为水溶性,苯二氮类药物,具有镇静、抗焦虑、遗忘、抗惊厥、肌肉松弛等功效。最近的研究表明,咪达唑仑可以改善手术患者的睡眠质量,从而防止患者免疫力的降低。由于咪达唑仑具有起效迅速、清除半衰期短(2.10～3.40 小时)、代谢产物无活性、对局部组织和静脉无刺激等优点,现已广泛应用于术前患者。一般口服剂量为 15 mg,静注剂量为 2.50～7.50 mg,肌内注射剂量为 0.07～0.10 mg/kg。老年人对咪达唑仑较敏感,故剂量需酌减,如 90 岁老人静注咪达唑仑的剂量宜$<$0.03 mg/kg。

术前患者已有疼痛会加重焦虑,焦虑又可加剧疼痛。镇静、抗焦虑和镇痛药的联合应用可产生协同效应。但需注意联合用药可产生呼吸抑制的不良反应,能诱发低氧血症,甚至窒息。

(二)营养状况的改善

营养不良致蛋白质和某些维生素不足,可明显降低麻醉与手术耐受力。蛋白质不足常伴有贫血或低血容量,耐受失血的能力降低,还可伴有组织水肿而影响切口愈合和降低术后抗感染能力。维生素缺乏可致营养代谢异常,术中易出现循环功能或凝血功能异常。对营养不良患者,如时间允许,应尽可能经口补营养,一般选用高蛋白质饮食,或请营养科医师定食谱。如时间不充裕,或患者不能或不愿经口饮食,可通过注射水解蛋白和维生素等进行纠正,清蛋白低下者,最好给浓缩清蛋白注射液。

(三)适应手术后需要的训练

有关术后饮食、体位、大小便、切口疼痛或其他不适,以及可能需要较长时间输液、吸氧、胃肠减压、导尿及各种引流等情况,术前可酌情将其临床意义向患者讲明,以争取配合。多数患者不习惯在床上大小便,术前需进行锻炼。必须向患者讲清楚术后深呼吸、咳嗽、咳痰的重要性,并训练正确执行的方法。

(四)胃肠道准备

择期手术中,除用局麻做小手术外,不论采用何种麻醉方式,均需常规排空胃,目的在于防止术中术后反流、呕吐,避免误吸、肺部感染或窒息等意外。胃排空时间正常人为4～6小时。情绪激动、恐惧、焦虑或疼痛不适等可致胃排空显著减慢。为此,成人一般应在麻醉前至少8小时,最好12小时开始禁饮、禁食,以保证胃彻底排空;在小儿术前也应至少禁饮、禁食8小时,但乳儿术前4小时可喂一次葡萄糖水。有关禁饮、禁食的重要意义,必须向患者及家属交代清楚,以争取合作。

(五)膀胱的准备

患者送入手术室前应嘱其排空膀胱,以防止术中尿床和术后尿潴留,对盆腔手术则有利于手术野显露和预防膀胱损伤。危重患者或复杂大手术,均需于麻醉诱导后留置导尿管,以利观察尿量。

(六)口腔卫生准备

麻醉后,上呼吸道一般性细菌易被带入下呼吸道,在手术后抵抗力低下的状况下,可能引起肺部感染并发症。为此,患者住院后即应嘱患者早晚刷牙、饭后漱口,有松动龋齿或牙周炎症者需经口腔科诊治。进手术室前应将活动义齿摘除,以防麻醉时脱落,甚至被误吸入气管或嵌顿于食管。

(七)输液输血准备

施行中等以上的手术前,应检查患者的血型,准备一定数量的浓缩红细胞,做好交叉配血试验。凡有水、电解质或酸碱失衡者,术前均应常规输液,尽可能作补充和纠正。

(八)治疗药物的检查

病情复杂的患者,术前常已接受一系列药物治疗,手术前除要全面检查药物的治疗效果外,还应重点考虑某些药物与麻醉药物之间存在相互作用的问题,有些容易在麻醉中引起不良反应。为此,对某些药物要确定是否继续服用、调整剂量再用或停止使用。例如,洋地黄、胰岛素、皮质激素和抗癫痫药,一般都需要继续用至术前,但应核对剂量重作调整。对1个月以前曾服用较长时间皮质激素,而术前已经停服者,手术中仍有可能发生急性肾上腺皮质功能不全危象,故术前必须恢复使用外源性皮质激素,直至术后数天。正在施行抗凝治疗的患者,手术前应停止使用,并需设法拮抗其残余抗凝作用。患者长期服用某些中枢神经抑制药,如巴比妥、阿片类、单胺氧化酶抑制药、三环类抗忧郁药等,均可影响对麻醉药的耐受性,或于麻醉中易诱发呼吸和循环意外,故均应于术前停止使用。安定类药(如吩噻嗪类药——氯丙嗪)、抗高血压药(如萝芙木类药——利舍平)、抗心绞痛药(如β受体阻滞剂)等,均可能导致麻醉中出现低血压、心动过缓,甚至心缩无力,故术前均应考虑是否继续使用、调整剂量使用或暂停使用。

(九)手术前晚复查

手术前晚应对全部准备工作进行复查。如临时发现患者感冒、发热、妇女月经来潮等情况时,除非急症,否则手术应推迟施行。手术前晚睡前宜给患者服用镇静催眠药,以保证有充足的睡眠。

四、手术当天及术中的护理措施

(1)患者入手术室前,巡回护士调节好室温,使患者感到温暖舒适,以免着凉感冒。

(2)手术室护士在患者人手术室后对不同年龄的患者用不同的方式亲切地打招呼,查对患者时用一种拉家常的方式而不能像查户口或审问,避免加重患者紧张情绪。

(3)根据要求,协助医师按时填写《麻醉手术前访视记录表》,围术期用药应“三查”“八对”。

(4)对患者提出的疑问应尽可能答复或解释,适当地满足患者的小小要求,像挠痒痒等,并对

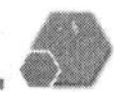

手术与麻醉方式做简单明了的介绍。

(5)轻柔地使用约束带，同时向患者解释这样做仅仅是为了她的安全，不要让其联想到“五花大绑”“上刑场”之类的词。手臂外展角度<90°，手臂放于托手板上，一定要软布包裹，防止腕、肘、肩关节受压。另外，血压计袖带同样要绑得适宜，防止出现红色压痕。

(6)正确摆放截石位，避免出现局部皮肤压伤、静脉血栓形成和腓总神经损伤等并发症。术后随访注意患者下肢的皮肤颜色、温度、感觉、运动功能。提醒患者如出现异常反应及时与医师联系。

(7)巡回护士在进行一些与患者身体有接触的操作或准备(如绑约束带、静脉穿刺等)时，应先与患者招呼一声(比如说会有点不舒服，有点痛等)，让其有心理准备，以免加重其原有紧张情绪。

(8)洗手、巡回护士在术前准备过程中应轻柔、高效，避免发出太大响声；不喧闹，不闲扯，不随意开玩笑，以保证手术室的安静。

(9)手术中经常询问患者有何不适，有时抚摸其不适处或轻握其手可使患者得到安慰和鼓励，让其体会到有人关心她，从而增加战胜疾病的信心。

(10)防止感染，从以下几个方面注意：①所有手术人员按手术室要求穿、戴，并且皮肤无破损、感染，患感冒的医务人员不得入手术室；严格遵守无菌操作，如有污染或怀疑污染应及时更换、消毒。②所有器械、敷料包经高压灭菌符合要求后方可使用，同时包布应完整无破损及潮湿。一次性用品使用时严格检查批号及包装有无破损。③静脉穿刺时应严格消毒皮肤并严守操作规程，用无菌贴膜固定好。使用三通给药后及时盖好三通帽。④术中遵医嘱及时使用抗生素。⑤切口应清洁、备皮，如需在手术间备皮则应注意防止碎屑飞扬及剃破皮肤。⑥手术组人员术中避免不必要的交谈、说笑。

(11)敏捷地配合麻醉医师进行硬膜外麻醉，协助患者摆好体位，在麻醉医师操作过程中陪在患者身边，这样既可使患者很好地与麻醉医师合作，又可防止患者意外受伤。

(12)静脉穿刺时先做好解释工作，穿刺时穿破皮肤后套管针直接送入血管，避免在皮下组织内行走，以减轻穿刺带来的痛苦。术中巡视患者，注意保持液体无漏出或空气栓子。输液、给药时应严格查对药液的批号、透明度，有无沉淀及包装有无破损等，同时要与麻醉医师共同核对后方可使用。输血前与麻醉医师共同核对血型单、交叉配血单、采血日期，防止输错血型。冷藏血在输前应稍加温。

(陈　萃)

第四节　围麻醉期常见并发症的处理与护理

一、术后躁动的处理及护理

手术结束停止麻醉后患者苏醒，但有些患者可能出现意识模糊、嗜睡、定向障碍、躁动不安等脑功能障碍。术后躁动患者往往表现为交感神经兴奋，从而增加循环系统并发症和术后出血量；剧烈的活动将造成伤口裂开，输液管、引流管脱落甚至导致手术失败、意外受伤等严重并发症。术后躁动的危险因素：术后患者呼吸功能受抑制，血压过低，代谢紊乱，水、电解质紊乱，术前有癫痫病史等中枢神经系统并发症，术前长期服用精神治疗药、镇静药、乙醇及麻醉药品等。子宫、卵巢等切除手术可导致剧烈的情感反应,另外,疼痛、尿潴留、胃膨胀、恶心、呕吐、眩晕等因素均可引起术后躁动。可采用如下护理措施防治术后躁动。

(1)尽量减少造成术后躁动的因素,包括术中维持恰当的麻醉深度,术后注意观察患者呼吸功能并常规术后输氧,维持血压稳定,充分的术后镇痛及避免不良刺激等。

(2)在躁动原因未明确之前,主要是加强护理,以防挣扎而导致伤口裂开,引流管、导尿管及输液管被拔出;采取必要的防护措施,以防发生患者从床上翻下而致摔伤等意外性伤害。

(3)如躁动的原因较为明确,应立即予以消除。对可能的原因去除后躁动仍无明显缓解或原因不明的躁动患者,若无呼吸和循环功能不全,可适当使用起效快、作用时间短的镇静催眠药,如咪达唑仑、丙泊酚等。切忌在呼吸循环不稳定的情况下使用上述药物,否则将导致严重并发症,甚至危及患者的生命安全。

二、麻醉手术期寒战的处理及护理

围麻醉手术期5%～65%的患者会出现寒战现象,其发生原因目前尚不十分清楚。若手术时患者长时间持续寒战,机体耗氧量和二氧化碳产生增加,进而易产生低氧血症、乳酸性酸中毒、每分通气量和心排血量增加及眼压增高,对老年人、冠心病、高血压、肺功能不全等患者的围术期恢复极为不利;严重的寒战会出现整个躯体明显抖动,这将使冠心病患者心肌缺血明显加剧,可导致严重心律失常、心肌梗死,甚至死亡,所以应积极防治围术期的寒战。

(一)注意围术期的保暖,防止体温下降

因为硬膜外麻醉及手术消毒时需要暴露手术患者,故患者入手术室前即应将室内温度调整在24～28℃。手术中如需用大量生理盐水冲洗腹腔,宜用同体温的温盐水,大量输液、输血者也可采用预温热的方法。

(二)药物治疗

地西泮、咪达唑仑、哌替啶、氟哌利多、异丙嗪等药物均有消除寒战的作用,可以酌情选用,但要警惕药物的不良反应。

(三)输氧

输氧能有效预防低氧血症的发生。

三、围术期呼吸抑制的处理及护理

围术期呼吸抑制的发生率很高,临床表现为呼吸幅度变小、呼吸频率过低、节律不规则、呼吸道梗阻及呼吸暂停等。引起呼吸抑制的原因:①患者自身病理生理状况,如年老、体弱、肥胖、肺部感染、肺气肿、肺心病、哮喘、营养不良、肝肾功能受损等。②麻醉药蓄积或残留作用,如宫颈癌广泛根治手术患者接受大剂量中长效肌松药、吸入性麻醉药、镇痛镇静药。③手术后疼痛,也可以影响患者通气功能。护理措施如下。

(1)术前加强对肺部感染患者的治疗:根据细菌培养加药敏检查,选用适当的抗生素。

(2)对肺功能不全的患者应重视肺功能的锻炼,提高呼吸储备能力。

(3)加强对术后患者呼吸功能的观察:定期检查患者的呼吸频率、呼吸幅度,对可疑患者可行脉搏氧饱和度监测和血气分析。

(4)术后患者应常规输氧:研究表明,硬膜外麻醉或全身麻醉后24小时内许多患者将出现不同程度的缺氧,而输氧能很好地解决这一问题。

(5)保持患者呼吸道通畅:术后舌后坠引起呼吸道梗阻可采用托下颌、置口咽通气道或气管内插管等手段。

(6)及时清除呼吸道分泌物:手术创伤和吸入麻醉均可抑制肺泡表面物质活性,致肺顺应性降低,肺泡萎陷;痰液潴留于气道,可引起支气管堵塞及小叶性肺不张,易继发肺部感染;如有大量的黏稠痰液,不能及时排出,可能会造成呼吸道窒息而危及生命。因此,术后要鼓励患者咳嗽、深呼吸,拍击胸壁协助患者咳痰;尽早开始雾化吸入,湿化气道有利于支气管纤毛恢复运动。对咳痰无力,呼吸功能严重不全,并有神志恍惚或昏迷者,应及时气管插管或气管造口插管,彻底吸痰,供氧及应用呼吸器治疗。

(7)伤口疼痛的处理:手术后患者因伤口疼痛往往不愿主动深呼吸或用力咳嗽排痰,恰当应用吗啡类镇痛药或硬膜外注射低浓度丁哌卡因加小剂量吗啡类镇痛药能有效镇痛,可使患者敢于深呼吸及咳嗽,由此可显著改善通气,减少肺部并发症,但同时不应忽视镇痛药所致的不良反应。

(8)应随时准备好面罩加压给氧,机械通气,抽吸器等物品及纳洛酮和多沙普仑等药品。

四、围术期恶心、呕吐的护理

妇产科手术患者围术期恶心、呕吐的发生率较高,围术期恶心、呕吐不仅给患者增添痛苦,而且会导致水、电解质,酸碱平衡紊乱,伤口撕裂而影响患者的术后恢复。某些患者可因误吸而发生吸入性肺炎甚至死亡,故对围术期恶心、呕吐的防治十分重要。

围术期恶心、呕吐的易发因素包括以下几点。①年龄:儿童和青春期术后恶心、呕吐发生率最高,老年人术后恶心、呕吐的发生率较低。②性别:女性术后恶心、呕吐的发生率是男性的 2～3 倍。③肥胖患者术后恶心、呕吐的发生率较高。④术前有运动呕吐史和呕吐阈值较低的患者容易发生恶心、呕吐。⑤患者对手术如有恐惧和担忧,精神上有沉重的负担,通过大脑皮质兴奋呕吐中枢,引起恶心、呕吐。⑥进食后不久进行手术或术后不久即进食均易引起术后恶心、呕吐,但如果禁食时间过长也会触发呕吐,特别是女性患者。可采用如下护理措施防治围术期恶心、呕吐。

(一)解除患者思想顾虑和急躁情绪

术前就要重视对围术期恶心、呕吐的预防,要将手术目的、麻醉方式、手术体位及手术中可能出现的不适情况给患者作恰当的解释,消除患者的思想顾虑,取得患者的信任。

(二)禁食

适当的禁食可明显降低围术期恶心、呕吐的发生率,除用局麻做小手术外,不论采用何种麻醉方式,成人应在麻醉手术前8～12 小时禁饮禁食。

(三)适当镇痛

患者会因伤口疼痛而呻吟,这将使进入胃内的气体增加而导致恶心、呕吐,而单纯应用麻醉性镇痛药如哌替啶也可致恶心、呕吐,故选择适当的药物及给药途径行术后镇痛也有助于降低术后恶心、呕吐的发生。

(四)药物

常用的止吐药包括氟哌利多、甲氧氯普胺、昂丹司琼、异丙嗪、东莨菪碱等。

(五)其他

其他包括针灸,避免使用有严重胃肠刺激的药物,维持水、电解质、酸碱平衡及尽量少移动患者等。

(陈　萃)

第五章

助 产 护 理

第一节　助产操作技术

一、守(观察)宫缩

(一)目的

定时连续观察子宫收缩持续时间、间歇期时间、强度及节律，并及时记录。这是了解产程进展的重要手段，发现异常及早处理。

(二)物品准备

无须特殊物品准备。

(三)操作步骤

(1)评估当时孕妇产程进展情况，了解宫口开大、先露下降、是否破膜等。

(2)助产士坐在产妇一侧，将手掌放于产妇腹壁宫底处，感觉宫缩时宫体部隆起变硬，间歇期松弛变软，连续观察 3 次宫缩持续时间、强度、间歇时间及规律性，方可记录。

(3)产程中每 1～2 小时观察记录一次。

(四)注意事项

(1)在连续 3 次宫缩观察期间，助产士的手不得离开产妇腹壁，手掌自然放松，不得施压刺激子宫。

(2)宫缩观察记录包括：子宫收缩持续时间、间歇期时间、强度及节律。

(3)产程开始时子宫收缩持续时间较短(约 30 秒)且弱，间歇期时间较长(5～6 分钟)，随着产程进展，持续时间渐长(50～60 秒)且强度不断增加，间歇期时间渐短(2～3 分钟)。

二、四步触诊法

(一)目的

通过对孕妇的腹部触诊，评估宫底高度、胎儿大小、胎方位、胎先露是否入盆或衔接。

(二)物品准备

测量用皮尺。

(三)操作步骤

(1)操作者洗手后至孕妇床旁,向孕妇解释四步触诊检查的目的。

(2)指导孕妇平卧,双腿屈膝,解开衣服暴露出腹部。

(3)触诊操作检查。①第一步:检查者站在孕妇右侧,双手置于宫底部,了解子宫底部形状,用皮尺测量子宫底高度,评估胎儿大小与妊娠周数是否相符。用手相对在子宫底轻轻触摸,分辨子宫底部胎儿部分是头还是臀。②第二步:检查者双手平放于孕妇腹部两侧,一手固定,另一手轻按检查,两手交替辨别胎背及四肢,如触到平坦部分即为胎儿背部。③第三步:检查者右手置于耻骨联合上方,拇指与其他四指分开,轻轻深按并握住胎儿先露部,进一步查清是头或臀,左右推动胎先露确定是否与骨盆衔接。若胎儿先露部仍可左右移动,表示尚未衔接入盆。若不能移动,表明先露已衔接入盆。④第四步:检查者面向孕妇足端,两手放于先露部两侧,轻轻向骨盆入口方向深压,再次核对胎先露部分与第一步手法判断是否相符,并确定胎先露部入盆程度。

(4)检查完毕,协助孕妇整理好衣服,取舒适卧位或将孕妇扶起。

(5)检查者洗手,告诉孕妇检查结果并记录。

(四)注意事项

(1)检查者温暖双手后方可操作,避免孕妇感觉不适。

(2)检查时注意遮挡孕妇保护隐私。

(3)检查时注意为孕妇保暖,减少不必要的暴露。

(4)检查时注意动作轻柔。

三、阴道检查

(一)目的

检查宫口开大情况,了解产程进展、骨盆内径线、胎先露下降水平及胎方位等。

(二)物品准备

无菌敷料罐1个,无菌纱布若干放于敷料罐中。聚维酮碘原液1瓶,将适量的聚维酮碘原液倒入上述敷料罐中,以浸透纱布为宜,无菌镊子罐(干罐)1个。

(三)操作步骤

(1)检查者戴好帽子、口罩。

(2)按六步洗手法将双手洗干净,戴单只无菌手套(检查者右手。)

(3)用聚维酮碘原液纱布消毒外阴部。外阴消毒范围和顺序:阴裂、双侧小阴唇、双侧大阴唇、会阴体、肛门。

(4)检查者用右手示指和中指轻轻进入阴道进行检查。检查内容:宫口扩张程度,是否有水肿、胎先露下降程度,胎膜是否破裂、骨盆内壁形态、径线等。

(5)检查完毕后,脱去手套,帮助孕妇整理衣服,告知检查结果并记录。

(四)注意事项

(1)检查时注意为孕妇保暖,注意保护孕妇隐私(可使用隔帘或屏风)。

(2)注意检查时手法,避免阴道检查时造成人工剥膜和人工破膜。

四、产时会阴冲洗(分娩或阴道操作前的会阴清洁和消毒)

(一)目的

在进行阴道或宫腔无菌操作前,对外阴进行清洁和消毒,避免阴道、宫腔检查和接产时造成生殖道上行感染。产时会阴冲洗临床通常应用于接产、内诊、人工破膜、阴道手术操作、宫腔操作等技术之前的准备。

(二)物品准备

冲洗盘1个,内有:盛39~41 ℃温水500 mL的容器2个、无菌镊子罐1个、无菌镊子4把、无菌敷料罐2个(其中一个盛放10%~20%肥皂水纱布,另一个盛放聚维酮碘纱布)、无菌接生巾1块、一次性冲洗垫1个、污水桶1个。

(三)操作步骤

(1)向孕妇或产妇解释操作内容,目的是取得她们的配合。协助孕妇或产妇取仰卧位,脱去裤子和内裤,双腿屈曲分开充分暴露外阴部,操作人员站在床尾部或右侧。

(2)将产床调节成床尾稍向下倾斜的位置,并将孕妇或产妇腰下的衣服向上拉,以免冲洗时打湿衣服。

(3)清洁操作。

用第一把镊子夹取肥皂水纱布1块,清洁顺序:阴阜→左右腹股沟→左右大腿内侧上1/3~1/2处→会阴体→两侧臀部,擦洗时稍用力,要将皮肤处的血迹、污物等清洁干净,然后弃掉纱布。

从无菌敷料罐中取第二块肥皂水纱布,需使用无菌镊子传递,按下列顺序清洁擦洗:阴裂→左右小阴唇→左右大阴唇→会阴体(该处稍用力,反复擦洗)→肛门,弃掉纱布及第一把镊子,此过程需要2分30秒。

用温水由外至内缓慢冲净肥皂,约需1分钟。

第二把无菌镊子夹肥皂水纱布:再按(1)、(2)、(3)程序重复冲洗一遍。

(4)消毒操作:第三把无菌镊子夹取聚维酮碘纱布1块,擦洗外阴一遍。按下列顺序:阴裂→左右小阴唇→左右大阴唇→阴阜→腹股沟→大腿内上1/3~1/2处→左右臀部→会阴体→肛门,消毒范围不要超出肥皂擦洗清洁范围,弃掉镊子。

(5)撤出臀下一次性会阴垫,垫好无菌接生巾。

(四)注意事项

(1)注意为孕妇或产妇保暖和遮挡。

(2)用水冲洗前,操作者应先测试水温,可将水倒在操作者的手腕部测水温,水温为39~41 ℃以产妇感觉适合为宜。

(3)所有冲洗用物均为灭菌物品,每天更换一次,并注明开启时间和日期,操作者严格无菌操作。

(4)冲洗过程中要注意与孕妇或产妇交流和观察产程进展,发现异常,应及时告知医师,并遵医嘱给予相应处理。

五、铺产台

(一)目的

使新生儿分娩在无菌区域内,减少产妇及新生儿的感染机会,使无菌技术得以实施。

(二)物品准备

产包内有:一号包皮1个、内包皮1个、产单1个、接生巾4~6块、长袜2只、计血器1个、持针器1把、齿镊1把、止血钳3把(其中至少有一把直钳)、断脐剪1把、脐带卷1个、敷料碗2个、长棉签4个、纱布7块、尺子1把、洗耳球1个、尾纱1个。

(三)操作步骤

(1)在宫缩间歇,向孕妇解释操作内容和目的,取得孕妇配合。

(2)打开新生儿辐射台提前预热(调节到28~30 ℃,早产儿需要调节的温度更高)。

(3)接产者刷手后,取屈肘手高姿势进入产房(注意手不能高过头部,不能低于腰部)。

(4)助手按无菌原则将产包内、外包皮逐层打开。

(5)接产者穿隔离衣,检查产包内灭菌指示剂是否达消毒标准,接产者双手拿住产单的上侧两角,用两端的折角将双手包住,嘱孕妇抬起臀部,将产单的近端铺于孕妇臀下,取长袜(由助手协助抬起孕妇左腿),将1只长袜套于孕妇左腿上,助手尽量拉长袜开口处至孕妇大腿根部,在大腿外侧打结。用同样方法穿右侧长袜。

(6)接产者戴无菌手套,将一块接生巾打开,一侧反折盖于腹部,第二块接生巾折叠后放于孕妇会阴下方,用于保护会阴。另取2块接生巾,按新生儿复苏要求放置于新生儿辐射台上,一块做成肩垫,另一块用于擦拭新生儿。其余物品和器械,按接产使用顺序依次摆好,用无菌接生巾覆盖。

(7)助手将新生儿襁褓准备好,室温保持26~28 ℃。

(四)注意事项

(1)准备物品时,检查产包有无潮湿、松散等被污染的情况,如有上述情况应更换。

(2)向孕妇解释相关内容,以取得配合。

(3)嘱孕妇及陪产家属勿触摸无菌敷料和物品。

(4)注意为孕妇保暖。

(5)铺台时接产者要注意产程进展,与孕妇保持交流,使其安心,指导孕妇宫缩时屏气用力。

六、胎心监护

(一)目的

通过描记的胎心基线、胎动时胎心变化,动态观察胎儿在宫腔内的反应。

(二)物品准备

胎心监护仪、超声耦合剂、腹带(固定探头用)。

(三)操作步骤

(1)向孕妇解释做胎心监护的目的。

(2)协助孕妇取仰卧位或坐位。

(3)用四步触诊手法了解胎方位,将胎心探头、宫腔压力探头固定于孕妇腹部,胎心探头应放在胎心最清晰的部位,宫腔压力探头应放在近宫底处。

(4)胎儿反应正常时,胎心监护只需做20分钟,异常时可根据情况酌情延长监护时间(胎动反应不佳时可以给予腹部适当的声音刺激或触摸刺激,促进胎动)。

(5)医师作出报告,并将所做胎心监护曲线图粘贴于病历报告单上保存。

(6)帮助孕妇整理好衣服,取舒适的卧位或坐位。

(7)整理胎心监护用物。

(四)注意事项

(1)帮助孕妇采取舒适体位,告知大约所需时间。

(2)固定胎心探头和宫腔压力探头时松紧应适度,避免孕妇不舒适。

(3)刺激胎动时,动作要轻柔适度。

(4)胎心监护结束后将结果告知孕妇。

(5)腹带应每天更换、清洁备用。

七、正常分娩接产术

(一)操作目的

规范操作流程,按分娩机转娩出胎儿,适时保护会阴,保障母婴安全。

(二)操作评估

1.适应证

评估能自然分娩的孕妇。

2.禁忌证

头盆不称;异常胎位,如臀位、面先露或胎位不清;无阴道分娩条件如骨盆狭窄、产道梗阻;宫口未开全。

(三)操作准备

1.用物准备

接生台、无菌器械包、一次性产包、消毒棉球、脐带夹(气门芯)、20 mL 针筒、长针头、2%利多卡因、生理盐水、可吸收缝线、无影灯。

2.环境准备

关门窗,调节室温 24～28 ℃;注意隐私。

3.人员准备

操作者着装规范、修剪指甲、外科洗手、戴口罩;孕妇意识清醒能配合,排空膀胱。

(四)操作步骤

(1)向孕妇解释操作目的、签署阴道分娩知情同意书。

(2)评估孕妇的精神状况、合作程度、产程进展情况及胎儿情况,做好沟通,取得配合。

(3)孕妇取舒适的自由体位,会阴消毒,铺无菌操作台。

(4)接产。操作者外科洗手,穿无菌手术衣,戴无菌手套,两人清点器械纱布,摆放好物品。阴道检查:评估会阴条件、胎方位及骨盆情况等。正确把握接生时机,正确指导产妇配合用力,一手适度控制胎儿娩出速度,一手适度保护会阴,尽可能在宫缩间歇期娩出胎头。胎头娩出后,以左手至鼻根向下颏挤压,挤出口鼻内的黏液和羊水。协助复位和外旋转,操作者左手下压胎儿颈部,协助前肩自耻骨弓下娩出,再托胎颈向上使后肩缓缓娩出(或左右手分别放置颈部上下,先左手向下轻压胎儿颈部娩前肩,再右手托胎颈向上娩出后肩)。将储血器置产妇臀下以准确计量出血量。

(5)新生儿护理:如新生儿有窒息,立即按新生儿复苏流程。①初步复苏:擦干保暖、摆正体位、清理呼吸道、刺激。②脐部护理:用气门芯或脐带夹断脐。WHO 建议晚扎脐带。③分娩后 1 小时内做好新生儿早吸吮。④进行新生儿常规体检及护理。

(6)协助胎盘娩出。①确认胎盘剥离。②正确手法协助胎盘娩出:宫缩时左手轻压宫底,右手牵拉脐带,当胎盘娩出至阴道口时,用双手捧住胎盘,向同一个方向边旋转边向外牵拉,直至胎盘完全娩出。③检查胎盘,胎膜是否完整,脐带有无异常及有无副胎盘,测量胎盘大小及脐带长度。

(7)检查软产道,如有裂伤或会阴切开,按解剖进行缝合修复(见会阴切开缝合术和会阴裂伤缝合术)。

(8)准确评估出血量。

(9)整理用物,再次双人清点纱布。

(10)协助产妇取舒适体位,整理床单位,注意保暖。

(11)给予相关健康教育指导并协助早吸吮。

(12)分类处置用物。

(13)洗手、记录。

(五)健康指导

1.操作前

解释此项操作的目的,取得孕妇的理解与配合,排空膀胱。

2.操作中

注意与孕产妇沟通,指导配合方法,保持放松状态。

3.操作后

做好饮食、活动、排尿及母乳喂养指导;告知保持会阴部清洁。注意阴道流血,若流血多、肛门有坠胀感或切口疼痛剧烈,应及时告诉医护人员。

(六)注意事项

(1)操作前做好沟通,取得孕妇的配合;排空膀胱,必要时行导尿术。

(2)操作中注意保暖和隐私保护,注意人文关怀。

(3)操作者应遵循自然分娩理念,不亦过早、过多地干预产程。

(4)接产过程中应严密观察宫缩和胎心,以及时评估母儿状况,适时接产。

(5)协助胎盘娩出时,不应在胎盘未完全剥离前用力按压子宫和用力牵拉脐带,以免发生拉断脐带甚至造成子宫内翻。

(6)接产过程严格无菌操作规程。

八、胎头吸引器助产术

(一)操作目的

利用负压原理,通过外力按分娩机转进行牵引,配合产力,达到协助胎儿娩出的目的。

(二)操作评估

1.适应证

第二产程延长,包括持续性枕横位,硬膜外麻醉导致孕妇用力差;需要缩短第二产程时间,如产妇心脏病、高血压等内科疾病,胎儿宫内窘迫等;瘢痕子宫,有子宫手术史,不宜过分使用腹压者;轻度头盆不称,胎头内旋转受阻者。

2.禁忌证

头盆不称;异常胎位,如臀位、面先露或胎位不清;无阴道分娩条件如骨盆狭窄、产道梗阻;子宫脱垂或尿瘘修补术后;孕周较小的早产(<34 周);怀疑胎儿凝血功能异常;产钳助产失败后;胎头未衔接;宫口未开全或胎膜未破者。

(三)操作准备

1.用物准备

胎头吸引器、导尿管、无菌器械包(同会阴侧切术)、聚维酮碘棉球、20 mL 针筒、长针头、麻醉药、生理盐水。

2.环境准备

关闭门窗,调节室温 24～28 ℃,注意隐私,必要时围帘或屏风遮挡。

3.人员准备

操作者着装规范、修剪指甲、戴口罩、外科洗手;孕妇意识清醒能配合,排空膀胱。

(四)操作步骤

(1)向产妇解释操作目的,做好沟通,取得配合。签署知情同意书。

(2)评估孕妇的精神状况、产程进展及胎儿情况,排除禁忌证。

(3)注意保暖和隐私保护。

(4)协助孕妇取膀胱截石位,会阴消毒,铺无菌操作台。

(5)操作者外科洗手,穿无菌手术衣,戴无菌手套,检查胎头吸引器有无损坏、漏气、器械组装是否严密。

(6)阴道检查:评估会阴条件、胎方位及骨盆情况等。

(7)检查是否排空膀胱,必要时导尿。

(8)放置胎头吸引器:吸引杯头端消毒,涂无菌液状石蜡,左手分开两侧小阴唇,暴露阴道外口,以左手示指、中指掌侧向下撑开阴道后壁,右手持吸引器将吸引杯头端向下压入阴道后壁前方,然后左手示指、中指掌面向上,分开阴道壁右侧,使吸引杯右侧缘滑入阴道内,继而手指转向上,提拉阴道前壁,使吸引杯上缘滑入阴道内,最后拉开左侧阴道壁,使吸引杯完全滑入阴道内与胎头顶部紧贴。

(9)抽吸负压:①电动吸引器抽气法,胎头位置低可用 40.0 kPa(300 mmHg)负压,胎头位置高或胎儿偏大可用 60.0 kPa(450 mmHg)负压,一般情况用 50.7(380 mmHg)负压;②注射器抽吸法,一般由助手用50 mL空针缓慢抽气,一般抽出空气 150 mL 左右;③一次性整体负压胎吸装置,反复按压抽吸至负压标尺达绿色区域[60.0～80.0 kPa(450～600 mmHg)]。

(10)牵引:右手握持牵引柄,左手中指。示指顶住胎头枕部,缓慢牵引。牵引方向根据胎先露平面,循产轴方向在宫缩时进行,先向下向外牵引协助胎头俯屈,当胎头枕部抵达耻骨联合下方时,逐渐向上向外牵引,使胎头仰伸直至双顶径娩出。宫缩间歇期停止牵引,但保持牵引器不随胎头回缩。胎位不正时,牵引同时应顺势旋转胎头,每次宫缩旋转 45°为宜,必要时辅助腹部外倒转进行。

(11)取下吸引器:看到胎儿颌骨时,可拨开橡皮管或放开气管夹,或按压泄气阀,消除吸引器内负压,取出吸引器。

(12)按分娩机转娩出胎儿,处理同正常分娩接产术。

(13)协助产妇穿好衣裤,取舒适体位。

(14)胎盘娩出和新生儿处理同正常分娩接产术。

(15)准确评估出血量。

(16)整理用物,再次双人清点纱布。

(17)协助产妇取舒适体位,整理床单位,注意保暖。

(18)给予相关健康教育指导并协助早吸吮。

(19)分类处置用物。

(20)洗手、记录。

(五)健康指导

1.操作前

解释此项操作的目的,取得产妇的理解与配合,嘱产妇排空膀胱,并签署知情同意书。

2.操作中

注意与产妇沟通,指导配合方法,保持放松状态。

3.操作后

做好饮食、活动、排尿及母乳喂养指导;关注新生儿情况,如有异常及时医护人员。

(六)注意事项

(1)操作前做好沟通,取得产妇的配合,签署知情同意书;排空膀胱,必要时行导尿术。

(2)操作前评估全面,排除禁忌证。

(3)操作中注意保暖和隐私保护;注意人文关怀,指导配合。

(4)放置胎头吸引器位置正确:①吸引杯中心应位于胎头"俯屈点",即矢状缝上,后囟前方二横指(约 3 cm)处;②吸引器纵轴应与胎头矢状缝一致,并可作为旋转的标志(整体吸引装置除外);③牵引前应再次检查吸引杯附着位置,右手示指、中指伸入阴道,沿吸引杯与胎头衔接处触摸 1 周,检查是否紧密连接,避免阴道壁及宫颈组织夹入。

(5)把握吸引持续时间和次数:大多数文献报道胎吸助产的牵引次数应不超过 3 次,持续时间不超过 20 分钟。

(6)仔细检查新生儿有无头皮气肿、头皮血肿等产伤。

九、肩难产接产术

(一)操作目的

规范操作手法,掌握肩难产处理技术,保障母婴安全。

(二)操作评估

适应证:阴道分娩过程中发生的肩难产。

(三)操作准备

1.用物准备

接生台、无菌器械包、一次性产包、消毒棉球、脐带夹(气门芯)、20 mL 针筒、长针头、2%利多卡因、生理盐水、可吸收缝线、无影灯、新生儿复苏用物。

2.环境准备

关门窗,调节室温 24～28 ℃;注意隐私。

3.人员准备

增加 3 名操作人员,操作者着装规范、外科洗手、戴口罩;孕妇意识清醒能配合,排空膀胱。

(四)操作步骤

(1)胎头娩出后,发生娩肩困难,快速判断肩难产征兆。

(2)立即启动肩难产处理流程(HELPERR 操作法)。

H-寻求支援:呼叫上级医师、新生儿医师、助产士等到位。

E-评估会阴:是否行会阴切开或扩大会阴切口。

L-屈大腿:协助孕妇大腿向腹壁屈曲。

P-耻骨上加压配合接生者牵引胎头。

E-阴道内操作。①Rubin 手法:助产者的示指、中指放在前肩的背侧将肩膀向胸椎方向推动,使胎儿前肩内收压缩肩围;②Woods 手法:助产者的示指、中指紧贴胎儿后肩的前侧,将后肩向侧上旋转,至前肩位置娩出;③Rubin+Woods 联合旋转、反向旋转:当正常旋转方向不能实施时,可以尝试反向旋转。

R-先娩后肩:沿后肩探及肘关节,进而探及前臂,牵引前臂使肘关节屈曲于胸前,以洗脸的方式从胸前娩出后臂,再常规牵引胎头娩出前肩。注意牵引时不能牵引腕关节。

R-翻转孕妇:协助孕妇翻转呈四肢着地位,使双手双膝关节着地。常规牵引胎头,依靠重力作用,先娩出胎儿后肩。

最后方法:不建议采用,仅在上述方法无效时试行,需充分病情告知。方法:胎儿锁骨切断法;耻骨联合切开术;经腹子宫切开术;胎头复位剖宫产。

(3)胎儿娩出后处理同正常分娩接产术,如新生儿有窒息,立即按新生儿复苏流程。

(4)检查新生儿有无骨折等产伤发生。

(五)健康指导

1.操作前

解释此项操作的目的,取得产妇的理解。

2.操作中

注意与产妇沟通,协助产妇变换体位,指导其与助产人员主动配合。

3.操作后

告知新生儿情况,做好饮食、活动、排尿及心理指导。

(六)注意事项

(1)操作前评估孕妇情况,识别肩难产高危因素:既往有肩难产史、妊娠期糖尿病、过期妊娠、巨大儿、孕妇身材矮小及骨盆解剖异常、产程缓慢、行胎头吸引术或产钳助产术。

(2)正确判断肩难产征兆 胎头娩出后在会阴部伸缩(乌龟征),按常规助产方法不能娩出胎肩(建议60 秒为宜)。一旦发生,立即呼叫救援人员,启动 HELPERR 流程。

(3)操作中要不断评估胎心情况,避免先剪断脐带的操作。

(4)耻骨联合加压时注意,手放在胎儿前肩的后部,手掌向下,向侧方用力,使前肩内收。建议压力先持续,后间断,禁忌宫底加压。

(5)每项操作耗时建议以 30～60 秒为宜,做好抢救时间、步骤与结果的记录。

(6)做好新生儿复苏抢救准备。

(7)操作前后告知病情,做好沟通,取得产妇的配合。

十、软产道检查

(一)操作目的

阴道分娩后常规检查,以及时发现宫颈裂伤、阴道裂伤及有无血肿等,以及时处理,预防和减

少产后出血的发生。

（二）操作评估

适应证：阴道分娩后常规检查。

（三）操作准备

1.用物准备

聚维酮碘液、无菌纱布、无菌垫巾、无菌手套、无影灯、无齿卵圆钳、阴道拉钩、导尿管。

2.环境准备

关门窗，调节室温 24～28 ℃；注意隐私，必要时围帘或屏风遮挡。

3.人员准备

操作者着装规范、修剪指甲、戴口罩、外科洗手；产妇意识清醒能配合。

（四）操作步骤

(1)核对产妇姓名、住院号，向产妇解释操作目的，评估产妇情况、自理能力及合作程度。

(2)注意保暖和隐私保护。

(3)协助取仰卧膀胱截石位，外阴常规消毒，铺无菌巾，必要时导尿排空膀胱。

(4)操作者戴好无菌手套，左手分开阴道，暴露阴道壁，右手持纱布擦干阴道壁血迹，查看阴道壁有无损伤程度。若裂伤严重需用阴道拉钩充分暴露宫颈和阴道。

(5)宫颈检查：持宫颈钳钳夹住宫颈前唇、固定，再持 3 把无齿卵圆钳顺时针方向依次查看整个宫颈有无裂伤及损伤程度。

(6)宫颈探查后，助手再用拉钩暴露宫颈的前后穹隆和两侧穹隆，以及阴道伤口的顶端和阴道的四周。

(7)如有裂伤，按解剖组织逐层缝合。

(8)缝合后常规肛查，肠线有无穿过直肠黏膜及血肿，发现异常，以及时处理。

(9)准确评估出血量。

(10)协助产妇穿好衣裤，取舒适体位。

(11)整理床单位，注意保暖。

(12)给予相关健康指导。

(13)整理用物并分类处置。

(14)洗手、记录。

（五）健康指导

1.操作前

解释此项操作的目的，取得产妇的理解与配合，嘱产妇排空膀胱。

2.操作中

注意与产妇沟通，指导配合方法，保持放松状态。

3.操作后

做好饮食、活动、排尿指导；告知保持会阴部清洁；注意阴道流血，若流血多、肛门有坠胀感或切口疼痛剧烈，应及时告诉医护人员。

（六）注意事项

(1)操作前做好沟通，取得产妇的配合；是否排空膀胱，必要时行导尿术。

(2)操作中注意保暖和隐私保护。

(3)严格无菌操作规程,暴露充分。

(4)操作中注意人文关怀,动作轻柔,对裂伤严重者,必要时行麻醉镇痛。

十一、会阴切开术

(一)操作目的

阴道分娩时,为了避免会阴严重裂伤,减少会阴阻力,以利于胎儿娩出,缩短第二产程,保护盆底功能,减少母婴并发症等。

(二)操作评估

初产头位会阴紧、会阴部坚韧或发育不良、炎症、水肿,估计有严重撕裂者;需产钳助产、胎头吸引器助产或初产臀位经阴道分娩者;巨大儿、早产、胎儿生长受限或胎儿窘迫需减轻胎头受压并及早娩出者;产妇患心脏病或高血压等疾病需缩短第二产程者。

(三)操作准备

1.用物准备

聚维酮碘液、无菌棉球和纱布、麻醉药物(1%利多卡因)、20 mL 注射器、长穿刺针、器械产包(侧切剪、线剪、持针器、有齿镊、血管钳、小量杯)、无菌纱布、有尾纱布、可吸收肠线等。

2.环境准备

关门窗,调节室温 24～28 ℃;注意隐私,必要时围帘或屏风遮挡。

3.人员准备

操作者着装规范、修剪指甲、戴口罩、外科洗手;产妇意识清醒能配合。

(四)操作步骤

(1)向产妇解释操作目的,评估产妇情况、自理能力及合作程度。

(2)产妇取膀胱截石位,注意保暖和隐私保护。

(3)操作者外科洗手、穿无菌衣、戴无菌手套,双人清点纱布。

(4)再次评估产妇产程进展情况、会阴条件及胎儿情况,掌握会阴切开指征,签署知情同意书。

(5)未实施硬膜外镇痛者,采用阴部神经阻滞麻醉。

(6)麻醉起效后,适时行会阴切开。左手示指、中指伸入胎先露和阴道侧后壁间,右手持剪刀在会阴后联合正中偏左 0.5 cm 处,与正中线呈 45°,于宫缩时剪开皮肤和黏膜 3～4 cm(正中切开时沿会阴正中线向下切开 2～3 cm)。用纱布压迫止血,必要时结扎小动脉止血。

(7)胎儿胎盘娩出后,会阴切口缝合。检查软产道有无裂伤,阴道内置有尾纱条。

(8)按解剖结构逐层缝合。①缝合阴道黏膜:暴露阴道黏膜切口顶端,用 2/0 可吸收缝线自顶端上方 0.5 cm 处开始,间断或连续缝合阴道黏膜及黏膜下组织,至处女膜环对合打结;②缝合肌层:用 2/0 可吸收缝线间断或连续缝合会阴部肌层、皮下组织;③缝合皮肤:用 3/0 或 4/0 可吸收缝线连续皮内缝合。

(9)取出有尾纱布,检查缝合处有无出血或血肿。

(10)肛诊检查肠线是否穿过直肠黏膜及有无阴道后壁血肿。

(11)准确评估出血量。

(12)整理用物,再次双人清点纱布。

(13)协助产妇取舒适体位,整理床单位,注意保暖。

(14)给予相关健康教育指导。

(15)分类处置用物。

(16)洗手、记录。

(五)健康指导

1.操作前

解释此项操作的目的,取得产妇的理解与配合,嘱产妇排空膀胱。

2.操作中

注意与产妇沟通,指导配合方法,保持放松状态。

3.操作后

做好饮食、活动及排尿指导;告知保持会阴部清洁;注意阴道流血,若流血多、肛门有坠胀感或切口疼痛剧烈,应及时告诉医护人员。

(六)注意事项

(1)操作前做好沟通,取得产妇的配合;排空膀胱,必要时行导尿术。

(2)操作中注意保暖和隐私保护。

(3)严格掌握会阴切开术的适应证和切开时机,切开不宜过早,一般预计在2～3次宫缩胎儿可娩出。

(4)切开时剪刀应与皮肤垂直,会阴皮肤与黏膜切口整齐、内外一致;宫缩时,侧切角度宜在60°左右。

(5)正中切开的切口易向下延伸,伤及肛门括约肌。故手术助产、胎儿较大或接产技术不够熟练者不宜采用。

(6)缝合时按解剖结构逐层缝合,注意止血,不留无效腔;从切口顶端上0.5 cm缝合第一针。缝合时缝针不宜过密过紧,一般针距为1 cm。

(7)缝合后仔细检查有无渗血和血肿,肠线有无穿过直肠黏膜,发现异常,以及时处理。

十二、会阴裂伤修复术(Ⅰ、Ⅱ度)

(一)操作目的

按解剖结构修复损伤的会阴组织,达到止血、防止伤口感染的目的。

(二)操作评估

1.适应证

不同程度的会阴裂伤。

2.禁忌证

伤口急性感染期。

(三)操作准备

1.用物准备

阴道纱条、聚维酮液、无菌手套、2/0可吸收线、3/0可吸收线、持针器、线剪、血管钳、麻醉药物。

2.环境准备

关门窗,调节室温24～28 ℃;注意隐私,必要时围帘或屏风遮挡。

3.人员准备

操作者着装规范、修剪指甲、戴口罩、外科洗手；产妇意识清醒能配合。

(四)操作步骤

(1)核对产妇姓名、住院号，向产妇解释操作目的，评估产妇情况、自理能力及合作程度。

(2)注意保暖和隐私保护。

(3)协助产妇取仰卧膀胱截石位，外阴常规消毒，铺无菌巾，必要时导尿排空膀胱。

(4)操作者外科洗手、穿无菌衣、戴无菌手套，双人清点纱布。

(5)未实施硬膜外镇痛者，采用阴部神经阻滞麻醉或局部麻醉。

(6)操作者左手分开阴道，暴露阴道壁，右手持纱布擦干阴道壁血迹，查看阴道壁损伤程度，置有尾纱条。

(7)Ⅰ度裂伤修复：用2/0可吸收缝线间断或连续缝合阴道黏膜；3/0或4/0可吸收缝线连续皮内缝合或4号丝线间断缝合皮肤。

(8)Ⅱ度裂伤修复：暴露阴道黏膜切口顶端，自顶端上方0.5 cm处开始，用2/0可吸收缝线间断或连续缝合阴道黏膜和黏膜下组织，裂伤较深者建议间断缝合；用2/0可吸收缝线间断缝合会阴部肌层；3/0或4/0可吸收缝线连续皮内缝合或4号丝线间断缝合皮肤。

(9)取出有尾纱布，检查缝合处有无出血或血肿。

(10)肛诊检查肠线是否穿过直肠黏膜及有无阴道后壁血肿。

(11)准确评估出血量。

(12)整理用物，再次双人清点纱布。

(13)协助产妇穿好衣裤，取舒适体位。

(14)整理床单位。

(15)给予相关健康指导。

(16)整理用物并分类处置。

(17)洗手、记录。

(五)健康指导

1.操作前

解释此项操作的目的，取得产妇的理解与配合，嘱产妇排空膀胱。

2.操作中

注意与产妇沟通，指导配合方法，保持放松状态。

3.操作后

强调饮食指导，无渣半流或流质3天，后根据伤口愈合情况修改饮食；做好活动及排尿指导；告知保持会阴部清洁；注意阴道流血，若流血多、肛门有坠胀感或切口疼痛剧烈，应及时告诉医护人员。

(六)注意事项

(1)操作前做好沟通，取得产妇的配合；排空膀胱，必要时行导尿术。

(2)操作中注意保暖和隐私保护。

(3)正确评估裂伤程度，按解剖结构对合整齐，逐层修复。

(4)选择正确的麻醉方式，对充分暴露、修复组织及镇痛有着重要作用。

(5)缝合后仔细检查有无渗血和血肿，肠线有无穿过直肠黏膜，发现异常，以及时处理。

(6)缝合时从伤口顶端上 0.5 cm 缝合第一针,缝合时缝针不宜过密过紧,一般针距为 1 cm,注意止血,不留无效腔。

(7)完善术后谈话和病历书写完整,加强饮食指导。

十三、新生儿窒息复苏

(一)目的

新生儿问世的瞬间有时是十分危急的,产科和儿科的医护人员,尤其是产房的医务人员应熟练掌握新生儿窒息复苏技能和流程,在新生儿出现窒息时能立即得以实施复苏技术,并能相互配合。

(二)物品准备

氧气湿化瓶、氧气管、新生儿复苏气囊(自动充气式或气流充气式)、婴儿低压吸引器、各种型号的气管插管、吸痰管、新生儿喉镜(带有为足月儿和早产儿应用的 2 个叶片)、肾上腺素、生理盐水、胶布、新生儿辐射台、胎粪吸引管、听诊器、各种型号的空针、胃管、胶布等,连接好氧气装置,氧流量调节到每分钟 5 L。

(三)操作步骤

(1)A:建立通畅的气道。

(2)B:建立呼吸。

(3)C:建立正常的循环。

(4)D:药物治疗。

其中为新生儿开放气道和给予通气是最为重要的部分,大部分新生儿窒息复苏在实施了 ABC 方案后很少再需要用药。

1.评估复苏的适应证

新生儿出生时负责复苏的人员应明确有无以下问题。

(1)羊水情况,有无胎粪污染:胎粪污染,新生儿没有活力时,清理呼吸道应气管插管连接胎粪吸引管,将污染的羊水吸出。

(2)有无呼吸或哭声:出生后没有呼吸或只有喘息时需要复苏。

(3)肌张力情况:肌张力差,没有呼吸时,应实施复苏。

(4)是否足月:早产儿发生窒息的风险更大,不足月时更应做好复苏的准备。

2.复苏的最初步骤(A——建立通畅的气道)

(1)保暖:新生儿娩出前应关闭门窗、空调,避免空气对流。出生后放在辐射保暖台上(新生儿辐射台,应提前预热),摆正体位(鼻吸气位)。

(2)摆正体位,清理呼吸道。

接生者可以在胎头娩出时,用手将口鼻中的大部分黏液挤出,清理鼻腔黏液时应两侧鼻孔交替进行。

胎儿娩出后,使其仰卧在辐射台上,将新生儿颈部轻度仰伸呈“鼻吸气状”,可使用肩垫(肩垫高度2～3 cm)抬高肩部,使呼吸道通畅,更有助于保持最佳复苏体位。黏液多的新生儿,则应把头部转向一侧,使黏液积聚在口腔一侧,并尽快吸出。

吸引黏液时,应先清除口腔黏液,后吸鼻腔黏液,以免刺激新生儿呼吸,将羊水或黏液吸入肺部。吸引的负压和吸引管插入的深度都要适度。用吸引管吸引时要边吸边转动吸管,以避免吸管持续吸在一处黏膜上造成损伤。用吸球者，应先捏瘪吸球，排出球腔内的空气再吸，这样可避免气流把黏液推入深部。用电动吸引器的负压应不高于 13.3 kPa(100 mmHg)，负压过大易致新生儿气道黏膜损伤。

对于羊水有胎粪污染者，应在胎头娩出产道时即用手法将胎儿口鼻中的黏液挤出，待新生儿全身都娩出后，迅速置于辐射台上，再次用手挤口鼻黏液。如新生儿有活力(新生儿有活力的定义为：哭声响亮或呼吸好，肌张力好，心率>100 次/分)，则新生儿不需特殊处理，常规给予吸痰法清理呼吸道。反之，新生儿无活力(新生儿有活力的定义中任何一项被否定时称为无活力)，负责新生儿复苏的儿科或产科医师应立即用新生儿喉镜暴露气管，使用一次性气管插管吸净呼吸道羊水和胎粪，然后再继续下一步。

(3)迅速擦干：待吸净气道后，用毛巾迅速擦干新生儿全身羊水、血迹，注意头部擦干，并将湿巾撤掉。如果此时新生儿仍没有哭声或呼吸，重新摆正体位(新生儿仰卧，头部轻度仰伸——鼻吸气位)。

(4)触觉刺激，诱发呼吸：新生儿被擦干、刺激以后仍没有呼吸或哭声时，可给予触觉刺激诱发呼吸。触觉刺激的方法有两种：①操作者用一只手轻柔地摩擦新生儿背部或躯体两侧；②轻弹或轻拍足底。新生儿大声啼哭，表示呼吸道已通畅，诱发呼吸成功。

上述步骤又称新生儿初步处理，应在 30 秒内完成。初步处理完成后，应对新生儿进行评估，评估内容为：呼吸、心率、皮肤颜色。

常压给氧的原则：如果新生儿给予触觉刺激诱发呼吸成功，就进行常规护理。若新生儿有呼吸，但躯干皮肤发绀，应观察数分钟左右，如没有改善应给予常压吸氧，氧流量调节到每分钟5 L。对于触觉刺激2 次无效者(不能诱发新生儿呼吸)，应立即改用气囊面罩复苏器进行人工呼吸(正压通气)。复苏时短期常压给氧者，可用鼻导管给氧，氧流量以每分钟 5 L 为宜。长时间给氧者，氧气要预热并湿化，以防止体温丢失和气道黏膜干燥，有条件者应检测新生儿血氧浓度。

3.气囊面罩正压通气(B——建立呼吸)

(1)正压通气的指征：新生儿在给予初步处理后，仍然呼吸暂停或喘息；或心率<100 次/分。

(2)自动充气式复苏气囊组成：面罩(有不同大小，使用时可根据新生儿体重及孕周选择)、气囊、储氧器、减压阀。

(3)面罩的安置：操作者位于新生儿的头侧或一侧，新生儿头部轻度仰伸，即“鼻吸气位”使气道通畅。操作者右手持复苏器，面罩放置时按下颏、口、鼻的顺序放置，注意解剖形面罩要把尖端放在鼻根上。操作者一手拇指和中指呈“C”字形环绕在面罩边缘帮助密闭，其余手指注意不要压迫颈部致使气道受阻，另一只手挤压气囊。操作者将面罩紧贴患儿面部形成密闭的空间，但不可过分用力压紧面罩，致使新生儿体位改变和眼部、面部损伤。面罩放置正确后，可挤压气囊加压给氧。加压给氧时，要注意观察胸廓有无起伏，若挤压气囊，胸廓随之起伏，说明面罩密闭良好，此时两肺可闻及呼吸音。如果胸廓抬高呈深呼吸状或听到减压阀开启的声音，则说明充气过量，应减少用力，以防新生儿发生气胸。如观察到上腹部隆起，是气体进入胃内所致，应置胃管将胃内气体、液体抽出。

若挤压气囊，胸廓起伏不明显，应检查原因。可能的原因：①面罩密闭不良，常见于鼻背与面颊间有漏气者；②新生儿体位不当；③口鼻内有黏液阻塞，导致气道受阻；④新生儿口未张开；⑤按压气囊的压力不足。

(4)挤压气囊的速率与压力：气囊正压通气的速率为 40～60 次/分，与胸外按压配合时速率为30次/分，首次呼吸所需压力为2.94～3.92 kPa(30～40 cmH_2O)，以后挤压气囊的压力为1.47～1.96 kPa(15～20 cmH_2O)。

注意：为很好地控制正压通气的频率，操作者应大声计数(大声数1、2、3，当数到1时，按压气囊，数到2、3时，松开气囊)。

(5)气囊面罩正压通气实施30秒后，必须对新生儿状况进行评价，评价内容：若心率>100次/分，皮肤红润且有自主呼吸，可停止加压给氧，改为常压吸氧，并给予触觉刺激使其大声啼哭。若心率为60～100次/分；应继续正压通气；若心率低于60次/分，则需继续正压人工呼吸，并同时插入心脏按压。

正压通气使用超过2分钟时，应插胃管吸净胃内容物，并保留胃管至正压人工呼吸结束。插入胃管的长度为：从新生儿鼻梁部至耳垂再至剑突和脐之间连线中点的距离。胃管插入后用20 mL注射器吸净胃内容物，取下空针将胃管用胶布固定在新生儿面部，保持胃管外端开放，以便进入胃内的空气继续排出。

4.胸外心脏按压(C——建立正常的循环)

胸外按压必须与正压通气有效配合。

(1)胸外按压的指征：经过30秒有效的正压通气后，对新生儿进行评价，评价内容同上。新生儿如心率低于60次/分时，应在实施正压通气的同时实施胸外心脏按压。

(2)胸外按压的方法：胸外按压时新生儿仍需保持头部轻度仰伸"鼻吸气位"。操作者可位于新生儿一侧，站在能接触到新生儿胸部并能正确摆放手的位置，不干扰另一位复苏者的正压通气。按压部位在胸骨下1/3处，即两乳头连线与剑突之间(避开剑突)按压深度为新生儿前后胸直径的1/3。按压手法有拇指法和双指法两种。①拇指法：操作者用双手环绕新生儿胸廓，双手拇指端并排或重叠放置胸骨下1/3处，其余手指托住新生儿背部，而且拇指第一指关节应稍弯曲直立，使着力点垂直胸骨；②双指法：操作者用一只手的中指和示指或中指和无名指，手指并拢指端垂直向下按压胸骨下1/3处，另一只手放在新生儿背部做支撑。

(3)按压频率：每按压3次，正压通气1次，4个动作为1个周期，耗时2秒，故1分钟90次胸外按压，30次正压通气。胸外按压与正压通气的比例为3∶1。

(4)胸外按压注意事项：要有足够的压力使胸骨下陷达前后胸直径1/3，然后放松，放松时用力的手指抬起，但不离开胸壁皮肤，否则每次按压都需要重新定位，不仅耗时，而且按压的深度、速率和节律不易掌控。

注意：胸外按压与正压通气相配合时，由胸外按压的人大声计数，负责正压通气的人进行配合。负责胸外按压的人大声计数："1、2、3，吸"。数到："1、2、3"同时给予3次胸外按压，当数到"吸"时，负责胸外按压的人手抬起使胸壁回弹，但手指不离开皮肤，负责正压通气的人同时挤压气囊给予1次正压通气。

(5)评估：有效的胸外按压和正压通气实施30秒后，应对新生儿情况进行评价(评估内容同前)，以决定下一步的复苏该如何进行。

可用听诊器测心率，为节约时间，每次听心率6秒，当心率已达60次/分以上时，胸外按压可以停止，正压通气仍需继续。若心率仍低于60次/分，心脏按压和正压通气应继续实施，同时给予肾上腺素(遵医嘱给药)。心率达到100次/分或以上，新生儿又有自主呼吸，应停止正压通气给予常压给氧。

5.复苏后的护理

新生儿经过复苏,生命体征恢复正常以后仍有可能恶化,应给予严密观察和护理。护理分为:常规护理、观察护理、复苏后护理。

(1)常规护理:新生儿出生前没有危险因素,羊水清、足月,出生后只接受了初步复苏步骤就能正常过渡者,可将新生儿放在母亲胸前进行皮肤接触,并继续观察呼吸、活动和肤色。

(2)观察护理:新生儿出生前有危险因素,羊水污染,出生后呼吸抑制、肌张力低、皮肤发绀,新生儿经过复苏后应严密观察,密切评估生命体征,必要时转入新生儿室进行心肺功能和生命体征的监测。病情稳定后,允许父母去探望,抚摸和搂抱新生儿。

(3)复苏后护理:应用正压人工呼吸或更多复苏措施的新生儿需要继续给予支持,他们有再次恶化的可能,应转送到新生儿重症监护室。复苏后护理包括温度控制,生命体征、血氧饱和度、心率、血压等监测。

气管插管的指征:需长时间正压通气、气囊面罩正压通气无效或效果不佳、需要气管内给药及可疑膈疝者。

(四)复苏时注意事项

(1)复苏前做好复苏人员和物品的准备,尤其在胎儿娩出前已经出现胎儿宫内缺氧迹象。

(2)复苏设备应处于备用、完整状态。

(3)实施复苏时应按照复苏流程进行,不可省略复苏步骤。

(4)物品准备时,应将肩垫准备好,辐射台提前打开预热。

(5)正压通气时,操作者一定要大声计数,以保证正压通气的频率。

(6)胸外按压时,按压的手指垂直下压,确保施力在胸骨下 1/3(压迫心脏)。

(7)正压通气和心脏按压应双人操作,并默契配合。

(8)给予肾上腺素时要注意浓度配比和剂量。

(9)复苏成功后,仍需严密观察新生儿情况,以防病情反复。

十四、产钳助产的配合

(一)目的

当子宫收缩乏力致第二产程延长;或产妇患有某些疾病,不宜在第二产程过度用力;或胎儿在宫内缺氧,产钳助产是一种应急处理方式,助产士与医师的配合可帮助产妇缩短产程,协助胎儿娩出。

(二)物品准备

无菌侧切包 1 个,无菌产钳 1 把,无菌油纱 1 块(将产钳用无菌油纱快速擦拭一遍待用)。

(三)操作步骤

(1)助产士常规进行会阴神经阻滞及会阴局部麻醉,行会阴侧切。

(2)助产士站在医师左侧,当医师按常规以“三左法则”放置产钳时协助固定先上的左叶,然后协助上好右叶。

(3)当医师在产妇宫缩牵拉产钳时,助产士左手协助胎儿俯屈,右手适时保护会阴。

(4)当胎儿双顶径通过阴道口时,示意医师停止牵拉,由医师依次卸下产钳右叶、左叶,助产士协助胎头娩出,然后进行外旋转,娩出胎肩。

(5)分娩结束后,与医师共同仔细检查宫颈和阴道有无裂伤及裂伤程度,共同评价新生儿有

无产伤(包括锁骨骨折、头皮血肿、头皮撕裂或擦伤、面神经瘫痪等)。

(6)缝合会阴伤口。

(四)注意事项

(1)不要强行牵引,充分估计头盆情况,必要时改为剖宫产。

(2)紧急情况下,应尽快娩出胎儿,但不可粗暴操作。产钳术一般不超过 20 分钟,产钳牵拉不能超过 3 次。

(3)手术后要注意观察宫缩和阴道出血情况,如果宫颈或阴道裂伤,须立即止血和缝合。

(4)产妇产程较长,出现血尿可留置导尿管,并酌用抗感染药物。

(5)仔细检查新生儿后,报告儿科医师适当给予抗感染药。

十五、宫颈裂伤缝合术

(一)目的

防止由于宫颈裂伤造成的产后出血、陈旧的宫颈裂伤造成宫颈功能不全而致习惯性流产。

(二)准备用物

聚维酮碘原液的无菌纱布、阴道壁拉钩、卵圆钳 2 把、2/0 带针可吸收缝合线、组织剪、线剪、持针器、无菌接生巾、无菌纱布。

(三)操作步骤

(1)用聚维酮碘原液的纱布消毒阴道壁黏膜,清除血迹。

(2)铺无菌接生巾,保证整个操作不被污染。有良好的光源或充足的照明。

(3)以阴道拉钩扩开阴道,用宫颈钳或两把卵圆钳钳夹宫颈,并向下牵拉使之充分暴露。

(4)直视下用卵圆钳循序交替,按顺时针或逆时针方向依次检查宫颈一周,如发生裂伤处,将两把卵圆钳夹于裂口两侧,自裂伤的顶端上 0.5 cm 开始用 2/0 可吸收线向子宫颈外口方向做连续或间断缝合。

(5)宫颈环形脱落伴活动性出血,可循宫颈撕脱的边缘处,用 3/0 号可吸收线做连续锁边缝合。

(四)注意事项

(1)充分暴露宫颈,寻找裂伤顶端,查清裂伤部位,缝合的第一针必须在裂伤的顶端 0.5～1 cm,以防回缩的血管漏缝。

(2)当裂伤深达穹隆、子宫下段甚至子宫破裂,从阴道缝合困难时,应行开腹缝合。

(3)伤及子宫动静脉或其分支,引起严重的出血或形成阔韧带内血肿,需要剖腹探查。

(4)较浅的宫颈裂伤,没有活动性出血,可不做处理。

(5)偶尔可见到宫颈环形裂伤或脱落,即使出血不多,也应进行缝合。

(6)宫颈裂伤超过 3 cm 以上,需要缝合。

十六、臀助产

(一)目的

使软产道充分扩张,并按照臀位分娩机制采用一系列手法使胎儿顺利娩出。

(二)物品准备

无菌产包、会阴侧切包、缝合线、20 mL 注射器、7 号长针头、0.9%生理盐水、2%盐酸利多卡因、隔离衣、无菌手套。

(三)操作步骤

(1)检查者戴好帽子、口罩。

(2)按六步洗手法将双手洗干净,常规刷手。

(3)穿隔离衣,戴无菌手套。

(4)消毒会阴,铺产台。

(5)堵臀:当胎臀在阴道口拨露时,用一无菌接生巾堵住阴道口,直至手掌感到压力相当大,阴道充分扩张。

(6)导尿。

(7)局麻:阴部神经阻滞麻醉,会阴局部麻醉。

(8)行会阴侧切术。

上肢助产滑脱法:右手握住胎儿双足,向前上方提,使后肩显露于会阴,左手示指、中指伸入阴道,由后肩沿上臂至肘关节处,协助后肩及肘关节沿胸前滑出阴道,将胎体放低,前肩由耻骨弓自然娩出。

旋转胎体法:用接生巾包裹胎儿臀部,双手紧握,两手拇指在背侧,另四指在腹侧,将胎体按逆时针方向旋转,同时稍向下牵拉,右肩及右臂娩出,再将胎体顺时针旋转,左肩及左臂娩出。

(9)胎头助产:①将胎背转至前方,使胎头矢状缝于骨盆出口前后径一致;②将胎体骑跨在术者左前臂上,同时术者左手中指伸入胎儿口示指、中指及无名指扶于两侧上颌骨;③术者右手中指压低胎头枕部使其俯屈,示指及无名指置于胎儿两侧锁骨上,向下牵拉,使胎头保持俯屈;④当胎头枕部抵于耻骨弓时,逐渐将胎体上举,以枕部为支点,娩出胎头,记录时间。

(10)断脐。

(11)新生儿初步处理。

(12)协助娩出胎盘,并检查是否完整。

(13)检查软产道,缝合侧切伤口。

(14)清洁整理用物。

(四)注意事项

(1)术前必须确定无头盆不称、宫口开全、胎臀已入盆,并查清臀位的种类。

(2)充分堵臀。

(3)脐部娩出后 2~3 分钟娩出胎头,最长不超过 8 分钟。

(4)操作动作不可粗暴。

(5)胎头娩出困难时,可由助手在耻骨联合上向下、向前轻推胎头,或产钳助产。

(6)准备好新生儿复苏设备,仔细检查新生儿有无肩臂丛神经损伤和产道损伤。

十七、新生儿与母亲皮肤接触

(一)目的

分娩后尽快母婴皮肤接触可以提高新生儿体温,能够增加母婴感情,促进乳汁分泌。通过触摸、温暖和气味这些感官刺激,促进母乳分泌。

(二)操作步骤

母婴皮肤接触应在出生后 60 分钟以内开始,接触时间不得少于 30 分钟。助产士协助产妇

暴露出乳房，用毛巾擦拭产妇的双乳及胸部，新生儿娩出后如无异常即刻将其趴在产妇的胸腹部，身体纵轴与母亲保持一致。新生儿双臂及双腿分开放于产妇身体两侧。头偏向一侧防止阻塞呼吸道造成窒息。将新生儿衣被盖于身上，注意保暖，同时勿污染无菌区域。

为保证新生儿安全，嘱产妇双手放于新生儿臀部抱好，防滑落。

(三)注意事项

(1)操作时注意为母婴保暖，并注意保护产妇隐私。

(2)密切观察新生儿有无异常变化，如有异常即刻将新生儿取下进行紧急处理。

(3)母婴皮肤接触时，应有目光交流。

(赵秀贞)

第二节　正常分娩期产妇的护理

一、第一产程的临床经过及护理

(一)临床经过

1.规律宫缩

分娩开始时，子宫收缩力较弱，持续时间较短(约 30 秒)，间歇时间较长(5～6 分钟)。随着产程进展，宫缩持续时间逐渐延长，间歇时间逐渐缩短。子宫口接近开全时，持续时间可达 60 秒及以上，间歇时间1～2 分钟，且强度不断增加。

2.宫颈口扩张

临产后宫缩规律并逐渐增强，使宫颈口逐渐扩张，胎先露逐渐下降。宫颈口扩张规律是先慢后快，分为潜伏期和活跃期。

(1)潜伏期：从规律宫缩开始至宫颈口扩张 3 cm，此期宫颈口扩张速度较为缓慢，约需 8 小时，最大时限为 16 小时。

(2)活跃期：从宫颈口扩张 3 cm 至宫颈口开全。此期宫颈口扩张速度较快，约需 4 小时，最大时限为 8 小时。

3.胎先露下降

胎先露下降程度作为判断分娩难易的指标之一。潜伏期胎头下降不明显，进入活跃期胎头下降速度加快。判断胎头下降程度是以坐骨棘平面为标志，胎头颅骨最低点达坐骨棘时，记为“0”，在坐骨棘平面上 1 cm 时记为“－1”，在坐骨棘平面下 1 cm 时记为“＋1”，依此类推。图 5-1 所示为胎头高低判断示意图。根据每次检查的结果绘制成产程图。产程图是连续描记子宫口扩张和胎先露下降情况的坐标图。它以临产时间(h)为横坐标，以子宫口扩张程度(cm)和胎先露下降程度(cm)为纵坐标，画出子宫口扩张曲线和胎先露下降曲线，便于直观地了解产程进展情况(图 5-2)。

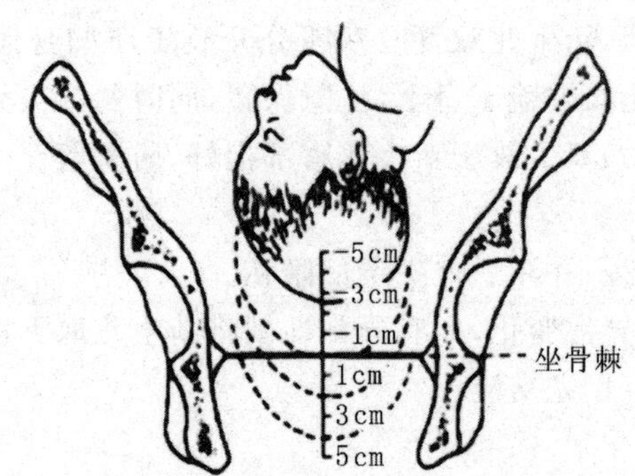

图 5-1 胎头高低判断示意图

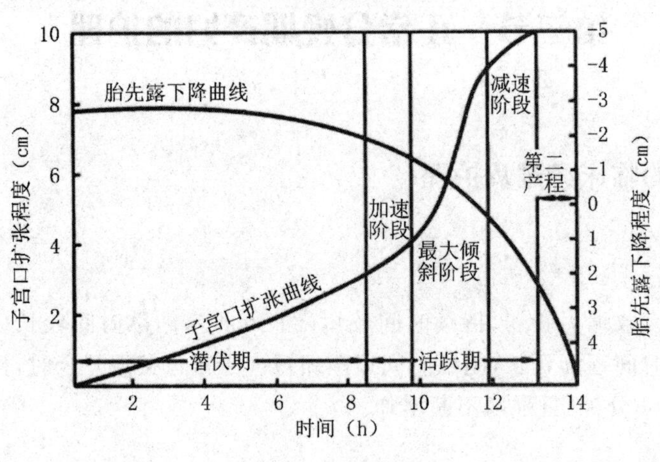

图 5-2 产程图

4.胎膜破裂

胎膜破裂简称破膜。随着子宫口逐渐开大，胎先露逐渐下降将羊水阻隔为前、后两部分，形成前羊膜囊。胎先露进一步下降使前羊膜囊压力逐渐升高，当压力增高至一定程度时，胎膜自然破裂，多发生在第一产程末期子宫口接近开全或开全时。

(二)护理评估

1.健康史

根据产前检查记录了解待产妇的一般情况，包括年龄、体重、身高、营养情况、既往史、过敏史、月经史、婚育史、分娩史等。了解本次妊娠的经过，孕期有无阴道流血、流液及有无内外科并发症等。了解宫缩出现的时间、强度及频率，了解胎位、胎先露、骨盆测量值及胎心情况。

2.身体状况

观察生命体征，了解胎心情况、宫缩、子宫口扩张和胎头下降情况，以及是否破膜，羊水颜色、性状及流出量。

3.心理-社会状况

由于第一产程时间较长，对分娩的认知及对疼痛的耐受性因人而异，且担心胎儿及自身的健康状况，产妇和家属容易产生紧张、焦虑和急躁情绪。

(三)护理问题

1.知识缺乏

缺乏分娩相关知识。

2.焦虑

焦虑与疼痛及担心分娩结局有关。

3.急性疼痛

急性疼痛与宫缩、子宫口扩张有关。

(四)护理措施

1.心理护理

讲解相关知识,减轻焦虑:主动热情接待产妇,耐心回答产妇提出的有关问题,适当讲解分娩相关知识,鼓励产妇积极配合分娩,减轻产妇及家属的焦虑情绪。

2.观察产程进展

(1)监测胎心:用胎心听诊器、多普勒仪于宫缩间歇时听胎心。潜伏期每1~2小时听1次,进入活跃期每15~30分钟听1次,并注意心率、心律、心音强弱。若胎心率超过160次/分或低于120次/分或不规律,提示胎儿宫内窘迫,应立即给产妇吸氧并报告医师。

(2)观察宫缩:医护人员将一手掌放于产妇腹壁子宫体近子宫底处,宫缩时子宫体部隆起变硬,宫缩间歇时松弛变软,一般需连续观察3次,每隔1~2小时观察1次。观察并记录宫缩间歇时间、持续时间及强度。

(4)观察破膜及羊水情况:一旦破膜,应立即监测胎心,记录破膜时间和羊水性状、颜色及量。若破膜后胎头未入盆或胎位异常应嘱产妇卧床并抬高臀部,并注意观察有无脐带脱垂征象。破膜超过12小时尚未分娩者,遵医嘱给予抗生素预防感染。

(5)观察生命体征:每隔4~6小时测量生命体征1次,发现异常应酌情增加测量次数,并予相应处理。

3.生活护理

(1)补充能量和水分:鼓励产妇进食易消化、高热量的清淡食物,摄入足量水分,维持水、电解质平衡,保证充足的体力。

(2)活动与休息:临产后胎膜未破且宫缩不强时,鼓励产妇在室内适当进行活动,以促进宫缩,利于子宫口扩张和胎先露下降。初产妇子宫口近开全或经产妇子宫口扩张4 cm时应取左侧卧位休息。

(3)清洁卫生:协助产妇擦汗、更衣,保持外阴部清洁、干燥。

(4)排便、排尿:鼓励产妇2~4小时排尿1次,并及时排便,以免影响宫缩及产程进展。

(五)护理评价

(1)产妇是否了解分娩过程的相关知识。

(2)在产程中焦虑是否缓解,并主动配合医护人员。

(3)疼痛不适感是否减轻。

二、第二产程的临床经过及护理

(一)临床经过

1.宫缩增强

此期宫缩强度进一步增强,频率进一步加快,宫缩持续时间可达1分钟甚至更长,间歇时间仅1～2 分钟。

2.胎儿下降及娩出

子宫口开全后,胎头下降至骨盆出口压迫盆底组织时,产妇出现排便感,不自主向下屏气用力。会阴部逐渐膨隆变薄,阴唇张开,肛门松弛。宫缩时胎头显露于阴道口,间歇时又缩回,称胎头拨露(图 5-3)。经过几次胎头拨露以后,胎头双顶径已超过骨盆出口,宫缩间歇不再回缩,称胎头着冠(图 5-4)。此时,会阴极度扩张,胎头继续下降,当胎头枕骨抵达耻骨弓下方后,以此为支点进行仰伸、复位及外旋转,胎儿前肩、后肩、胎体相继娩出,羊水随即涌出。经产妇的第二产程较短,有时仅仅几次宫缩即可完成上述过程。

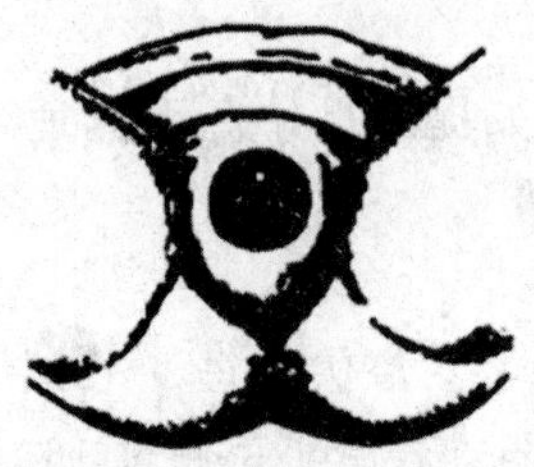

图 5-3 胎头拨露

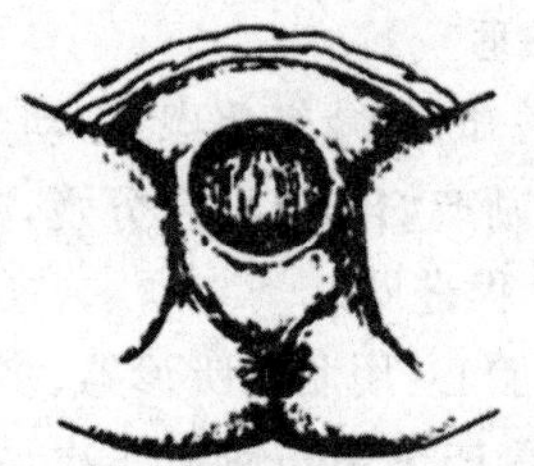

图 5-4 胎头着冠

(二)护理评估

1.健康史

详细了解第一产程经过及处理情况,并注意了解产妇及胎儿情况。

2.身体状况

了解宫缩及胎心情况、产妇用力方法,观察胎头拨露及胎头着冠情况,评估有无会阴切开指征。

3.心理-社会状况

因剧烈疼痛及对分娩缺乏信心,同时担心胎儿安危而焦虑不安。

4.辅助检查

用胎儿监护仪监测胎心率基线与宫缩的变化。

(三)护理问题

1.焦虑

焦虑与担心分娩是否顺利及胎儿健康有关。

2.疼痛

疼痛与宫缩及会阴伤口有关。

3.有受伤的危险

有受伤的危险与可能的会阴裂伤、新生儿产伤有关。

(四)护理措施

1.观察产程

严密观察宫缩强度和频率;了解胎先露下降情况;每 5～10 分钟听胎心 1 次,仔细观察胎儿有无急性缺氧,发现异常及时通知医师并给予相应处理。

2.缓解焦虑

医护人员应给予产妇安慰和鼓励,并及时告之产程进展情况,同时协助产妇擦汗、饮水等,缓

解产妇紧张、焦虑情绪。

3.正确指导产妇使用腹压

子宫口开全后指导产妇双足蹬在产床上，双手握住产床把手，宫缩时深吸气屏住，随后如排大便样向下屏气用力，宫缩间歇时放松休息，宫缩再现时重复上述动作。至胎头着冠后，指导产妇宫缩时张口哈气，宫缩间歇时稍向下用力使胎儿缓慢娩出。

4.接生准备

初产妇子宫口开全或经产妇子宫口扩张至3～4 cm时，将产妇送至产房做好消毒接生准备。产妇取膀胱截石位，双腿屈曲分开，臀下置便盆或橡胶单，分3步进行外阴擦洗及消毒(图5-5)：①先用消毒肥皂水棉球擦洗外阴，顺序为阴阜、大腿内上1/3、大小阴唇、会阴和肛门周围；擦洗顺序为由上向下、由外向内；②然后将消毒干棉球盖于阴道外口(防止擦洗液进入阴道)，再用温开水冲去肥皂水；③最后用0.5％聚维酮碘棉球消毒，顺序为大小阴唇、阴阜、大腿内上1/3、会阴和肛门周围。消毒完后移去阴道口棉球及臀下的便盆或橡胶单，铺消毒巾于臀下。检查好接生及新生儿抢救所需的所有用品后，接生者按无菌操作规程行外科洗手、穿手术衣、戴无菌手套、打开产包、铺消毒巾，准备接生。

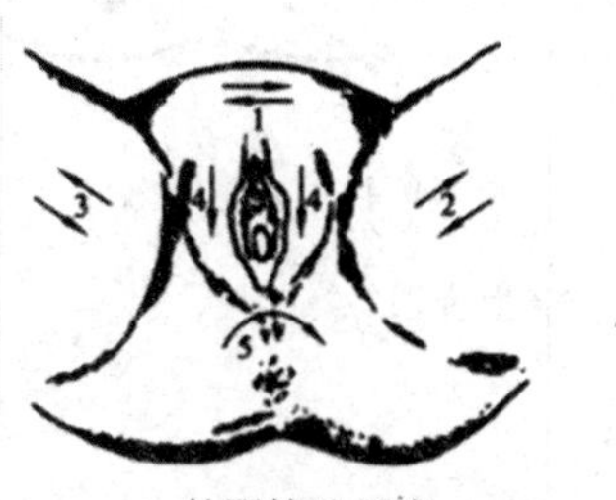

A.外阴擦洗顺序　　　　B.消毒顺序

图5-5　外阴擦洗及消毒

5.接生前评估

行阴道检查了解胎位是否异常，并了解会阴条件及胎头大小，必要时行会阴切开。

6.接生步骤

接生者站在产妇右侧，当胎头拨露使阴唇后联合紧张时开始保护会阴。会阴部盖消毒中，接生者右肘支在产床上，右手拇指与其余四指分开，利用手掌大鱼际肌压住会阴部，当宫缩时应向上内方托压，左手适度下压胎头枕部，协助胎头俯屈和缓慢下降，宫缩间歇时右手放松但不离开会阴部，以免压迫过久致会阴水肿。当胎头枕骨在耻骨弓下露出时，嘱产妇宫缩时张口哈气，在宫缩间歇时稍用力，待胎头双顶径娩出时，左手协助胎头仰伸，使胎头缓慢娩出。胎头完全娩出后，右手继续保护会阴，左手拇指自胎儿鼻根向下颏挤压，其余四指白喉部向下颌挤压，挤出口鼻内的黏液和羊水，然后协助胎头复位及外旋转，左手将胎儿颈部向下轻压，使前肩自耻骨弓下完全娩出，再轻托胎颈向上，协助娩出后肩(图5-6)。双肩娩出后松开右手，然后双手协助胎体及下肢以侧位娩出。

7.脐带绕颈的处理

胎头娩出后若有脐带绕颈1周且较松时，应将脐带顺肩上推或从胎头滑下；若缠绕过紧或绕颈2周以上，则用两把止血钳夹住后从中间剪断，注意勿使胎儿受伤。

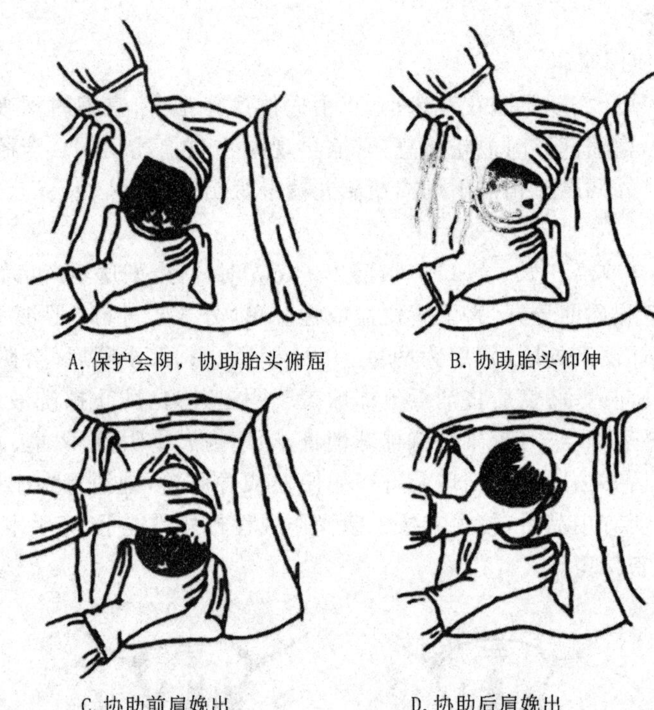

A. 保护会阴，协助胎头俯屈　B. 协助胎头仰伸

C. 协助前肩娩出　D. 协助后肩娩出

图 5-6　接生步骤

(五)护理评价

(1)产妇情绪是否稳定。

(2)疼痛是否缓解。

(3)产妇是否有严重会阴裂伤,新生儿是否发生产伤。

三、第三产程的临床经过及护理

(一)临床经过

1.宫缩胎儿娩出后

子宫底下降至平脐部,宫缩暂停,产妇顿感轻松,几分钟后宫缩再现。

2.胎盘娩出

由于宫缩,附着于子宫壁的胎盘不能相应缩小而与子宫壁发生错位剥离,剥离面出血形成胎盘后血肿。子宫继续收缩,胎盘剥离面越来越大,最终完全剥离而排出。

(二)护理评估

1.健康史

内容同第一、二产程,并了解第二产程的临床经过及处理。

2.新生儿身体状况

(1)Apgar 评分:用于判断新生儿有无窒息及窒息的严重程度。以出生后 1 分钟的心率、呼吸、肌张力、喉反射及皮肤颜色五项体征为依据,每项为 0~2 分(表 5-1)。

(2)一般情况评估:测量身长、体重及头径,判断是否与孕周相符,有无胎头水肿及头颅血肿,体表有无畸形如唇裂、多指(趾)、脊柱裂等。

表 5-1　新生儿 Apgar 评分法

体征	0 分	1 分	2 分
每分钟心率	0	<100 次	≥100 次
呼吸	0	浅、慢而不规则	佳
肌张力	松弛	四肢稍屈曲	四肢活动好
喉反射	无反射	有少量动作	咳嗽、恶心
皮肤颜色	全身苍白	躯干红,四肢青紫	全身红润

3.母亲身体状况

(1)胎盘娩出评估。

胎盘剥离征象包括以下几种:①子宫底上升至脐上,子宫体变硬呈球形(图 5-7);②阴道少量流血;③阴道口外露的脐带自行下移延长;④用手掌尺侧按压产妇耻骨联合上方,子宫体上升而外露的脐带不回缩。

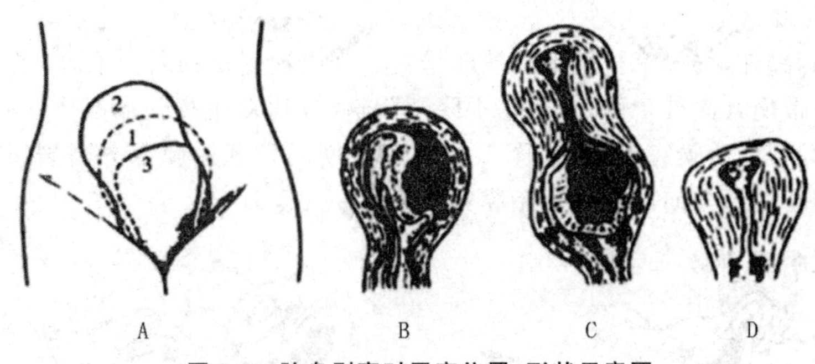

图 5-7　胎盘剥离时子宫位置、形状示意图

胎盘娩出的方式有以下两种。①胎儿面娩出式:胎盘从中央开始剥离,而后向周边剥离,其特点是先胎盘娩出,后有少量阴道流血,较多见;②母体面娩出式:胎盘从边缘开始剥离,血液沿剥离面流出,其特点是先有较多阴道流血,后胎盘娩出,较少见。

(2)宫缩及阴道流血量评估:正常情况下,胎儿娩出后宫缩迅速,经短暂间歇后,再次收缩致胎盘剥离。胎盘排出后,若宫缩良好,子宫底下降至脐下两横指,子宫壁坚硬,轮廓清楚,呈球形。若子宫轮廓不清、子宫底位置高为宫缩乏力的表现。阴道出血量多者,多由宫缩乏力、软产道损伤或胎盘残留等因素引起。

(3)软产道检查:胎盘娩出后,应仔细检查会阴、小阴唇内侧、尿道口周围、阴道和宫颈有无裂伤。

(三)护理问题

1.潜在并发症

如新生儿窒息、产后出血等。

2.有母儿依恋关系改变的危险

有母儿依恋关系改变的危险与产后疲惫及对新生儿性别不满意有关。

(四)护理措施

1.新生儿处理

(1)清理呼吸道:新生儿娩出后应立即置于辐射台保暖,用吸痰管清除口鼻腔内黏液和羊水,保持呼吸道通畅。若新生儿仍不啼哭,可轻抚背部或轻弹足底使其啼哭。

(2)进行 Apgar 评分:出生后 1 分钟进行评分,8～10 分为正常;4～7 分为轻度窒息,缺氧较严重,除一般处理外需采用人工呼吸、吸氧、用药等措施;0～3 分为重度窒息,又称苍白窒息,为严重缺氧,需紧急抢救。缺氧新生儿 5 分钟、10 分钟后应再次评分并进行相应处理,直至连续 2 次大于或等于 8 分为止。

(3)脐带处理:用 75%乙醇或 0.5%聚维酮碘消毒脐根及其周围直径约 5 cm 的皮肤,在距脐根 0.5 cm 处用粗棉线结扎第一道,距脐根 1 cm 处结扎第二道(注意必须扎紧脐带以防出血,但要避免过度用力致脐带断裂),距脐根 1.5 cm 处剪断脐带,挤出残余血,用饱和高锰酸钾溶液消毒断面(药液切勿触及新生儿皮肤,以免灼伤),待干后以无菌纱布覆盖,再用脐带卷包裹。目前还有用气门芯、脐带夹、血管钳等方法结扎脐带。处理脐带时注意新生儿保暖。

(4)一般护理:评估新生儿一般情况后,擦净足底胎脂,盖新生儿的足印及产妇拇指印于新生儿记录单上,系上标明母亲姓名、住院号、床号、新生儿性别及体重和出生时间的手圈。用抗生素眼药水滴眼以预防结膜炎。如无禁忌证,产后半小时内进行母婴皮肤早接触、早吸吮,注意新生儿保暖及安全。

2.协助胎盘娩出

胎盘未完全剥离前,切忌牵拉脐带或按摩子宫。当出现胎盘剥离征象时,接生者左手轻压子宫底,右手轻拉脐带使其向外牵引,当胎盘下降至阴道口时,双手捧住胎盘向一个方向旋转并缓慢向外牵拉,协助胎盘、胎膜完整娩出(图 5-8)。若这期间发现胎膜部分断裂,用血管钳夹住断裂上端的胎膜,继续沿原方向旋转直至胎膜完全娩出。

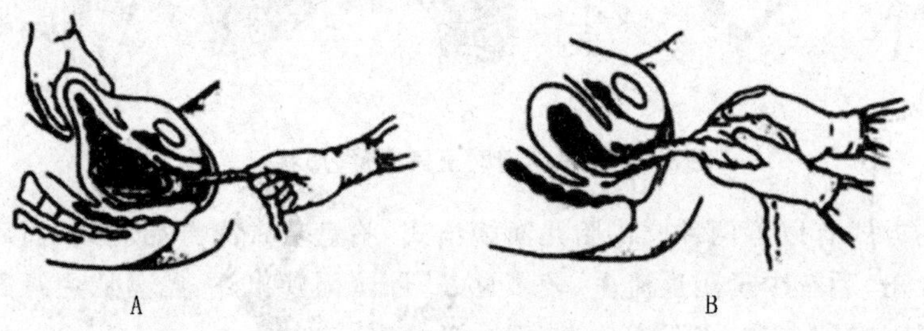

图 5-8　协助胎盘、胎膜完整娩出

3.检查胎盘、胎膜

胎盘娩出后应立即检查胎盘小叶有无缺损、胎膜是否完整。若疑有副胎盘、胎盘小叶或大部分胎膜残留,应及时行子宫腔探查并取出。

4.检查软产道

胎盘娩出后,应仔细检查软产道,如有裂伤立即予以缝合。

5.预防产后出血

胎儿前肩娩出后立即静脉注射缩宫素 10～20 U,加强宫缩促进胎盘迅速娩出。胎盘娩出后,按摩子宫刺激宫缩,必要时遵医嘱予缩宫素或麦角新碱肌内注射。

6.心理护理

及时告知产妇分娩情况及新生儿情况,给予心理安慰和鼓励,协助母婴接触,建立母子感情。

7.产后 2 小时护理

胎盘娩出后产妇继续留在产房内观察 2 小时。严密观察血压、脉搏、宫缩、子宫底高度、膀胱

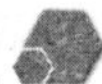

充盈及会阴切口情况。如发现宫缩乏力、阴道流血量多、会阴血肿等立即报告医师并给予相应处理。观察2小时无异常后，方可送产妇回休养室休息。

（五）护理评价

（1）是否发生了产后出血或新生儿窒息等并发症。

（2）产妇是否接受新生儿并进行皮肤接触和早吸吮。

（赵秀贞）

第三节　催产、引产的观察与护理

一、概述

（一）定义

1.催产

催产是指正式临产后因宫缩乏力需用人工及药物等方法，加强宫缩促进产程进展，以减少由于产程延长而导致母儿并发症。催产常用方法包括人工破膜、催产素应用、刺激乳头、自然催产法（如活动、变换体位、进食饮水、放松等）。

2.引产

引产是指在自然临产之前通过药物等手段使产程发动，达到分娩的目的，是产科处理高危妊娠常用的手段之一。引产是否成功主要取决于子宫颈成熟程度。但如果应用不得当，将危害母儿健康，因此，应严格掌握引产的指征、规范操作，以减少并发症的发生。促子宫颈成熟的目的是促进宫颈变软、变薄并扩张，降低引产失败率、缩短从引产到分娩的时间。若引产指征明确但宫颈条件不成熟，应采取促宫颈成熟的方法。

（二）主要作用机制

1.催产

通过输入人工合成催产素和/或刺激内源性催产素的分泌，增加催产素与体内催产素受体的结合，达到诱发和增强子宫收缩的目的。

2.引产

通过在子宫颈口放置前列腺素制剂，改变宫颈状态，宫颈变软、变薄并扩张；或通过人工破膜、机械性扩张等，刺激内源性前列腺素释放，诱发宫缩，从而促使产程发动，达到分娩的目的。

（三）原则

严格掌握催产引产的指征、规范操作，以减少并发症的发生。

二、护理评估

（一）健康史

既往病史、孕产史、分娩史、月经周期及末次月经、本次妊娠经过，查看历次产前检查记录，核对孕周。

(二)生理状况

1.评价宫颈成熟度

目前公认的评估成熟度常用的方法是 Bishop 评分法,包括宫口开大、宫颈管消退、先露位置、宫颈硬度、宫口位置五项指标,满分 13 分,评分≥6 分提示宫颈成熟。评分越高,引产成功率越高。评分<6 分提示宫颈不成熟,需要促宫颈成熟。

2.产科检查

判断是否临产及产程进展(有规律宫缩及每小时 1 cm 的宫口开大)、母儿头盆关系。

3.辅助检查

行胎心监护,了解胎儿宫内状况;行超声检查,了解胎盘功能及胎儿成熟度。

(三)适应证和禁忌证

1.引产的主要指征

引产的主要指征:①延期妊娠(妊娠已达 41 周仍未临产者)或过期妊娠;②妊娠期高血压疾病:达到一定孕周并具有阴道分娩条件者;③母体合并严重疾病需提前终止妊娠,如严重的糖尿病、高血压、肾病等;④足月妊娠胎膜早破,2 小时以上未临产者;⑤胎儿及其附属物因素,如严重胎儿生长受限、死胎及胎儿严重畸形;附属物因素如羊水过少、生化或生物物理监测指标提示胎盘功能不良,但胎儿尚能耐受宫缩者。

2.引产绝对禁忌证

引产绝对禁忌证:①孕妇严重合并症及并发症,不能耐受阴道分娩者或不能阴道分娩者(如心功能衰竭、重型肝肾疾病、重度子痫前期并发器官功能损害者等)。②子宫手术史,主要是指古典式剖宫产术,未知子宫切口的剖宫产术,穿透子宫内膜的肌瘤剔除术,子宫破裂史等。③完全性及部分性前置胎盘和前置血管。④明显头盆不称,不能经阴道分娩者。⑤胎位异常,如横位,初产臀位估计经阴道分娩困难者。⑥宫颈浸润癌。⑦某些生殖道感染性疾病,如疱疹感染活动期。⑧未经治疗的获得性免疫缺陷病毒(HIV)感染者。⑨对引产药物过敏者。⑩其他,包括生殖道畸形或有手术史,软产道异常,产道阻塞,估计经阴道分娩困难者;严重胎盘功能不良,胎儿不能耐受阴道分娩;脐带先露或脐带隐性脱垂。

3.引产相对禁忌证

引产相对禁忌证:①臀位(符合阴道分娩条件者)。②羊水过多。③双胎或多胎妊娠。④分娩次数≥5 次者。

4.催产主要适应证

催产主要适应证:①宫颈成熟的引产。②协调性子宫收缩乏力。③死胎,无明显头盆不称者。

5.催产素应用禁忌证

催产素应用禁忌证:①胎位异常或子宫张力过大如羊水过多、巨大儿或多胎时避免使用。②多次分娩史(6 次以上)避免使用。③瘢痕子宫(既往有古典式剖宫产术史)且胎儿存活者禁用。

6.前列腺素制剂应用禁忌证

前列腺素制剂应用禁忌证:①孕妇有下列疾病,包括哮喘、青光眼、严重肝肾功能不全;急性盆腔炎;前置胎盘或不明原因阴道流血等;②有急产史或有 3 次以上足月产史的经产妇;③瘢痕子宫妊娠;④有子宫颈手术史或子宫颈裂伤史;⑤已临产;⑥Bishop 评分≥6 分;⑦胎先露异常;

⑧可疑胎儿窘迫；⑨正在使用缩宫素；⑩对地诺前列酮或任何赋形剂成分过敏者。

(四)心理-社会因素

(1)渴望完成分娩，难以忍受缓慢的产程进展，管理“不确定”有困难。

(2)担心孩子在子宫内的情况，又担心催产、引产方法及药物对孩子不好。

(3)害怕疼痛，自感无力应对，担心强烈的子宫收缩会导致子宫破裂。

(4)担心引产不成功，要做剖宫产。

三、护理措施

(一)引产的护理

(1)核对预产期，确定孕周。

(2)查看医师查房记录和辅助检查结果，了解宫颈成熟度、胎儿成熟度、头盆关系、妊娠合并症及并发症的防治方案。

(3)协助完成胎心监护和超声检查，了解胎儿宫内状况。

(4)若胎肺未成熟，遵医嘱，先完成促胎肺成熟治疗后引产。

(5)根据医嘱准备药物。①可控释地诺前列酮栓(普贝生)：是一种可控制释放的前列腺素E_2(PGE_2)栓剂，含有10 mg地诺前列酮，以0.3 mg/h的速度缓慢释放，需低温保存；②米索前列醇：是一种人工合成的前列腺素E_1(PGE_1)制剂，有100 μg和200 μg两种片剂。

(6)做好预防并发症的准备，包括阴道助产及剖宫产的人员和设备准备。

(二)用药护理

协助医师完成药物置入，并记录上药时间。

(1)可控释地诺前列酮栓(普贝生)促宫颈成熟。①方法：外阴消毒后将可控释地诺前列酮栓置于阴道后穹隆深处，并旋转90°，使栓剂横置于阴道后穹隆，在阴道口外保留2～3 cm终止带以便于取出；②护理：置入普贝生后，嘱孕妇平卧20～30分钟以利栓剂吸水膨胀；2小时后经复查，栓剂仍在原位，孕妇可下地活动。

(2)米索前列醇促宫颈成熟。①方法：外阴消毒后将置米索前列醇于阴道后穹隆深处，每次阴道内放药剂量为25 μg，放药时不要将药物压成碎片；②护理：用药后，密切监测宫缩、胎心率及母儿状况。

(3)药物取出指征：出现下列情况，应通知医师评估后取出药物。①规律宫缩，Bishop评分≥6分；②自然破膜或行人工破膜术；③子宫收缩过频(每10分钟5次及以上的宫缩)；④置药24小时；⑤有胎儿出现不良状况的证据：胎动减少或消失、胎动过频、电子胎心监护结果分级为Ⅱ类或Ⅲ类；⑥出现不能用其他原因解释的母体不良反应，如恶心、呕吐、腹泻、发热、低血压、心动过速或者阴道流血增多。

(三)催产护理

根据产程评估情况，选择催产方法，并准备相应设备、用具和药品。

(1)选择人工破膜者，按人工破膜操做准备。

(2)选择自然催产法者，提供活动放松、变换体位、进食饮水的支持和指导。

(3)选择应用催产素者，则遵医嘱准备药物及溶酶、胎心监护仪，安排专人守护。

(四)用药护理

催产素应用。

(1)开放静脉通道。先接入乳酸钠林格液 500 mL(不加催产素),行静脉穿刺,按 8 滴/分调节好滴速。

(2)遵医嘱,配置催产素。方法:将 2.5 U 缩宫素加入 500 mL 林格液或生理盐水中,充分摇匀,配成 0.5%浓度的缩宫素溶液,相当于每毫升液体含 5 mU 缩宫素,以每毫升 15 滴计算相当于每滴含催产素 0.3 mU。从每分钟 8 滴开始。若使用输液泵,起始剂量为 0.5 mL/min。

(3)根据宫缩、胎心情况调整滴速,一般每隔 20 分钟调整 1 次。应用等差法,即从每分钟 8 滴(2.7 mU/min)调整至 16 滴(5.4 mU/min),再增至 24 滴(8.4 mU/min);为安全起见也可从每分钟 8 滴开始,每次增加 4 滴,直至出现有效宫缩(10 分钟内出现 3 次宫缩,每次宫缩持续 30~60 秒)。最大滴速不得超过每分钟 40 滴即 13.2 mU/min,如达到最大滴速仍不出现有效宫缩,可增加催产素的浓度,但缩宫素的应用量不变。增加浓度的方法是以乳酸钠林格注射液 500 mL 中加 5 U 缩宫素变成 1%缩宫素浓度,先将滴速减半,再根据宫缩情况进行调整,增加浓度后,最大增至每分钟 40 滴(26.4 mU),原则上不再增加滴数和缩宫素浓度。

(4)专人守护,密切监测宫缩情况、产程进展及胎心率变化,有条件者建议使用胎儿电子监护仪连续监护。

(五)心理护理

(1)关注孕妇焦虑、紧张程度并分析原因;营造安全舒适的环境,缓解紧张情绪,降低焦虑水平。

(2)向孕产妇及家人讲解催产引产相关知识,做到知情选择。

(3)专人守护,增加信任度和安全感,降低发生风险的可能。

(4)允许家人陪伴,可降低孕产妇焦虑水平。

(六)危急状况处理

若出现宫缩过强/过频(连续两个 10 分钟内都有 6 次或以上宫缩,或者宫缩持续时间超过 120 秒)、胎心率变化(>160 次/分或<110 次/分,宫缩过后不恢复)、子宫病理性缩复环、孕产妇呼吸困难等,应进行下述处理。

(1)立即停止使用催产引产药物。

(2)立即改变体位呈左侧或右侧卧位;面罩吸氧 10 L/min;静脉输液(不含缩宫素)。

(3)报告责任医师,遵医嘱静脉给子宫松弛剂,如羟苄羟麻黄碱或 25%硫酸镁等。

(4)立即行阴道检查,了解产程进展,未破膜者给予人工破膜术,观察羊水有无胎粪污染及其程度。

(5)如果胎心率不能恢复正常,进行可能剖宫产的准备。

(6)如母儿情况、时间及条件允许,可考虑转诊。

四、健康指导

(1)向孕妇及家人讲解催产引产的目的、药物和方法选择,达到充分知情,理性选择。

(2)讲解催产引产的注意事项:①不得自行调整催产素滴注速度;②未征得守护医护人员的允许,不得自行改变体位及下床活动。

(3)随时告知临产、产程及母儿状况的信息,增强催产引产成功的信心。

(4)孕产妇在催产引产期间须经守护的医护人员判断,符合如下条件:①催产素剂量稳定;②孕产妇情况稳定,没有并发症;③胎儿情况稳定,没有窘迫的征象时,才被允许活动、改变体位。

(5)指导孕产妇利用呼吸的方法来放松及减轻宫缩痛。

五、注意事项

(1)严格掌握适应证及禁忌证,杜绝无指征的引产。

(2)催产引产前,一定要认真阅读病历资料,仔细核对预产期,尽量避免被动、单纯执行医嘱,防止人为的早产和不必要的引产。

(3)严格遵循操作规范,正确选择催产方法,尽量应用自然催产法。

(4)遵医嘱准备和使用药物时,认真核对药物名称、用量、给药途径及方法,确保操作准确无误,不能随意更改和追加药物剂量、浓度及速度。

(5)密切观察母儿情况,包括宫缩强度、频率、持续时间、产程进展及胎心率变化,有条件的医院,应常规进行胎心监护并随时分析监护结果,以及时记录。

(6)对于促宫颈成熟引产者,如需加用缩宫素,应该在米索前列醇最后一次放置后 4 小时以上,并阴道检查证实药物已经吸收;普贝生取出至少 30 分钟后方可。

(7)应用米索前列醇者应在产房观察,监测宫缩和胎心率,如放置后 6 小时仍无宫缩,在重复使用米索前列醇前应行阴道检查,重新评估宫颈成熟度,了解原放置的药物是否溶化、吸收,如未溶化和吸收者则不宜再放。每天总量不得超过 50 μg,以免药物吸收过多。一旦出现宫缩过频,应立即进行阴道检查,并取出残留药物。

(8)因缩宫素个体敏感度差异极大,应用时应特别注意:①要有专人观察宫缩强度、频率、持续时间及胎心率变化并及时记录,调好宫缩后行胎心监护。破膜后要观察羊水量及有无胎粪污染及其程度。②应从小剂量开始循序增量。③禁止肌内、皮下、穴位注射及鼻黏膜用药。④输液量不宜过大,以防止发生水中毒。⑤警惕变态反应。⑥宫缩过强应及时停用缩宫素,必要时使用宫缩抑制剂。

(9)因催产素的应用可能会影响体内激素的平衡和产后子宫收缩,而愉悦的心情会增加内源性催产素的分泌,故应创造条件,改变分娩环境,允许产妇家人陪伴,让产妇愉快、舒适、充满自信,保持内源性催产素的分泌,尽量少用或不用催产素。

(魏　真)

第四节　责任制助产与陪产的实施与管理

一、概述

(一)定义

1.责任制助产

责任制助产是指由一名助产士专门负责一名产妇分娩,包括从进入分娩室至离开分娩室的全过程助产服务。本概念适合目前我国大多数医院对助产士执业范围的界定,随着助产服务模式的变化和助产士专业的发展,助产服务会向两端延伸,责任制助产的概念也将不断扩展,形成“我的孕产妇、我的助产士”的责任制助产模式。

2.陪产

陪产广义的概念是指孕产妇分娩时有人陪伴，包括助产士陪伴、家人陪伴的专职“导乐”陪伴；狭义的概念特指“导乐”陪产。

3.导乐

导乐是来源于希腊语“Doula”的译音，意为“女性照顾者”，即一个有生育经验的妇女陪伴另一个妇女完成生产，在产前、产时及产后给予孕产妇持续的生理上的支持、生活上的照顾和心理上的安慰，陪伴孕产妇完成分娩。导乐的身份是“一个受过训练的非医护人员”。20 世纪 80 年代初，伴随国内住院分娩率的不断提高，医疗干预技术的不断应用，分娩产妇被置于与家人隔离的“大产房”流水线上，生产的过程也逐步医疗化，剖宫产率开始出现惊人的上升。导乐被引入国内后，即被作为新的产科服务模式变革的主要措施加以应用，鉴于我国医疗服务市场化不完善，导乐的职业化也不成熟，于是，产科医师、助产士、产科护士陪伴孕产妇的“天赋”职能被异化成了“导乐”。

(二)主要机制

通过营造一个充满信任、亲情、理解和支持的人际环境和安全、舒适、私密的分娩空间，使分娩更顺利。提供陪伴支持的理论基础如下。

1.分娩过程的正常性

分娩是一个自然、正常、健康的过程，健康的产妇和智力发育正常的胎儿有天生的潜能完成分娩。分娩可在医院、保健中心安全地进行。自然分娩对大多数产妇是最合适的助产士服务模式，要重视、支持和保护分娩的正常性。

2.支持的重要性

产妇对分娩的信心和能力受环境和周围人的影响很大。母婴在妊娠、分娩及产后虽然是两个独立的个体，却又密切相连，母婴间的联系非常重要，必须受到尊重。分娩的经历对母亲、婴儿、父亲及整个家庭都有重要而持久的影响。

3.维护产妇的自主权

产妇应有权得到关于妊娠和分娩的科学知识，应有权经历愉快而健康的分娩过程，应有权选择她认为安全满意的分娩场所，应有权得到产时各种干预措施及用药利弊的最新信息，并有选择采用或者拒用的权利。

4.无损伤性

不宜常规采用干预措施，许多干预措施会对母婴造成影响，必须有指征时才能使用。

5.医务人员的职责

医务人员应根据产妇的需求提供服务。

(三)原则

帮助孕产妇树立自然分娩的信心，减轻分娩时的焦虑与恐惧，提供心理、生理、精神、技术、情感全方位的支持，达到保护、促进和支持自然分娩，提高产时服务质量，保障母婴健康。

二、护理评估

(一)健康史

既往病史、孕产史(包括计划生育手术和人工生殖)、分娩史、月经周期及末次月经、本次妊娠经过，查看历次产前检查记录，核对孕周。

(二)生理状况

(1)临床表现:①是否临产;②产程阶段及进展情况;③头盆关系;④产妇一般情况;⑤胎儿宫内状况。

(2)适应证:①有阴道分娩意愿的正常产产妇;②虽有某种并发症但有条件试产的产妇;③产妇自愿选择。

(3)禁忌证:①产妇拒绝;②生命体征不稳定,随时需要抢救的产妇;③有阴道分娩禁忌证的产妇。

(4)辅助检查:行胎心监护,了解胎儿宫内状况;行超声检查,了解胎盘功能及胎儿成熟度;实验室检查,血尿常规及出凝血时间。

(三)心理-社会因素

(1)孕产妇对自然分娩是否充满信心及对产痛的恐惧程度。

(2)孕产妇及家人对陪伴者的信任及接受程度。

(3)家人的参与性与支持程度。

(4)医院能否提供单间产房、专业陪伴者及责任制助产服务等。

三、护理措施

(一)责任制助产的实施与管理

1.责任制助产的职能

责任制助产的职能:①密切观察产程进展;②随时告知分娩进程及母儿健康状况的信息;③回答待产分娩过程中的问题并提供帮助;④采取措施,缓解分娩疼痛;⑤完成自然分娩接产及新生儿即时处理;⑥指导母乳喂养,产后观察,分享分娩体验。

2.责任制助产的实施条件

责任制助产的实施条件:①硬件改造,提供“小产房”(一间产房只供一位孕产妇使用)服务。②更新观念,提供围产母儿一体化护理。③人员配置必须满足“一对一”责任制助产的需要,实施弹性排班。④人员培训:责任助产士必须有较强的独立处理助产专业问题能力;具有发现分娩过程中异常情况的能力及应急能力。

3.责任制助产实施的管理

责任制助产实施的管理。①完善各项规章制度:包括岗位管理制度、助产工作制度、排班制度、绩效考核制度;②加强运行质量控制:包括督导、访谈、满意度调查及质量指标核定;③建立与完善激励机制,实行绩效分配能体现工作量、工作时间、技术难度等,多劳多得,优劳优酬。

(二)陪产的实施与管理

1.陪产者的选择

(1)丈夫陪伴:现代产科服务模式鼓励男性参与分娩活动,认为丈夫参与分娩不是问题,而是解决问题的方法之一。男性参与分娩活动,也改变了“分娩是女人的事”的传统观念,因此,丈夫陪产是孕产妇的首选。

(2)亲友陪伴:家族血源浓郁的亲情,闺中密友相同的价值观,使陪伴支持变得强有力,也是部分孕产妇的选择。

(3)导乐陪伴:目前国内导乐的职业化尚不成熟,多由产科医护人员异化而来,成为一种特需服务项目,随着医疗服务市场的完善和导乐的职业化,这一人群会逐步成为现代产科服务模式中一项人性化措施的具体表现，通过同伴支持、经验分享和桥梁作用，赋予孕产妇分娩的信心和力量。

2.陪产者的培训

(1)理论培训：分娩基本知识；医院的常规医疗程序(针对专职导乐)；妇女孕期、产时、分娩及产后早期的生理、心理和感情变化特征、需求把握与支持；产程的概念、分期、进展、表现特点及守护；分娩痛的应对等。

(2)实践培训：包括交流技巧、移情训练、支持技巧。专职导乐要认识到每个产妇的生活经历不同、性格不同，需要也不同，克服困难的技巧也不同。要学会适宜地、机智地、积极地去发现和满足产妇及其家属的需要，并保证不干扰正常的医疗程序。

3.陪产者的职能

(1)丈夫或亲友陪伴：①精神上的鼓励、支持与安慰；②生活上的照护，包括进食、饮水、如厕、沐浴、休息、睡眠、活动等。

(2)专职导乐陪伴：①分享经验与观念，输注力量；②提供生理上的帮助，包括进食、饮水、排尿及活动；③通过按摩、指导呼吸、调整体位等方法协助应对分娩疼痛；④桥梁作用，促进产妇、丈夫与医务人员的联系沟通。

(3)陪伴分娩支持技术：分娩体位应用(舒适分娩)；分娩辅助工具使用；拉玛泽分娩法(呼吸减痛分娩法)，神经肌肉运动训练；按摩等。

4.陪产者的管理

(1)注册与登记：专职导乐必须经过职业培训，获得相应资格；孕产妇家属(包括丈夫和亲友)须经过医院父母学校培训，懂得陪产的一般知识和要求。

(2)考核与监管：专职导乐进入医疗机构从事陪产工作，必须出示职业资格证书及相关培训证书，并有相应的职业评价证明。如支持分娩的实践活动中服务对象、医务人员对导乐陪产工作的评价及反馈意见。

(3)专职导乐的职业素养要求：有生育经验；富有爱心、同情心和责任心；具有良好的人际交流、沟通及适应能力；有使用分娩支持工具的能力；能为产妇提供生活上的照顾和帮助；动作轻柔、态度和蔼，给人以信赖感；经过正规职业培训，熟悉工作范围，获得执业资格；有良好的执业服务记录。

(三)心理护理

(1)了解孕产妇分娩时的特殊心理变化，给予适度的关注。

(2)通过沟通，了解孕产妇的文化背景、分娩观念和行为习惯，尽量满足其合理需求。

(3)掌握一定的心理干预技术，包括倾听技术、提问技术、鼓励技术、内容反应技术、情感反应技术、面质技术、解释技术、非语言沟通技巧等，适时应用。

(4)关注分娩体验，保持正向激励。

四、健康指导

(1)向孕产妇及其家人说明陪伴分娩的意义：在孕妇分娩的全过程中引入包括专业的导乐、产妇家属(丈夫、其他亲属或朋友)、助产士陪伴，不仅是产时服务的一项适宜技术，亦是一种以产妇为中心的全新服务模式，可以降低手术产率，减少对分娩的干预，有利促进正常分娩。

(2)若选择家属陪产，应提醒准备陪产的家属完成产前健康教育课堂的相关课程学习，了解

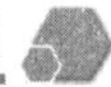

分娩基本过程和陪产过程中帮助孕产妇的实用技术，如按摩、搀扶、擦汗、进食饮水、如厕等生活照顾，鼓励、赞扬、感谢、亲密行为等情感支持。

(3)若为专职导乐陪产，应向导乐介绍医院的环境与制度，强调其不可以参加医疗活动，如调输液速度等；也不可以替代医护人员向孕产妇发出各种影响产程的行为指令，如屏气用力等。

(4)陪产人员在陪产过程中，保持与助产士的良好沟通，充当桥梁的作用，表达和传递孕产妇的需求。

五、注意事项

(1)陪伴分娩是针对住院分娩的普及、产时服务中医疗干预的增多而造成的难产率上升提出的一项适宜技术，也是一种以产妇为中心的服务模式。

(2)助产士即"陪伴孕产妇的人"，她们陪伴在孕产妇身边并帮助她们完美、自主地完成生产，守护孕产妇是助产士的天赋使命，也是责任制助产模式的实践，因此，不能将助产士的陪产作为医院的特殊服务项目，也不能将助产士等同或异化为"导乐"。

(魏　真)

第六章

医院感染护理

第一节　气性坏疽感染的预防与控制

气性坏疽通常又称梭状芽孢杆菌性肌坏死，是由一群梭状芽孢杆菌引起的一种快速进展的急性严重特异性感染性疾病。致病菌产生的外毒素可引起严重毒血症及肌肉组织的广泛性坏死，病情发展迅速，病死率高。患者早期临床表现为表情淡漠，头晕、头痛、恶心、呕吐、出冷汗、烦躁不安、高热、脉搏快速，呼吸急促，并有进行性贫血。自觉伤口局部沉重，有包扎过紧感。以后，突然出现患部"胀裂样"剧痛，这种疼痛为特征性的疼痛，不能用一般止痛剂缓解。患部肿胀明显，压痛剧烈。伤口周围水肿、皮肤苍白、紧张发亮。随着病变进展，静脉淤滞，皮肤很快变为紫红色，进而变为紫黑色。伤口内肌肉由于坏死，呈暗红色或土灰色，失去弹性，刀割时不收缩，也不出血，犹如煮熟的肉。伤口周围皮肤有捻发音，表示组织间有气体存在。轻轻挤压患部，常有气泡从伤口逸出，并有稀薄、恶臭的浆液样血性分泌物流出。伤口分泌物涂片检查有大量革兰染色阳性杆菌，X线检查伤口肌群间有气体。晚期患者有严重中毒症状，血压下降，最后出现黄疸、谵妄和昏迷。如处理不及时，患者常丧失肢体，甚至死亡。气性坏疽多见于战伤、地震损伤，以及日常各种原因的严重创伤。

一、气性坏疽的流行病学

导致气性坏疽多数病例以A型产气荚膜杆菌为主，其他如水肿杆菌、败血杆菌等均可介入。梭状芽孢杆菌是腐物寄生菌，普遍存在于泥土、人及动物的肠道或粪便中。气性坏疽多为散发，日常生活中产生的损伤或医源性损伤都可导致感染发生，如臀部手术、臀部注射，或大块的肌肉和大动脉的损伤、开放性骨折、烧伤等。在地震或战争时，如果撤离或治疗时间的延误，可出现气性坏疽的暴发。少数情况下，气性坏疽也可在没有伤口的情况下发生，气性坏疽可以是阴囊和会阴处的原发感染。气性坏疽患者的死亡率可达11%～31%，但如果不治疗，死亡则无一例能幸免。

（一）传染源

在医院内，气性坏疽患者是主要的传染源。病原体大量存在于患者坏死组织和渗出液中，以及被伤口分泌物污染的敷料、器械和物品等表面。

(二)传播途径

1.接触传播

接触患者伤口的坏死组织和渗出液，接触污染的敷料和织物，尤其是接触者皮肤有破损，病原体可通过破损伤口侵入感染。病原体也可通过医务人员污染的手从一个患者传播到另一个患者。

2.可疑气溶胶传播

伤口冲洗过程中产生气溶胶污染空气、环境等，恰好附近有介入性操作或开放性伤口患者的存在，有引发感染的风险。

3.污染的诊疗器械传播

被病原体污染的医疗器械或物品，未经有效消毒和灭菌，如拔牙、手术等操作导致感染的发生。

(三)人群易感性

梭状芽孢杆菌广泛存在，容易进入伤口，但不一定致病。疾病的发生依赖于下列多种因素。

(1)有伤口存在，尤其是组织肌肉广泛损伤或大片坏死的患者。

(2)人体抵抗力低下。

(3)伤口局部氧浓度降低，伤口的缺氧环境适合梭状芽孢杆菌生长。如大量失血或休克，局部血供障碍。伤口污染泥土、弹片或被覆盖物覆盖。尤其是进行臀部、会阴部手术，接近粪源性细菌，或使用止血带时间过长等，都容易发生气性坏疽。

(四)潜伏期

潜伏期 1～4 天，常在伤后 3 天发病，亦可短至 24 小时，个别情况下可短至 1～6 小时。

(五)病原体特性和流行特征

1.病原体特性

气性坏疽的致病菌为厌氧菌，革兰染色阳性，可形成芽孢，产生外毒素。梭状芽孢杆菌在自然界广泛存在。在有氧的环境下，菌体不能生长，还能抑制毒素的产生。当皮肤有破损尤其是伤口处有坏死组织，异物存在，或缺血使伤口局部氧浓度降低，有利于细菌大量繁殖生长。

2.流行特征

多为散发，偶有暴发。多见于战争、地震伤害导致的创伤感染暴发。日常生活中的严重损伤，以及结肠直肠手术等，也可导致感染发病。

二、气性坏疽的医源性感染控制

(一)管理传染源

(1)战争、地震等伤害引起开放性伤口患者较多时，应认真做好预检分诊工作，将可疑感染患者与其他患者分开，以减少患者之间的交叉感染。

(2)接诊患者车辆的铺单应采用一次性防渗透床单，并做到一人一用，用后严格按照医疗废物焚烧处理。

(3)确诊或可疑气性坏疽患者应单间隔离，伤口局部必须进行彻底清创，在伤后 6 小时内清创，几乎可完全防止气性坏疽的发生。即使受伤已超过 6 小时，在大量抗生素的使用下，清创术仍能起到良好的预防作用。清创后的伤口可用 3%过氧化氢或 1∶1 000 高锰酸钾溶液冲洗、湿敷，对已缝合的伤口，应将缝线拆开，敞开引流。

(4)固定换药室、手术间，诊疗物品固定专用。换药和手术结束后，房间严格终末消毒。

(5)加强病区管理，严格探视制度，做好疾病的预防宣传工作。

(二)切断传播途径

(1)科室：对气性坏疽患者使用后的可重复应用的医疗器械和用品，要双层密闭包装，并标明感染性疾病名称后，送消毒供应中心集中处理。供应室应先采用含氯或含溴消毒剂 1 000～2 000 mg/L 浸泡 30 分钟后，有明显污染物时应采用含氯消毒剂 5 000～10 000 mg/L浸泡至少60 分钟后，再进行清洗和灭菌处理。

(2)医疗废物放置双层包装袋内，粘贴标识，密闭送医疗废物暂存处，交集中处置单位焚烧处理。

(3)截肢后的肢体，采用过氧化氢处理后，专用袋密闭封装，注明特殊感染标识，交火葬场火化，并做好交接登记。

(三)保护易感人群

(1)加强防病的宣传，使医务人员和患者了解疾病的特性，做到疾病的早发现、早治疗，因为早诊断和及时治疗是保存患者肢体和挽救生命的关键。早隔离确诊或疑似患者，还可减少疾病的传播。

(2)医务人员接触患者应做好个人防护，进入病室必须穿隔离衣，戴口罩、帽子，接触伤口或污染物戴手套。给患者冲洗伤口，为防止喷溅或吸入气溶胶，应戴外科口罩及护目镜。医务人员皮肤有伤口或渗出性皮炎等，应戴双层手套或暂时调离现岗位。

(3)主动免疫保护方法仍在试验中。

(唐科毅)

第二节 破伤风感染的预防与控制

破伤风是一种急性致死性疾病，是由破伤风杆菌经皮肤或黏膜伤口侵入人体，在缺氧环境下生长繁殖，产生毒素而引起的以阵发性肌肉强直收缩和痉挛为主要临床特征的特异性感染。

一、破伤风的流行病学

破伤风杆菌是革兰染色阳性厌氧性芽孢杆菌，广泛存在于自然环境，如灰尘、土壤和人畜粪便中。甚至在医院和手术室的空气中也可检出。主要发病为免疫接种开展不充分的贫穷国家，好发人群为青年和新生儿，男性较女性多发。在发病的不同年龄组中，老年人和婴儿死亡率高。在 20 世纪 80 年代，全世界有 100 万新生儿死于破伤风，新生儿破伤风死亡率高达 60%～80%。成人破伤风死亡率在 20%～60%。老年患者和潜伏期短于 4 天的患者死亡率更高。由于有效的疫苗接种，以及重症监护和机械通气的使用，90 年代该病的发病率明显下降，在全世界范围内约使 70 万人免于死亡。

(一)传染源

在医院内破伤风感染患者是主要的传染源。破伤风杆菌仅停留在伤口局部繁殖。伤口处组

织和分泌物可检出大量病原体。

(二)传播途径

1.接触传播

皮肤破损处接触患者伤口分泌物或被病原体污染的物品,可导致感染发生。也可通过医务人员污染的手,将破伤风杆菌从一个感染患者,传播到下一个经常需要伤口护理的患者。

2.可疑气溶胶传播

进行伤口冲洗或清创,产生大量携带病原体的气溶胶,导致周围环境和空气严重污染,附近患者正好有开放性伤口和多次实施侵入性操作,有感染发病的报道。

3.通过污染医疗用品传播

患者污染的医疗器械和物品,下一个患者使用前未经有效消毒灭菌,可导致疾病的传播。

(三)人群易感性

未接受免疫接种,尤其是皮肤有破损者都为易感人群。但伤口内有破伤风杆菌,并不一定都发病。破伤风的发生除了与细菌数量多,毒力强及缺乏免疫力等情况外,伤口局部有坏死组织、活动性炎症和异物存在导致的厌氧环境,是破伤风发生的有利条件。

(四)潜伏期

破伤风的潜伏期平均为7～10天,也可短至24小时或长达数月、数年。约有90%的患者在受伤后2周内发病。潜伏期和前驱期越短,疾病就越严重。

(五)病原体特性和感染特征

1.病原体特性

破伤风杆菌是专性厌氧菌,可形成芽孢。菌体易杀灭,但芽孢有特殊的抵抗力,须经煮沸30分钟,压力蒸汽10分钟或用苯酚浸泡10～12小时可将其杀灭。

2.感染特征

破伤风杆菌无法侵入正常的皮肤与黏膜,一般都是发生在创伤后。破伤风杆菌的滋生繁殖需要无氧环境。破伤风芽孢必须在组织内氧化还原电位低至150 mV时才能迅速繁殖。未经清创处理污染严重的伤口、组织缺血坏死、引流不畅或伤口合并需氧化脓菌感染时,破伤风便容易发生。少数破伤风可在无明显伤口存在的情况下出现,如皮肤非常细微的伤口沾染土壤、粪肥或接触锈蚀的金属物品也可能被感染,因为有15%～25%的患者没有近期受伤的经历。破伤风可发生于手术后和肌内注射药物后,偶发于手术摘除留在体内多年的异物后。也可并发于烧伤、溃疡、冻伤、坏疽、开放性骨折、人工流产和产后。新生儿破伤风常见于脐带残端消毒不严格的接生技术。

二、破伤风的医源性感染控制

坚持预防为主的方针,破伤风是可以预防的。常见的措施是加强劳动保护,防止创伤发生。注射破伤风类毒素进行主动免疫。一旦意外发生创伤,坚持伤口的正确处理,以及时进行被动免疫,可预防疾病发生。

(一)管理传染源

(1)对患者实施单间隔离,同种病原体感染患者可同住一室。保持病室环境安静,防止光声刺激。

(2)患者诊疗物品固定专用。

(3)换药或手术最好固定在隔离房间，每次进行伤口清创或换药后，房间都必须进行终末消毒。

(二)切断传播途径

(1)普及新法接生技术，产科严格脐带残端消毒处理，减少新生儿感染破伤风。

(2)严格医疗器械和用品的消毒灭菌，防止病原体经污染医疗器械、设备及用品导致的感染发生。

(3)患者污染的织物类，需要双层包装，集中焚烧。

(4)患者房间的物体表面，可用500～1 000 mg/L有效氯或有效溴消毒剂进行擦拭消毒，有污染随时消毒。

(5)对没有保留价值的废弃物，如患者伤口敷料等，严格按照医疗废物进行焚烧处理。

(6)医务人员工作中严格个人防护，进行伤口冲洗时应穿隔离衣、戴口罩和护面屏。接触伤口或污染物戴手套，手有破损戴双层手套或暂时调离工作岗位。

(7)严格实施手卫生，医务人员接触患者前后要严格消毒双手。

(三)保护易感人群

(1)加强职业防护，尽量避免发生创伤，一旦发生皮肤或黏膜破损，应及时正确处理伤口。

(2)对于严重污染的伤口及时进行彻底清创，如切除无活力的组织，清除异物，打开无效腔，敞开伤口，充分引流等措施，可减少或防止破伤风的发生。

(3)对于从事容易发生创伤的医院工作人员，如总务处的水暖工、维修工、医疗废物处理人员等，可给予注射破伤风类毒素(ATT)，使人体获得自动免疫。采用破伤风类毒素基础免疫通常需要注射3次。首次皮下注射0.5 mL，间隔4～6周再注射0.5 mL，第2针的6个月后再注射0.5 mL。以后每隔5～7年皮下注射类毒素0.5 mL，作为强化注射。一般抗体产生是在首次注射类毒素10天左右，30天后达到有效保护抗体浓度。接受全程主动免疫者，伤后仅需皮下注射类毒素0.5 mL，即可在3～7天产生有效的保护抗体。国外一些国家推荐每10年进行1次ATT的免疫接种，以维持人群的免疫水平。

(4)对于未进行过破伤风主动免疫注射而发生创伤的医院员工，尤其被锈蚀的金属刺伤，且伤口细而深，可注射破伤风抗毒血清(TAT)或人体破伤风免疫球蛋白(TIG)进行被动免疫。破伤风抗毒血清是最常用的被动免疫制剂。常用剂量是1 500 U肌内注射，伤口污染严重或受伤超过12小时，剂量加倍，有效作用可维持10天左右。TAT是血清制品，容易发生变态反应，注射前必须做皮肤过敏试验，TAT皮肤试验过敏者，常采用脱敏注射方法。脱敏注射时，应仔细观察接受注射者的各种变化，防止致死性变态反应的发生。如出现面色苍白，出皮疹、血压下降等症状，应立即停止注射，马上给予肾上腺素皮下注射和吸氧等抢救措施。人体破伤风免疫球蛋白预防剂量为250～500 U，1次注射后免疫效能10倍于TAT，可在体内维持4～5周。如果距离最后1次接种ATT已超过5年的感染或较大创伤者，推荐再给予接种1次0.5 mL ATT，可减少破伤风发病的概率。但不推荐鞘内和伤口周围局部浸润注射破伤风抗毒血清，因其效果不肯定。

(唐科毅)

 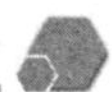

第三节　皮肤软组织感染的预防与控制

皮肤软组织感染种类繁多，包括皮肤、软组织感染，压疮感染，烧伤感染，乳腺感染，脐炎和婴儿脓疱病等，有些相当常见，如疖、痈、蜂窝织炎等，有些虽少见，但发病后很凶险，如新生儿皮下坏疽。皮肤软组织感染虽为局部感染，但当免疫缺陷、粒细胞计数减少、糖尿病、营养不良等情况下，局部感染可成为传染源，播散至全身其他部位，甚至发生败血症等全身感染。

一、病原微生物

皮肤感染病原菌种类很多，包括细菌、真菌、病毒及寄生虫，与医院感染有关的皮肤感染病原菌：①金黄色葡萄球菌，能穿透皮肤引起脓疱病及伤口感染；②化脓性链球菌，链球菌伤口感染常播散到周围组织并发生败血症；③表皮葡萄球菌；④大肠埃希菌、肠杆菌属等，虽然种类不多，但其危害性大。

二、危险因素

(1)患有糖尿病、肾病、贫血等慢性疾病的患者和接受放疗、化疗、免疫抑制剂治疗的患者危险性增高。

(2)抵抗力低下老人及小儿。

(3)接受各种插管的患者。感染部位以导管插入部位感染及脓疱疹最常见。

三、感染诊断

(一)皮肤感染

1.临床诊断

皮肤有脓性分泌物、脓疱、疖肿等或患者有局部疼痛或压痛，局部红肿或发热，无其他原因解释者。

2.病原学诊断

临床诊断基础上，从感染部位的引流物、抽吸物中培养出病原体或者血液、感染组织特异性病原体抗原检测阳性即可诊断。

(二)软组织感染

软组织感染包括坏死性筋膜炎、感染性坏疽、坏死性蜂窝织炎、感染性肌炎、淋巴结及淋巴管炎。

1.临床诊断

符合下述3条之一即可诊断。

(1)从感染部位引流出脓液。

(2)外科手术或组织病理检查证实有感染。

(3)患者有局部疼痛或压痛、局部红肿或发热，无其他原因解释。

2.病原学诊断

临床诊断基础上，符合下述2条之一即可诊断。

(1)血液特异性病原体抗原检测阳性，或血清ISM抗体效价达到诊断水平，或双份血清IgG呈4倍升高。

(2)从感染部位的引流物或组织中培养出病原体。

(三)压疮感染

压疮感染包括压疮浅表部和深部组织感染。

1.临床诊断

压疮局部红、压痛或压疮边缘肿胀，并有脓性分泌物。

2.病原学诊断

临床诊断基础上，分泌物培养阳性。

(四)烧伤感染

1.临床诊断

烧伤表面的形态或特点发生变化，如焦痂迅速分离，焦痂变成棕黑、黑或紫罗兰色，烧伤边缘水肿，同时创面有脓性分泌物或患者出现发热>38 ℃或低体温<36 ℃，合并低血压即可诊断。

2.病原学诊断

临床诊断基础上，血液培养阳性并除外有其他部位感染或烧伤，组织活检显示微生物向邻近组织浸润。

(五)乳腺脓肿或乳腺炎

1.临床诊断

符合下述3条之一即可诊断。

(1)红、肿、热、痛等炎症表现或伴有发热，排除授乳妇女的乳汁淤积。

(2)外科手术证实。

(3)临床医师诊断的乳腺脓肿。

2.病原学诊断

临床诊断基础上，引流物或针吸物培养阳性。

(六)脐炎

1.临床诊断

新生儿脐部有红肿或有脓性渗出物。

2.病原学诊断

临床诊断基础上，有引流物、针吸液培养阳性或血液培养阳性(排除其他部位感染)即可诊断。

(七)婴儿脓疱病

1.临床诊断

皮肤出现脓疱或临床医师诊断为脓疱病。

2.病原学诊断

临床诊断基础上，分泌物培养阳性。

四、预防控制措施

(1)重视皮肤卫生，保持皮肤清洁；尽量避免皮肤潮湿和摩擦刺激。

（2）卧床患者加强护理措施，定期变换体位，避免局部长时间受压，防止压疮发生。

（3）及时处理体表软组织的损伤，积极治疗皮肤病，减少抓破损伤。

（4）所有皮肤侵入性操作必须严格皮肤消毒，执行无菌操作。

（王　欣）

第四节　呼吸机相关肺炎感染的预防与控制

一、定义

呼吸机相关肺炎（VAP）是指气管插管或气管切开患者接受机械通气 48 小时后发生的肺炎，机械通气撤机、拔管后 48 小时内出现的肺炎也属于 VAP 范畴。

二、流行病学

VAP 属于医院获得性感染，我国大规模的医院感染横截面调查结果显示，住院患者中医院获得性感染的发生率为 3.2%～5.2%，其中医院获得性下呼吸道感染为 1.8%～1.9%。国内外研究结果均显示，包括 VAP 在内的下呼吸道感染居医院获得性感染构成比之首。

我国一项调查结果显示，46 所医院的 17 358 例 ICU 住院患者，插管总天数为 91 448 天，VAP 的发病率为 8.9/1 000 机械通气日。机械通气患者中 VAP 的发病率为 9.7%～48.4%，或为（1.3～28.9）/1 000 机械通气日，病死率为 21.2%～43.2%。国内外的研究结果均表明，若病原菌为多重耐药（MDR）或全耐药（PDR）病原菌，归因病死率可高达 38.9%～60.0%。VAP 的病死率与高龄、合并糖尿病或慢性阻塞性肺疾病（慢阻肺）、感染性休克（脓毒症休克）及高耐药病原菌感染等相关。

三、危险因素和发病机制

（一）危险因素

发生 VAP 的危险因素涉及各个方面，可分为宿主自身和医疗环境两大类因素，主要危险因素见表 6-1。患者往往因多种因素同时存在或混杂，导致 VAP 的发生、发展。

表 6-1　医院获得性肺炎/呼吸机相关肺炎反生的危险因素

分类	危险因素
宿主自身因素	高龄
	误吸
	基础疾病（慢性肺部疾病、糖尿病、恶性肿瘤、心功能不全等）
	免疫功能受损
	意识障碍、精神状态失常
	颅脑等严重创伤
	电解质紊乱、贫血、营养不良或低蛋白血症

续表

分类	危险因素
	长期卧床、肥胖、吸烟、酗酒等
医疗环境因素	ICU 滞留时间、有创机械通气时间
	侵袭性操作,特别是呼吸道侵袭性操作
	应用提高胃液 pH 的药物(H_2-受体阻断剂、质子泵抑制剂)
	应用镇静剂、麻醉药物
	头颈部、胸部或上腹部手术
	留置胃管
	平卧位
	交叉感染(呼吸器械及手感染)

(二)发病机制

VAP 的发病机制是病原体到达支气管远端和肺泡,突破宿主的防御机制,从而在肺部繁殖并引起侵袭性损害。致病微生物主要通过两种途径进入下呼吸道。

(1)误吸。

(2)致病微生物以气溶胶或凝胶微粒等形式通过吸入进入下呼吸道,其致病微生物多为外源性,如结核分枝杆菌、曲霉和病毒等。此外,VAP 也有其他感染途径,如感染病原体经血行播散至肺部、邻近组织直接播散或污染器械操作直接感染等。

气管插管使得原来相对无菌的下呼吸道直接暴露于外界,同时增加口腔清洁的困难,口咽部定植菌大量繁殖,含有大量定植菌的口腔分泌物在各种因素(气囊放气或压力不足、体位变动等)作用下通过气囊与气管壁之间的缝隙进入下呼吸道;气管插管的存在使得患者无法进行有效咳嗽,干扰了纤毛的清除功能,降低了气道保护能力,使得 VAP 发生风险明显增高;气管插管内外表面容易形成生物被膜,各种原因(如吸痰等)导致形成的生物被膜脱落,引起小气道阻塞,导致 VAP。此外,为缓解患者气管插管的不耐受,需使用镇痛镇静药物,使咳嗽能力受到抑制,从而增加 VAP 的发生风险。

VAP 可自局部感染逐步发展到脓毒症,甚至感染性休克。其主要机制是致病微生物进入血液引起机体失控的炎症反应,导致多个器官功能障碍,除呼吸系统外,尚可累及循环、泌尿、神经和凝血系统,导致代谢异常等。

四、病原学

非免疫缺陷患者的 VAP 通常由细菌感染引起,由病毒或真菌引起者较少,常见病原菌的分布及其耐药性特点随地区、医院等级、患者人群及暴露于抗菌药物的情况不同而异,并且随时间而改变。我国 VAP 常见的病原菌包括鲍曼不动杆菌、铜绿假单胞菌、肺炎克雷伯菌、金黄色葡萄球菌及大肠埃希菌等。但需要强调的是,了解当地医院的病原学监测数据更为重要,在经验性治疗时应根据及时更新的本地区、本医院甚至特定科室的细菌耐药特点针对性选择抗菌药物。

(一)病原谱

我国 VAP 患者主要见于 ICU。VAP 病原谱中,其中鲍曼不动杆菌分离率高达 35.7%～50.0%,其次为铜绿假单胞菌和金黄色葡萄球菌,二者比例相当(表 6-2)。≥65 岁的患者中铜绿

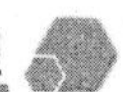

假单胞菌的分离率高于其他人群。

由于我国二级及以下医院高质量前瞻性的 VAP 流行病学研究尚不足，目前查到的文献绝大部分为回顾性研究，以上数据仅供参考。

表 6-2　我国呼吸机相关肺炎患者常见细菌的分辨率(%)

菌种	≥18 岁	≥65 岁
鲍曼不动杆菌	12.1～50.5	10.3～18.5
铜绿假单胞菌	12.5～27.5	27.7～34.6
肺炎克雷伯菌	9.0～16.1	5.1～13.9
金黄色葡萄球菌	6.9～21.4	5.8～15.4
大肠埃希菌	4.0～11.5	1.3～6.2
阴沟肠杆菌	2.0～3.4	3.1
嗜麦芽窄食单胞菌	1.8～8.6	4.6～9.6

(二)常见病原菌的耐药性

细菌耐药给 VAP 的治疗带来了严峻挑战。临床上 MDR 的定义是指对 3 类或 3 类以上抗菌药物(除天然耐药的抗菌药物)耐药，广泛耐药(XDR)为仅对 1～2 类抗菌药物敏感而对其他抗菌药物耐药，PDR 为对能得到的、在常规抗菌谱范围内的药物均耐药。

VAP 常见的耐药细菌包括碳青霉烯类耐药的鲍曼不动杆菌(CRAB)、碳青霉烯类耐药的铜绿假单胞菌(CRPA)、产超广谱 β-内酰胺酶(ESBLs)的肠杆菌科细菌、甲氧西林耐药的金黄色葡萄球菌(MRSA)及碳青霉烯类耐药的肠杆菌科细菌(CRE)等。我国多中心细菌耐药监测网中的中国细菌耐药监测网(CHINET)和中国院内感染的抗菌药物耐药监测(CARES)数据均显亦，在各种标本中(血、尿、痰等)CRAB 的分离率高达 60%～70%，CRPA 的分离率为 20%～40%，产 ESBLs 的肺炎克雷伯菌和大肠埃希菌的分离率分别为 25%～35%和 45%～60%，MRSA 的分离率为 35%～40%，CRE 的分离率为5%～18%。而来自痰标本中的某些耐药菌，如 MRSA 的发生率往往更高。

五、诊断

(一)临床诊断标准

VAP 的临床表现及病情严重程度不同，从单一的典型肺炎到快速进展的重症肺炎伴脓毒症、感染性休克均可发生，目前尚无临床诊断的金标准。肺炎相关的临床表现满足的条件越多，临床诊断的准确性越高。

胸部 X 线或 CT 显示新出现或进展性的浸润影、实变影或磨玻璃影，加上下列 3 种临床症候中的2 种或以上，可建立临床诊断：①发热，体温>38 ℃；②脓性气道分泌物；③外周血白细胞计数>10×10^9/L或<4×10^9/L。

影像学是诊断 VAP 的重要基本手段，应常规行 X 线胸片，尽可能行胸部 CT 检查。对于危重症或无法行胸部 CT 的患者，有条件的单位可考虑床旁肺超声检查。

(二)病原学诊断

在临床诊断的基础上，若同时满足以下任一项，可作为确定致病菌的依据。

(1)合格的下呼吸道分泌物(中性粒细胞数>25 个/低倍镜视野，上皮细胞数<10 个/低倍镜

视野，或二者比值＞2.5∶1）、经支气管镜防污染毛刷（PSB）、支气管肺泡灌洗液（BALF）、肺组织或无菌体液培养出病原菌，且与临床表现相符。

（2）肺组织标本病理学、细胞病理学或直接镜检见到真菌并有组织损害的相关证据。

（3）非典型病原体或病毒的血清IgM抗体由阴转阳或急性期和恢复期双份血清特异性IgG抗体滴度呈4倍或4倍以上变化。呼吸道病毒流行期间且有流行病学接触史，呼吸道分泌物相应病毒抗原、核酸检测或病毒培养阳性。

六、VAP的预防与控制措施

（一）管理要求

（1）应将VAP的预防与控制工作纳入医疗质量和医疗安全管理。

（2）应明确医务人员在VAP预防与控制工作中的责任，制订并落实VAP预防与控制工作的各项规章制度和标准操作规程。

（3）医院感染管理、医务、护理及其他有关部门应在各自专业范围内负责VAP预防与控制工作的监督管理，制订VAP循证措施依从性核查表，并督促落实。

（4）应制订VAP预防与控制知识和技能岗位培训计划，培训内容应定期根据最新循证医学证据和当地流行病学资料进行更新，并对计划的实施进行考核、评价与反馈。

（5）开展呼吸机诊疗活动的临床科室，应配备受过专业训练，具备独立工作能力的医务人员。

（6）医务人员在诊疗活动中应严格执行《医务人员手卫生规范》WS/T313的要求，遵循洗手与卫生手消毒的原则、指征和方法。

（7）医务人员在诊疗活动中应严格执行《医院隔离技术规范》WS/T311的要求，遵循“标准预防”和“基于疾病传播途径”的原则。患有呼吸道传染性疾病时，应避免直接接触患者。

（8）医务人员宜每年接种流感疫苗。

（二）预防措施

（1）若无禁忌证，应将患者床头抬高30°～45°。

（2）应定时对患者进行口腔卫生，至少每6～8小时1次。

（3）宜使用0.12％～2.00％氯己定消毒液对患者口腔黏膜、牙龈等部位擦拭或冲洗，意识清醒的患者可采取漱口的方式。

（4）对患者实施肠内营养时，应避免胃过度膨胀，条件许可时应尽早拔除鼻饲管。

（5）对患者实施肠内营养时，宜采用远端超过幽门的鼻饲管，注意控制输注容量和速度。

（6）应积极预防深静脉血栓形成。

（7）对多重耐药菌如甲氧西林耐药金黄色葡萄球菌（MRSA）、多重耐药或泛耐药鲍曼不动杆菌（MDR/XDR-AB）、耐碳青霉烯肠杆菌科细菌（CRE）、多重耐药或泛耐药铜绿假单胞菌（MDR/XDR-PA）等具有重要流行病学意义的病原体感染或定植患者，应采取隔离措施。

（8）应规范人工气道患者抗菌药物的预防性使用，避免全身静脉使用或呼吸道局部使用抗菌药物预防VAP。

（9）不宜常规使用口服抗菌药物进行选择性消化道脱污染。

（三）气道管理

（1）严格掌握气管插管指征。对于需要辅助通气的患者，宜采用无创正压通气。

（2）宜选择经口气管插管。两周内不能撤除人工气道的患者，宜尽早选择气管切开。

(3)应选择型号合适的气管插管，并常规进行气囊压力监测，气囊压力应保持在2.45～2.94 kPa(25～30 cmH_2O)。

(4)预计插管时间超过72小时的患者，宜选用带声门下分泌物吸引气管导管。

(5)对于留置气管插管的患者，每天停用或减量镇静剂1次，评估是否可以撤机或拔管，应尽早拔除气管插管。

(6)应定时抽吸气道分泌物。当转运患者、改变患者体位或插管位置、气道有分泌物积聚时，应及时吸引气道分泌物。吸引气道分泌物时，应遵循无菌操作，每次吸引应更换吸痰管，先吸气管内，再吸口鼻处，每次吸引应充分。气管导管气囊上滞留物的清除方法包括以下内容。①清除方法：操作前先清除呼吸机管路集水杯中的冷凝水。协助患者取头低脚高位或平卧位。先吸引下呼吸道分泌物，再吸引口鼻腔内分泌物。将简易呼吸器与气管插管连接，操作者在患者吸气末轻轻挤压简易呼吸器，在患者呼气初用力挤压简易呼吸器，另操作者同时放气囊。再次吸引口鼻腔内分泌物。如此反复操作2～3次，直到完全清除气管导管气囊上滞留物为止。②注意事项：操作前应充分做好用物准备。操作时断开的呼吸机管路接头应放在无菌巾上。操作时医务人员应戴无菌手套，不宜使用镊子等替代方式。戴无菌手套持吸痰管的手应避免污染。冲洗吸痰管分泌物的无菌溶液，应分别注明"口鼻腔""气管内"的字样，不应交叉使用。

(7)对多重耐药病原体感染或定植患者、呼吸道传染性疾病患者或疑似患者，宜采用密闭式吸痰管。

(8)连续使用呼吸机机械通气的患者，不应常规更换呼吸机管路，遇污染或故障时及时更换。

(9)呼吸机管路集水杯应处于管路最低位置，患者翻身或改变体位前，应先清除呼吸机管路集水杯中的冷凝水，清除冷凝水时呼吸机管路应保持密闭。

(10)应在呼吸机管路中采用加热湿化器或热湿交换器等湿化装置，不应使用微量泵持续泵入湿化液进行湿化，加热湿化器的湿化用水应为无菌水。

(11)热湿交换器的更换频率不宜<48小时，遇污染或故障时及时更换。

(12)雾化器应一人一用一消毒。

(13)雾化器内不宜添加抗菌药物。

(14)不应常规使用细菌过滤器预防VAP。呼吸道传染性疾病患者或疑似患者，可使用细菌过滤器防止病原体污染呼吸机内部。

(四)消毒灭菌

(1)应遵循《医疗机构消毒技术规范》WS/T367的管理要求和消毒灭菌基本原则。

(2)高度危险性物品应一人一用一灭菌，中度危险性物品应一人一用一消毒。应遵循《医院消毒供应中心 第1部分：管理规范》WS310.1的管理要求，呼吸机螺纹管、雾化器、金属接头、湿化罐等，应由消毒供应中心(CSSD)回收，集中清洗、消毒、灭菌和供应。

(3)使用中的呼吸机外壳、按钮、面板等应保持清洁与干燥，每天至少擦拭消毒1次，遇污染应及时进行消毒；每位患者使用后应终末消毒。发生疑似或者确认医院感染暴发时应增加清洁消毒频次。

(4)应使用细菌过滤器防止麻醉机、呼吸机内部污染。复用的细菌过滤器清洁消毒应遵循生产厂家的使用说明，一次性细菌过滤器应一次性使用。感染性疾病患者使用后应立即更换。加热湿化器、活瓣和管路应一人一用一消毒，遇污染或故障时应及时更换。

(5)频繁接触的诊疗环境表面，如床栏杆、床头桌、呼叫按钮等，应保持清洁与干燥，每天至少消毒1 次,遇污染时及时消毒,每位患者使用后应终末消毒。

(6)病床隔帘应保持清洁与干燥,遇污染时应及时更换。多重耐药菌如 MRSA、MDR/XDR-AB、CRE、MDR/XDR-PA 等具有重要流行病学意义的病原体感染或定植患者使用后应及时更换。

(五)监测

(1)应遵循《医院感染监测规范》WS/T312 的要求,开展 VAP 的目标性监测,包括发病率、危险因素和常见病原体等,定期对监测资料进行分析、总结和反馈。

(2)应定期开展 VAP 预防与控制措施的依从性监测、分析和反馈,并有对干预效果的评价和持续质量改进措施的实施。

(3)出现疑似医院感染暴发时,特别是多重耐药菌或不容易清除的耐药菌、真菌感染暴发及发生军团菌医院感染时,应进行人员与环境的目标性微生物监测,追踪确定传染源,分析传播途径,并评价预防控制措施效果。

(王　欣)

第五节　导尿管相关尿路感染的预防与控制

导尿管相关尿路感染(CA-UTI)是医院感染中常见的感染类型,仅次于呼吸道感染,占医院感染的 35%～50%,而在这些尿路感染病例中,80%～90%与留置导尿管有关。留置导尿管是临床最常见的一项侵入性操作,是造成医院内感染最常见的原因之一,美国医院约 25%的住院患者需要留置导尿管。导尿管选择、导尿技术操作及护理和导尿留置时间的长短等因素与 CA-UTI有关。相对于其他医院感染来说,CA-UTI 的病死率较低,但是泌尿道插管的高使用率可引起大量的感染,使经济负担加重。

一、概述

(一)定义

CA-UTI 主要是指患者留置导尿管后,或者拔除导尿管 48 小时内发生的泌尿系统感染。根据感染部位的不同分为上尿路感染和下尿路感染:上尿路感染主要是肾盂肾炎,下尿路感染主要是膀胱炎、尿道炎。

导尿管相关无症状性菌尿症(CA-ASB)是指患者虽然没有症状,但在 1 周内有内镜检查或导尿管置入,尿液培养革兰阳性球菌菌落数≥10^4 cfu/mL,革兰阴性杆菌菌落数≥10^5 cfu/mL,应当诊断为 CA-ASB。

医院 CA-UTI 几乎是专有的器械相关性感染,且绝大部分患者无尿路感染相应的症状或体征。CA-ASB是全球范围内最常见的卫生保健相关感染,约占美国每年医院感染的 40%。在医院有 28%的患者留置了导尿管。一项研究发现,留置导尿管的患者中有 31%被不适当地插入了导尿管。另一研究发现,所有保留尿管天数有 36%是不必要的。

(二)CA-UTI 流行病学

1.发病率

CA-UTI 是全球范围内最常见的医院相关感染,约占美国每年医院感染的 40%。有 80%～

90%的医院获得性泌尿道感染由导尿管引起。如留置导尿管少于1周或1周的患者，UTI的发生率为10%～40%，长期留置导尿管(≥30天)的患者，UTI有100%的发病率。

我国相关研究资料显示，CA-UTI率为1.10%～53.80%，日感染率为1.13‰～26.40‰，说明CA-UTI的发生率在不同的地区或不同的医院有明显的不同。刘丁等对485例留置导尿管病例调查显示，平均感染发生率为53.8%，平均每1 000床位日发生感染26.40例。导尿管留置时间与感染的发生密切相关，汕头大学医学院第一附属医院李毅萍等报道，如留置导管1～3天，CA-UTI的发生率为10.30%，留置导管≥10天，CA-UTI的发生率为97.60%。田桂平等报道留置尿管10天，尿路感染的发生率为8.70%；留置尿管20天，尿路感染的发生率为17.39%；留置尿管>30天，尿路感染的发生率为43.48%。陈佩燕等对87例留置导尿管的患者的监测结果显示，留置导尿管后3天尿路感染率为20.70%，7天后感染率为26.80%，14天后尿路感染率为31.30%。

CA-UTI的发生与插管方法、导尿管留置时间、导尿管的维护、膀胱冲洗等密切相关，苏燕娟等研究显示，引流袋更换时间与发生菌尿有显著差异($P<0.01$)。每3天更换引流袋，菌尿发生率明显低于每天更换引流袋；每天更换引流袋，菌尿阳性率为20.83%；3天以上更换引流袋，菌尿阳性率为零。膀胱冲洗与非冲洗菌尿发生率有明显差异($P<0.05$)，每天用抗菌药物冲洗膀胱，菌尿阳性率为21.74%；不进行膀胱冲洗，菌尿阳性率为3.23%。留置尿管时间与菌尿发生率有显著差异($P<0.01$)，留置导尿管第4天，菌尿阳性率为2.13%；留置导尿管第7天，菌尿阳性率为21.28%。膀胱冲洗没有预防尿路感染的作用；相反，有增加感染的可能。

2.病原学

引起CA-UTI的病原菌以革兰阴性杆菌为主，耐药性日渐突出。美国研究显示，大肠埃希菌是导尿相关的医院内UTI中最普遍常见的细菌，约占26%，肠球菌占16%，铜绿假单胞菌占12%，念珠菌属占9%，肺炎克雷伯菌属占6%，肠杆菌属占6%。在医院的重症监护病房里，念珠菌属在医院内UTI中占较大的比例(25.90%)，接着依次是大肠埃希菌(18.90%)、肠球菌(13%)、铜绿假单胞菌(11%)、肠杆菌属(6%)。我国众多研究结果与美国数据基本相符，CA-UTI主要病原菌依次为大肠埃希菌(35.80%～45.70%)、屎肠球菌(8.60%～10.90%)、粪肠球菌(8.00%～9.30%)、白假丝酵母菌(6.20%～13.50%)、肺炎克雷伯菌(7.30%～8.30%)、铜绿假单胞菌(4.30%～5.70%)。大肠埃希菌是引起CA-UTI的首位致病菌，革兰阳性菌以屎球菌和粪肠球菌为主，随着念珠菌属和肠球菌报道的增加，引起医院内CA-UTI的病原体也发生了变化。目前念珠菌属是术后重症患者尿标本中最普遍的病原菌。国内报道真菌感染占6.20%～13.50%，抗菌药物使用引起菌群失调容易导致尿路感染。

(三)感染途径及因素

人体泌尿系统有一套自身的完整的防御机制，正常情况下膀胱内是无菌的。导尿管的使用在某种程度上损伤了泌尿系统的正常防御机制。留置导尿管是细菌侵入的途径：①插导尿管时细菌进入膀胱；②尿道周围或肛门周围的细菌沿着导尿管——黏膜接触面(导尿管外表面)迁移进入膀胱；③违反无菌操作规程，导管护理后细菌从集尿袋沿着导管内腔表面上行进入膀胱。

大多数导尿管相关的UTI是由于会阴区的病原体从外腔迁移或导尿管护理操作异常使病原体从内腔迁移进入膀胱引起感染。15%的导管相关泌尿道感染源自外源性因素，如导尿管系统污染、护理人员污染的手、插入导尿管或维护导尿管过程中违反操作规程、应用消毒不达标的设施等而引起感染。而导尿管长时间留置尿道内，又破坏了尿道的正常生理功能，从而削弱了尿道黏膜对细菌的抵抗力，影响膀胱对细菌的冲刷作用，致使细菌容易逆行至泌尿系统生长繁殖引起感染。

生物膜的形成被认为是导管相关尿路感染发病的重要机理。细菌一旦进入泌尿道，尿中病原体附着至导尿管表面、增殖并开始分泌细胞外多糖，与尿中的盐和蛋白质组成细菌复合物并形成一个生物膜，它保护微生物不受抗菌剂、杀菌剂和宿主屏障的清除。目前已有能减少生物膜形成的较新技术，减少细菌和真菌的黏附，或抑制已黏附到导管的微生物的生长。

(四)临床特点

CA-UTI 不仅是病原体在尿道和膀胱黏膜的定植和炎症反应，还可发生逆行感染引起肾盂肾炎、前列腺炎、附睾炎和精囊炎。大部分患者医院内尿路感染在临床上多呈良性经过，无明显的临床症状，导尿管拔除后可自行痊愈。

在美国，导管相关尿路感染的报道多为 CA-ASB，医院内尿路感染患者中有 65%～75%是无症状菌尿。约 30%的患者有临床症状和体征，如尿频、尿急和尿痛等膀胱刺激征，除局部症状外还表现为发热、腰痛及肋脊角叩痛、耻骨上方疼痛或压痛等。CA-UTI 如不及时控制，细菌入侵血液系统引起菌血症。医院患者中，导尿管相关菌尿症为医院血流感染的最常见原因之一，约 15%的医院血流感染源于尿路。尿培养不能预测 CA-UTI，在留置导尿管的患者中，大肠埃希菌是最常见的细菌，约占 35.62%。

大量前瞻性调查研究证实，CA-UTI(CA-UTI)的发生与留置导尿管的时间长、导管护理的违规操作导致导尿管系统污染、女性、老年人等密切相关。女性尿道短，尿道门暴露，易发生上行性感染。女性应用导尿管后发生 UTI 的概率是男性的 2 倍。女性尿道周围区域的菌群也是十分重要的，尿道周围的菌群是重要的潜在性致病菌。留置导尿管时间的长短是 CA-UTI 最重要的危险因素。

CA-UTI 的症状和体征包括发热、寒战、意识改变、不适、无诱因昏睡、腰痛、肋脊角叩痛、急性血尿、盆腔不适，已拔除导尿管的患者可有排尿困难、尿频、耻骨上方疼痛或压痛。

(五)CA-UTI 的诊断标准

临床诊断：CA-UTI 的诊断标准为留置导尿管、耻骨上方导尿管或间歇导尿管的患者出现 UTI 相应的症状、体征，且无其他原因可以解释，并且尿检白细胞男性≥5 个/高倍视野，女性≥10 个/高倍视野。在临床诊断的基础上，符合以下条件之一可确诊。

(1)清洁中段尿或者导尿留取尿液(非留置导尿)培养革兰阳性球菌菌落数≥10^4 cfu/mL，革兰阴性杆菌菌落数≥10^5 cfu/mL。

(2)耻骨联合上膀胱穿刺留取尿液培养的细菌菌落数≥10^3 cfu/mL。

(3)新鲜尿液标本经离心应用显微镜检查，在每 30 个视野中有半数视野见到细菌。

(4)经手术、病理学或者影像学检查，有尿路感染证据的。

美国感染病学会制订的 CA-UTI 的诊断、预防和治疗指南，不推荐筛查CA-ASB，除非进行研究以评价干预措施对降低 CA-ASB 或 CA-UTI 的效果。对于留置导尿管的患者，仅有脓尿不能诊断为 CA-ASB 或 CA-UTI；有症状但无脓尿的患者，提示诊断并非CA-UTI；脓尿伴 CA-ASB 并非进行抗菌治疗的指征。

二、管理要求

(1)医疗机构应建立健全规章制度，制订并落实预防 CA-UTI 的工作规范和操作规程。

(2)医疗机构应逐步开展 CA-UTI 的目标性监测，持续质量改进，有效降低 CA-UTI 的

发生。

(3)医务人员应接受关于无菌技术、导尿操作、留置导尿管的维护，以及CA-UTI预防的培训和教育，并熟练掌握相关操作规程。

(4)医务人员应评估患者发生CA-UTI的潜在风险，针对高危因素，实施CA-UTI的预防和控制措施。

三、监测要求

(1)根据导尿管使用的频率和CA-UTI的潜在风险，确定需要监测的患者人群。

(2)按照《医院感染监测规范》WS/T312的要求，开展CA-UTI目标性监测。

(3)详细记录尿道插管指征、插管时间、插管操作者和拔管时间等。采用统一指标如导尿管使用率、CA-UTI发生率等评价、CA-UTI预防与控制质量。

(4)应定期分析监测资料，并及时向被监测临床科室反馈。

(5)当出现CA-UTI暴发或疑似暴发时，应按照《医院感染管理办法》和《医院感染暴发报告及处置管理规范》的相关要求报告和处理。

(6)不宜常规对留置导尿管的患者进行无症状性菌尿症筛查。

四、预防控制措施

(一)留置导尿管前预防控制措施

(1)严格掌握留置导尿管的适应证。

(2)仔细检查无菌导尿包，如发现导尿包过期、外包装破损、潮湿，不应使用。

(3)可重复使用的导尿包按照《医院消毒供应中心第2部分：清洗消毒及灭菌技术操作规范》WS310.2的规定处理；一次性导尿包符合国家相关要求，不应重复使用。

(4)根据患者年龄、性别、尿道等情况选择型号大小、材质等的合适导尿管，最大限度降低尿道损伤和尿路感染。

(5)对留置导尿管的患者，应采用密闭式引流装置。

(6)应告知患者留置导尿管的目的，配合要点和置管后的注意事项。

(7)不宜常规使用包裹银或抗菌导尿管。

(二)放置导尿管时预防控制措施

(1)医务人员应严格按照《医务人员手卫生规范》WS/T313的要求，洗手后，戴无菌手套实施导尿术。

(2)严格遵循无菌操作技术原则留置导尿管，动作宜轻柔，避免损伤尿道黏膜。

(3)正确铺无菌巾，避免污染尿道口。

(4)应使用合适的消毒剂，充分消毒尿道口及其周围皮肤黏膜，防止污染。

男性：洗净包皮及冠状沟，然后自尿道口、龟头向外旋转擦拭消毒。

女性：按照由上至下，由内向外的原则清洗外阴，然后清洗并消毒尿道口、前庭、两侧大小阴唇，最后会阴、肛门。

(5)导尿管插入深度适宜，确保尿管固定稳妥。

(6)置管过程中，指导患者放松，协调配合，避免污染，如发现尿管被污染，应重新更换。

(三)留置导尿管后预防控制措施

(1)应妥善固定尿管,避免打折、弯曲,集尿袋高度低于膀胱水平,不应接触地面,防止逆行感染。

(2)应保持尿液引流系统通畅和密闭性,活动或搬运时夹闭引流管,防止尿液逆流。

(3)应使用个人专用收集容器或清洗消毒后的容器定期清空集尿袋中尿液。清空集尿袋中尿液时,应遵循无菌操作原则,避免集尿袋的出尿口触碰到收集容器的表面。

(4)留取小量尿标本进行微生物病原学检测时,应消毒导尿管接口后,使用无菌注射器抽取标本送检。留取大量尿标本时可从集尿袋中采集,不应打开导尿管和集尿袋的接口采集标本。

(5)不应常规进行膀胱冲洗或灌注。若发生血块堵塞或尿路感染时,可进行膀胱冲洗或灌注。

(6)应保持尿道口清洁,大便失禁的患者清洁后还应进行消毒。留置导尿管期间,应每天清洁或冲洗尿道口。

(7)患者沐浴或擦身时应注意对导管的保护。

(8)长期留置导尿管应定期更换,普通导尿管更换时间 7～10 天,特殊类型导尿管的更换时间按照说明书规定,更换导尿管时应同时更换导尿管集尿袋。

(9)导尿管阻塞、脱出或污染时应立即更换导尿管和集尿袋。

(10)患者出现尿路感染症状时,应及时留取尿液标本进行病原学检测,并更换导尿管和集尿袋。

(11)应每天评估留置导尿管的必要性,应尽早拔除导尿管。

(12)医护人员在维护导尿管时,手卫生应严格按照《医务人员手卫生规范》WS/T313 的要求。

(王　欣)

第七章

神经内科疾病护理

第一节 癫　痫

癫痫是多种原因导致的脑部神经元高度同步化异常放电所引起的临床综合征，临床表现具有发作性、短暂性、重复性和刻板性的特点。临床上每次发作或每种发作的过程称为痫性发作。

一、病因与发病机制

(一)病因

癫痫不是独立的疾病，而是一组疾病或综合征。引起癫痫的病因非常复杂，根据病因学不同，癫痫可分为三大类。

1.症状性癫痫

由各种明确的中枢神经系统结构损伤和功能异常引起，如脑肿瘤、脑外伤、脑血管病、中枢神经系统感染、寄生虫、遗传代谢性疾病、神经系统变性疾病等。

2.特发性癫痫

病因不明，未发现脑部有足以引起癫痫发作的结构性损伤或功能异常，可能与遗传因素密切相关。

3.隐源性癫痫

病因不明，但临床表现提示为症状性癫痫，现有的检查手段不能发现明确的病因。其占全部癫痫的60％～70％。

(二)发病机制

癫痫的发病机制非常复杂，至今尚未能完全了解其全部机制，但发病的一些重要环节已被探知。

1.痫性放电的起始

神经元异常放电是癫痫发病的电生理基础。

2.痫性放电的传播

异常高频放电反复通过突触联系和强化后的易化作用诱发周边及远处的神经元的同步放

电，从而引起异常电位的连续传播。

3.痫性放电的终止

目前机制尚未完全明了。

二、临床表现

(一)痫性发作

1.部分性发作

部分性发作包括以下几种。①单纯部分性发作：常以发作性一侧肢体、局部肌肉节律性抽动或感觉障碍为特征，发作时程短；②复杂部分性发作：表现为意识障碍，多有精神症状和自动症；③部分性发作继发全面性发作：上述部分性发作后出现全身性发作。

2.全面性发作

这类发作起源于双侧脑部，发作初期即有意识丧失，根据其临床表现的不同，可分为以下几种。

(1)全面强直-阵挛发作：以意识丧失、全身抽搐为主要临床特征。早期出现意识丧失、跌倒，随后的发作过程分为 3 期：强直期、阵挛期和发作后期。发作过程可有喉部痉挛、尖叫、心率增快、血压升高、瞳孔散大、呼吸暂停等症状，发作后各项体征逐渐恢复正常。

(2)失神发作：典型表现为正常活动中突然发生短暂的意识丧失，两眼凝视且呼之不应，发作停止后立即清醒，继续原来的活动，对发作没有丝毫记忆。

(3)强直性发作：多在睡眠中发作，表现为全身骨骼肌强直性阵挛，常伴有面色潮红或苍白、瞳孔散大等症状。

(4)阵挛性发作：表现为全身骨骼肌阵挛伴意识丧失，见于婴幼儿。

(5)肌阵挛发作：表现为短暂、快速、触电样肌肉收缩，一般无意识障碍。

(6)失张力发作：表现为全身或部分肌肉张力突然下降，造成张口、垂颈、肢体下垂甚至跌倒。

3.癫痫持续状态

癫痫持续状态指一次癫痫发作持续 30 分钟以上，或连续多次发作致发作间期意识或神经功能未恢复至通常水平。可见于各种类型的癫痫，但通常是指全面强直-阵挛发作持续状态。可因不适当地停用抗癫痫药物或治疗不规范、感染、精神刺激、过度劳累、饮酒等诱发。

(二)癫痫综合征

特定病因引发的由特定症状和体征组成的癫痫。

三、辅助检查

(1)脑电图检查：脑电图检查是诊断癫痫最有价值的辅助检查方法，典型表现是尖波、棘波、棘-慢或尖-慢复合波。

(2)血液检查：通过血糖、血常规、血寄生虫等检查，可了解有无低血糖、贫血、寄生虫病。

(3)影像学检查：应用数字减影血管造影、CT、MRI 等检查可发现脑部器质性病变，为癫痫的诊断提供依据。

四、治疗要点

目前癫痫治疗仍以药物治疗为主，药物治疗应达到 3 个目的：①控制发作或最大限度地减少发作次数;②长期治疗无明显变态反应;③使患者保持或恢复其原有的生理、心理和社会功能状态。

(一)病因治疗

祛除病因,避免诱因。如全身代谢性疾病导致癫痫的应先纠正代谢紊乱,睡眠不足诱发癫痫的要保证充足的睡眠,对于颅内占位性病变引起者首先考虑手术治疗,对于脑寄生虫病行驱虫治疗。

(二)发作时治疗

立即让患者就地平卧,保持呼吸道通畅,以及时给氧;防止外伤,预防并发症;应用药物预防再次发作,如地西泮、苯妥英钠等。

(三)发作间歇期治疗

合理应用抗癫痫药物,常用的抗癫痫药物有地西泮、氯硝西泮、卡马西平、丙戊酸、苯妥英钠、苯巴比妥、扑痫酮、拉莫三嗪、奥卡西平、左乙拉西坦、加巴喷丁等。强直性发作、部分性发作和部分性发作继发全面性发作首选卡马西平;全面强直-阵挛发作、典型失神、肌阵挛发作、阵挛性发作首选丙戊酸。

(四)癫痫持续状态的治疗

保持稳定的生命体征和进行性心肺功能支持;终止呈持续状态的癫痫发作,减少癫痫发作对脑部神经元的损害;寻找并尽可能根除病因及诱因;处理并发症。可依次选用地西泮、异戊巴比妥钠、苯妥英钠和水合氯醛等药物。及时纠正血酸碱度和电解质失衡,发生脑水肿时给予甘露醇和呋塞米注射,注意预防和控制感染。

(五)其他治疗

对于药物难治性、有确定癫痫灶的癫痫可采用手术治疗,中医学针灸治疗对某些癫痫也有一定疗效。

五、护理措施

(一)一般护理

(1)饮食:为患者提供充足的营养,癫痫持续状态的患者可给予鼻饲,嘱发作间歇期的患者进食清淡、无刺激、富于营养的食物。

(2)休息与运动:癫痫发作后宜卧床休息,平时应劳逸结合,保证充足的睡眠,生活规律,避免不良刺激。

(3)纠正水、电解质及酸碱平衡紊乱,预防并发症。

(二)病情观察

密切观察生命体征、意识状态、瞳孔变化、大小便等情况;观察并记录发作的类型、频率和持续时间;观察发作停止后意识恢复的时间,有无疲乏、头痛及行为异常。

(三)安全护理

告知患者有发作先兆时立即平卧。活动中发作时,立即将患者置于平卧位,避免摔伤。摘下眼镜、手表、义齿等硬物,用软垫保护患者关节及头部,必要时用约束带适当约束,避免外伤。用牙垫或厚纱布置于患者口腔一侧上下磨牙间,防止口、舌咬伤。发作间歇期,应为患者创造安静、安全的休养环境,避免或减少诱因,防止意外的发生。

(四)保持呼吸道通畅

发作时立即解开患者领扣、腰带以减少呼吸道受压，以及时清除口腔内食物、呕吐物和分泌物，防止呼吸道阻塞。让患者平卧、头偏向一侧，必要时用舌钳拉出舌头，避免舌后坠阻塞呼吸道。必要时可行床旁吸引和气管切开。

(五)用药护理

有效的抗癫痫药物治疗可使80%的患者发作得到控制。告诉患者抗癫痫药物治疗的原则，以及药物疗效与变态反应的观察，指导患者遵医嘱坚持长期正确服药。

1.服药注意事项

服药注意事项：①根据发作类型选择药物；②药物一般从小剂量开始，逐渐加量，以尽可能控制发作、又不致引起毒性反应的最小有效剂量为宜；③坚持长期有规律服药，完全不发作后还需根据发作类型、频率，再继续服药2～3年，然后逐渐减量至停药，切忌服药控制发作后就自行停药；④间断不规则服药不利于癫痫控制，易导致癫痫持续状态发生。

2.常用抗癫痫药物变态反应

每种抗癫痫药物均有多种变态反应。变态反应轻者一般不需停药，从小剂量开始逐渐加量或与食物同服可以减轻，严重反应时应减量或停药、换药。服药前应做血、尿常规和肝、肾功能检查，服药期间定期监测血药浓度，复查血常规和生化检查。

(六)避免促发因素

1.癫痫的诱因

疲劳、饥饿、缺睡、便秘、经期、饮酒、感情冲动、一过性代谢紊乱和变态反应。过度换气对于失神发作、过度饮水对于强直性阵挛发作、闪光对于肌阵挛发作也有诱发作用。有些反射性癫痫还应避免如声光刺激、惊吓、心算、阅读、书写、下棋、玩牌、刷牙、起步、外耳道刺激等特定因素。

2.癫痫持续状态的诱发因素

癫痫持续状态的诱发因素常为突然停药、减药、漏服药及换药不当；其次为发热、感冒、劳累、饮酒、妊娠与分娩；使用异烟肼、利多卡因、氨茶碱或抗抑郁药亦可诱发。

(七)手术的护理

对于手术治疗癫痫的患者，术前应做好心理护理以减少恐惧和紧张。密切观察意识、瞳孔、肢体活动和生命体征等情况，并按医嘱做好术前检查和准备；术后麻醉清醒后应采取头高脚低位，以减轻脑水肿的发生。严密监测病情，做好术后常规护理、用药护理和安全护理。

(八)心理护理

病情反复发作、长期服药常会给患者带来沉重的精神负担，易产生焦虑、恐惧、抑郁等不良心理状态。护士应多关心患者，随时关注其心理状态并给予安慰和疏导，缓解患者的心理负担，使其更好地配合治疗。

(九)健康指导

(1)向患者及家属介绍疾病治疗和预防的相关知识，教会其癫痫的基本护理方法，安静的环境、规律的生活、合理的饮食、充足的睡眠、远离不良刺激等均有利于患者的康复。

(2)告知患者及家属遵医嘱长期、规律用药，不可突然减药甚至停药，定期复查，病情变化立即就诊。

(3)应尽量避免患者单独外出，不参与蹦极、游泳等可能危及生命的活动，避免紧张、劳累。

(4)特发性癫痫且有家族史的女性患者，婚后不宜生育，双方均有癫痫，或一方患病，另一方有家族史者不宜婚配。

(倪　敏)

第二节　面神经炎

一、疾病概述

(一)概念和特点

面神经炎是由茎乳孔内面神经非特异性炎症所致的周围性面瘫，又称为特发性面神经麻痹，或称贝尔麻痹，是一种最常见的面神经瘫痪疾病。

(二)相关病理生理

其早期病理改变主要为神经水肿和脱髓鞘，严重者可出现轴突变性，以茎乳孔和面神经管内部分尤为显著。

(三)病因与诱因

面神经炎的病因尚未完全阐明。受凉、感染、中耳炎、茎乳孔周围水肿及面神经在面神经管出口处受压、缺血、水肿等均可引起发病。

(四)临床表现

(1)本病任何年龄、任何季节均可发病，男性比女性略多。一般为急性发病，常于数小时或1～3 天症状达到高峰。

(2)主要表现为一侧面部表情肌瘫痪，额纹消失，不能皱额蹙眉；眼裂闭合不能或闭合不完全；病侧鼻唇沟变浅，口角歪向健侧(露齿时更明显)；吹口哨及鼓腮不能等。

(3)病初可有侧耳后麻痹或下颌角后疼痛。少数人可有茎乳孔附近及乳突压痛。面神经病变在中耳鼓室段者可出现说话时回响过度和病侧舌前 2/3 味觉缺失。影响膝状神经节者，除上述表现外，还出现病侧乳突部疼痛，耳郭与外耳道感觉减退，外耳道或鼓膜出现疱疹，称为 Hunt 综合征。

(五)辅助检查

面神经传导检查对早期(起病 5～7 天)完全瘫痪者的预后判断是一项有用的检查方法，EMG 检查表现为病侧诱发的肌电动作电位 M 波波幅明显减低，如为对侧正常的 30%或以上者，则可望在 2 个月内完全恢复。如为 10%～29%者则需要 2～8 个月才能恢复，且有一定程度的并发症；如仅为 10%以下者则需要 6～12 个月才有可能恢复，并常伴有并发症(面肌痉挛等)；如病后 10 天内出现失神经电位，恢复时间将延长。

(六)治疗原则

改善局部血液循环，减轻面部神经水肿，促使功能恢复。治疗要点如下。

(1)急性期应尽早使用糖皮质激素，可用泼尼松 30 mg 口服，1 次/天，或地塞米松静脉滴注 10 mg/d，疗程 1 周左右，并用大剂量维生素 B_1、维生素 B_{12} 肌内注射，还可以采用红外线照射或超短波透热疗法。若为带状疱疹引起者，可口服阿昔洛韦 7～10 天。眼裂不能闭合，可根据情况使用眼膏、眼罩,或缝合眼睑以保护角膜。

(2)恢复期可进行面肌的被动或主动运动训练,也可采用碘离子透入理疗、针灸、高压氧等治疗。

(3)2个月后,对自愈较差的高危患者可行面神经减压手术,以争取恢复的机会。发病后1年以上仍未恢复者,可考虑整容手术或面-舌下神经或面-副神经吻合术。

二、护理评估

(一)一般评估

1.生命体征

一般无特殊。体温升高常见于感染。

2.患者的主诉

(1)诱因:发病前有无受凉、感染、中耳炎。

(2)发作症状:发作时有无侧耳后麻痹或下颌角后疼痛,一侧面部表情肌瘫痪,额纹消失,不能皱额蹙眉;眼裂闭合不能或闭合不完全;病侧鼻唇沟变浅,口角歪向健侧(露齿时更明显);不能吹口哨及鼓腮。

(3)发病形式:是否急性发病,持续时间,症状的部位、范围、性质、严重程度等。

(4)既往检查、治疗经过及效果,是否有遵医嘱治疗。目前情况包括使用药物的名称、剂量、用法和有无变态反应。

3.其他

体重与身高、体位、皮肤黏膜、饮食状况及排便情况的评估和/或记录结果。口腔卫生评估:评估患者的口腔卫生清洁程度,患侧脸颊是否留有食物残渣。疼痛的评估:使用口诉言词评分法、数字等级评定量表、面部表情测量图对疼痛程度、疼痛控制及疼痛不良作用的评估。

(二)身体评估

1.头颈部

(1)外观评估:患侧额皱纹是否浅,眼裂是否增宽。鼻唇沟是否浅,口角是否低,口是否向健侧歪斜。

(2)运动评估:让患者做皱额、闭眼、吹哨、露齿、鼓气动作,比较两侧是否相等。

(3)味觉评估:让患者伸舌,检查者以棉签或毛笔蘸少许试液(醋、盐、糖等),轻擦于舌之前部,如有味觉可以手指预定符号表示之,不能伸舌和讲话。先试可疑一侧再试健侧。每种味觉试验完毕时,需用温水漱口,一般舌尖对甜、咸味最敏感,舌后边对酸味最敏感。

2.胸部

无特殊。

3.腹部

无特殊。

4.四肢

无特殊。

(三)心理-社会评估

(1)了解患者对疾病知识特别是预后的了解。

(2)观察患者有无心理异常的表现,患者面部肌肉出现瘫痪,自身形象改变,容易导致其焦虑

和急躁的情绪。

(3)了解其患者家庭经济状况，家属及社会支持程度。

(四)辅助检查结果的评估

1.常规检查

一般无特殊，注意监测体温、血常规有无异常。

2.面神经传导检查

有无异常。

(五)常用药物治疗效果的评估

主要是糖皮质激素。

(1)服用药物的具体情况：是否餐后服用，主要剂型、剂量与持续用药时间。

(2)胃肠道反应评估：这是口服糖皮质激素最常见的变态反应，主要表现为上腹痛、恶心及呕吐等。

(3)出血评估：糖皮质激素可致诱发或加剧胃十二指肠溃疡的发生，严重时引起出血甚至穿孔。患者服药期间，应定期检测血常规和异常出血的情况。

(4)体温变化及其相关感染灶的表现：皮质激素对机体免疫反应有多个环节的抑制作用，削弱机体的抵抗力。容易诱发各种感染的发生有关，尤其是上呼吸道、泌尿道、皮肤(含肛周)的感染。

(5)神经精神症状的评估：小剂量皮质激素可引起精神欣快感，而大剂量则出现兴奋、多语、烦躁不安、失眠、注意力不集中和易激动等精神症状，少数尚可出现幻觉、幻想谵妄、昏睡等症状，也有企图自杀者，这种精神失常可迅速恶化。

三、主要护理诊断/问题

(一)身体意象紊乱

身体意象紊乱与面神经麻痹所致口角歪斜等有关。

(二)疼颌角或乳突部疼痛

颌角或乳突部疼痛与面神经病变累及膝状神经节有关。

四、护理措施

(一)心理护理

患者突然出现面部肌肉瘫痪，自身形象改变，害怕遇见熟人，不敢出现在公共场所。容易导致焦虑、急躁情绪。应观察有无心理异常的表现，鼓励患者表达对面部形象改变后的心理感受和对疾病预后担心的真实想法；告诉患者本病大多预后良好，并介绍治愈患者，指导克服焦躁情绪和害羞心理，正确对待疾病，积极配合治疗；同时护士在与患者谈话时应语言柔和、态度和蔼亲切，避免任何伤害患者自尊的言行。

(二)休息与修饰指导

急性期注意休息，防风、防寒，尤其患侧耳后茎乳孔周围应予保护，预防诱发。外出时可戴口罩，系围巾，或使用其他改善自身形象的恰当修饰。

(三)饮食护理

选择清淡饮食，避免粗糙、干硬、辛辣食物，有味觉障碍的患者应注意食物的冷热度，以防烫伤口腔黏膜;指导患者饭后及时漱口,清除口腔患侧滞留食物,保持口腔清洁,预防口腔感染。

(四)预防眼部并发症

眼睑不能闭合或闭合不全者给予以眼罩、眼镜遮挡及点眼药等保护,防止角膜炎、溃疡。

(五)功能训练

指导患者尽早开始面肌的主动与被动运动。只要患侧面部能运动,就应进行面肌功能训练,可对着镜子做皱眉、抬额、闭眼、露齿、鼓腮和吹口哨等运动,每天数次,每次5～15分钟,并辅以面肌按摩,以促进早日康复。

(六)就诊指标

受凉、感染、中耳炎后出现一侧面部表情肌瘫痪,额纹消失,不能皱额蹙眉;眼裂闭合不能或闭合不完全;病侧鼻唇沟变浅,口角歪向健侧(露齿时更明显);不能吹口哨及鼓腮,以及侧耳后麻痹或下颌角后疼痛,以及时就医。

五、护理效果评价

(1)患者能够正确对待疾病,积极配合治疗。

(2)患者能够掌握相关疾病知识,做好外出的自我防护。

(3)患者口腔清洁舒适,无口腔异物、异味及口臭,无烫伤。

(4)患者无角膜炎、溃疡的发生。

(5)患者积极参与康复锻炼,坚持自我面肌功能训练。

(6)患者对治疗效果满意。

(倪　敏)

第三节　三叉神经痛

一、疾病概述

(一)概念和特点

三叉神经痛是一种原因未明的三叉神经分布区内闪电样反复发作的剧痛,不伴三叉神经功能破坏的症状,又称为原发性三叉神经痛。

(二)相关病理生理

三叉神经感觉根切断术活检可见神经节细胞消失、炎症细胞浸润,神经鞘膜不规则增厚、髓鞘瓦解,轴索节段性蜕变、裸露、扭曲、变形等。

(三)病因与诱因

原发性三叉神经痛病因尚未完全明了,周围学说认为病变位于半月神经节到脑桥间部分,是由于多种原因引起的压迫所致;中枢学说认为三叉神经痛为一种感觉性癫痫样发作,异常放电部位可能在三叉神经脊束核或脑干。

发病机制迄今仍在探讨之中。较多学者认为是各种原因引起三叉神经局部脱髓鞘产生异位冲动,相邻轴索纤维假突触形成或产生短路,轻微痛觉刺激通过短路传入中枢,中枢传出冲动亦

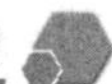

通过短路传入，如此叠加造成三叉神经痛发作。

(四)临床表现

(1)70%～80%的患者发生在40岁以上，女性稍多于男性，多为一侧发病。

(2)以面部三叉神经分布区内突发的剧痛为特点，似触电、刀割、火烫样疼痛，以面颊部、上下颌或舌疼痛最明显；口角、鼻翼、颊部和舌等处最敏感，轻触、轻叩即可诱发，故有“触发点”或“扳机点”之称。严重者洗牙、刷牙、谈话、咀嚼都可以诱发，以致不敢做这些动作。发作时患者常常双手紧握拳或握物、或用力按压痛部，或用手擦痛部，以减轻疼痛。因此，患者多出现面部皮肤粗糙，色素沉着、眉毛脱落等现象。

(3)每次发作从数秒至2分钟。其发作来去突然，间歇期完全正常。

(4)疼痛可固定累及三叉神经的某一分支，尤以第二、三支多见，也可以同时累及两支，同时三支受累者少见。

(5)病程可呈周期性，开始发作次数较少，间歇期长，随着病程进展使发作逐渐频繁，间歇期缩短，甚至整日疼痛不止。本病可以缓解，但极少自愈。

(6)原发性三叉神经痛者神经系统检查无阳性体征。继发性三叉神经疼痛，多伴有其他脑神经及脑干受损的症状及体征。

(五)辅助检查

1.螺旋CT检查

螺旋CT检查能更好地显示颅底三孔区正常和病理的颅脑组织结构和骨质结构。对于发现和鉴别继发性三叉神经痛的原因及病变范围尤为有效。

2.MRI综合成像

快速梯度回波加时间飞跃法即TOF法技术。它可以同时兼得三叉神经和其周围血管的影像，已作为MRI对于三叉神经痛诊断和鉴别诊断的首选检查。

(六)治疗原则

1.药物治疗

卡马西平首选，开始为0.1 g，2次/天，以后每天增加0.1 g，最大剂量不超过1.0 g/d。直到疼痛消失，然后再逐渐减量，最小有效维持剂量常为0.6～0.8 g/d。如卡马西平无效可考虑苯妥英钠0.1 g口服3次/天。如两药无效时可试用氯硝西泮6～8 mg/d口服。40%～50%患者可有效控制发作，25%疼痛明显缓解。可同时服用大剂量维生素B_{12}，1 000～2 000 μg，肌内注射，2～3次/周，4～8周为1个疗程，部分患者可缓解疼痛。

2.经皮半月神经节射频电凝治疗法

采用射频电凝治疗对大多数患者有效，可缓解疼痛数月至数年。但可致面部感觉异常、角膜炎、复视、咀嚼无力等并发症。

3.封闭治疗

药物治疗无效者可行三叉神经纯乙醇或甘油封闭治疗。

4.手术治疗

以上治疗长达数年无效且又能耐受开颅手术者可考虑三叉神经终末支或半月神经节内感觉支切断术，或行微血管减压术。手术治疗虽然止痛疗效良好，但也有可能失败，或产生严重的并发症，术后复发，甚至有生命危险等。因此，只有经过上述几种治疗后仍无效且剧痛难忍者才考虑手术治疗。

二、护理评估

(一)一般评估

1.生命体征

一般无特殊。

2.患者的主诉

有无三叉神经痛的临床表现。

3.相关记录

患者神志、年龄、性别、体重、体位、饮食、睡眠、皮肤等记录结果。尤其疼痛的评估:包括对疼痛程度、疼痛控制及疼痛不良作用的评估。主要包括以下 3 个方面。

(1)疼痛强度的单维测量。

(2)疼痛分成感觉强度和不愉快两个维度来测量。

(3)对疼痛经历的感觉、情感及认知评估方面的多维评估。

(二)身体评估

1.头颈部

(1)角膜反射:患者向一侧注视,用捻成细束的棉絮由外向内轻触角膜,反射动作为双侧直接和间接的闭眼活动。角膜反射可以受多种病变的影响。如一侧三叉神经受损造成角膜麻木时,刺激患侧角膜则双侧均无反应,而在做健侧角膜反射时,仍可引起双侧反应。

(2)腭反射:用探针或棉签轻刺软腭弓、咽腭弓边缘,正常时可引起腭帆上提,伴恶心或呕吐反应。当一侧反射消失,表明检查侧三叉神经、舌咽神经和迷走神经损害。

(3)眉间反射:用叩诊锤轻轻叩击两眉之间的部位,可出现两眼轮匝肌收缩和两眼睑闭合。一侧三叉神经及面神经损害,均可使该侧眉间反射减弱或消失。

(4)运动功能的评估:检查时,首先应注意观察患者两侧颞部及颌部是否对称,有无肌萎缩,然后让患者用力反复咬住磨牙,检查时双手掌按触两侧咬肌和颞肌,如肌肉无收缩,或一侧有明显肌收缩减弱,即有判断价值。另外可嘱患者张大口,观察下颌骨是否有偏斜,如有偏斜证明三叉神经运动支受损。

(5)感觉功能的评估:检查时,可用探针轻划(测触感)与轻刺(测痛感)患侧的三叉神经各分布区的皮肤与黏膜,并与健侧相比较。如果痛觉丧失时,需再做温度觉检查,以试管盛冷热水试之。可用两支玻璃管分盛 0～10 ℃的冷水和 40～50 ℃温水交替地接触患者的皮肤,请其报出“冷”和“热”。

2.胸部

无特殊。

3.腹部

无特殊。

4.四肢

无特殊。

(三)心理-社会评估

1.疾病知识

患者对疾病的性质、过程、防治及预后知识的了解程度。

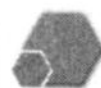

2.心理状况

了解疾病对其日常生活、学习和工作的影响，患者能否面对现实、适应角色转变，有无人格改变、反应迟钝、记忆力及计算力下降或丧失等精神症状。

3.社会支持系统

了解家庭的组成、经济状况、文化教育背景；家属对患者的关心、支持，以及对患者所患疾病的认识程度；了解患者的工作单位或医疗保险机构所能承担的帮助和支持情况；患者出院后的继续就医条件，居住地的社区保健资源或继续康复治疗的可能性。

(四)辅助检查结果的评估

1.常规检查

一般无特殊，注意监测肝、肾功能有无异常。

2.头颅 CT

颅底三孔区的颅脑组织结构和骨质结构有无异常。

3.MRI 综合成像

三叉神经和其周围血管的影像有无异常。

(五)常用药物治疗效果的评估

1.卡马西平

(1)用药剂量、时间、方法的评估与记录。

(2)变态反应的评估：头晕、嗜睡、口干、恶心、消化不良等，多可消失。出现皮疹、共济失调、昏迷、肝功能受损、心绞痛、精神症状时需立即停药。

(3)血液系统毒性反应的评估：本药最严重的变态反应，但较少见，可产生持续性白细胞计数减少、单纯血小板计数减少及再生障碍性贫血。

2.苯妥英钠

(1)服用药物的具体情况：是否餐后服用，主要剂型、剂量与持续用药时间。

(2)变态反应的评估：本品变态反应小，长期服药后常见眩晕、嗜睡、头晕、恶心、呕吐、厌食、失眠、便秘、皮疹等反应，亦可有变态反应。有时有牙龈增生(儿童多见，并用钙盐可减轻)，偶有共济失调、白细胞计数减少、巨细胞贫血、神经性震颤；严重时有视力障碍及精神错乱、紫癜等。长期服用可引起骨质疏松，孕妇服用有可能致胎儿畸形。

3.氯硝西泮

(1)服用药物的具体情况：是否按时服用，主要剂型、剂量与持续用药时间。

(2)变态反应的评估：最常见的变态反应为嗜睡和步态不稳及行为紊乱，老年患者偶见短暂性精神错乱，停药后消失。偶有一过性头晕、全身瘙痒、复视等变态反应。对孕妇及闭角性青光眼患者禁用。对肝肾功能有一定的损害，故对肝肾功能不全者应慎用或禁用。

三、主要的护理诊断/问题

(一)疼痛

面颊、上下颌及舌疼痛与三叉神经受损(发作性放电)有关。

(二)焦虑

焦虑与疼痛反复、频繁发作有关。

四、护理措施

(一)避免发作诱因

由于本病为突然、反复发作的阵发性剧痛,患者非常痛苦,加之咀嚼、打哈欠和讲话均可能诱发,患者常不敢洗脸、刷牙、进食和大声说话等,故表现为面色憔悴、精神抑郁和情绪低落,应指导患者保持心情愉快,生活有规律、合理休息、适度娱乐;选择清淡、无刺激的饮食,严重者可进食流质;帮助患者尽可能减少刺激因素,如保持周围环境安静、室内光线柔和,避免因周围环境刺激而产生焦虑情绪,以致诱发或加重疼痛。

(二)疼痛护理

观察患者疼痛的部位、性质,了解疼痛的原因与诱因;与患者讨论减轻疼痛的方法与技巧,鼓励患者运用指导式想象、听轻音乐、阅读报纸杂志等分散注意力,以达到精神放松、减轻疼痛。

(三)用药护理

指导患者遵医嘱正确服用止痛药,并告知药物可能出现的变态反应,如服用卡马西平应先行血常规检查以了解患者的基本情况,用药 2 个月内应 2 周检查血常规 1 次。如无异常情况,以后每 3 个月检查血常规 1 次。

(四)就诊指标

出现头晕、嗜睡、口干、恶心、步态不稳、肝功能损害、皮疹和白细胞计数减少及时就医;患者不要随意更换药物或自行停药。

五、护理效果评价

(1)患者疼痛程度得到有效控制,达到预定疼痛控制目标。

(2)患者能正确认识疼痛并主动参与疼痛治疗护理。

(3)患者不舒适被及时发现,并予以相应处理。

(4)患者掌握相关疾病知识,遵医行为好。

(5)患者对治疗效果满意。

(倪　敏)

第四节　蛛网膜下腔出血

一、疾病概述

(一)概念和特点

蛛网膜下腔出血指各种原因致脑底部或脑表面的血管破裂,血液直接流入蛛网膜下腔引起的一种临床综合征,又称为原发性蛛网膜下腔出血。还可见因脑实质内,脑室出血,硬膜外或硬膜下血管破裂,血液穿破脑组织流入蛛网膜下腔,称为继发性蛛网膜下腔出血。约占急性脑卒中的 10%,是一种非常严重的常见疾病。世界卫生组织调查显示中国发病率约为每年 2/10 万,也有报道为每年 6～20/10 万。

(二)相关病理生理

血液进入蛛网膜下腔后、血性脑脊液刺激血管、脑膜和神经根等脑组织，引起无菌性脑膜炎反应。脑表面常有薄层凝块掩盖，其中有时可找到破裂的动脉瘤或血管。随时间推移，大量红细胞开始溶解，释放出含铁血黄素，使软脑膜有不同程度的粘连。如脑沟中的红细胞溶解，蛛网膜绒毛细胞间小沟再开道，则脑脊液的回吸收可以恢复。

(三)病因与诱因

凡能引起脑出血的病因都能引起本病，但以颅内动脉瘤、动静脉畸形、高血压动脉硬化症、脑底异常血管网和血液病等为最常见。本病多在情绪激动或过度用力时发病(如排便)。

(四)临床表现

(1)突然发生的剧烈头痛、恶心、呕吐和脑膜刺激征，以颈项强直最为典型，伴或不伴局灶体征。

(2)部分患者，尤其是老年患者头痛、脑膜刺激征等临床表现常不典型，而精神症状较明显。

(3)原发性中脑出血的患者症状较轻，CT 表现为中脑或脑桥周围脑池积血，血管造影未发现动脉瘤或其他异常，一般不发生再出血或迟发型血管痉挛等情况，临床预后良好。

(五)辅助检查

1.头颅影像学检查

(1)CT：是诊断蛛网膜下腔出血的首选方法，CT 显示蛛网膜下腔内高密度影可以确诊蛛网膜下腔出血。

(2)MRI：当病后数天 CT 的敏感性降低时，MRI 可发挥较大作用。4 天后 T_1 像能清楚地显示外渗的血液，血液高信号可持续至少 2 周，在 FLAIR 像则持续更长时间。因此，当病后 1～2 周，CT 不能提供蛛网膜下腔出血的证据时，MRI 可作为诊断蛛网膜下腔出血和了解破裂动脉瘤部位的一种重要方法。

2. 脑血管影像学检查

(1)数字减影血管造影：是诊断颅内动脉瘤最有价值的方法，阳性率达 95%，可以清楚显示动脉瘤的位置、大小、与载瘤动脉的关系、有无血管痉挛等，血管畸形和烟雾病也能清楚显示。但以出血 3 天内或 3 周后进行为宜。

(2)CT 血管成像(CTA)和 MR 血管成像(MRA)：CTA 和 MRA 是无创性的脑血管显影方法，但敏感性、准确性不如数字减影血管造影。主要用于动脉瘤患者的随访及急性期不能耐受数字减影血管造影检查的患者。

(3)其他：经颅超声多普勒(TCD)。

3.实验室检查

血常规、凝血功能、肝功能及免疫学检查有助于寻找出血的其他原因。

(六)治疗原则

制止继续出血，防止血管痉挛及复发，以降低病死率。

二、护理评估

(一)一般评估

1.生命体征

患者的血压、脉搏、呼吸、体温有无异常。

2.患者主诉

患者发病时间、方式,有无明显诱因,有无头晕、剧烈头痛、恶心、呕吐等症状出现。患者既往有无高血压,动脉粥样硬化,血液病和家族脑卒中病史。患者的平时生活方式和饮食情况,患者的性格特点。

3.相关记录

体重、身高、上臂围、皮肤、饮食等记录结果。

(二)身体评估

1.头颈部

患者意识是否清楚,睁眼运动是否正常。两侧瞳孔是否等大等圆、瞳孔对光反射是否灵敏,角膜反射是否正常。有无面色苍白、口唇发绀、皮肤湿冷、烦躁不安,是否存在吞咽困难和饮水呛咳,咽反射是否存在或消失,有无声音嘶哑或其他语言障碍。注意头颅有无局部肿块或压痛,头痛是否为爆炸样。有无头部活动受限、不自主活动及抬头无力。脑膜刺激征是否阳性,颈椎、脊柱、肌肉有无压痛。颈动脉听诊是否闻及血管杂音。

2.胸部

脊柱有无畸形,心脏及肺部听诊是否异常。

3.腹部

上腹部有无疼痛、饱胀,肠鸣音是否正常。有无大、小便失禁,并观察大小便的颜色、量和性质。

4.四肢

有无肢体活动障碍或感觉缺失,四肢肌力及肌张力等情况。

(三)心理-社会评估

了解患者及其家属对疾病的了解程度,经济状况,对患者的支持关心程度等。

(四)辅助检查结果评估

评估血液检查、影像学检查、脑血管影像学检查等结果。

(五)常用药物治疗效果的评估

对意识清醒者给予适量的止痛剂和镇静剂,如罗通定,苯巴比妥等,禁用吗啡以免抑制呼吸。患有高血压的蛛网膜下腔出血患者,可有一过性反应性血压升高,注意监测,必要时使用降压药,血压过低可导致脑组织灌注不足,过高则有再出血的危险,降血压控制在正常范围内。预防和缓解血管痉挛的药物,在静脉滴注过程中,应注意滴速,定时测血压及观察患者的意识状态。用20%甘露醇降低颅内压时,应按时给药,以保持颅内压的稳定性。

三、主要护理诊断/问题

(一)疼痛

头痛与脑水肿、颅内高压、血液刺激脑膜或继发出血有关。

(二)潜在并发症

(1)再出血:与病情变化有关。

(2)肺部感染:与长期卧床有关。

(三)焦虑

焦虑与担心疾病预后有关。

(四)生活自理缺陷

生活自理缺陷与医源性限制有关。

四、护理措施

(一)一般护理

绝对卧床休息,卧床时间应在4周以上,尽量减少搬动,减少人员探视,避免精神刺激,亲属探望过多,会引起情绪激动,身体劳累诱发再出血。

(二)严密观察病情变化

注意脑血管痉挛发生:脑血管痉挛是蛛网膜下腔出血的主要并发症,继发于出血后4～5天,这是出血后患者死亡和致残的主要原因。因此除观察体温、脉搏、呼吸、血压外,应特别观察瞳孔、头痛、呕吐和抽搐等情况的变化。

(三)保持呼吸道通畅预防肺部感染

保持呼吸道通畅,预防肺部感染并发症,对昏迷患者尤为重要,因为昏迷患者咳嗽及吞咽反射减弱或消失。口腔呼吸道分泌物及呕吐物误吸或坠积于肺部而发生肺部感染,此外也可引起窒息,患者应取侧卧位,头部略抬高稍后仰,吸痰时,吸痰管从鼻腔或口腔内插入,轻轻地吸出,避免损伤黏膜。

(四)保持大便通畅

患者因长期卧床,肠蠕动减少,或不习惯于床上排便,常常引起便秘,用力排便可使血压突然升高,再次出血。因此,应培养患者良好的生活习惯,多吃高维生素,粗纤维饮食,锻炼床上大小便能力,防止便秘及尿潴留,对便秘者可用开塞露,液状石蜡或缓泻剂昏迷者可留置导尿管。切忌灌肠,以免腹压突然增加,患者烦躁不安,加重出血。

(五)再出血的护理

蛛网膜下腔再出血是病情变化的重要因素,一般在病后2～3周发生,发生率及病死率均较高。如患者经治疗后出现剧烈头痛,意识障碍进行性加重,频繁呕吐,瞳孔不等大应高度怀疑再出血的发生。预防再出血要做到:①绝对卧床休息8周以上,饮食、大小便均不能下床;②保持大便通畅,排便时不能用力过猛;③避免情绪激动以免引起再出血。

(六)心理护理

护士要细心观察患者的心理反应,以及时做好心理疏导工作,耐心安慰患者,向其介绍疾病的特点和病程转归,使他对疾病有正确的认识,取得合作,同时指导患者学会自我调节,保持情绪稳定,避免情绪激动和突然用力,对于合并肢体瘫痪患者,帮助其进行功能锻炼。

(七)健康教育

1.饮食指导

指导患者了解肥胖、吸烟、酗酒及饮食因素与脑血管病的关系,改变不合理的饮食习惯和饮食结构。选择低盐、低脂、充足蛋白质和丰富维生素的饮食,如多食谷类、鱼类、新鲜蔬菜水果,少吃糖类和甜食。限制钠盐和动物油的摄入及辛辣、油炸食物和暴饮暴食;注意粗细搭配,荤素搭配,戒烟限酒,控制食物热量,保持理想体重。

2.避免诱因

指导患者尽量避免使血压骤然升高的各种因素。如保持情绪稳定和心态平衡,避免过分喜悦、愤怒、焦虑、恐惧和悲伤等不良心理和惊吓等刺激;建立健康的生活方式,保证充足睡眠,适当运动，避免体力和脑力的过度劳累和突然用力过猛；养成定时排便的习惯，保持大便通畅，避免用力排便，戒烟酒。

3.检查指导

蛛网膜下腔出血患者一般在首次出血 3 周后进行数字减影血管造影检查，应告知脑血管造影的相关知识，指导患者积极配合，已明确病因，尽早手术，解除隐患或危险。

4.照顾者指导

家属应关心体贴患者，为其创造良好的修养环境，督促尽早检查和手术，发现再出血征象及时就诊。

5.就诊指标

患者出现意识障碍、肢体麻木、无力、头痛、头晕、视物模糊等症状及时就诊；定期门诊复查。

五、护理效果评估

(1)患者头痛得到减轻。

(2)患者没有出现再次出血或能及时发现再次出血并得到很好控制。

(3)患者心理得到很好的疏导，能很好配合治疗。

(4)患者无其他并发症发生。

（刘　静）

第五节　脑　梗　死

一、疾病概述

(一)概念和特点

脑梗死又称缺血性脑卒中，是由于脑组织局部供血动脉血流的突然减少或停止，造成该血管供血区的脑组织缺血、缺氧导致脑组织坏死、软化，并伴有相应部位的临床症状和体征，如偏瘫、失语等神经功能缺失的症候。

脑梗死发病率、患病率和病死率随年龄增加，45 岁后均呈明显增加，65 岁以上人群增加最明显，75 岁以上者发病率是 45～54 岁组的 5～8 倍。男性发病率高于女性，男∶女为(1.3～1.7)∶1。

(二)相关病理生理

动脉内膜损伤、破裂，随后胆固醇沉积于内膜下，形成粥样斑块，管壁变性增厚，使管腔狭窄，动脉变硬弯曲，最终动脉完全闭塞，导致供血区形成缺血性梗死。梗死区伴有脑水肿及毛细血管周围点状出血，后期病变组织萎缩，坏死组织被格子细胞清除，留下瘢痕组织及空腔，通常称为缺血性坏死。脑栓塞引起的梗死发生快，可产生红色充血性梗死或白色缺血性或混合性梗死。红色充血性梗死，常由较大栓子阻塞血管所引起，在梗死基础上导致梗死区血管破裂和脑内出血。大脑的神经细胞对缺血的耐受性最低，3～4 分钟的缺血即引起梗死。

(三)病因与诱因

脑血管病是神经科最常见的疾病，病因复杂，受多种因素的影响，一般根据常规把脑血管病按病因分类分为血管壁病变、血液成分改变和血流动力学改变。

流行病学研究证实，高血脂和高血压是动脉粥样硬化的两个主要危险因素，吸烟、饮酒、糖尿病、肥胖、高密度脂蛋白胆固醇降低、甘油三酯增高、血清脂蛋白增高均为脑血管病的危险因素，尤其是缺血性脑血管病的危险因素。

（四）临床表现

临床表现因梗死的部位和梗死面积而有所不同，常见的临床表现如下。

(1)起病突然，常于安静休息或睡眠时发病。起病在数小时或1～2天达到高峰。

(2)头痛、眩晕、耳鸣、半身不遂，可以是单个肢体或一侧肢体，也可以是上肢比下肢重或下肢比上肢重，并出现吞咽困难、说话不清，伴有恶心、呕吐等多种情况，严重者很快昏迷不醒。

(3)腔隙性脑梗死患者可以无症状或症状轻微，因其他病而行脑CT检查发现此病，有的已属于陈旧性病灶。这种情况以老年人多见，患者常伴有高血压病、动脉硬化、高脂血症、冠心病、糖尿病等慢性病。腔隙性脑梗死可以反复发作，有的患者最终发展为有症状的脑梗死，有的患者病情稳定，多年不变。故对老年人“无症状性脑卒中”应引起重视，在预防上持积极态度。

（五）治疗原则

1.急性期治疗

(1)溶栓治疗：发病后6小时之内，常用药物有尿激酶、链激酶、重组组织型纤溶酶原激活剂等。

(2)脱水剂：对较大面积的梗死应及时应用脱水治疗。

(3)抗血小板聚集药：右旋糖酐-40，有心、肾疾病者慎用。此外，可口服小剂量阿司匹林，有出血倾向或溃疡病患者禁用。

(4)钙通道阻滞剂：可选用桂利嗪、盐酸氟桂利嗪。

(5)血管扩张剂。

2.恢复期治疗

继续口服抗血小板聚集药、钙通道阻滞剂等，但主要应加强功能锻炼，进行康复治疗，经过3～6个月即可生活自理。

3.手术治疗

大面积梗死引起急性颅内压增高，除用脱水药以外，必要时可进行外科手术减压，以缓解症状。

4.其他治疗

中医、中药、针灸、按摩方法对本病防治和康复有较好疗效，一般应辨证施治，使用活血化瘀、通络等方药治疗，针灸、按摩对功能恢复十分有利。

二、护理评估

（一）一般评估

1.生命体征

监测患者的血压、脉搏、呼吸、体温有无异常。脑梗死的患者一般会出现血压升高。

2.患者主诉

询问患者发病时间及发病前有无头晕、头痛、恶心、呕吐等症状出现。

3.相关记录

体重、身高、上臂围、皮肤、饮食等记录结果。

(二)身体评估

1.头颈部

脑梗死的患者一般都会出现不同程度的意识障碍,要注意观察患者意识障碍的类型;注意有无眼球运动受限、结膜有无水肿及眼睑闭合不全;观察瞳孔的大小及对光反射情况;观察有无口角㖞斜及鼻唇沟有无变浅,评估患者吞咽功能。

2.胸部

评估患者肺部呼吸音情况(肺部感染是脑梗死患者一个重要并发症)。

3.腹部

上腹部有无疼痛、饱胀,肠鸣音是否正常。有无大、小便失禁,并观察大小便的颜色、量和性质。

4.四肢

评估患者四肢肌力,腱反射情况,以及有无出现患者反射(如巴宾斯基征)、脑膜刺激征(如颈强直、凯尔尼格征和布鲁津斯基征)。

(三)心理-社会评估

评估患者及其照顾者对疾病的认知程度,心理反应与需求,家庭及社会支持情况,正确引导患者及家属配合治疗与护理。

(四)辅助检查评估

(1)血液检查:血脂、血糖、血流动力学和凝血功能有无异常。

(2)头部 CT 及 MRI 有无异常。

(3)数字减影血管造影、MRA 及 TCD 检查结果有无异常。

三、主要护理诊断/问题

(一)脑血流灌注不足

脑血流灌注不足与脑血流不足、颅内压增高、组织缺血缺氧有关。

(二)躯体移动障碍

躯体移动障碍与意识障碍、肌力异常有关。

(三)言语沟通障碍

言语沟通障碍与意识障碍或相应言语功能区受损有关。

(四)焦虑

焦虑与担心疾病预后差有关。

(五)有发生压疮的可能

有发生压疮的可能与长期卧床有关。

(六)有误吸的危险

有误吸的危险与吞咽功能差有关。

(七)潜在并发症

肺部感染、泌尿系统感染。

 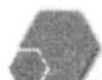

四、护理措施

(一)一般护理

(1)严密观察病情,监测生命体征。备齐各种急救药品、仪器。

(2)保持呼吸道通畅,以及时吸痰,防止窒息。

(3)多功能监护,氧气吸入。

(4)躁动的患者给予安全措施,必要时用约束带。

(5)保证呼吸机正常工作,观察血氧、血气结果,遵医嘱对症处理。

(6)保持各种管道通畅,并妥善固定,观察引流液的色、量、性状,做好记录。

(7)做好鼻饲喂养的护理。口腔护理2次/天。

(8)导尿管护理2次/天。

(9)保持肢体功能位,按时翻身,叩背,预防压疮发生。

(10)准确测量24小时出入量并记录。

(11)护理记录客观、及时、准确、真实、完整。严格按计划实施护理措施。

(12)患者病情变化时,以及时报告医师。

(13)脑血管造影术后,穿刺侧肢体制动,观察足背动脉、血压,有病情变化及时报告医师。

(14)做好晨晚间护理,做到两短六洁。

(二)健康教育

1.疾病知识指导

脑梗死患者康复时间比较长,患者出院后要教会患者及家属必要的护理方法。教会患者药物的名称、用法、疗效及变态反应。介绍脑梗死的症状及体征。并与患者及其家属共同制定包括饮食、锻炼在内的康复计划,告知其危险因素。

2.就诊指标

出现肢体麻木、无力、头痛、头晕、视物模糊等症状及时就诊,定期门诊复查,积极治疗高血压、高血脂、糖尿病等疾病。

五、护理效果评估

(1)患者脑血流得到改善。

(2)患者呼吸顺畅,无误吸发生。

(3)患者躯体活动得到显著提高。

(4)患者言语功能恢复或部分恢复。

(5)患者无压疮发生。

(6)患者生活基本能够自理。

(7)患者无肺部及尿路感染或发生感染后得到及时处理。

(刘　静)

第六节 帕金森病

一、疾病概述

(一)概念和特点

帕金森病(Parkinson's disease,PD)又称震颤麻痹,是中老年常见的神经系统变性疾病,以静止性震颤、运动减少、肌强直和体位不稳为临床特征,主要病理改变是黑质多巴胺能神经元变性和路易小体形成。

(二)相关病理生理

黑质多巴胺能神经元通过黑质-纹状体通路将多巴胺输送到纹状体,参与基底节的运动调节。由于PD患者的黑质多巴胺能神经元显著变性丢失,黑质-纹状体多巴胺能通路变性,纹状体多巴胺递质浓度显著降低,出现临床症状时纹状体多巴胺浓度一般降低80%以上。多巴胺递质降低的程度与患者的症状严重程度相一致。

(三)病因与发病机制

本病的病因未明,发病机制复杂。目前认为PD非单因素引起,可能为多因素共同参与所致,可能与以下因素有关。

1.年龄老化

本病多见于中老年人,60岁以上人口的患病率高达1%,应用氟多巴显影的正电子发射断层扫描(PET)也显示多巴胺能神经元功能随年龄增长而降低,并与黑质细胞的死亡数成正比。

2.环境因素

流行病学调查显示,长期接触杀虫剂、除草剂或某些工业化学品等可能是PD发病的危险因素。

3.遗传因素

本病在一些家族中呈聚集现象,包括常染色体显性遗传或常染色体隐性遗传,细胞色素$P450_2D_6$型基因可能是PD的易感基因之一。

高血压脑动脉硬化、脑炎、外伤、中毒、基底核附近肿瘤,以及吩噻嗪类药物等所产生的震颤、强直等症状,称为帕金森综合征。

(四)临床表现

常为60岁以后发病,男性稍多,起病缓慢,进行性发展。首发症状多为震颤,其次为步行障碍、肌强直和运动迟缓。

1.静止性震颤

静止性震颤多从一侧上肢开始,呈现有规律的拇指对掌和手指屈曲的不自主震颤。类似"搓丸"样动作。具有静止时明显震颤,动作时减轻,入睡后消失等特征,故称为静止性震颤;随病程进展,震颤可逐步涉及下颌、唇、面和四肢。少数患者无震颤,尤其是发病年龄在70岁以上者。

2.肌强直

肌强直多从一侧的上肢或下肢近端开始,逐渐蔓延至远端、对侧和全身的肌肉。肌强直与锥体束受损时的肌张力增高不同，后者被动运动关节时，阻力在开始时较明显，随后迅速减弱，呈所谓“折刀”现象，故称折刀样肌强直，多伴有腱反射亢进和病理反射。

3.运动迟缓

患者随意动作减少，减慢。多表现为开始的动作困难和缓慢，如行走时起动和终止均有困难。面肌强直使面部表情呆板，双眼凝视和瞬目动作减少，笑容出现和消失减慢，造成“面具脸”。手指精细动作很难完成，系裤带、鞋带等很难进行；有书写时字越写越小的倾向，称为写字过小症”。

4.姿势步态异常

早期走路拖步，迈步时身体前倾，行走时步距缩短，颈肌、躯干肌强直而使患者站立时呈特殊屈曲体姿，行走时上肢协同摆动的联合动作减少或消失；晚期由坐位、卧位起立困难。迈步后碎步、往前冲，越走越快，不能立刻停步，称为慌张步态。

（五）辅助检查

(1)一般检查无异常。

(2)头颅 CT：头颅 CT 可显示脑部不同程度的脑萎缩表现。

(3)功能性脑影像：采用 PET 或 SPECT 检查有辅助诊断价值。

(4)基因检测：DNA 印记技术、PCR、DNA 序列分析等，在少数家族性 PD 患者中可能发现基因突变。

(5)生化检测：采用高效液相色谱可检测到脑脊液和尿中 HVA 含量降低。

（六）治疗原则

1.综合治疗

应采取综合治疗，包括药物治疗、手术治疗、康复治疗、心理治疗等，药物治疗是首选且主要的治疗手段。

2.用药原则

药物治疗应从小剂量开始，缓慢递增，以较小剂量达到较满意疗效。达到延缓疾病进展、控制症状，尽可能延长症状控制的年限，同时尽量减少药物的变态反应和并发症。

3.药物治疗

早期无须药物治疗，当疾病影响患者日常生活和工作能力时，适当的药物治疗可不同程度的减轻症状，并可因减少并发症而延长生命。以替代药物如复方左旋多巴、多巴受体激动剂等效果较好。

4.外科治疗

采用立体定向手术破坏丘脑腹外侧核后部可以控制对侧肢体震颤；破坏其前部则可制止对侧肌强直。采用 γ-刀治疗本病近期疗效较满意，远期疗效待观察。

5.康复治疗

进行肢体运动、语言、进食等训练和指导，可改善患者的生活质量，减少并发症。

6.干细胞治疗

干细胞治疗是正在探索中的一种较有前景的新疗法。

二、护理评估

（一）一般评估

1.生命体征

一般无特殊。

2.患者主诉

(1)症状:有无静止性震颤,类似“搓丸”样动作;折刀样肌强直及铅管样肌强直;面具脸;写字过小症及慌张步态。

(2)发病形式:何时发病,持续时间,症状的部位、范围、性质、严重程度等。

(3)既往检查、治疗经过及效果,是否有遵医嘱治疗。目前情况包括使用药物的名称、剂量、用法和有无变态反应。

3.相关记录

患者认知功能、日常生活能力、精神行为症状、年龄、性别、体重、体位、饮食、睡眠、皮肤、出入量、跌倒风险评估、吞咽功能障碍评定等记录结果。

(二)身体评估

1.头颈部

患者意识是否清楚,睁眼运动是否正常。两侧瞳孔是否等大、等圆、瞳孔对光反射是否灵敏;角膜反射是否正常。头颅大小、形状,注意有无头颅畸形。面部表情是否淡漠、颜色是否正常,有无畸形、面肌抽动、眼睑水肿、眼球突出、眼球震颤、巩膜黄染、结膜充血,额纹及鼻唇沟是否对称或变浅,鼓腮、示齿动作能否完成,伸舌是否居中,舌肌有无萎缩。有无吞咽困难、饮水呛咳,有无声音嘶哑或其他语言障碍。咽反射是否存在或消失。有无头部活动受限、不自主活动及抬头无力;颈动脉搏动是否对称。颈椎、脊柱、肌肉有无压痛。颈动脉听诊是否闻及血管杂音。

2.胸部

无特殊。

3.腹部

无特殊。

4.四肢

四肢有无震颤、肌阵挛等不自主运动,患者站立和行走时步态是否正常。肱二头肌反射、肱三头肌反射、桡反射、膝腱反射、跟腱反射是否阳性。

(三)心理-社会评估

1.疾病知识

患者对疾病的性质、过程、防治及预后知识的了解程度。

2.心理状况

了解疾病对其日常生活、学习和工作的影响,患者能否面对现实、适应角色转变,有无人格改变、反应迟钝、记忆力及计算力下降或丧失等精神症状。

3.社会支持系统

了解家庭的组成、经济状况、文化教育背景;家属对患者的关心、支持,以及对患者所患疾病的认识程度;了解患者的工作单位或医疗保险机构所能承担的帮助和支持情况;患者出院后的继续就医条件,居住地的社区保健资源或继续康复治疗的可能性。评估患者居住的环境舒适程度及其安全性;评估患者的决策能力,决定患者是否需要代理人;评估服药情况和护理评测需求,是否需要制定临终护理计划;确认患者的主要照料者,并对照料者的心理和生理健康也予以评价。

(四)辅助检查结果的评估

(1)常规检查:一般无特殊。

(2)头颅 CT:脑部有无脑萎缩表现。

(3)功能性脑影像、基因检测、生化检测有无异常。

(五)常用药物治疗效果的评估

1.应用抗胆碱能药物评估

(1)用药剂量、时间、方法的评估与记录。

(2)变态反应的评估:观察并询问患者有无头晕、视力模糊、口干、便秘、尿潴留、情绪不安、抽搐症状。

(3)精神症状的评估:有无出现幻觉等。

2.应用金刚烷胺药物评估

(1)用药剂量、时间、方法的评估与记录。

(2)变态反应的评估:有无神志模糊、下肢网状青斑、踝部水肿。

(3)精神症状的评估:有无出现幻觉等。

3.应用左旋多巴制剂评估

(1)用药剂量、时间、方法的评估与记录。

(2)有无"开、关"现象、异动症及剂末现象。

(3)有无胃肠道症状:初期可出现胃肠不适,表现为恶心、呕吐等。

三、主要护理诊断/问题

(一)躯体活动障碍

躯体活动障碍与黑质病变、锥体外系功能障碍所致震颤、肌强直、体位不稳、随意运动异常有关。

(二)长期自尊低下

长期自尊低下与震颤、流涎、面肌强直等身体形象改变和言语障碍、生活依赖他人有关。

(三)知识缺乏

缺乏本病相关知识与药物治疗知识。

(四)营养失调

低于机体需要量与吞咽困难、饮食减少和肌强直、震颤所致机体消耗量增加等有关。

(五)便秘

便秘与消化功能障碍或活动量减少等有关。

(六)语言沟通障碍

语言沟通障碍与咽喉部、面部肌肉强直,运动减少、减慢有关。

(七)无能性家庭应对

无能性家庭应对与疾病进行性加重,患者长期需要照顾、经济或人力困难有关。

(八)潜在并发症

外伤、压疮、感染。

四、护理措施

(一)生活护理

加强巡视,主动了解患者的需要,既要指导和鼓励患者自我护理,做自己力所能及的事情,又要协助患者洗漱、进食、淋浴、大小便料理和做好安全防护,增进患者的舒适,预防并发症。主要是个人卫生、皮肤护理、提供生活方便、采取有效沟通方式、保持大小便通畅。

(二)运动护理

告知患者运动锻炼的目的在于防止和推迟关节强直与肢体挛缩;与患者和家属共同制定切实可行的具体锻炼计划。

1.疾病早期

应指导患者维持和增加业余爱好,鼓励患者尽量参加有益的社交活动,坚持适当运动锻炼,注意保持身体和各关节的活动强度与最大活动范围。

2.疾病中期

告诉患者知难而退或简单的家人包办只会加速其功能衰退。平时注意做力所能及的家务,尽量做到自己的事情自己做。起步困难和步行时突然僵住不能动时,应思想放松,尽量跨大步伐;向前走时脚要抬高,双臂要摆动,目视前方,不要目视地面;转弯时,不要碎步移动,否则易失去平衡;护士或家人在协助患者行走时,不要强行拉着走;当患者感到脚粘在地上时,可告诉患者先向后退一步,再往前走,这样会比直接向前容易得多。

3.疾病晚期

应帮助患者采取舒适体位、被动活动关节、按摩四肢肌肉,注意动作轻柔,勿造成患者疼痛和骨折。

(三)安全护理

(1)对于上肢震颤未能控制、日常生活动作笨拙的患者,应谨防烧伤、烫伤等。为端碗持筷困难者准备带有大把手的餐具,选用不易打碎的不锈钢饭碗、水杯和汤勺,避免玻璃和陶瓷制品等。

(2)对有幻觉、错觉、欣快、抑郁、精神错乱、意识模糊或智能障碍的患者应特别强调专人陪护。护士应该认真查对患者是否按时服药,有无错服或误服,药物代为保管,每次送服到口;严格交接班制度,禁止患者自行使用锐利器械和危险品;智能障碍患者应安置在有严密监控区域,避免自伤、坠床、坠楼、走失、伤人等意外发生。

(四)心理护理

护士应细心观察患者的心理反应,鼓励患者表达并注意倾听他们的心理感受,与患者讨论身体健康状况改变所造成的影响、不利于应对的因素,以及时给予正确的信息和引导,使其能够接受和适应自己目前的状态并能设法改善。鼓励患者尽量维持过去的兴趣与爱好,多与他人交往;指导家属关心体贴患者,为患者创造好的亲情氛围,减轻他们心理压力。告诉患者本病病程长、进展缓慢、治疗周期长,而疗效的好坏常与患者精神情绪有关,鼓励他们保持良好心态。

(五)用药指导

告知患者本病需要长期或终身服药治疗,让患者了解常用的药物种类、用法、服药注意事项、疗效及变态反应的观察和处理。告诉患者长期服药过程中可能会突然出现某些症状加重或疗效减退,让患者了解用药过程可能出现的“开-关现象”“剂末现象”及应对方法。

(六)饮食指导

告知患者及家属导致营养低下的原因、饮食治疗的原则与目的,指导合理选择饮食和正确进食。给予高热量、高维生素、高纤维素、低盐、低脂适量优质蛋白的易消化饮食,并根据病情变化及时调整和补充各种营养素,戒烟、酒。

(七)健康教育

(1)对于被迫退休或失去工作的患者,应指导或协助其培养新的爱好。

(2)教会家属协助患者计划每天的益智活动及参与社会交往。

(3)就诊指标:症状加重或者出现精神症状及时就诊。

五、护理效果评价

(1)患者能够接受和适应目前的状态并能设法改善。

(2)患者积极参与康复锻炼,尽量能够坚持自我护理。

(3)患者坚持按时服药,无错服、误服及漏服。

(4)患者未发生跌倒或跌倒次数减少。

(5)患者及家属合理选择饮食和正确进食;进食水时不发生呛咳。

(6)患者大便能维持正常。

(7)患者及家属的焦虑症状减轻。

(倪　敏)

第七节　阿尔茨海默病

一、疾病概述

阿尔茨海默病是发生于老年和老年前期,以进行性认知功能障碍和行为损害为特征的中枢神经系统退行性病变,是老年期痴呆的最常见类型,临床上表现为记忆障碍、失语、失用、认知障碍、视空间能力损害、抽象思维和计算力损害、人格和行为的改变等。

(一)病因

阿尔茨海默病可分为家族性和散发性,家族性阿尔茨海默病呈常染色体显性遗传,多于65岁前起病。

(二)临床表现

阿尔茨海默病通常是隐匿起病,病程为持续进行性,无缓解,停止进展的平稳期即使有,也极罕见。阿尔茨海默病的临床症状可分为两方面,即认知功能减退及其伴随的生活能力减退症状和非认知性神经精神症状。其病程演变大致可以分为轻、中、重3个阶段。

1.轻度

主要表现是记忆障碍。

2.中度

除记忆障碍继续加重外,可出现思维和判断力障碍、性格改变和情感障碍。患者的工作、学习及社会接触能力减退,特别是原已掌握的知识和技巧出现明显的衰退。

3.重度

除上述各项症状逐渐加重外,还有情感淡漠、哭笑无常、言语能力丧失,以致不能完成日常简单的生活事项,如穿衣、进食。终日无语而卧床,与外界(包括亲友)逐渐丧失接触能力。晚期并发全身系统疾病衰竭而死亡。

(三)治疗原则

查清原因、及时治疗、越早越好。做好生活护理可有效延长患者的生命,改善其生活质量。药物治疗以改善认知功能、控制精神症状为主,重度晚期患者应加强支持和对症治疗,可采取非药物治疗包括职业训练、音乐治疗和群体治疗等。

(四)护理要点

1.病情观察

评估患者认知能力、生活能力;观察有无并发症发生。

2.药物护理

按医嘱正确应用改善智能、营养脑神经药物,告知患者应用药物注意事项,观察药物变态反应。

3.安全护理

采取有效安全防措施,防止走失、跌倒、坠床、烫伤等意外。

二、健康教育

(一)住院期间健康教育

1.休息与运动

根据病情适当参加体力劳动或户外活动。生活不能自理者要专人看护,切勿让老人单独活动;对思维活跃的老年人,应改变话题,转移思维,使情绪平静。

2.饮食护理

多食鸡蛋、鱼、肉,可以增加血液中有助于记忆的神经递质;多食豆类、麦芽、牛奶、绿色蔬菜、坚果等有助于核糖核酸注入脑内提高记忆,保证足够热量。

3.用药指导

多奈哌齐不良反应为恶心、呕吐、腹泻、头晕、失眠、肌肉痉挛、疲乏等,要睡前服用。美金刚多数不良反应为短暂、轻微和一过性的幻觉瘙痒、皮疹、恶心、胃痛等,停药后可自行消退。氟西汀不良反应为恶心、意识混沌、头晕、头痛和疲倦。奥拉西坦不良反应较少,可有焦虑不安、皮肤。奥氮平变态反应为嗜睡和体重增加。

4.生活护理

生活护理:①不能自理的患者协助做好生活护理,包括饮食、穿衣、大小便、个人卫生等;②定时定量协助患者进食,保证营养供给;③餐后协助刷牙、漱口;④每周洗澡、洗头,以及时更换衣服;⑤大小便失禁者,护理人员要掌握患者的排便规律,以及时清理排泄物,并拭净肛周皮肤,保持局部干燥。

(二)出院健康教育

1.并发症的预防及护理

(1)压疮:每2小时翻身1次,保持床铺平整干燥;如已发生压疮,应根据分期及时清创、换药,避免感染,加强全身营养,促进愈合。

(2)泌尿系统感染:尿潴留者需留置导尿管,间断夹管,每2～3小时放尿1次,以训练膀胱功能;鼓励多饮水每天不少于2 000 mL,经常坐起活动锻炼,利于膀胱功能恢复,预防膀胱结石;注意尿色、尿量及性质。大便失禁者,要保持会阴部及肛周清洁。

(3)呼吸系统感染:经常叩背,鼓励并帮助患者咳痰;进食时注意观察患者的吞咽功能,防止误吸。

(4)失用性萎缩:每天至少2次,每次至少30分钟肢体被动主动活动,延缓肢体功能衰退。

2.遵医嘱服药

根据医嘱按时按量正确服药;要专人给予服用药物,以防误服。

3.做好安全管理

有专人看护,避免走失。可随身携带有姓名、年龄、诊断、家庭住址、家属联系方式的卡片或手腕带,以便于协助。

4.康复指导

(1)要预防老年人卧床不起。对老年性痴呆患者,家人易产生过度保护倾向,这是造成患者卧床不起的最大原因。患者一旦卧床不起,可出现许多并发症,这将会加重痴呆症状,加快缩短其寿命。因此,对早期痴呆患者,应该在家人看护和指导下,做一些力所能及的事情。

(2)对安排的活动做好提示,例如,在抽屉上标记好里面应装的东西,这样患者更有可能放对地方。

(3)要保持日常卫生习惯。对早期痴呆症患者要尽可能帮助其保持日常生活习惯和卫生习惯,如起居、穿衣、刷牙、洗脸等,即使做得不规范,也要尽可能让他自己去做,这也是防止疾病进一步发展所不可忽视的环节。

(4)提示患者远离危险,保持周围环境安全。

5.心理护理

调节老人情绪,寻求老人感兴趣的话题交谈,多给信息和语言刺激;对老人要关爱体贴,帮助患者树立战胜疾病信心,取得家属配合与支持。

6.复诊须知

出院3周后门诊复诊,不适随诊。

(倪　敏)

第八章

心内科疾病护理

第一节　原发性高血压

原发性高血压是以血压升高为主要临床表现但原因不明的综合征，通常简称为高血压。高血压是导致充血性心力衰竭、卒中、冠心病、肾衰竭、夹层动脉瘤的发病率和病死率升高的主要危险性因素之一，严重影响人们的健康和生活质量，是最常见的疾病。因此，防治高血压非常必要。

一、血压分类和定义

目前，我国采用国际上统一的血压分类和标准，将 18 岁以上成人的血压按不同水平分类（表 8-1），高血压定义为收缩压≥18.7 kPa（140 mmHg）和/或舒张压≥12.0 kPa（90 mmHg），根据血压升高水平，又进一步将高血压分为 1、2、3 级。

表 8-1　血压的定义和分类（WHO/ISH，1999 年）

类别	收缩压（mmHg）		舒张压（mmHg）
理想血压	＜120	和	＜80
正常血压	＜130	和	＜85
正常高值	130～139	或	85～89
高血压			
1 级（轻度）	140～159	或	90～99
亚组：临界高血压	140～149	或	90～94
2 级（中毒）	160～179	或	100～109
3 级（重度）	≥180	或	≥110
单纯收缩期高血压	≥140	和	＜90
亚组：临界收缩期高血压	140～149	和	＜90

注：当患者的收缩压和舒张压分属不同分类时，应当用较高的分类，1 mmHg＝0.13 kPa 。

二、病因

(一)遗传

高血压具有明显的家族性，父母均为高血压者其子女患高血压的概率明显高于父母均无高血压者的概率。约60%高血压患者可询问到有高血压家族史。

(二)饮食

膳食中钠盐摄入量与人群血压水平和高血压病患病率呈正相关。摄盐越多，血压水平和患病率越高，钾摄入量与血压呈负相关，限制钠补充钾可使高血压患者血压降低。钾的降压作用可能是通过促进排钠而减少细胞外液容量。有研究表明膳食中钙不足可使血压升高。大量研究显示高蛋白质摄入、饮食中饱和脂肪酸或饱和脂肪酸/不饱和脂肪酸比值较高、饮酒量过多都属于升压因素。

(三)精神

城市脑力劳动者高血压患病率超过体力劳动者，从事精神紧张度高的职业者发生高血压的可能性较大，长期生活在噪声环境中听力敏感性减退者患高血压也较多。高血压患者经休息后往往症状和血压可获得一定改善。

(四)肥胖

超重或肥胖是血压升高的重要危险因素。一般采用体重指数(BMI)，即体重(kg)/身高$(m)^2$(以20～24为正常范围)。血压与BMI呈显著正相关。肥胖的类型与高血压发生关系密切，向心性肥胖者容易发生高血压，表现为腰围往往大于臀围。

(五)其他

服用避孕药的妇女容易出现血压升高。一般在终止服用避孕药后3～6个月血压常恢复正常。阻塞性睡眠呼吸暂停综合征是指睡眠期间反复发作性呼吸暂停，常伴有重度打鼾，患此病的患者常有高血压。

三、发病机制

原发性高血压的发病机制至今还没有一个完整统一的认识。目前认为高血压的发病机制集中在以下几个方面。

(一)交感神经系统活性亢进

已知反复的精神刺激与过度紧张可以引起高血压。长期处于应激状态如从事驾驶员、飞行员、等职业者高血压患病率明显增高。当大脑皮质兴奋与抑制过程失调时，交感神经和副交感神经之间的平衡失调，交感神经兴奋性增加，其末梢释放去甲肾上腺素、肾上腺素、多巴胺、血管升压素等儿茶酚胺类物质增多，从而引起阻力小动脉收缩增强使血压升高。

(二)肾素-血管紧张素-醛固酮系统(RAAS)激活经典的RAAS

肾小球旁细胞分泌的肾素，激活从肝脏产生的血管紧张素原转化为血管紧张素Ⅰ，然后再经肺循环中的血管紧张素转换酶(ACE)的作用转化为血管紧张素Ⅱ。血管紧张素Ⅱ作用于血管紧张素Ⅱ受体，有如下作用：①直接使小动脉平滑肌收缩，外周阻力增加；②刺激肾上腺皮质球状带，使醛固酮分泌增加，致使肾小管远端集合管的钠重吸收加强，导致水、钠潴留；③交感神经冲动发放增加使去甲肾上腺素分泌增加。以上作用均可使血压升高。近年来发现血管壁、心脏、脑、肾脏及肾上腺中也有RAAS的各种组成成分。局部RAAS各成分对心脏、血管平滑肌的作用，可能在高血压发生和发展中有更大影响，占有十分重要的地位。

(三)其他

细胞膜离子转运异常可使血管收缩反应性增强和平滑肌细胞增生与肥大，血管阻力增高；肾脏潴留过量摄入的钠盐，使体液容量增大，机体为避免心排血量增高使组织过度灌注，全身阻力小动脉收缩增强，导致外周血管阻力增高；胰岛素抵抗所致的高胰岛素血症可使电解质代谢发生障碍，还使血管对体内升压物质反应性增强，血液中儿茶酚胺水平增加，血管张力增高，从而使血压升高。

四、病理生理和病理解剖

高血压病的早期表现为全身细小动脉的间歇性痉挛，仅有主动脉壁轻度增厚，全身细小动脉和脏器无明显的器质性改变，患者多无明显症状。如病变持续，可导致许多脏器受累，最重要的是心、脑、肾组织的病变。

(一)心脏

心脏主要表现为左心室肥厚和扩大，病变晚期可导致心力衰竭。这种由高血压引起的心脏病称为高血压性心脏病。长期高血压还可引起冠状动脉粥样硬化。

(二)脑

由于脑细小动脉的长期硬化和痉挛，使动脉壁缺血、缺氧而通透性增高，容易形成微小动脉瘤，当血压突然升高时，微小动脉瘤破裂，从而发生脑出血。高血压可促使脑动脉发生粥样硬化，导致脑血栓形成。

(三)肾脏

细小动脉硬化引起的缺血使肾小球缺血、变性、坏死，继而纤维化及玻璃样变，并累及相应的肾小管，使之萎缩、消失，间质出现纤维化。因残存的肾单位越来越少，最终导致肾衰竭。

五、临床表现

(一)症状

大多数患者早期症状不明显，常见症状有头痛、头晕、耳鸣、眼花、乏力、心悸，还有的表现为失眠、健忘、注意力不集中、情绪易波动或发怒等。经常在体检或其他疾病就医检查时发现血压升高。血压升高常与情绪激动、精神紧张、体力活动有关，休息或去除诱因血压可下降。

(二)体征

血压受昼夜、气候、情绪、环境等因素影响波动较大。一般清晨起床活动后血压迅速升高，夜间血压较低；冬季血压较高，夏季血压较低；情绪不稳定时血压高；在医院或诊所血压明显增高，在家或医院外的环境中血压低。体检时可听到主动脉瓣区第二心音亢进、收缩期杂音，长期高血压时有心尖冲动明显增强，搏动范围扩大及心尖冲动左移体征，提示左心室增大。

(三)恶性或急进性高血压

表现为患者发病急骤，舒张压多持续在 17.3～18.7 kPa(130～140 mmHg)或更高。常有头痛、视力模糊或失明，视网膜可发生出血、渗出及视盘水肿，肾脏损害突出，持续蛋白尿、血尿及管型尿，病情进展迅速，如不及时治疗，易出现严重的脑、心、肾损害，发生脑血管意外、心力衰竭和尿毒症，最后多因尿毒症而死亡，但也可死于脑血管意外或心力衰竭。

六、并发症

(一)高血压危象

在情绪激动、精神紧张、过度劳累、寒冷等诱因作用下,小动脉发生强烈痉挛,血压突然急剧升高,收缩压可达 34.7 kPa(260 mmHg)、舒张压可达 16.0 kPa(120 mmHg)以上,影响重要脏器血液供应而出现危急症状。在高血压的早、中、晚期均可发生。患者出现头痛、恶心、呕吐、烦躁、心悸、出汗、视力模糊等征象,伴有椎-基底动脉、视网膜动脉、冠状动脉等累及的缺血表现。

(二)高血压脑病

高血压脑病发生在重症高血压患者,是指血压突然或短期内明显升高,由于过高的血压干扰了脑血管的自身调节机制,脑组织血流灌注过多造成脑水肿。出现中枢神经功能障碍征象。临床表现为弥漫性严重头痛、呕吐、烦躁、意识模糊、精神错乱、局灶性或全身抽搐,甚至昏迷。

(三)主动脉夹层

主动脉夹层指主动脉腔内的血液通过内膜的破口进入主动脉壁中层而形成的血肿,夹层分离突然发生时多数患者突感胸部疼痛,向胸前及背部放射,随夹层涉及范围而可以延至腹部、下肢及颈部。疼痛剧烈难以忍受,起病后即达高峰,呈刀割或撕裂样。突发剧烈的胸痛常误诊为急性心肌梗死。高血压是导致本病的重要因素。患者因剧痛而有休克外貌,焦虑不安、大汗淋漓、面色苍白、心率加速,从而使血压增高。

(四)其他

其他并发症可并发急性左心衰竭、急性冠脉综合征、脑出血、脑血栓形成、腔隙性脑梗死、慢性肾衰竭等。

七、辅助检查

(一)测量血压

定期测量血压是早期诊断高血压和评估严重程度的主要方法,采用经验证合格的水银柱或电子血压计,测量安静休息坐位时上臂肱动脉处血压,必要时还应测量平卧位和站立位血压。但须在未服用降压药物情况下的不同时间测量 3 次血压,才能确诊。对偶有血压超出正常值者,需定期重复测量后确诊。通常在医疗单位或家中随机测血压的方式不能可靠地反映血压的波动和在休息、日常活动状态下的情况。近年来,24 小时动态血压监测已逐渐应用于临床及高血压的防治工作上。一般监测的时间为 24 小时,测压时间间隔为 15～30 分钟,可较为客观和敏感地反映患者的实际血压水平,可了解血压的昼夜变化节律性和变异性,估计靶器官损害与预后,比随机测血压更为准确。动态血压监测的参考标准正常值:24 小时低于 17.3/10.7 kPa(130/80 mmHg),白天低于 18.0/11.3 kPa(135/85 mmHg),夜间低于 16.7/10.0 kPa(125/75 mmHg)。正常血压波动夜间 2～3 时处于血压最低,清晨迅速上升,上午 6～10 时和下午 4～8 时出现两个高峰,然后缓慢下降。高血压患者的动态血压曲线也类似,但波动幅度较正常血压时大。

(二)体格检查

除常规检查外还有身高、体重、双上肢血压、颈动脉及上下肢动脉搏动情况,颈部、腹部血管有无杂音,腹主动脉搏动,肾增大,眼底等的情况。

(三)尿液检查

通过肉眼观察尿的颜色、透明度、有无血尿;测比重、pH、糖和蛋白含量,并做镜下检验。尿比重降低(<1.010)提示肾小管浓缩功能障碍。正常尿液 pH 为 5~7,原发性醛固酮增多症尿呈酸性。

(四)血生化检查

空腹血糖、血钾、肌酐、尿素氮、尿酸、胆固醇、甘油三酯、低密度脂蛋白、高密度脂蛋白等。

(五)超声心动图

超声心动图能更为可靠地诊断左心室肥厚,测定计算所得的左心室重量指数(LVMI),是一项反映左心室肥厚及其程度的较为准确的指标,与病理解剖的相关性和符合率好。超声心动图还可评价高血压患者的心功能,包括左心室射血分数、收缩功能、舒张功能。

(六)眼底检查

眼底检查可见血管迂曲,颜色苍白,反光增强,动脉变细,视网膜渗出、出血、视盘水肿等。眼底改变可反映高血压的严重程度,分为 4 级:Ⅰ级,动脉出现轻度硬化、狭窄、痉挛、变细;Ⅱ级,视网膜动脉中度硬化、狭窄,出现动脉交叉压迫,静脉阻塞;Ⅲ级,动脉中度以上狭窄伴局部收缩,视网膜有棉絮状渗出、出血和水肿;Ⅳ级,出血或渗出物伴视盘水肿。高血压眼底改变与病情的严重程度和预后密切相关。

(七)胸透或胸片、心电图检查

胸透或胸片、心电图检查对诊断高血压及评估预后都有帮助。

八、治疗

(一)目的

治疗目的是通过降压治疗使高血压患者的血压达标,以期最大限度地降低心脑血管发病和死亡的总危险。

(二)降压目标值

一般高血压人群降压目标值<18.7/12.0 kPa(140/90 mmHg);高血压高危患者(糖尿病及肾病)降压目标值<17.3/10.7 kPa(130/80 mmHg);老年收缩期性高血压的降压目标值:收缩压 18.7~20.0 kPa(140~150 mmHg),舒张压<12.0 kPa(90 mmHg)但不低于 8.7~9.3 kPa(65~70 mmHg),舒张压降得过低可能抵消收缩压下降得到的好处。

(三)非药物治疗

非药物治疗主要是改善生活方式,改善生活方式对降低血压和心脑血管危险的作用已得到广泛认可,所有患者都应采用,这些措施包括以下几点。

1.戒烟

吸烟所致的危害是使高血压并发症如心肌梗死、脑卒中和猝死的危险性显著增加,加重脂质代谢紊乱,降低胰岛素敏感性,降低内皮细胞依赖性血管扩张效应,并降低或抵消降压治疗的疗效。戒烟对心脑血管的良好益处,任何年龄组均可显示。

2.减轻体重

超重 10%以上的高血压患者体重减少 5 kg,血压便有明显降低,体重减轻也可增加降压药物疗效,对改善糖尿病、胰岛素抵抗、高脂血症和左心室肥厚等均有益。

3.减少过多的乙醇摄入

戒酒和减少饮酒可使血压显著降低,适量饮酒仍有明显加压反应者应戒酒。

4.适当运动

适当运动有利于改善胰岛素抵抗和减轻体重、提高心血管调节能力、稳定血压水平。较好的运动方式是低或中等强度的运动，可根据年龄及身体状况选择，中老年高血压患者可选择步行、慢跑、上楼梯、骑车等，一般每周 3～5 次，每次 30～60 分钟。运动强度可采用心率监测法，运动时心率不应超过最大心率(180 或 170 次/分)的 60%～85%。

5.减少钠盐的摄入量、补充钙和钾盐

膳食中约大部分钠盐来自烹调用盐和各种腌制品，所以应减少烹调用盐及腌制品的食用，每人每天食盐量摄入应少于 2.4 g(相当于氯化钠 6 g)。通过食用含钾丰富的水果(如香蕉、橘子)和蔬菜(如油菜、香菇、大枣等)，增加钾的摄入。喝牛奶补充钙的摄入。

6.多食含维生素丰富的食物

多吃水果和蔬菜，减少食物中饱和脂肪酸的含量和脂肪总量。

7.减轻精神压力，保持心理平衡

长期精神压力和情绪忧郁是降压治疗效果欠佳的重要原因，也可导致高血压。应对患者做耐心的劝导和心理疏导，鼓励其参加社交活动、户外活动等。

(四)降压药物治疗对象

高血压 2 级或以上患者[≥21.3/13.3 kPa(160/100 mmHg)]；高血压合并糖尿病、心、脑、肾靶器官损害患者；血压持续升高 6 个月以上，改善生活方式后血压仍未获得有效控制者。从心血管危险分层的角度，高危和极高危患者应立即开始使用降压药物强化治疗。中危和低危患者则先继续监测血压和其他危险因素，之后再根据血压状况决定是否开始药物治疗。

(五)降压药物治疗

1.降压药物分类

现有的降压药种类很多，目前常用降压药物可归纳为以下几大类(表 8-2)：利尿剂、β 受体阻滞剂、钙通道阻滞剂、血管紧张素转换酶抑制剂、血管紧张素Ⅱ受体阻滞剂、α 受体阻滞剂。

表 8-2　常用降压药物名称、剂量及用法

药物种类	药名	剂量	用法(每天)
利尿剂	氢氯噻嗪	12.5～25.0 mg	1～3 次
	呋塞米	20 mg	1～2 次
	螺内酯	20 mg	1～3 次
β 受体阻滞剂	美托洛尔	12.5～50.0 mg	2 次
	阿替洛尔	12.5～25.0 mg	1～2 次
钙通道阻滞剂	硝苯地平控释片	30 mg	1 次
	地尔硫䓬缓释片	90～180 mg	1 次
血管紧张素转换酶抑制剂	卡托普利	25～50 mg	2～3 次
	依那普利	5～10 mg	1～2 次
血管紧张素Ⅱ受体阻滞剂	缬沙坦	80～160 mg	1 次
	伊贝沙坦	150 mg	1 次
α 受体阻滞剂	哌唑嗪	0.5～3.0 mg	2～3 次
	特拉唑嗪	1～8 mg	1 次

2.联合用药

临床实际使用降压药时，由于患者心血管危险因素状况、并发症、靶器官损害、降压疗效、药物费用及不良反应等，都可能影响降压药的具体选择。任何药物在长期治疗中均难以完全避免其不良反应，联合用药可使不同的药物互相取长补短，有可能减轻或抵消某些不良反应。联合用药可减少单一药物剂量，提高患者的耐受性和依从性。现在认为，2 级高血压[≥21.3/13.3 kPa(160/100 mmHg)]患者在开始时就可以采用两种降压药物联合治疗，有利于血压在相对较短的时间内达到目标值。比较合理的两种降压药联合治疗方案是利尿药与β受体阻滞剂；利尿药与血管紧张素转化酶抑制剂(ACEI)或血管紧张素受体拮抗剂(ARB)；二氢吡啶类钙通道阻滞剂与β受体阻滞剂；钙通道阻滞剂与 ACEI 或 ARB，α 阻滞剂和β阻滞剂。必要时也可用其他组合，包括中枢作用药如 α_2 受体激动剂、咪哒唑啉受体调节剂，以及 ACEI 与 ARB；国内研制了多种复方制剂，如复方降压片、降压 0 号等，以当时常用的利舍平、双肼屈嗪、氢氯噻嗪为主要成分，因其有一定降压效果，服药方便且价格低廉而广泛使用。

(六)高血压急症的治疗

高血压急症是指短时期内血压重度升高，收缩压＞26.7 kPa(200 mmHg)和/或舒张压＞17.3 kPa(130 mmHg)，伴有重要器官组织如大动脉、心脏、脑、肾脏、眼底的严重功能障碍或不可逆性损害。需要做紧急处理。

1.迅速降压

(1)硝普钠：同时直接扩张动脉和静脉，降低前、后负荷。开始时以 50 mg/500 mL 浓度每分钟 10～25 μg 速率静脉滴注，即刻发挥降压作用。使用硝普钠必须密切观察血压，避光静脉滴注，根据血压水平仔细调节滴注速度，硝普钠可用于各种高血压急症。一般使用不超过 7 天，长期或大剂量使用应注意可能发生氰化物中毒。

(2)硝酸甘油：选择性扩张冠状动脉与大动脉和扩张静脉。开始时以每分钟 5～10 μg 速度静脉滴注，然后根据血压情况增加滴注速度至每分钟 20～50 μg。降压起效快，停药后作用消失也快。硝酸甘油主要用于急性冠脉综合征或急性心力衰竭时的高血压急症。不良反应有头痛、心动过速、面部潮红等。

(3)地尔硫䓬：非二氢吡啶类钙通道阻滞剂，降压同时具有控制快速性室上性心律失常和改善冠状动脉血流量作用。配制成 50～60 mg/500 mL 浓度，以每小时 5～15 mg 速度静脉滴注，根据血压变化调整静脉输液速度。地尔硫䓬主要用于急性冠脉综合征、高血压危象。不良反应有面部潮红、头痛等。

(4)酚妥拉明：配制成 10～30 mg/500 mL 浓度缓慢静脉滴注，主要用于嗜铬细胞瘤高血压危象。

(5)其他药物：对血压显著增高，但症状不严重者，可舌下含用硝苯地平 10 mg，或口服卡托普利 12.5～25.0 mg，哌唑嗪 1～2 mg 等。降压不宜过快过低。血压控制后，需口服降压药物，或继续注射降压药物以维持疗效。

2.制止抽搐

可用地西泮 10～20 mg 静脉注射，苯巴比妥 0.1～0.2 g 肌内注射。也可给予 25%硫酸镁溶液 10 mL 深部肌内注射，或以 5%葡萄糖溶液 20 mL 稀释后缓慢静脉注射。

3.脱水、排钠、降低颅内压

(1)呋塞米 20～40 mg 或依他尼酸钠 25～50 mg，加入 50%葡萄糖溶液 20～40 mL 中，静脉注射。

(2)20%甘露醇或 25%山梨醇静脉快速滴注，半小时内滴完。

4.其他并发症的治疗

对主动脉夹层分离，应采取积极的降压治疗，诊断确定后，宜施行外科手术治疗。

九、护理

(一)一般护理

1.休息

早期高血压患者可参加工作，但不要过度疲劳，坚持适当的锻炼，如骑自行车、跑步、做体操及打太极拳等。要有充足的睡眠，保持心情舒畅，避免精神紧张和情绪激动，消除恐惧、焦虑、悲观等不良情绪。晚期血压持续增高，伴有心、肾、脑病时应卧床休息。关心体贴患者，使其精神愉快，鼓励患者树立战胜疾病的信心。

2.饮食

饮食方面应给低盐、低脂肪、低热量的食物，以减轻体重。因为摄入总热量太大超过消耗量，多余的热量转化为脂肪，身体就会发胖，体重增加，提高血液循环的要求，必定提高血压。鼓励患者多食水果、蔬菜、戒烟、控制饮酒、咖啡、浓茶等刺激性饮料。少吃胆固醇含量多的食物，对服用排钾利尿剂的患者应注意补充含钾高的食物如蘑菇、香蕉、橘子等。肥胖者应限制热能摄入，控制体重在理想范围之内。

3.病房环境

病房环境应整洁、安静、舒适、安全。

(二)对症护理及病情观察护理

1.剧烈头痛

当出现剧烈头痛伴恶心、呕吐时，常为血压突然升高、高血压脑病，应立即让患者卧床休息，并测量血压及脉搏、心率、心律，积极协助医师采取降压措施。

2.呼吸困难、发绀

呼吸困难、发绀是高血压引起的左心衰竭所致，应立即给予舒适的半卧位，以及时给予氧气吸入。按医嘱应用洋地黄治疗。

3.心悸

严密观察脉搏、心率、心律变化并做记录。安静休息，严禁下床，并安慰患者消除紧张情绪。

4.水肿

晚期高血压伴心肾衰竭时可出现水肿。护理中注意严格记录出入量，限制钠盐和水分摄入。严格卧床休息，注意皮肤护理，严防压疮发生。

5.昏迷、瘫痪

昏迷、瘫痪是晚期高血压引起脑血管意外所引起。应注意安全护理，防止患者坠床、窒息、肢体烫伤等。

6.病情观察护理

对血压持续增高的患者，应每天测量血压2～3次，并做好记录，必要时测立、坐、卧位血压，掌握血压变化规律。如血压波动过大，要警惕脑出血的发生。如在血压急剧增高的同时，出现头痛、视物模糊、恶心、呕吐、抽搐等症状，应考虑高血压脑病的发生。如出现端坐呼吸、喘憋、发绀、咳粉红色泡沫痰等，应考虑急性左心衰竭的发生。出现上述各种表现时均应立即送医院进行紧急救治。另外，在变换体位时也应动作缓慢，以免发生意外。有些降压药可引起水、钠潴留。因此，需每天测体重，准确记录出入量，观察水肿情况，注意保持出入量的平衡。

（三）用药观察与护理

1.用药原则

终身用药，缓慢降压，从小剂量开始逐步增加剂量，即使血压降至理想水平后，也应服用维持量，老年患者服药期间改变体位要缓慢，以免发生意外，合理联合用药。

2.药物不良反应观察

使用噻嗪类和襻利尿剂时应注意血钾、血钠的变化；用β受体阻滞剂应注意其抑制心肌收缩力、心动过缓、房室传导时间延长、支气管痉挛、低血糖、血脂升高的不良反应；钙通道阻滞剂硝苯地平的不良反应有头痛、面红、下肢水肿、心动过速；血管紧张素转换酶抑制剂的不良反应有头晕、乏力、咳嗽、肾功能损害。

（四）心理护理

患者多表现有易激动、焦虑及抑郁等心理特点，而精神紧张、情绪激动、不良刺激等因素均与高血压密切相关。因此，对待患者应耐心、亲切、和蔼、周到。根据患者特点，有针对性地进行心理疏导。同时，让患者了解控制血压的重要性，帮助患者训练自我控制的能力，参与自身治疗护理方案的制定和实施，指导患者坚持长期的饮食、药物、运动治疗，将血压控制在接近正常的水平，以减少对靶器官的进一步损害，定期复查。

十、出院指导

（一）饮食调节指导

强调高血压患者要以低盐、低脂肪、低热量、低胆固醇饮食为宜；少吃或不吃含饱和脂肪的动物脂肪，多食含维生素的食物，多摄入富含钾、钙的食物，食盐量应控制在 3～5 g/d，严重高血压病患者的食盐量控制在 1～2 g/d。饮食要定量、均衡、不暴饮暴食；同时适当地减轻体重，有利于降压。戒烟和控制酒量。

（二）休息和锻炼指导

高血压患者的休息和活动应根据患者的体质、病情适当调节，病重体弱者，应以休息为主。随着病情好转，血压稳定，每天适当从事一些工作、学习、劳动将有益身心健康；还可以增加一些适宜的体能锻炼，如散步、慢跑、打太极拳、体操等有氧活动。患者应在运动前了解自己的身体状况，以此来决定自己的运动种类、强度、频度和持续时间。注意规律生活，保证充足的休息和睡眠，对于睡眠差、易醒、早醒者，可在睡前饮热牛奶 200 mL，或用 40～50 ℃温水泡足 30 分钟，或选择自己喜爱的放松精神情绪的音乐协助入睡。总之，要注意劳逸结合，养成良好的生活习惯。

（三）心理健康指导

高血压病的发病机制是除躯体因素外，心理因素占主导地位，强烈的焦虑、紧张、愤怒及压抑常为高血压病的诱发因素，因此教会患者自我调节和自我控制能力是关键。护士要鼓励患者保持豁达、开朗愉快的心境和稳定的情绪，培养广泛的爱好和兴趣。同时指导家属为患者创造良好的生活氛围，避免引起患者情绪紧张、激动和悲哀等不良刺激。

（四）血压监测指导

建议患者自行购买血压计，随时监测血压。指导患者和家属正确测量血压的方法，监测血压、做好记录，复诊时对医师加减药物剂量会有很好的参考依据。

 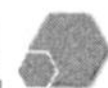

(五)用药指导

由于高血压是一种慢性病,需要长期的、终身的服药治疗,而这种治疗要患者自己或家属配合进行,所以患者及家属要了解服用的药物种类及用药剂量、用药方法、药物的不良反应、服用药物的最佳时间,以便发挥药物的最佳效果和减少不良反应。出现不良反应,要及时报告主诊医师,以便调整药物及采取必要的处理措施。切不可血压降下来就停药,血压上升又服药,血压反复波动,对健康极为不利。由于这类患者大多是年纪较大,容易遗忘服药,可建议患者在家中醒目之处做标记,以起到提示作用。对血压显著增高多年的患者,血压不宜下降过快,因为患者往往不能适应,并可导致心、脑、肾血液的供应不足而引起脑血管意外,如使用可引起明显直立性低血压药物时,应向患者说明平卧起立或坐位起立时,动作要缓慢,以免血压突然下降,出现晕厥而发生意外。

(六)按时就医

服完药出现血压升高或过低;血压波动大;出现眼花、头晕、恶心、呕吐、视物不清、偏瘫、失语、意识障碍、呼吸困难、肢体乏力等情况时立即到医院就医。如病情危重,可求助 120 急救中心。

(沈玉珍)

第二节 继发性高血压

继发性高血压是病因明确的高血压,当查出病因并有效去除或控制病因后,作为继发症状的高血压可被治愈或明显缓解。其在高血压人群中占 5%～10%。临床常见病因为肾性、内分泌性、主动脉缩窄、阻塞性睡眠呼吸暂停低通气综合征及药物性等,由于精神心理问题而引发的高血压也时常可以见到。提高对继发性高血压的认识,以及时明确病因并积极针对病因治疗将会大大降低因高血压及并发症造成的高致死及致残率。

一、肾性高血压

(一)肾实质性

肾实质性疾病是继发性高血压常见的病因,占 2%～5%。由于慢性肾小球肾炎已不太常见,高血压性肾硬化和糖尿病肾病已成为慢性肾病中最常见的原因。病因为原发或继发性肾脏实质病变,是最常见的继发性高血压之一。常见的肾脏实质性疾病包括急性肾小球肾炎、慢性肾小球肾炎、多囊肾、慢性肾小管-间质病变、痛风性肾病、糖尿病肾病及狼疮性肾炎等;也少见于遗传性肾脏疾病(Liddle 综合征)、肾脏肿瘤等。

临床有时鉴别肾实质性高血压与高血压引起的肾脏损害较为困难。一般情况下,前者肾脏病变的发生常先于高血压或与其同时出现,血压水平较高且较难控制、易进展为恶性高血压,蛋白尿/血尿发生早、程度重、肾脏功能受损明显。常用的实验室检查包括血、尿常规,血电解质、肌酐、尿酸、血糖、血脂的测定,24 小时尿蛋白定量或尿清蛋白/肌酐比值、12 小时尿沉渣检查,肾脏 B 超(了解肾脏大小、形态及有无肿瘤,如发现肾脏体积及形态异常,或发现肿物,则需进一步做肾脏 CT/MRI 以确诊并查病因;必要时应在有条件的医院行肾脏穿刺及病理学检查,这是诊断肾实质性疾病的金标准）。

肾实质性高血压应低盐饮食（每天＜6 g）；大量蛋白尿及肾功能不全者，宜选择摄入高生物效价蛋白；在针对原发病进行有效的治疗同时，积极控制血压在＜18.7/12.0 kPa（140/90 mmHg），有蛋白尿的患者应首选 ACEI 或 ARB 作为降压药物，必要时联合其他药物。透析及肾移植用于终末期肾病。

（二）肾血管性

肾血管性高血压是继发性高血压最常见的病因。引起肾动脉狭窄的主要原因包括动脉粥样硬化（90%），主要是出现了其他系统性动脉硬化相关临床症状的老年患者；肌纤维发育不良（不到 10%），主要是健康状况较好的年轻女性，常有吸烟史；还有比较少见的多发性大动脉炎。单侧肾动脉狭窄时，患侧肾分泌肾素，激活 RAAS，导致水、钠潴留。另外，健侧肾高灌注，产生压力性利尿，进一步导致 RAAS 激活，形成肾素依赖性高血压的恶性循环。双侧肾动脉狭窄时，同样存在 RAAS 激活，但无压力性利尿，因而血容量扩张使得肾素分泌抑制，因此产生容量依赖性高血压。当血容量减少时，容量依赖性高血压可再转变为肾素依赖性高血压，比如使用利尿剂治疗后容量减少，肾素再次分泌增多，可导致利尿剂抵抗性高血压。

以下临床证据有助于肾血管性高血压的诊断：所有需要住院治疗的急性高血压；反复发作的“瞬时”肺水肿；腹部或肋脊角处闻及血管杂音；血压长期控制良好的高血压患者病情在近期加重；年轻患者或 50 岁以后出现的恶性高血压；不明原因低钾血症；使用 ACEI 或 ARB 类药物后产生的急进性肾衰竭；左右肾脏大小不等；全身性动脉粥样硬化疾病。

彩色多普勒超声检查是一种无创检查，为诊断肾动脉狭窄的首选方法。造影剂增强性计算机断层 X 线照相术及磁共振血管造影也常用于肾动脉狭窄的检查。肌纤维发育异常产生的肾动脉狭窄往往会在肾动脉中部形成一个“串珠样”改变；而动脉硬化导致的肾动脉狭窄其病变一般在动脉近端，且不连续。侵入性肾血管造影是肾动脉狭窄诊断的金标准。

治疗方法包括药物治疗、介入治疗和手术治疗，应根据病因来选择。肌纤维发育不良性肾动脉狭窄常选用球囊血管成形术（PTCA），总体来说预后较好。对于动脉硬化性肾动脉狭窄来说，控制血压及相关动脉硬化危险因素是首选治疗手段，推荐 ACEI 或 ARB 作为首选，但双侧肾动脉狭窄，肾功能已受损或非狭窄侧肾功能较差者禁用，此外 CCB、β 受体阻滞剂及噻嗪类利尿剂等也能用于治疗。目前，进行球囊血管成形术的指征仅包括真性药物抵抗性高血压及进行性肾衰竭（缺血性肾病）。大多数动脉硬化造成的肾血管损伤并不会导致高血压或进行性肾衰竭，而肾脏血运重建（球囊血管成形术或支架术）对于多数患者来说并无益处，反而存在一些潜在的并发症风险。

二、内分泌性高血压

内分泌组织增生或肿瘤所致的多种内分泌疾病，由于其相应激素如醛固酮、儿茶酚胺及皮质醇等分泌过度增多，导致机体血流动力学改变而使血压升高。这种由内分泌激素分泌增多而致的高血压称为内分泌性高血压，也是较常见的继发性高血压，如能切除肿瘤，去除病因，高血压可被治愈或缓解。

（一）原发性醛固酮增多症

原发性醛固酮增多症通常简称原醛症，是由于肾上腺自主分泌过多醛固酮，而导致水、钠潴留、高血压、低血钾和血浆肾素活性受抑制的临床综合征，常见原因是肾上腺腺瘤、单侧或双侧肾上腺增生,少见原因为腺癌和糖皮质激素可调节性醛固酮增多症。近年的报道显示该病在高血压中占 5%～15%,在难治性高血压中接近 20%。

诊断原发性醛固酮增多症的步骤分 3 步:①筛查;②盐负荷试验;③肾上腺静脉取血。筛查包括测量血浆肾素和醛固酮水平。尽管用醛固酮/肾素比率测定法来筛选所有高血压患者的前景乐观,但这种方法的应用还是有很多局限性,比率升高完全可能仅由低肾素引起。阳性结果应该基于血浆醛固酮水平升高(>15 ng/dL)和被抑制的低肾素水平。因此,筛查仅被推荐用于以下高度可能患有原发性醛固酮增多症的高血压患者:一是没有原因的难以解释的低血钾;二是由利尿剂引发的严重的低钾血症,但对保钾药有抵抗;三是有原发性醛固酮增多症的家族史;四是对合适的治疗有抵抗,而这种抵抗又难以解释;五是高血压患者中偶然发现的肾上腺腺瘤。

如果需检测血浆醛固酮和肾素水平的话,无论是口服还是静脉都应进行盐抑制试验以明确自主性醛固酮增多症。如果存在,则应行肾上腺静脉取样,区分单侧性的腺瘤和双侧增生,并确定需经腹腔镜手术切除的腺体。CT 或 MRI 影像学可以帮助鉴别肾上腺腺瘤和双侧肾上腺增生症。

一旦诊断原发性醛固酮增多症并确立病理类型,治疗方法的选择就相当明确:单发腺瘤应通过腹腔镜行肿瘤切除术;双侧肾上腺增生的患者可予以醛固酮受体拮抗剂治疗,螺内酯或依普利酮,必要时还可给予噻嗪类利尿剂和其他降压药。腺瘤切除后,约有半数患者血压会恢复正常,而另一些尽管有所改善但仍是高血压状态,这可能与原来就存在的原发性高血压或长期继发性高血压损害引起的肾脏有关。

(二)库欣综合征

库欣综合征又称皮质醇增多症,是由于多种病因引起肾上腺皮质长期分泌过量皮质醇所产生的一组症候群。80%的库欣综合征患者均有高血压,如不治疗,可引起左心室肥厚和充血性心力衰竭等,其存在时间越长,即使病因去除后血压恢复正常的可能性也越小。库欣综合征按照病因可分为以下 3 类。

1.内源性库欣综合征

(1)促肾上腺皮质激素(ACTH)依赖性库欣综合征:垂体性库欣综合征(库欣病)、异位 ACTH 综合征、异位促皮质素释放激素(CRH)综合征。

(2)ACTH 非依赖性库欣综合征:肾上腺皮质腺瘤、肾上腺皮质腺癌、ACTH 非依赖性大结节增生、原发性色素结节性肾上腺病。

2.外源性库欣综合征

(1)假库欣综合征:大量饮酒、抑郁症、肥胖症。

(2)药物源性库欣综合征

推荐对以下人群进行库欣综合征的筛查:①年轻患者出现骨质疏松、高血压等与年龄不相称的临床表现;②具有库欣综合征的临床表现,且进行性加重,特别是有典型的症状如肌病、多血质、紫纹、瘀斑和皮肤变薄的患者;③体重增加而身高百分位下降,生长停滞的肥胖儿童;④肾上腺意外瘤患者。如果临床特点符合,则通过测定 24 小时尿游离皮质醇或血清皮质醇昼夜节律检测进行筛查。当初步检测结果异常时,则应行小剂量地塞米松抑制实验进行确诊。当存在有异常筛查结果时,多数学者建议行另一项额外的大剂量地塞米松抑制实验,即每 6 小时口服 2 mg 地塞米松共服 2 天,然后测定尿液中游离皮质醇和血浆皮质醇水平。如果库欣综合征是由垂体 ACTH 过度分泌所致双侧肾上腺增生,那么尿游离皮质醇与对照组 2.0 mg 剂量相对比将被抑制到50%以下，而异位ACTH综合征对此负反馈机制不敏感。血浆ACTH测定有助于区分ACTH依赖性和ACTH非依赖性库欣综合征。肾上腺影像学包括B超、CT、MRI检查。推荐首选双侧肾上腺CT薄层(2～3 mm)增强扫描。对促皮质激素释放激素的反应及下颞骨岩下窦取样可用来确定库欣综合征的垂体病因。治疗主要采用手术、放疗及药物治疗基础疾病，降压治疗可采用利尿剂或与其他降压药物联用。

(三)嗜铬细胞瘤

嗜铬细胞瘤是一种少见的由肾上腺嗜铬细胞组成的分泌儿茶酚胺的肿瘤，副神经节瘤是更加罕见的发生于交感神经和迷走神经神经节细胞的一种肾上腺外肿瘤。在临床上，嗜铬细胞瘤泛指分泌儿茶酚胺的肿瘤，包括肾上腺嗜铬细胞瘤和功能性的肾上腺外的副神经节瘤。嗜铬细胞瘤大部分是良性肿瘤。嗜铬细胞瘤可发生在所有年龄段，主要沿交感神经链分布，较少发生在迷走区域。约15%的嗜铬细胞瘤是肾上腺外的，即副神经节瘤。

剧烈的血压波动及发作性的临床症状，常提示嗜铬细胞瘤的可能。然而在50%的患者中，高血压可能是持续性的。高血压可能合并头痛、出汗、心悸等症状。在以分泌肾上腺素为主的嗜铬细胞瘤患者中，由于血容量的下降和交感反射减弱易发生直立性低血压。如果在弯腰、运动、腹部触诊、吸烟或深吸气时引起血压反复骤升并在数分钟内骤降，应高度怀疑嗜铬细胞瘤。在发作期间可测定血或尿儿茶酚胺或血、尿间羟肾上腺素类似物，主要包括血浆甲氧基肾上腺素、血浆甲氧基去甲肾上腺素和尿甲氧基肾上腺素、尿甲氧基去甲肾上腺素。应用CT或MRI进行肿瘤定位。

嗜铬细胞瘤多数为良性肿瘤，约10%的嗜铬细胞瘤为恶性。手术切除效果较好，手术前应使用α受体阻滞剂，手术后血压多能恢复正常。手术前或恶性病变已多处转移无法手术者，可选用α和β受体阻滞剂联合治疗。

三、主动脉缩窄

主动脉缩窄多数为先天性，少数由多发性大动脉炎所致。先天性主动脉缩窄可发生在胸主动脉或腹主动脉，常起源于左锁骨下动脉起始段远端或动脉导管韧带的远端。主动脉缩窄的典型特征有上臂高血压、股动脉搏动微弱或消失、背部有响亮杂音。二维超声可检测到病变，诊断需依靠主动脉造影。治疗主要为介入扩张支架植入或血管手术。病变纠正后患者可能仍然有高血压，应该仔细监测并治疗。

四、妊娠期高血压疾病

妊娠合并高血压的患病率占孕妇的5%～10%，妊娠合并高血压分为慢性高血压、妊娠期高血压和先兆子痫/子痫3类：慢性高血压指的是妊娠前即证实存在或在妊娠的前20周即出现的高血压；妊娠期高血压为妊娠20周以后发生的高血压，不伴有明显蛋白尿，妊娠结束后血压可以恢复正常；先兆子痫定义为发生在妊娠20周后首次出现高血压和蛋白尿，常伴有水肿与高尿酸血症，可分为轻、重度，如出现抽搐可诊断为子痫。对于妊娠高血压，非药物措施(限盐、富钾饮食、适当活动、情绪放松)是安全有效的，应作为药物治疗的基础。由于所有降压药物对胎儿的安全性均缺乏严格的临床验证，而且动物试验中发现一些药物具有致畸作用，因此，药物选择和应用受到限制。妊娠期间的降压用药不宜过于积极，治疗的主要目的是保证母子安全和妊娠的顺利进行。必要时谨慎使用降压药，常用的静脉降压药物有甲基多巴、拉贝洛尔和硫酸镁等；口服药物包括β受体阻滞剂或钙通道阻滞剂。妊娠期间禁用ACEI或ARB。

五、护理措施

(一)一般护理

1.休息

早期高血压患者可参加工作,但不要过度疲劳,坚持适当的锻炼,如骑自行车、跑步、做体操及打太极拳等。要有充足的睡眠,保持心情舒畅,避免精神紧张和情绪激动,消除恐惧、焦虑、悲观等不良情绪。晚期血压持续增高,伴有心、肾、脑病时应卧床休息。关心体贴患者,使其精神愉快,鼓励患者树立战胜疾病的信心。

2.饮食

应给低盐、低脂肪、低热量饮食,以减轻体重。因为摄入总热量太大超过消耗量,多余的热量转化为脂肪,身体就会发胖,体重增加,提高血液循环的要求,必定提高血压,鼓励患者多食水果、蔬菜,戒烟,控制饮酒、咖啡、浓茶等刺激性饮料。少吃胆固醇含量多的食物,对服用排钾利尿剂的患者应注意补充含钾高的食物如蘑菇、香蕉、橘子等。肥胖者应限制热能摄入,控制体重在理想范围之内。

3.病室环境

病室环境应整洁、安静、舒适、安全。

(二)对症护理及病情观察护理

1.剧烈头痛

当患者出现剧烈头痛伴恶心、呕吐症状,常是因为血压突然升高、高血压脑病,应立即让患者卧床休息,并测量血压及脉搏、心率、心律,积极协助医师采取降压措施。

2.呼吸困难、发绀

呼吸困难、发绀是由高血压引起的左心衰竭所致,应立即给予舒适的半卧位,以及时给予氧气吸入。按医嘱应用洋地黄治疗。

3.心悸

严密观察脉搏、心率、心律变化并做记录。安静休息,严禁下床,安慰患者消除紧张情绪。

4.水肿

晚期高血压伴心肾衰竭时可出现水肿。护理中注意严格记录出入量,限制钠盐和水分摄入。严格卧床休息,注意皮肤护理,严防压疮发生。

5.昏迷、瘫痪

晚期高血压引起脑血管意外所致。应注意安全护理,防止患者坠床、窒息、肢体烫伤等。

6.病情观察护理

对血压持续增高的患者,应每天测量血压 2～3 次,并做好记录,必要时测立、坐、卧位血压,掌握血压变化规律。如血压波动过大,要警惕脑出血的发生。如在血压急剧增高的同时,出现头痛、视物模糊、恶心、呕吐、抽搐等症状,应考虑高血压脑病的发生。如出现端坐呼吸、喘憋、发绀、咳粉红色泡沫痰等,应考虑急性左心衰竭的发生。出现上述各种表现时均应立即送医院进行紧急救治。另外,在变换体位时也应动作缓慢,以免发生意外。有些降压药可引起水、钠潴留。因此,需每天测体重,准确记录出入量,观察水肿情况,注意保持出入量的平衡。

(三)用药观察与护理

1.用药原则

终身用药,缓慢降压,从小剂量开始逐步增加剂量,即使血压降至理想水平后,也应服用维持量，老年患者服药期间改变体位要缓慢，以免发生意外，合理联合用药。

2.药物不良反应观察

使用噻嗪类和利尿剂时应注意血钾、血钠的变化；用β受体阻滞剂应注意其抑制心肌收缩力、心动过缓、房室传导时间延长、支气管痉挛、低血糖、血脂升高的不良反应；钙通道阻滞剂硝苯地平的不良反应有头痛、面红、下肢水肿、心动过速；血管紧张素转换酶抑制药可有头晕、乏力、咳嗽、肾功能损害等不良反应。

(四)心理护理

患者多表现有易激动、焦虑及抑郁等心理特点，而精神紧张、情绪激动，不良刺激等因素均与高血压密切相关。因此，对待患者应耐心、亲切、和蔼、周到。根据患者特点，有针对性地进行心理疏导。同时，让患者了解控制血压的重要性，帮助患者训练自我控制的能力，参与自身治疗护理方案的制订和实施，指导患者坚持长期的饮食、药物、运动治疗，将血压控制在接近正常的水平，以减少对靶器官的进一步损害，定期复查。

(五)出院指导

1.饮食调节指导

强调高血压患者要以低盐、低脂肪、低热量、低胆固醇饮食为宜；少吃或不吃含饱和脂肪的动物脂肪，多食含维生素的食物，多摄入富含钾、钙的食物，食盐量应控制在 3～5 g/d，严重高血压病患者的食盐量控制在 1～2 g/d。饮食要定量、均衡、不暴饮暴食；同时适当地减轻体重，有利于降压。戒烟和控制酒量。

2.休息和锻炼指导

高血压患者的休息和活动应根据患者的体质、病情适当调节，病重体弱者，应以休息为主。随着病情好转，血压稳定，每天适当从事一些工作、学习、劳动将有益身心健康；还可以增加一些适宜的体能锻炼，如散步、慢跑、打太极拳、体操等有氧活动。患者应在运动前了解自己的身体状况，以此来决定自己的运动种类、强度、频度和持续时间。注意规律生活，保证充足的休息和睡眠，对于睡眠差、易醒、早醒者，可在睡前饮热牛奶 200 mL，或用 40～50 ℃温水泡足 30 分钟，或选择自己喜爱的放松精神情绪的音乐协助入睡。总之，要注意劳逸结合，养成良好的生活习惯。

3.心理健康指导

高血压病的发病机制是除躯体因素外，心理因素占主导地位，强烈的焦虑、紧张愤怒及压抑常为高血压病的诱发因素，因此教会患者自我调节和自我控制能力是关键。护士要鼓励患者保持豁达、开朗愉快的心境和稳定的情绪，培养广泛的爱好和兴趣。同时指导家属为患者创造良好的生活氛围，避免引起患者情绪紧张、激动和悲哀等不良刺激。

4.血压监测指导

建议患者自行购买血压计，随时监测血压。指导患者和家属正确测量血压的方法，监测血压、做好记录，复诊时对医师加减药物剂量会有很好的参考依据。

5.用药指导

由于高血压是一种慢性病，需要长期的、终身的服药治疗，而这种治疗要患者自己或家属配合进行，所以患者及家属要了解服用的药物种类及用药剂量、用药方法、药物的不良反应、服用药物的最佳时间，以便发挥药物的最佳效果和减少不良反应。出现不良反应，要及时报告主诊医师，以便调整药物及采取必要的处理措施。切不可血压降下来就停药，血压上升又服药，血压反复波动，对健康极为不利。由于这类患者大多是年纪较大，容易遗忘服药，可建议患者在家中醒目之处做标

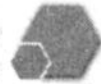

记，以起到提示作用。对血压显著增高多年的患者，血压不宜下降过快，因为患者往往不能适应，并可导致心、脑、肾血液的供应不足而引起脑血管意外，如使用可引起明显直立性低血压药物时，应向患者说明平卧起立或坐位起立时，动作要缓慢，以免血压突然下降，出现晕厥而发生意外。

6.按时就医

服完药出现血压升高或过低；血压波动大；出现眼花、头晕、恶心、呕吐、视物不清，偏瘫、失语、意识障碍、呼吸困难、肢体乏力等情况时立即到医院就医。如病情危重，可求助120急救中心。

（沈玉珍）

第三节　心脏瓣膜病

心脏瓣膜病是由于炎症、缺血性坏死、退行性改变、黏液样变性、先天性畸形、创伤等原因引起单个或多个瓣膜的功能和/或结构异常，导致瓣膜口狭窄和/或关闭不全。瓣膜关闭不全和瓣膜口狭窄可单独发生，也可合并存在。风湿性心脏病患者中二尖瓣最常受累，其次是主动脉瓣。而老年退行性瓣膜病以主动脉瓣膜病变最为常见。患者多表现为呼吸困难、咳嗽、口唇发绀、气促、反复发作的肺部感染及心房纤颤等症状。目前治疗心脏瓣膜病多以内科方式初步治疗，当内科保守治疗无法纠正血流动力学时，应进一步采取介入或外科手术干预治疗。

一、一般护理

（1）执行一般内科护理常规。

（2）卧位与休息：①在心功能代偿期，可进行日常工作，避免劳累、剧烈活动。作息规律，保证充足的睡眠，保持良好的心态。②在心功能失代偿期、有风湿活动及并发症者以卧床休息为主，出现呼吸困难时，给予半坐位或坐位；长期卧床的患者，协助生活护理，加强皮肤护理，减少机体消耗，保持病室舒适、安静、空气清新。

二、饮食护理

给予患者营养丰富的高蛋白、高维生素、清淡易消化的食物，少食多餐，避免过饱，禁食辣椒、浓茶或咖啡等。伴有心功能不全者适量限制钠盐、水的摄入，发热时鼓励患者适量喝水，预防发热所致脱水。

三、用药护理

（1）使用抗生素及抗风湿药物治疗患者，应遵医嘱正确用药，严格执行给药时间，严密观察药物疗效及有无过敏等不良反应。

（2）长期服用抗凝药物者，需监测凝血指标。注意有无出血倾向，评估栓塞风险。华法林是目前使用最普遍、研究证据最充分的口服抗凝药物。华法林通过抑制维生素K依赖的凝血因子的活化而发挥凝血作用，因个体基因多态性的影响、与药物和食物的相互作用等原因，剂量的个体差异极大。严密监测凝血酶原时间国际标准化比值（INR），维持在2～3，能安全而有效地预防脑卒中的发生。

(3)服用抗心律失常药物时,注意心率、心律、脉搏的变化。

四、并发症的护理

(一)心力衰竭

检测生命体征的变化,评估患者有无呼吸困难、乏力、食欲减退、少尿、水肿等。

(二)栓塞

了解超声心动图报告,有左房内附壁血栓者应绝对卧床休息,防止血栓脱落。病情允许时协助患者翻身、床上活动,防止下肢深静脉血栓形成。

五、病情观察

(1)监测生命体征,观察有无心功能不全症状,如呼吸困难、咳嗽、发绀、水肿、腹水,观察皮肤颜色及外周动脉搏动情况等。

(2)评估患者有无栓塞的危险因素,如长期卧床、心房纤颤、意识改变、运动功能障碍、突发严重的呼吸困难和胸痛等,做到及早发现,以及时处理。

(3)听诊心脏各瓣膜区杂音及变化。

(4)准确监测出入量,尤其是合并心力衰竭患者,为利尿治疗提供参考。

(5)服用洋地黄类药物,注意观察洋地黄中毒症状。

六、健康指导

(1)向患者及家属介绍该病发病的基本原因、诱发因素、病程特点、治疗要点等,使患者以乐观的态度投入到疾病的治疗当中,取得患者的积极配合。

(2)教会患者自测脉搏,每次测 1 分钟。

(3)患者居住环境要避免潮湿、阴暗等不良条件,保持室内空气流通,温度适宜,注意保暖。

(4)嘱患者进食高蛋白、高维生素、富含纤维素的清淡饮食,心力衰竭时应给予低盐饮食,保持大便通畅。

(5)心功能代偿期指导患者适当锻炼,提高机体抵抗力,避免诱发因素。

(6)坚持按医嘱服用药物,不可擅自停药或增减剂量。

(倪　敏)

第四节　慢性肺源性心脏病

一、疾病概述

(一)概念

慢性肺源性心脏病简称慢性肺心病,是由肺组织、肺血管或胸廓的慢性病变引起肺组织结构和/或功能异常,产生肺血管阻力增加,肺动脉压力增高,使右心室扩张和/或肥厚,伴或不伴右心

衰竭的心脏病，并排除先天性心脏病和左心病变引起者。

(二)相关病理生理

由于肺功能和结构的不可逆性改变，发生反复的气道感染和低氧血症，导致一系列体液因子和肺血管的变化，使肺血管阻力增加，肺动脉血管的结构重塑，产生肺动脉高压。肺血管阻力增加的功能性因素：缺氧、高碳酸血症和呼吸性酸中毒使肺血管收缩、痉挛，其中缺氧是肺动脉高压形成最重要的因素。

肺循环阻力增加时，右心发挥其代偿功能，以克服肺动脉压升高的阻力而发生右心室肥厚。肺动脉高压早期，右心室尚能代偿，舒张末期压仍正常。随着病情的进展，特别是急性加重期，肺动脉压持续升高，超过右心室的代偿能力，右心失代偿，右心排血量下降，右心室收缩末期残留血量增加，舒张末压增高，促使右心室扩大和右心室功能衰竭。

慢性肺心病除发现右心室改变外，也有少数可见左心室肥厚。由于缺氧、高碳酸血症、酸中毒、相对血流量增多等因素，使左心负荷加重。如病情进展，则可发生左心室肥厚，甚至导致左心衰竭。

(三)慢性肺源性心脏病的病因与诱因

1.病因

(1)支气管、肺疾病：以慢性阻塞性肺疾病(COPD)最为多见，占80%～90%，其次为支气管哮喘、支气管扩张、重症肺结核、肺尘埃沉着症、结节病、间质性肺炎、过敏性肺泡炎、嗜酸性肉芽肿、药物相关性肺疾病等。

(2)胸廓运动障碍性疾病：较少见，严重的脊椎后凸、侧凸、脊椎结核、类风湿关节炎、胸膜广泛粘连及胸廓成形术后造成的严重胸廓或脊椎畸形，以及神经肌肉疾病如脊髓灰质炎，均可引起胸廓活动受限、肺受压、支气管扭曲或变形，导致肺功能受损。气道引流不畅，肺部反复感染，并发肺气肿或纤维化。

(3)肺血管疾病：慢性血栓栓塞性肺动脉高压、肺小动脉炎、累及肺动脉的过敏性肉芽肿病，以及原因不明的原发性肺动脉高压，均可引起肺血管阻力增加、肺动脉高压和右心室负荷加重，发展成慢性肺心病。

(4)其他：原发性肺泡通气不足及先天性口咽畸形、睡眠呼吸暂停低通气综合征等均可产生低氧血症，引起肺血管收缩，导致肺动脉高压，发展成慢性肺心病。

2.诱因

呼吸道感染，各种变应原、有害气体、粉尘吸入等。

(四)临床表现

本病发展缓慢，临床上除原有肺、胸疾病的各种症状和体征外，主要是逐步出现肺、心力衰竭及其他器官损害的征象。按其功能的代偿期与失代偿期进行分述。

1.肺、心功能代偿期

(1)症状：咳嗽、咳痰、气促，活动后可有心悸、呼吸困难、乏力和劳动耐力下降。急性感染可使上述症状加重。少有胸痛或咯血。

(2)体征：可有不同程度的发绀和肺气肿体征。偶有干、湿啰音，心音遥远，P2＞A2，三尖瓣区可出现收缩期杂音或剑突下心脏搏动增强，提示有右心室肥厚。部分患者因肺气肿使胸膜腔内压升高，阻碍腔静脉回流，可有颈静脉充盈。此期肝界下移是膈下降所致。

2.肺、心功能失代偿期

(1)呼吸衰竭:①症状有呼吸困难加重,夜间为甚,常有头痛、失眠、食欲下降,但白天嗜睡,甚至出现表情淡漠、神志恍惚、谵妄等肺性脑病的表现;②体征有明显发绀,球结膜充血、水肿,严重时可有视网膜血管扩张、视盘水肿等颅内压升高的表现。腱反射减弱或消失,出现病理反射。因高碳酸血症可出现周围血管扩张的表现,如皮肤潮红、多汗。

(2)右心衰竭:①症状有气促更明显,心悸、食欲缺乏、腹胀、恶心等;②体征有发绀更明显,颈静脉怒张,心率增快,可出现心律失常,剑突下可闻及收缩期杂音,甚至出现舒张期杂音。肝大且有压痛,肝颈静脉回流征阳性,下肢水肿,重者可有腹水。少数患者可出现肺水肿及全心衰竭的体征。

3.并发症

(1)肺性脑病。

(2)酸碱失衡及电解质紊乱:可发生各种不同类型的酸碱失衡及电解质紊乱。

(3)心律失常:多表现为房性期前收缩及阵发性室上性心动过速,其中以紊乱性房性心动过速最具特征性。

(4)休克:慢性肺心病休克并不多见,一旦发生,预后不良。发生原因有严重感染、失血(多由上消化道出血所致)和严重心力衰竭或心律失常。

(5)弥散性血管内凝血(DIC)。

(五)辅助检查

1.X线检查

除肺、胸基础疾病及急性肺部感染的特征外,尚有肺动脉高压症,右心室增大征皆为诊断慢性肺心病的主要依据。个别患者心力衰竭控制后可见心影有所缩小。

2.心电图检查

主要表现有右心室肥大改变。

3.超声心动图检查

通过测定右心室流出道,右心室内径、右心室前壁的厚度、右心室内径比值、右肺动脉内径或肺动脉干及右心房增大等指标,可诊断慢性肺心病。

4.血气分析

慢性肺心病肺功能失代偿期可出现低氧血症或合并高碳酸症,当 $PaO_2 < 8.0$ kPa (60 mmHg)、$PaCO_2 > 6.7$ kPa(50 mmHg)时,表示有呼吸衰竭。

5.血液检查

红细胞及血红蛋白计数可升高。全血黏度及血浆黏度可增加,红细胞电泳时间常延长;合并感染时白细胞总数增高,中性粒细胞计数增加。部分患者血清学检查可有肾功能或肝功能改变;血清钾、钠、氯、钙、镁均可有变化。

6.其他

肺功能检查对早期或缓解期慢性肺心病患者有意义。痰细菌学检查对急性加重期慢性肺心病可以指导抗生素的选用。

(六)主要治疗原则

积极控制感染;通畅呼吸道,改善呼吸功能;纠正缺氧和二氧化碳潴留;控制呼吸和心力衰竭;以治肺为主,治心为辅;积极处理并发症。

(七)急性加重期的药物治疗

1.控制感染

参考痰菌培养及药敏试验选择抗生素。在还没有培养结果前，根据感染的环境及痰涂片革兰染色选用抗生素。社区获得性感染以革兰阳性菌占多数，医院感染则以革兰阴性菌为主，或选用二者兼顾的抗生素。常用的有青霉素类、氨基糖苷类、喹诺酮类及头孢菌素类抗感染药物，必须注意可能继发真菌感染。

2.控制心力衰竭

慢性肺心病心力衰竭的治疗与其他心脏病心力衰竭的治疗有其不同之处，因为慢性肺心病患者一般在积极控制感染、改善呼吸功能后心力衰竭便能得到改善，患者尿量增多、水肿消退，不需加用利尿药。但对治疗无效的重症患者，可适当选用利尿药、正性肌力药或扩血管药物。

(1)利尿药：原则上宜选用作用轻的利尿药，小剂量使用。利尿药应用后可出现低钾、低氯性碱中毒，痰液黏稠不易排痰和血液浓缩，应注意预防。

(2)正性肌力药：慢性肺心病患者由于慢性缺氧及感染，对洋地黄类药物的耐受性很低，疗效较差，且易发生心律失常。正性肌力药的剂量宜小，一般约为常规剂量的1/2或2/3，同时选用作用快、排泄快的洋地黄类药物，用药前应注意纠正缺氧，防治低钾血症，以免发生药物毒性反应。

(3)血管扩张药：钙通道阻滞剂、一氧化氮、川芎嗪等有一定的降低肺动脉压效果。

3.控制心律失常

一般经过治疗慢性肺心病的感染、缺氧后，心律失常可自行消失。如果持续存在可根据心律失常的类型选用药物。

4.抗凝治疗

应用普通肝素或低分子肝素防止肺微小动脉原位血栓形成。

二、护理评估

(一)一般评估

(1)生命体征：急性加重期合并肺部感染患者体温可升高；心率加快或有心律不齐；呼吸频率常达每分钟30～40次；脉压增大，或持续低血压提示患者可能并发休克、消化道出血或DIC。

(2)评估患者神志，有无白天嗜睡，甚至出现表情淡漠、神志恍惚、谵妄等肺性脑病的表现。

(3)评估咳嗽、咳痰、呼吸困难、发绀等，观察痰的量及性状。

(4)评估患者的营养状况，皮肤和黏膜，查看水肿部位及程度。

(二)身体评估

1.视诊

面部颜色、口唇有无发绀、有无球结膜充血、水肿、皮肤潮红、多汗(二氧化碳潴留、高碳酸血症的体征)；颈静脉充盈情况：有无颈静脉怒张(右心衰竭的主要体征)。

2.触诊

(1)测量腹围：观察有无腹水征象；观察平卧时背部有无水肿出现(心源性水肿的特点先是出现在身体下垂部位)。

(2)肝脏肿大并有压痛，肝颈静脉回流征阳性。

(3)下肢有无凹陷性水肿情况(从踝内侧开始检查，逐渐向上)，根据每天下肢水肿的部位记录情况与患尿量情况做动态的综合分析,判断水肿是否减轻、心力衰竭治疗是否有效。

3.叩诊

心界有无扩大。

4.听诊

肺部常可闻及湿啰音和哮鸣音;心尖部第一心音减弱,肺动脉瓣第二心音亢进;剑突下可闻及收缩期杂音,甚至出现舒张期杂音(结合病例综合考虑)。

(三)心理-社会评估

患者在疾病治疗过程中的心理反应与需求,家庭及社会支持情况,引导患者正确配合疾病的治疗与护理。

(四)辅助检查结果评估

1.血气分析

PaO_2<8.0 kPa(60 mmHg),$PaCO_2$>6.7 kPa(50 mmHg)时,提示有呼吸衰竭。根据血 pH 情况,有无酸碱失衡,判断是哪一类型的酸碱失衡。

2.血常规检查

红细胞及血红蛋白计数可升高,提示全血黏度及血浆黏度可增加;白细胞总数增高,中性粒细胞计数增加提示合并感染。

3.电解质

肺心病急性加重期由于呼吸衰竭、心力衰竭可引起各种电解质紊乱。应用利尿剂后,其中低血钾和失盐性低钠综合征最为多见,所以需要结合出入量与生化检查结果综合做动态的分析。

4.痰细菌学检查

痰细菌学检查可指导抗生素的选用。

(五)肺心病治疗常用药效果的评估

1.应用强心剂评估要点

用药前后要评估患者血氧分压情况、电解质情况。注意纠正缺氧,防治低钾血症,以免发生药物毒性反应。

2.应用利尿剂评估要点

(1)准确记录患者出入量(尤其是尿量/24 小时),过度脱水引起血液浓缩、痰液黏稠不易排出等不良反应。

(2)血生化检查的结果:长期使用噻嗪类利尿剂有可能导致水、电解质紊乱,产生低钠、低氯和低钾血症。

三、主要护理诊断/问题

(一)气体交换受损

气体交换受损与肺血管阻力增高引起肺淤血、肺血管收缩导致肺血流量减少有关。

(二)清理呼吸道无效

清理呼吸道无效与呼吸道感染、痰多黏稠有关。

(三)活动无耐力

活动无耐力与心肺功能减退有关。

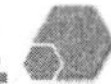

(四)体液过多

体液过多与心排血量减少、肾血流灌注量减少有关。

(五)潜在并发症

肺性脑病。

四、护理措施

(一)急性期卧床休息

心肺衰竭时应绝对卧床休息,呼吸困难时取半坐卧位或高枕卧位;下肢水肿者应抬高下肢,恢复期适度活动,以能耐受为度。

(二)饮食

进食高热量、高蛋白、丰富维生素、易消化、无刺激的饮食,重者给予半流质或鼻饲饮食,水肿者,宜限制水和钠盐的摄入。

(三)给氧

持续低流量摄氧,使用呼吸机的患者按机械通气护理常规护理。

(四)保持呼吸道通畅

医护人员需指导和鼓励患者进行有效的咳嗽和排痰。

(五)严密观察生命体征、神志等病情变化

患者烦躁不安时,警惕呼吸衰竭,电解质紊乱,未建立人工气道者慎用镇静剂,以免诱发和加重肺性脑病。给予床栏,防坠床。

(六)水肿患者的护理

做好皮肤护理,预防皮肤完整性受损。

(七)心血管并发症护理

心力衰竭、呼吸衰竭、消化道出血者分别按其相应护理常规护理。

(八)给予心理疏导和支持

帮助患者克服多疑、敏感、依赖等心理。

(九)健康教育

1.疾病预防指导

由于慢性肺心病是各种原发肺胸疾病晚期的并发症,应对高危人群宣传教育,劝导戒烟,积极防治慢性阻塞性肺疾病等慢性支气管肺疾病,以降低发病率。指导腹式和缩唇式呼吸训练,改善通气。

2.疾病知识指导

使患者和家属了解疾病发生、发展过程,减少反复发作的次数。积极防治原发病,避免和防治可能导致病情急性加重的诱因,坚持家庭氧疗等。加强饮食营养,以保证机体康复的需要。病情缓解期应根据肺、心功能及体力情况进行适当的体育锻炼,如散步、气功、太极拳、腹式呼吸、缩唇呼吸等,改善呼吸功能,提高机体免疫功能。

3.就诊指标

(1)体温升高。

(2)呼吸困难加重。

(3)咳嗽剧烈、咳痰不畅。

(4)尿量减少、水肿明显。

(5)患者神志淡漠、嗜睡、躁动、口唇发绀加重等。

五、护理效果评估

(1)患者神志清楚、情绪稳定。

(2)患者自觉症状好转(咳嗽、咳痰、呼吸困难减轻,发绀好转)。

(3)患者体温正常、心率由快变慢、血压平稳。

(4)患者尿量增加、体重减轻、水肿减轻。

(5)患者血气分析、血常规检查、电解质检查均恢复至缓解期水平。

(倪　敏)

第五节　感染性心内膜炎

感染性心内膜炎为心脏内膜表面的微生物感染,伴赘生物形成。赘生物为大小不等、形状不一的血小板和纤维素团块,内含大量微生物和少量炎性细胞。瓣膜为最常受累部位,但感染也可发生在间隔缺损部位、腱索或心壁内膜。根据病程分为急性和亚急性:①急性感染性心内膜炎的特征为中毒症状明显;病程进展迅速,数天至数周引起瓣膜破坏;感染迁移多见;病原体主要为金黄色葡萄球菌;②亚急性感染性心内膜炎的特征为中毒症状轻;病程数周至数月;感染迁移少见;病原体以草绿色链球菌多见,其次为肠球菌。

感染性心内膜炎又可分为自体瓣膜、人工瓣膜和静脉药瘾者的心内膜炎。

一、自体瓣膜心内膜炎

(一)病因及发病机制

1.病因

链球菌和葡萄球菌分别占自体心内膜炎病原微生物的65%和25%。急性自体瓣膜心内膜炎主要由金黄色葡萄球菌引起,少数由肺炎球菌、淋球菌、A族链球菌和流感杆菌等所致。亚急性自体瓣膜心内膜炎最常见的致病菌是草绿色链球菌,其次为D族链球菌,表皮葡萄球菌,其他细菌较少见。

2.发病机制

(1)亚急性病例至少占2/3,发病与下列因素有关。①血流动力学因素:亚急性者主要发生于器质性心脏病,首先为心脏瓣膜病,尤其是二尖瓣和主动脉瓣;其次为先天性心血管病,如室间隔缺损、动脉导管未闭、法洛四联症和主动脉瓣缩窄。赘生物常位于血流从高压腔经病变瓣口或先天缺损至低压腔产生高速射流和湍流的下游,可能与这些部位的压力下降和内膜灌注减少,有利于微生物沉积和生长有关。高速射流冲击心脏或大血管内膜处致局部损伤易于感染。②非细菌性血栓性心内膜炎病变:当心内膜的内皮受损暴露其下结缔组织的胶原纤维时,血小板在该处聚集,形成血小板微血栓和纤维蛋白沉着,成为结节样无菌性赘生物,称非细菌性血栓性心内膜病变,是细菌定居瓣膜表面的重要因素。③短暂性菌血症:各种感染或细菌寄居的皮肤黏膜的创伤常导致暂时性菌血症，循环中的细菌若定居在无菌性赘生物上，即可发生感染性心内膜炎。④细菌感染无菌赘生物：取决于发生菌血症之频度和循环中细菌的数量、细菌黏附于无菌性赘生物的能力。草绿色链球菌从口腔进入血流的机会频繁，黏附力强，因而成为亚急性感染性心内膜炎的最常见致病菌。

细菌定居后，迅速繁殖，促使血小板进一步聚集和纤维蛋白沉积，感染赘生物增大。当赘生物破裂时，细菌又被释放进入血流。

(2)急性自体瓣膜心内膜炎发病机制尚不清楚，主要累及正常心瓣膜，主动脉瓣常受累。病原菌来自皮肤、肌肉、骨骼或肺等部位的活动感染灶。循环中细菌量大，细菌毒力强，具有高度侵袭性和黏附于内膜的能力。

(二)临床表现

1.症状

从暂时的菌血症至出现症状的时间长短不一，多在 2 周以内。

(1)亚急性感染性心内膜炎起病隐匿，可有全身不适、乏力、食欲缺乏、面色苍白、体重减轻等非特异性症状，头痛、背痛和肌肉关节痛常见。发热是最常见的症状，多呈弛张热型，午后和夜间较高，伴寒战和盗汗。

(2)急性感染性心内膜炎以败血症为主要临床表现。起病急骤，进展迅速，患者出现高热、寒战、呼吸急促，伴有头痛、背痛、胸痛和四肢肌肉关节疼痛，突发心力衰竭者较为常见。

2.体征

(1)心脏杂音：80%～85%的患者可闻及心脏杂音，杂音性质的改变为本病特征性表现，急性者要比亚急性者更易出现杂音强度和性质的变化，可由基础心脏病和/或心内膜炎导致瓣膜损害所致，如赘生物的生长与破裂、脱落有关。腱索断裂或瓣叶穿孔是迅速出现新杂音的重要因素。

(2)周围体征：多为非特异性，近年已不多见。①瘀点，可出现于任何部位，以锁骨以上皮肤、口腔黏膜和睑结膜常见；②指和趾甲下线状出血；③Osler 结节，为指和趾垫出现的豌豆大的红或紫色痛性结节，略高出皮肤，亚急性者较常见；④Roth 斑，为视网膜的卵圆性出血斑块，其中心呈白色，亚急性者多见；⑤Janeway 损害，是位于手掌或足底直径 1～4 mm 无压痛出血红斑，急性者常见。

(3)动脉栓塞：多见于病程后期，但约 1/3 的患者是首发症状。赘生物引起动脉栓塞占 20%～40%，栓塞可发生在机体的任何部位。脑、心脏、脾、肾、肠系膜、四肢和肺为临床常见的动脉栓塞部位。脑栓塞可出现神志和精神改变、视野缺损、失语、吞咽困难、瞳孔大小不对称、偏瘫、抽搐或昏迷等表现。肾栓塞常出现腰痛、血尿等，严重者可有肾功能不全。脾栓塞时，患者出现左上腹剧痛，呼吸或体位改变时加重。肺栓塞常发生突然胸痛、气急、发绀、咯血。

(4)其他：贫血，较常见，主要由于感染导致骨髓抑制而引起，多为轻、中度，晚期患者可重度贫血。15%～50%病程超过 6 周的患者可有脾大；部分患者可见杵状指(趾)。

(三)并发症

(1)心脏并发症：心力衰竭为最常见并发症，其次为心肌炎。

(2)动脉栓塞和血管损害多见于病程后期，急性较亚急性者多见，部分患者中也可为首发症状。①脑：约 1/3 患者有神经系统受累，表现为脑栓塞、脑细菌性动脉瘤、脑出血(细菌性动脉瘤破裂引起)和弥漫性脑膜炎。患者出现神志和精神改变、失语、视野缺损、轻偏瘫、抽搐或昏迷等表现。②肾：大多数患者有肾脏损害，包括肾动脉栓塞和肾梗死、肾小球肾炎和肾脓肿。迁移性脓肿多见于急性患者。肾栓塞常出现血尿、腰痛等，严重者可有肾功能不全。③脾：发生脾栓塞，患者出现左上腹剧痛，呼吸或体位改变时加重。④肺：肺栓塞常出现突然胸闷、气急、胸痛、发绀、咯血等。⑤动脉：肠系膜动脉损害可出现急腹症症状；肢体动脉损害出现受累肢体变白或发绀、发冷、疼痛、跛行，甚至动脉搏动消失。⑥其他：可有细菌性动脉瘤，引起细菌性动脉瘤占3%～5%。迁移性脓肿多见于急性期患者。

二、人工瓣膜心内膜炎

发生于人工瓣膜置换术后60天以内者为早期人工瓣膜心内膜炎，60天以后发生者为晚期人工瓣膜心内膜炎。早期者常为急性暴发性起病，约1/2的致病菌为葡萄球菌，表皮葡萄球菌多于金黄色葡萄球菌；其次为革兰阴性杆菌和真菌。晚期者以亚急性表现常见，致病菌以链球菌最常见，其次为葡萄球菌。除赘生物形成外，常致人工瓣膜部分破裂、瓣周漏、瓣环周围组织和心肌脓肿，最常累及主动脉瓣。术后发热、出现心杂音、脾大或周围栓塞征，血培养同一种细菌阳性结果至少2次，可诊断本病。预后不良，难以治愈。

三、静脉药瘾者心内膜炎

静脉药瘾者心内膜炎多见于年轻男性。致病菌最常来源于皮肤，药物污染所致者较少见，金黄色葡萄球菌为主要致病菌，其次为链球菌、革兰阴性杆菌和真菌。大多累及正常心瓣膜，三尖瓣受累占50%以上，其次为主动脉瓣和二尖瓣。急性发病者多见，常伴有迁移性感染灶。亚急性表现多见于有感染性心内膜炎史者。年轻伴右心金黄色葡萄球菌感染者病死率在5%以下，而左心革兰阴性杆菌和真菌感染者预后不良。

四、护理

(一)护理目标

患者体温恢复正常，心功能改善，活动耐力增加；营养改善，抵抗力增强；焦虑减轻，未发生并发症或发生后被及时控制。

(二)护理措施

1.一般护理

(1)休息与活动：急性感染性心内膜炎患者应卧床休息，限制活动，保持环境安静，空气新鲜，减少探视。亚急性者，可适当活动，但应避免剧烈运动及情绪激动。

(2)饮食：给予清淡、高热量、高蛋白、高维生素、低胆固醇、易消化的半流质或软食，补充营养和水分。有心力衰竭者，适当限制钠盐的摄入。注意变换饮食口味，鼓励患者多饮水，做好口腔护理，以增进食欲。

2.病情观察

(1)观察体温及皮肤黏膜变化：每4～6小时测量体温1次，准确绘制体温曲线，以反映体温动态变化，判断病情进展及治疗效果。评估患者有无皮肤瘀点、指(趾)甲下线状出血、Osler结节等皮肤黏膜病损。

(2)栓塞的观察：注意观察脑、肾、肺、脾和肢体动脉等栓塞的表现，脑栓塞出现神志和精神改变、失语、偏瘫或抽搐等；肾栓塞出现腰痛、血尿等；肺栓塞发生突然胸痛、呼吸困难、发绀和咯血等；脾栓塞出现左上腹剧痛；肢体动脉栓塞表现为肢体变白或发绀、皮肤温度降低、动脉搏动减弱

或消失等。有变化及时报告医师并协助处理。

3.发热护理

高热患者应卧床休息，注意病室的温度和相对湿度适宜。给予冰袋物理降温或温水擦浴等，准确记录体温变化。出汗较多时可在衣服和皮肤之间垫上柔软毛巾，便于潮湿后及时更换，增强舒适感，并防止因频繁更衣而导致患者受凉。保证被服干燥清洁，以增加舒适感。

4.用药护理

抗微生物药物治疗是最重要的治疗措施。遵医嘱给予抗生素治疗，观察用药效果。坚持大剂量全疗程长时间的抗生素治疗，严格按照时间点用药，以确保维持有效的血药浓度。注意保护静脉，可使用静脉留置针，避免多次穿刺而增加患者的痛苦。注意观察药物的不良反应。

5.正确采集血培养标本

告诉患者暂时停用抗生素和反复多次采血培养的必要性，以取得患者的理解与配合。本病的菌血症为持续性，无须在体温升高时采血。每次采血量 10～20 mL 做需氧和厌氧菌培养，至少应培养 3 周。

(1)未经治疗的亚急性患者，应在第一天每间隔 1 小时采血 1 次，共 3 次。如次日未见细菌生长，重复采血 3 次后，开始抗生素治疗。

(2)用过抗生素者，停药 2 天后采血。

(3)急性患者应在入院后立即安排采血，在 3 小时内每隔 1 小时采血 1 次，共取 3 次血标本后，按医嘱开始治疗。

6.心理护理

由于发热、感染不易控制，疗程长，甚至出现并发症，患者常出现情绪低落、恐惧心理，应加强与患者的沟通，耐心解释治疗目的与意义，安慰、鼓励患者，给予心理支持，使其积极配合治疗。

7.健康指导

告诉患者及家属有关本病的知识，坚持足够疗程的抗生素治疗的重要意义。患者在施行口腔手术、泌尿、生殖和消化道的侵入性检查或外科手术治疗前应预防性使用抗生素。嘱患者注意防寒保暖，保持口腔和皮肤清洁，少去公共场所，减少病原体入侵的机会。教会患者自我监测体温变化、有无栓塞表现，定期门诊随访。教育家属应给予患者以生活照顾，精神支持，鼓励患者积极治疗。

(三)护理评价

通过治疗和护理患者体温基本恢复正常，心功能得到改善，提高了活动耐力；营养状况改善，抵抗力增强；焦虑减轻，未发生并发症或发生后得到及时控制。

(刘　静)

第六节　病毒性心肌炎

病毒性心肌炎是指由嗜心肌性病毒感染所致，以非特异性间质性心肌炎为主要病变的疾病，可呈局限性或弥漫性改变。

一、病因和发病机制

确切的发病机制尚不清楚，可能与病毒感染和自身免疫反应有关。最常见的病毒是柯萨奇B组2～5型和A组9型病毒，其次是埃可病毒、腺病毒、流感病毒等。

二、临床表现

约半数以上患者在发病前1～3周有病毒感染的临床表现，如发热、头痛、全身倦怠感等上呼吸道感染症状，或有恶心、呕吐、腹痛、腹泻等消化道症状。然后出现心血管系统症状，如心悸、气短、胸闷、胸痛等。重症患者可出现心力衰竭、休克、晕厥、阿-斯综合征、猝死等。

三、辅助检查

(一)实验室检查

(1)血常规：白细胞计数轻度升高，血沉加快。

(2)血清心肌损伤标志物：急性期肌酸激酶(CK)、肌酸激酶同工酶(CK-MB)、心肌肌钙蛋白T(cTnT)，心肌肌钙蛋白I(cTnI)，天门冬酸氨基转移酶(AST)等增高。其中cTnT、cTnI的敏感性及特异性最强，并且检测时间窗也最宽(可达2周)。

(3)血清病毒中和抗体及血凝抑制抗体升高，＞4倍或1次＞1∶640即为阳性标准。

(4)从患者咽部、粪便、血液标本中可做病毒分离。

(二)心电图检查

各种类型的心律失常、非特异性的ST-T改变。

(三)X线检查

正常或不同程度心脏扩大、心搏动减弱，心力衰竭时有肺淤血、肺水肿征。

(四)超声心动图检查

心脏扩大，室壁运动减弱，若伴有心包炎，可见心包积液征、心收缩功能降低。

四、治疗要点

病毒性心肌炎无特效治疗，治疗目的在于减轻心脏负荷，控制心律失常和防治心力衰竭。

(一)休息

休息是治疗急性病毒性心肌炎最重要的措施，急性期应卧床休息，尤其是心脏扩大或心力衰竭者，至少应休息3个月，待心界恢复正常或不再缩小，体温正常方可活动。

(二)改善心肌代谢，促进心肌恢复治疗

(1)静脉滴注维生素C 5～10 g+5%葡萄糖500～1 000 mL，每天1次，2周为1个疗程。

(2)极化液(ATP、辅酶A、维生素C)静脉滴注，加强心肌营养。

(3)辅酶Q_{10}每次10 mg，每天3次，口服；曲美他嗪每次20 mg，每天3次，口服。

(三)抗病毒治疗

干扰素$(10～30)\times10^5$ U，每天1次肌内注射，2周为1个疗程；黄芪注射液可能有抗病毒、调节免疫功能，可口服或静脉滴注。

(四)抗生素应用

治疗初期应常规应用青霉素$(40～80)\times10^5$ U/d或克林霉素1.2 g/d，静脉滴注1周。

(五)并发症治疗

并发心力衰竭、心律失常者按相应常规治疗。但在急性心肌炎时洋地黄制剂用量宜偏小,因此时易引起洋地黄中毒。

(六)激素应用

病程早期不主张应用糖皮质激素,但在重症病例,如伴难治性心力衰竭或三度房室传导阻滞者可少量、短期内试用。

病毒性心肌炎大多数预后良好,重症者死于心力衰竭,严重心律失常;少数患者转为慢性,或发展为扩张型心肌病。

五、护理措施

(一)病情观察

监测患者脉搏、心律的变化情况,以及时发现患者是否发生心力衰竭、严重心律失常等危重情况。

(二)充分休息

对病毒性心肌炎患者来说,休息是减轻心脏负荷的最好方法。症状明显、血清心肌酶增高或出现严重心律失常的患者应卧床 3 个月以上,心脏增大者最好卧床半年至 1 年,待症状、体征、心脏大小、心电图恢复正常后,逐渐增加活动量。

(三)饮食

给予高热量、高蛋白、高维生素、丰富矿物质饮食,增加营养,满足机体消耗并促进心肌细胞恢复。

(四)心理支持

病毒性心肌炎患者中青壮年占一定比例,且在疾病急性期心悸等症状明显,影响患者的日常生活和工作,使患者产生焦急、烦躁等情绪。故应向患者讲明本病的演变过程及预后,使患者安心休养。

(刘　静)

第七节　心　绞　痛

一、稳定型心绞痛

(一)概念和特点

稳定型心绞痛也称劳力性心绞痛,是在冠状动脉固定性严重狭窄基础上,由于心肌负荷的增加引起心肌急剧的、暂时的缺血缺氧的临床综合征。其特点为阵发性的前胸压榨性疼痛或憋闷感觉,主要位于胸骨后部,可放射至心前区和左上肢尺侧,常发生于劳力负荷增加时,持续数分钟,休息或用硝酸酯制剂后疼痛消失。疼痛发作的程度、频度、性质及诱发因素在数周至数月内无明显变化。

(二)相关病理生理

患者在心绞痛发作之前,常有血压增高、心律增快、肺动脉压和肺毛细血管压增高的变化,反映心脏和肺的顺应性减低。发作时可有左心室收缩力和收缩速度降低、射血速度减慢、左心室收缩压下降、心搏量和心排血量降低、左心室舒张末期压和血容量增加等左心室收缩和舒张功能障碍的病理生理变化。左心室壁可呈收缩不协调或部分心室壁有收缩减弱的现象。

(三)主要病因及诱因

本病的基本病因是冠脉粥样硬化。正常情况下,冠脉循环血流量具有很大的储备力量,其血流量可随身体的生理情况有显著的变化,休息时无症状。当劳累、激动、心力衰竭等使心脏负荷增加,心肌耗氧量增加时,对血液的需求增加,而冠脉的供血已不能相应增加,即可引起心绞痛。

(四)临床表现

1.症状

心绞痛以发作性胸痛为主要临床表现,典型疼痛的特点如下。

(1)部位:主要在胸骨体中、上段之后,可波及心前区,界限不很清楚。常放射至左肩、左臂尺侧达无名指和小指,偶有至颈、咽或下颌部。

(2)性质:胸痛常有压迫、憋闷或紧缩感,也可有烧灼感,偶尔伴有濒死感。

(3)持续时间:疼痛出现后常逐步加重,持续 3 分钟,休息或含服硝酸甘油可迅速缓解,很少超过半小时。可数天或数周发作 1 次,也可 1 天内发作数次。

2.体征

心绞痛发作时,患者面色苍白、出冷汗、心率增快、血压升高、表情焦虑。心尖部听诊有时出现“奔马律”,可有暂时性心尖部收缩期杂音,是乳头肌缺血以致功能失调引起二尖瓣关闭不全所致。

3.诱因

发作常由体力劳动、情绪激动、饱餐、寒冷、吸烟、心动过速、休克等所致。

(五)辅助检查

1.心电图

(1)静息时心电图:约有半数患者在正常范围,也可有陈旧性心肌梗死的改变或非特异性 ST 段和T 波异常。有时出现心律失常。

(2)心绞痛发作时心电图:绝大多数患者可出现暂时性心肌缺血引起的 ST 段压低($\geqslant$0.1 mV),有时出现 T 波倒置,在平时有 T 波持续倒置的患者,发作时可变为直立(假性正常化)。

(3)心电图负荷试验:运动负荷试验及 24 小时动态心电图可显著提高缺血性心电图的检出率。

2.X 线检查

心脏检查可无异常,若已伴发缺血性心肌病可见心影增大、肺充血等。

3.放射性核素

利用放射性铊心肌显像所示灌注缺损,提示心肌供血不足或血供消失,对心肌缺血诊断较有价值。

4.超声心动图

多数稳定型心绞痛患者静息时超声心动图检查无异常,有陈旧性心肌梗死者或严重心肌缺

 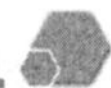

血者二维超声心动图可探测到坏死区或缺血区心室壁的运动异常，运动或药物负荷超声心动图检查可以评价心肌灌注和存活性。

5.冠状动脉造影

冠状动脉造影可使左、右冠状动脉及主要分支得到清楚的显影，具有确诊价值。

（六）治疗原则

治疗原则是改善冠脉血供和降低心肌耗氧量以改善患者症状，提高生活质量，同时治疗冠脉粥样硬化，预防心肌梗死和死亡，以延长生存期。

1.发作时的治疗

（1）休息：发作时立即休息，一般患者停止活动后症状即可消失。

（2）药物治疗：宜选用作用快的硝酸酯制剂，这类药物除可扩张冠脉增加冠脉血流量外，还可扩张外周血管，减轻心脏负荷，从而缓解心绞痛。如硝酸甘油 0.3～0.6 mg 或硝酸异山梨酯 3～10 mg 舌下含化。

2.缓解期的治疗

缓解期一般不需卧床休息，应避免各种已知的诱因。

（1）药物治疗：以改善预后的药物和减轻症状、改善缺血的药物为主，如阿司匹林、氯吡格雷、β受体阻滞剂、他汀类药物、血管紧张素转换酶抑制剂、硝酸酯制剂，其他如代谢性药物、中医中药。

（2）非药物治疗：包括运动锻炼疗法、血管重建治疗、增强型体外反搏等。

二、不稳定型心绞痛

（一）概念和特点

目前已趋向将典型的稳定型劳力性心绞痛以外的缺血性胸痛统称为不稳定型心绞痛。不稳定型心绞痛根据临床表现可分为静息型心绞痛、初发型心绞痛、恶化型心绞痛 3 种类型。

（二）相关病理生理

与稳定型心绞痛的差别主要在于冠脉内不稳定的粥样斑块继发的病理改变，使局部的心肌血流量明显下降，如斑块内出血、斑块纤维帽出现裂隙、表面有血小板聚集和/或刺激冠脉痉挛，导致缺血性心绞痛，虽然也可因劳力负荷诱发，但劳力负荷终止后胸痛并不能缓解。

（三）主要病因及诱因

少部分不稳定型心绞痛患者心绞痛发作有明显的诱因。

1.增加心肌氧耗

感染、甲状腺功能亢进症或心律失常。

2.冠脉血流减少

低血压。

3.血液携氧能力下降

贫血和低氧血症。

（四）临床表现

1.症状

不稳定型心绞痛患者胸部不适的性质与典型的稳定型心绞痛相似，通常程度更重，持续时间更长，可达数十分钟，胸痛在休息时也可发生。

2.体征

体检可发现一过性第三心音或第四心音，以及由于二尖瓣反流引起的一过性收缩期杂音，这些非特异性体征也可出现在稳定型心绞痛和心肌梗死患者，但详细的体格检查可发现潜在的加重心肌缺血的因素，并成为判断预后非常重要的依据。

（五）辅助检查

1.心电图

（1）大多数患者胸痛发作时有一过性 ST 段（抬高或压低）和 T 波（低平或倒置）改变，其中 ST 段的动态改变（≥0.1 mV 的抬高或压低）是严重冠脉疾病的表现，可能会发生急性心肌梗死或猝死。

（2）连续心电监护：连续 24 小时心电监测发现，85%～90%的心肌缺血可不伴有心绞痛症状。

2.冠脉造影剂其他侵入性检查

在长期稳定型心绞痛基础上出现的不稳定型心绞痛患者，常有多支冠脉病变，而新发作静息心绞痛患者，可能只有单支冠脉病变。在所有的不稳定型心绞痛患者中，3 支血管病变占 40%，2 支血管病变占 20%，左冠脉主干病变约占 20%，单支血管病变约占 10%，没有明显血管狭窄者占 10%。

3.心脏标志物检查

心脏肌 cTnT 及 cTnI 较传统的 CK 和 CK-MB 更为敏感、更可靠。

4.其他

胸部 X 线、心脏超声和放射性核素检查的结果与稳定型心绞痛患者的结果相似，但阳性发现率会更高。

（六）治疗原则

不稳定型心绞痛是严重、具有潜在危险的疾病，病情发展难以预料，应使患者处于监控之下，疼痛发作频繁或持续不缓解及高危组的患者应立即住院。其治疗包括抗缺血治疗、抗血栓治疗和根据危险度分层进行优创治疗。

1.一般治疗

发作时立即卧床休息，床边 24 小时心电监护，严密观察血压、脉搏、呼吸、心率、心律变化，有呼吸困难、发绀者应给氧吸入，维持血氧饱和度达到 95%以上。如有必要，重测心肌坏死标志物。

2.止痛

烦躁不安、疼痛剧烈者，可考虑应用镇静剂如吗啡 5～10 mg 皮下注射；硝酸甘油或硝酸异山梨酯持续静脉滴注或微量泵输注，以 10 μg/min 开始，每 3～5 分钟增加 10 μg/min，直至症状缓解或出现血压下降。

3.抗凝（栓）

抗血小板和抗凝治疗是不稳定型心绞痛治疗至关重要的措施，应尽早应用阿司匹林、氯吡格雷和肝素或低分子肝素，以有效防止血栓形成，阻止病情进展为心肌梗死。

4.其他

对于个别病情极严重患者，保守治疗效果不佳，心绞痛发作时 ST 段≥0.1 mV，持续时间>20 分钟，或血肌钙蛋白升高者，在有条件的医院可行急诊冠脉造影，考虑经皮冠脉成形术。

三、护理评估

(一)一般评估

(1)患者有无面色苍白、出冷汗、心率加快、血压升高。

(2)患者主诉有无心绞痛发作症状。

(二)身体评估

(1)有无表情焦虑、皮肤湿冷、出冷汗。

(2)有无心律增快、血压升高。

(3)心尖区听诊是否闻及收缩期杂音,或听到第三心音或第四心音。

(三)心理-社会评估

患者能否控制情绪,避免激动或愤怒,以减少心悸耗氧量;家属能否做到给予患者安慰及细心的照顾,并督促定期复查。

(四)辅助检查结果的评估

(1)心电图有无 ST 段及 T 波异常改变。

(2)24 小时连续心电监测有无心肌缺血的改变。

(3)冠脉造影检查结果有无显示单支或多支病变。

(4)心脏标志物 cTnT 的峰值是否超过正常对照值的百分位数。

(五)常用药物治疗效果的评估

1.硝酸酯类药物

心绞痛发作时,能及时舌下含化,迅速缓解疼痛。

2.他汀类药物

长期服用可以维持 LDL-C 的目标值＜70 mg/dL,且不出现肝酶和肌酶升高等不良反应。

四、主要护理诊断/问题

(一)胸痛

胸痛与心肌缺血、缺氧有关。

(二)活动无耐力

活动无耐力与心肌氧的供需失调有关。

(三)知识缺乏

缺乏控制诱发因素及预防心绞痛发作的知识。

(四)潜在并发症

心肌梗死。

五、护理措施

(一)休息与活动

1.适量运动

运动应以有氧运动为主,运动的强度和时间因病情和个体差异而不同,必要时在监测下进行。

2.心绞痛发作时

心绞痛发作时立即停止活动，就地休息。不稳定型心绞痛患者，应卧床休息，并密切观察。

(二)用药的指导

1.心绞痛发作时

立即舌下含化硝酸甘油，用药后注意观察患者胸痛变化情况，如3分钟后仍不缓解，隔3分钟后可重复使用。对于心绞痛发作频繁者，静脉滴注硝酸甘油时，患者及家属不要擅自调整滴速，以防低血压发生。部分患者用药后出现面部潮红、头部胀痛、头晕、心动过速、心悸等不适，应告知患者是药物的扩血管作用所致，不必有顾虑。

2.应用他汀类药物时

应严密监测转氨酶及肌酸激酶等生化指标，以及时发现药物可能引起的肝脏损害和肌病。采用强化降脂治疗时，应注意监测药物的安全性。

(三)心理护理

安慰患者，消除紧张、不安情绪，改变急躁易怒性格，保持心理平衡。告知患者及家属过劳、情绪激动、饱餐、用力排便、寒冷刺激等都是心绞痛发作的诱因，应注意避免。

(四)健康教育

1.疾病知识指导

(1)合理膳食：宜摄入低热量、低脂、低胆固醇、低盐饮食，多食蔬菜、水果和粗纤维食物如芹菜、糙米等，避免暴饮暴食，应少食多餐。

(2)戒烟、限酒。

(3)适量运动：应以有氧运动为主，运动的强度和时间因病情和个体差异而不同，必要时在监测下进行。

(4)心理调适：保持心理平衡，可采取放松技术或与他人交流的方式缓解压力，避免心绞痛发作的诱因。

2.用药指导

指导患者出院后遵医嘱用药，不擅自增减药量，自我检测药物的不良反应。外出时随身携带硝酸甘油以备急用。硝酸甘油遇光易分解，应放在棕色瓶内存放于干燥处，以免潮解失效。药瓶开封后每6个月更换1次，以确保疗效。

3.病情检测指导

教会患者及家属心绞痛发作时的缓解方法，胸痛发作时应立即停止活动或舌下含服硝酸甘油。如连续含服3次仍不缓解，或心绞痛发作比以往频繁、程度加重、疼痛时间延长，应及时就医，警惕心肌梗死的发生。不典型心绞痛发作时，可能表现为牙痛、肩周炎、上腹痛等，为防治误诊，应尽快到医院做相关检查。

4.及时就诊的指标

(1)心绞痛发作时，舌下含化硝酸酯类药物无效或重复用药仍未缓解。

(2)心绞痛发作比以往频繁、程度加重、疼痛时间延长。

六、护理效果评估

(1)患者能坚持长期遵医嘱用药物治疗。

(2)心绞痛发作时，患者能立即停止活动，并舌下含服硝酸甘油。

(3)患者能预防和控制缺血症状,减低心肌梗死的发生。

(4)患者能戒烟、控制饮食和糖尿病治疗。

(5)患者能坚持定期门诊复查。

(刘　静)

第八节　心肌梗死

一、疾病概述

(一)概念和特点

心肌梗死是心肌长时间缺血导致的心肌细胞死亡,为在冠状动脉病变的基础上,发生冠状动脉血供急剧减少或中断,使相应心肌严重急性缺血导致的心肌细胞死亡。急性心肌梗死的临床表现有持久的胸骨后剧烈疼痛、发热、白细胞计数和血清心肌坏死标志物升高,心电图进行性改变;可发生心律失常、休克或心力衰竭,属急性冠脉综合征的严重类型。

(二)相关病理生理

患者主要出现左心室舒张和收缩功能障碍等血流动力学改变,其严重程度和持续时间取决于梗死的部位、程度和范围。心脏收缩力减弱,顺应性降低,心肌收缩不协调,左心室压力曲线最大上升速度(dp/dt)减小,左心室舒张末期压升高,舒张和收缩末期容量增大。射血分数降低,心搏量和心排血量下降,心率加快或有心律失常,血压下降。病情严重者,动脉血氧含量降低。急性大面积心肌梗死者,可发生泵衰竭——心源性休克或急性肺水肿。

(三)主要病因及诱因

急性心肌梗死的基该病因是冠状动脉粥样硬化,造成一支或多支管腔狭窄和心肌血供不足,而侧支循环未建立。在此基础上,一旦血供急剧减少或中断,使心肌严重急性缺血达20～30分钟,即可发生急性心肌梗死。

促使斑块破溃出血及血栓形成的诱因:①晨起6时至12时,交感神经活动增加,机体应激反应增强,心肌收缩力、心率、血压升高,冠状动脉张力升高;②饱餐,特别是进食多量高脂食物;③进行重体力劳动,情绪过分激动,血压急剧升高或用力排便;④休克、脱水、出血、外科手术或严重心律失常。

(四)临床表现

临床表现与梗死的面积大小、部位、冠状动脉侧支循环情况密切相关。

1.先兆

50.0%～81.2%的患者在发病前数天有乏力、胸部不适、活动时心悸、气急、烦躁、心绞痛等前驱症状。以初发心绞痛或原有心绞痛加重突出。心绞痛发作较以往频繁、程度较大、持续较久,硝酸甘油疗效差,诱发因素不明显。

2.症状

(1)疼痛:出现最早、最突出,多发生于清晨,尤其是晨间运动或排便时。疼痛的性质和部位与心绞痛相似,但程度更剧烈,多伴有大汗、烦躁不安、恐惧及濒死感,持续时间可达数小时或数天,休息和服用硝酸甘油不缓解。部分患者疼痛可向上腹部放射,而被误诊为急腹症,或因疼痛向下颌、颈部、背部放射而误诊为其他疾病。少数患者无疼痛,一开始即表现为休克或急性心力衰竭。

(2)全身症状:一般在疼痛发生后24～48小时出现发热、心动过速、白细胞计数增多或/和血沉加快等。体温可升高至38 ℃左右,很少超过39 ℃,持续约1周。

(3)胃肠道症状:疼痛剧烈时常伴恶心、呕吐、上腹胀痛,也可有肠胀气或呃逆。

(4)心律失常:75%～95%的患者在起病2天内可发生心律失常,24小时内发生心律失常最多见。

(5)低血压和休克:疼痛发作期间血压下降常见,但未必是休克。疼痛缓解而收缩压仍<10.7 kPa(80 mmHg),且患者表现为烦躁不安、面色苍白、皮肤湿冷、脉细而快、大汗淋漓、少尿、神志迟钝,甚至晕厥,为休克表现。

(6)心力衰竭:发生率为32%～48%,主要为急性左心衰。表现为呼吸困难、咳嗽、发绀、烦躁等症状,重者可发生肺水肿。随后可发生颈静脉怒张、肝大、水肿等右心衰竭表现,伴血压下降。

3.体征

心率多加快,也可减慢,心律不齐。心尖部第一心音减弱,可闻及奔马律;除急性心肌梗死早期血压可升高外,几乎所有患者都有血压下降。

4.并发症

并发症有乳头肌功能失调或乳头肌断裂、心脏破裂、栓塞、心室壁瘤、心肌梗死后综合征等。

(五)辅助检查

1.心电图

(1)ST段抬高性心肌梗死心电图的特点:①ST段抬高呈弓背向上型,在面向坏死区周围心肌损伤区的导联上出现。②宽而深的Q波(病理性Q波)在面向透壁心肌坏死区的导联上出现。③T波倒置在面向损伤区周围心肌缺血区的导联上出现。

(2)非ST段抬高性心肌梗死心电图的特点:①无病理性Q波,有普遍性ST段压≥0.1 mV,但aVR导联ST段抬高,或有对称性T波倒置,为心内膜下心肌梗死所致。②无病理性Q波,也无ST段变化,仅有T波倒置变化。

(3)动态性改变:ST段抬高心肌梗死的心电图演变过程如下。①在起病数小时内可无异常或出现异常高大的两支不对称的T波,为超急性期改变。②数小时后,ST段明显抬高,弓背向上,与直立的T波连接,形成单向曲线;数小时至2天出现病理性Q波,同时R波降低,为急性期改变。③如果早期不进行治疗干预,抬高的ST段可在数天至2周逐渐回到基线水平,T波逐渐平坦或倒置,为亚急性期改变。④数周至数月,T波呈V形倒置,两支对称,为慢性期改变。T波倒置可永久存在,也可在数月至数年逐渐恢复。

2.超声心动图

二维和M型超声心动图有助于了解心室壁的运动和左心室功能,诊断室壁瘤和乳头肌功能失调等。

3.放射性核检查

放射性核检查可显示心肌梗死的部位与范围,观察左心室壁的运动和左心室射血分数,有助于判定心室的功能,诊断梗死后造成的室壁运动失调和心室壁瘤。

(六)治疗原则

尽早使心肌血液再灌注(到达医院后30分钟内开始溶栓或90分钟内行介入治疗),以挽救濒死的心肌,防止梗死面积扩大和缩小心肌缺血范围,保护和维持心脏功能,以及时处理严重心律失常、泵衰竭和各种并发症,预防猝死,注重二级预防。

1.一般治疗

(1)休息:患者未行再灌注治疗前,应绝对卧床休息。应保持环境安静,防止不良刺激,解除患者的焦虑。

(2)给氧:常规给氧。

(3)监测:应把急性期患者常规安置于心脏重症监护病房(CCU),进行心电、血压、呼吸监测3～5天,除颤仪处于随时备用状态。

(4)建立静脉通道:保持给药途径畅通。

2.药物治疗

(1)吗啡或哌替啶:吗啡2～4 mg或哌替啶50～100 mg,肌内注射以解除疼痛,必要时5分钟后重复注射。注意低血压和呼吸功能抑制。

(2)硝酸酯类药物:通过扩张冠状动脉增加冠状动脉血流以增加静脉容量。但下壁心肌梗死、可疑右室心肌梗死或明显低血压[收缩压<12.0 kPa(90 mmHg)]的患者不适合使用。

(3)阿司匹林:无禁忌者立即口服水溶性阿司匹林或嚼服肠溶性阿司匹林。一般首次剂量为150～300 mg,每天1次,3天后,每次75～150 mg,每天1次,长期维持。

3.再灌注心肌

(1)经皮冠状动脉介入治疗(percutaneous coronary intervention,PCI):有条件的医院对具备适应证的患者应尽快实施PCI,可获得更好的治疗效果。

(2)溶栓疗法:对无条件实行介入治疗或延误再灌注时机者,若无禁忌证应立即(接诊后30分钟之内)溶栓治疗。发病3小时内,心肌梗死溶栓治疗血流完全灌注率高,获益最大。对年龄≥75岁者选择溶栓应慎重,并酌情减少溶栓药物剂量。

二、护理评估

(一)一般评估

1.本次发病特点与目前病情

评估患者本次发病有无明显的诱因,胸痛发作的特征,尤其是起病的时间、疼痛剧烈程度、是否进行性加重,有无恶心、呕吐、乏力、头晕、呼吸困难等伴随症状,是否有心律失常、休克、心力衰竭的表现。

2.患病及治疗经过

评估患者有无心绞痛发作史、患病的起始时间、患病后的诊治过程、是否遵医嘱治疗、目前用药及有关的检查等。

3.危险因素评估

危险因素评估包括患者的年龄、性别、职业;有无家族史;了解患者有无肥胖、血脂异常、高血压、糖尿病等危险因素;有无摄入高脂饮食、吸烟等不良生活习惯,是否有充足的睡眠,有无锻炼身体的习惯;排便情况;了解患者的工作与生活压力及性格特征等。

(二)身体评估

1.一般状态

观察患者的精神意识状态,尤其注意有无面色苍白、表情痛苦、大汗、神志模糊、反应迟钝甚至晕厥等表现。

2.生命体征

观察体温、脉搏、呼吸、血压有无异常及其程度。

3.心脏听诊

注意心率、心律、心音的变化,有无奔马律、心脏杂音及肺部啰音等。

(三)心理-社会评估

急性心肌梗死时患者胸痛异常剧烈,可有濒死感,或行紧急溶栓、介入治疗,由此产生恐惧心理。心肌梗死使患者的活动耐力和自理能力下降,生活上需要照顾;如患者入住 CCU,面对一系列检查和治疗,加上担心预后、对工作和生活的影响等,易产生焦虑。

(四)辅助检查结果的评估

1.心电图

检查是否有心肌梗死的特征性、动态性变化,对心肌梗死者应加做右胸导联,判断有无右心室梗死。连续心电图监测有无心律失常。

2.血液检查

定时抽血检测血清心肌标志物,评估血常规检查有无白细胞计数升高及血清电解质、血糖、血脂等异常。

(五)常用药物治疗效果的评估

1.硝酸酯类

遵医嘱给予舌下含化的硝酸酯类药物,动态评估患者胸疼是否缓解,注意血压及心电图的变化。

2.β受体阻滞剂

评估患者是否知晓该药不可以随意停药或漏服,否则可引起心绞痛加剧或心肌梗死。交代患者饭前服,以保证药物疗效及患者安全用药。用药过程中检测心率、血压、心电图,评估是否有诱发心力衰竭的可能性。

3.ACEI

该药常引起刺激性干咳,具有适量降低血压的作用,防止心室重构,预防心力衰竭。注意是否出现肾小球滤过率降低而引起尿少。评估该药的有效性。患者出现干咳时,应评估干咳的原因,可能有以下原因:①ACEI 本身引起;②肺内感染引起,该原因引起的干咳往往伴有气促;③心力衰竭也可引起干咳。

三、主要护理诊断/问题

(一)疼痛

胸痛与心肌缺血坏死有关。

(二)活动无耐力

活动无耐力与氧的供需失调有关。

(三)有便秘的危险

有便秘的危险与进食少、活动少、不习惯在床上大小便有关。

(四)潜在并发症

潜在并发症为心力衰竭、猝死。

四、护理措施

(一)休息指导

患者发病 12 小时内应绝对卧床休息。护理人员应保持环境安静,限制探视,并告知患者和家属休息可以降低心肌耗氧量和交感神经的兴奋性,有利于缓解疼痛,以取得合作。

(二)饮食指导

护理人员应在患者起病后 4～12 小时给予流质饮食,以减轻其胃扩张;随后过渡到低脂、低胆固醇的清淡饮食,提倡少食多餐。

(三)给氧

护理人员应以鼻导管给氧,氧流量为 2～5 L/min,以增加心肌氧的供应,减轻缺血和疼痛。

(四)心理护理

患者疼痛发作时应有专人陪伴。护理人员应允许患者表达感受,给予心理支持,鼓励患者树立战胜疾病的信心。护理人员应告知患者住进 CCU 后病情的任何变化都在护理人员的严密监护下,并能得到及时的治疗,以缓解患者的恐惧心理;简明扼要地解释疾病过程,说明不良情绪会增加心肌耗氧量而不利于病情的控制。护理人员应紧张有序地工作,避免忙乱给患者带来的不安全感。护理人员应尽量调低监护仪器的报警声,以免影响患者休息,增加患者的心理负担。

(五)止痛治疗的护理

护理人员应遵医嘱给予患者吗啡或哌替啶止痛,注意有无呼吸抑制等不良反应。护理人员给予硝酸酯类药物时应随时检测患者血压的变化,维持收缩压在 13.3 kPa(100 mmHg)及以上。

(六)溶栓治疗的护理

(1)护理人员应询问患者是否有溶栓禁忌证。

(2)护理人员应协助医师做好溶栓前血常规、出血时间、凝血时间和血型等检查。

(3)护理人员应迅速建立静脉通路,遵医嘱正确给予溶栓药物,注意观察患者有无不良反应:①变态反应,表现为寒战、发热、皮疹等;②低血压;③出血,包括皮肤黏膜出血、血尿、便血、咯血、颅内出血等,一旦出现应紧急处理。

(4)溶栓疗效观察,可根据下列指标间接判断溶栓是否成功:①胸痛在 2 小时内基本消失;②心电图 ST 段于 2 小时内回降＞50%;③2 小时内出现再灌注性心律失常;④cTnI 或 cTnT 峰值提前至发病后 12 小时内,血清 CK-MB 峰值提前出现(14 小时以内)。上述 4 项中②和④重要。也可根据冠脉造影直接判断溶栓是否成功。

(七)健康教育

除参见“心绞痛”的健康教育外,还应注意以下几点。

1.疾病知识指导

护理人员应指导患者积极进行二级预防,防止再次梗死和其他心血管事件。急性心肌梗死恢复后的患者应调节饮食(即低饱和脂肪和低胆固醇饮食),要求饱和脂肪占总热量的 7%以下,胆固醇<200 mg/d。戒烟是心肌梗死后的二级预防中的重要措施,研究表明,急性心肌梗死后继续吸烟,再梗死和死亡的危险升高22%~47%。医师每次随诊都必须了解并登记患者的吸烟情况,积极劝导患者戒烟,实施戒烟计划。

2.心理指导

心肌梗死后患者的焦虑情绪多来自对今后工作及生活质量的担心,护理人员应予以充分理解并指导患者保持乐观、平和的心情,正确对待自己的病情。护理人员应告诉家属对患者要积极配合与支持,为其创造一个良好的休养环境,避免对其施加压力,当患者出现紧张、焦虑或烦躁等不良情绪时,应给予理解和疏导,必要时帮助患者争取工作单位领导和同事的支持。

3.康复指导

护理人员应与患者一起设计个体化运动方案,指导患者出院后的运动康复训练。家务劳动、娱乐活动等也对患者有益。无并发症的患者在心肌梗死后6~8周可恢复性生活,性生活以心率、呼吸加快持续20~30分钟,胸痛、心悸持续时间不超过15分钟为度。经2~4个月体力活动和锻炼后,患者可酌情恢复部分工作或从事轻体力工作,但对重体力劳动、驾驶、高空作业及其他精神紧张或工作量过大的工种,应更换。

4.用药指导与病情监测

心肌梗死后患者因用药多、时间久、药品贵等,往往用药依从性低。护理人员需要采取形式多样的健康教育途径,应强调药物治疗的必要性,指导患者按医嘱服药,列举不遵医行为导致严重后果的病例,让患者认识到遵医用药的重要性,告知药物的用法、作用和不良反应,并教会患者定时测脉搏、血压,发护嘱卡或个人用药手册,定期电话随访,使患者"知、信、行"统一,提高用药依从性。若患者胸痛发作频繁、程度较重、时间较长,服用硝酸酯制剂疗效较差,提示急性心血管事件,应及时就医。

5.照顾者指导

心肌梗死是心脏性猝死的高危因素,护理人员应教会家属心肺复苏的基本技术以备急用。

6.及时就诊的指标

(1)胸口剧痛。

(2)剧痛放射至头、手臂、下颌。

(3)出现出汗、恶心甚至气促。

(4)自测脉搏<60次/分,应该暂停服药,来院就诊。

五、护理效果评估

(1)患者主诉疼痛症状消失。

(2)患者能叙述限制最大活动量的指征,参与制定并遵循活动计划,活动过程中无并发症,主诉活动时耐力增强。

(3)患者能陈述预防便秘的措施,未发生便秘。

(4)患者未发生猝死,或发生致命性心律失常时被及时发现,得到处理。

(5)患者能自觉避免心力衰竭的诱发因素,未发生心力衰竭或心力衰竭时被及时发现,得到及时处理。

(刘　静)

第九节 心律失常

一、疾病概述

(一)概念和特点

心律失常是指心脏冲动频率、节律、起源部位、传导速度或激动次序的异常。按其发生原理可分为冲动形成异常和冲动传导异常两大类。按照心律失常发生时心率的快慢,可分为快速性与缓慢性心律失常两大类。

心律失常可发生在没有明确心脏病或其他原因的患者。心律失常的后果取决于其对血流动力学的影响,可从心律失常对心、脑、肾灌注的影响来判断。轻者患者可无症状,一般表现为心悸,但也可出现心绞痛、气短、晕厥等症状。心律失常持续时间不一,有时仅持续数秒、数分,有时可持续数天以上,如慢性心房颤动。

(二)相关病理生理

正常生理状态下,促成心搏的冲动起源于窦房结,并以一定的顺序传导于心房与心室,使心脏在一定频率范围内发生有规律的搏动。如果心脏内冲动的形成异常和/或传导异常,使整个心脏或其一部分的活动变为过快、过慢或不规则,或者各部分活动的程序发生紊乱,即形成心律失常。心律失常有多种不同的发生机制,如折返、自律性改变、触发活动和平行收缩等。然而,由于条件限制,目前能直接对人在体内心脏研究的仅限于折返机制,临床检查尚不能判断大多数心律失常的电生理机制。产生心律失常的电生理机制主要包括冲动发生异常、冲动传导异常及触发活动。

(三)主要病因与诱因

1.器质性心脏病

心律失常可见于各种器质性心脏病,其中以冠心病、心肌病、心肌炎和风湿性心脏病为多见,尤其在发生心力衰竭或急性心肌梗死时。

2.非心源性疾病

几乎其他系统疾病均可引发心律失常,常见的有内分泌失调、麻醉、低温、胸腔或心脏手术、中枢神经系统疾病及自主神经功能失调等。

3.酸碱失衡和电解质紊乱

各种酸碱代谢失衡、电解质代谢紊乱可使传导系统或心肌细胞的兴奋性、传导性异常而引起心律失常。

4.理化因素和中毒

电击可直接引起心律失常甚至死亡,中暑、低温也可导致心律失常。某些药物可引起心律失常,其机制各不相同,洋地黄、奎尼丁、氨茶碱等直接作用于心肌,洋地黄、夹竹桃、蟾蜍等通过兴奋迷走神经,拟肾上腺素药、三环类抗抑郁药等通过兴奋交感神经,可溶性钡盐、棉酚、排钾性利尿剂等引起低钾血症,窒息性毒物则引起缺氧诱发心律失常。

5.其他

发生在健康者的心律失常也不少见，部分病因不明。

(四)临床表现

心律失常的诊断大多数要靠心电图，但相当一部分患者可根据病史和体征作出初步诊断。详细询问发作时的心率快慢，节律是否规整，发作起止与持续时间，发作时是否伴有低血压、昏厥、心绞痛或心力衰竭等表现及既往发作的诱因、频率和治疗经过，有助于心律失常的诊断，同时要对患者全身情况、既往治疗情况等进行全面的了解。

(五)辅助检查

1.心电图检查

心电图检查是诊断心律失常最重要的一项无创性检查技术。应记录12导联心电图，并记录清楚显示P波导联的心电图长条以备分析，通常选择 V_1 导联或Ⅱ导联。必要时采用动态心电图，连续记录患者24小时的心电图。

2.运动试验

患者在运动时出现心悸，可做运动试验协助诊断。运动试验诊断心律失常的敏感性不如动态心电图。

3.食管心电图

解剖上左心房后壁毗邻食管，因此，插入食管电极导管并置于心房水平时，能记录到清晰的心房电位，并能进行心房快速起搏或程序电刺激。

4.心腔内电生理检查

心腔内电生理检查是将几根多电极导管经静脉和/或动脉插入，放置在心腔内的不同部位辅以8～12通道以上多导生理仪，同步记录各部位电活动，包括右心房、右心室、希氏束、冠状静脉窦(反映左心房、左心室电活动)。其适应证包括：①窦房结功能测定；②房室与室内传导阻滞；③心动过速；④不明原因晕厥。

5.三维心脏电生理标测及导航系统

三维心脏电生理标测及导航系统(三维标测系统)是近年来出现的新的标测技术，能够减少X线曝光时间，提高消融成功率，加深对心律失常机制的理解。

(六)窦性心律失常治疗原则

(1)若患者无心动过缓有关的症状，不必治疗，仅定期随诊观察。对于有症状的病窦综合征患者，应接受起搏器治疗。

(2)心动过缓-心动过速综合征患者发作心动过速，单独应用抗心律失常药物治疗可能加重心动过缓。应用起搏治疗后，患者仍有心动过速发作，可同时应用抗心律失常药物。

(七)房性心律失常治疗原则

1.房性期前收缩

房性期前收缩无须治疗。当有明显症状或因房性期前收缩触发室上性心动过速时，应给予治疗。治疗药物包括普罗帕酮、莫雷西嗪或β受体阻滞剂。

2.房性心动过速

(1)积极寻找病因，针对病因治疗。

(2)抗凝治疗。

(3)控制心室率。

(4)转复窦性心律。

3.心房扑动

(1)药物治疗:减慢心室率的药物包括β受体阻滞剂、钙通道阻滞剂(维拉帕米、地尔硫䓬)或洋地黄制剂(地高辛、毛花苷C)。转复心房扑动的药物包括ⅠA(如奎尼丁)或ⅠC(如普罗帕酮)类抗心律失常药,如心房扑动患者合并冠心病、充血性心力衰竭等时,不用ⅠA或ⅠC类药物,应选用胺碘酮。

(2)非药物治疗:直流电复律是终止心房扑动最有效的方法。其次食管调搏也是转复心房扑动的有效方法。射频消融可根治心房扑动。

(3)抗凝治疗:持续性心房扑动的患者,发生血栓栓塞的风险明显增高,应给予抗凝治疗。

4.心房颤动

应积极寻找心房颤动的原发疾病和诱发因素,进行相应处理。

治疗包括:①抗凝治疗;②转复并维持窦性心律;③控制心室率。

(八)房室交界区性心律失常治疗原则

1.房室交界区性期前收缩

通常无须治疗。

2.房室交界区性逸搏与心律

一般无须治疗,必要时可起搏治疗。

3.非阵发性房室交界区性心动过速

非阵发性房室交界区性心动过速主要针对病因治疗。洋地黄中毒引起者可停用洋地黄,可给予钾盐、利多卡因或β受体阻滞剂治疗。

4.与房室交界区相关的折返性心动过速

急性发作期应根据患者的基础心脏状况、既往发作的情况及对心动过速的耐受程度做出适当处理。主要药物治疗如下述。

(1)腺苷与钙通道阻滞剂:为首选。起效迅速,不良反应为胸部压迫感、呼吸困难、面部潮红、窦性心动过缓、房室传导阻滞等。

(2)洋地黄与β受体阻滞剂:静脉注射洋地黄可终止发作。对伴有心功能不全患者仍作为首选。β受体阻滞剂也能有效终止心动过速,选用短效β受体阻滞剂较合适如艾司洛尔。

(3)普罗帕酮1~2 mg/kg静脉注射。

(4)其他:食管心房调搏术、直流电复率等。

预防复发:是否需要给予患者长期药物预防,取决于发作的频繁程度及发作的严重性。药物的选择可依据临床经验或心内电生理试验结果。

5.预激综合征

对于无心动过速发作或偶有发作但症状轻微的预激综合征患者的治疗,目前仍存有争议。如心动过速发作频繁伴有明显症状,应给予治疗。治疗方法包括药物和导管消融。

(九)室性心律失常治疗原则

1.室性期前收缩

首先应对患者室性期前收缩的类型、症状及其原有心脏病变做全面的了解;然后,根据不同的临床状况决定是否给予治疗,采取何种方法治疗及确定治疗的终点。

2.室性心动过速

一般遵循的原则:有器质性心脏病或有明确诱因应首先给予针对性治疗;无器质性心脏病患者发生非持续性短暂室速,如无症状或无血流动力学影响,处理的原则与室性期前收缩相同;持续性室性发作,无论有无器质性心脏病,应给予治疗。

3.心室扑动与颤动

快速识别心搏骤停、高声呼救、进行心肺复苏,包括胸外按压、开放气道、人工呼吸、除颤、气管插管、吸氧、药物治疗等。

(十)心脏传导阻滞治疗原则

1.房室传导阻滞

应针对不同病因进行治疗。一度与二度Ⅰ型房室阻滞心室率不太慢者,无须特殊治疗。二度Ⅱ型与三度房室阻滞如心室率显著缓慢,伴有明显症状或血流动力学障碍,甚至Adams-Strokes综合征发作者,应给予起搏治疗。

2.室内传导阻滞

慢性单侧束支阻滞的患者如无症状,无须接受治疗。双分支与不完全性三分支阻滞有可能进展为完全性房室传导阻滞,但是否一定发生及何时发生均难以预料,不必常规预防性起搏器治疗。急性前壁心肌梗死发生双分支、三分支阻滞或慢性双分支、三分支阻滞,伴有晕厥或阿-斯综合征发作者,则应及早考虑心脏起搏器治疗。

二、护理评估

(一)一般评估

心律失常患者的生命体征,发作间歇期无异常表现。发作期则出现心悸、气短、不敢活动,心电图显示心率过快、过慢、不规则或暂时消失而形成窦性停搏。

(二)身体评估

发作时体格检查应着重于判断心律失常的性质及心律失常对血流动力学状态的影响。听诊心音了解心室搏动率的快、慢和规则与否,结合颈静脉搏动所反映的心房活动情况,有助于作出心律失常的初步鉴别诊断。缓慢(＜60次/分)而规则的心率为窦性心动过缓,快速(＞100次/分)而规则的心率常为窦性心动过速。窦性心动过速较少超过160次/分,心房扑动伴2∶1房室传导时心室率常固定在150次/分左右。不规则的心律中以期前收缩为最常见,快而不规则者以心房颤动或心房扑动、房速伴不规则房室传导阻滞为多。心律规则而第一心音强弱不等(大炮音),尤其是伴颈静脉搏动间断不规则增强(大炮波),提示房室分离,多见于完全性或室速。

(三)心理-社会评估

心律失常患者常有焦虑、恐惧等负性情绪,护理人员应做好以下几点:①帮助患者认识到自己的情绪反应,承认自己的感觉,指导患者使用放松术。②安慰患者,告诉患者较轻的心律失常通常不会威胁生命。有条件时安排单人房间,避免与其他焦虑患者接触。③经常巡视病房,了解患者的需要,帮助其解决问题,如主动给患者介绍环境,耐心解答有关疾病的问题等。

(四)辅助检查结果的评估

1.心电图

心律失常发作时的心电图记录是确诊心律失常的重要依据。应记录12导联心电图,包括较

长的Ⅱ或 V_1 导联记录。注意P和QRS波形态、P-QRS关系、P-P、P-R与R-R间期，判断基本心律是窦性还是异位。通过逐个分析提早或延迟心搏的性质和来源，最后判断心律失常的性质。

2.动态心电图

动态心电图对心律失常的检出率明显高于常规心电图，尤其是对易引起猝死的恶性心律失常的检出尤为有意义。对心律失常的诊断优于普通心电图。

3.运动试验

运动试验可增加心律失常的诊断率和敏感性，是对心电图很好的补充，但运动试验有一定的危险性，需严格掌握禁忌证。

4.食管心电图

食管心电图是食管心房调搏最佳起搏点判定的可靠依据，更能在心律失常的诊断与鉴别诊断方面起到特殊而独到的作用。食管心电图与心内电生理检查具有高度的一致性，为导管射频消融术根治阵发性室上性心动过速(PSVT)提供可靠的分型及定位诊断。也有助于不典型的预激综合征患者确立诊断。

5.心腔内电生理检查

心腔内电生理检查为有创性电生理检查，除能确诊缓慢性和快速性心律失常的性质外，还能在心律失常发作间隙应用程序电刺激方法判断窦房结和房室传导系统功能，诱发室上性和室性快速性心律失常，确定心律失常起源部位，评价药物与非药物治疗效果，以及为手术、起搏或消融治疗提供必要的信息。

(五)常用药物治疗效果的评估

(1)治疗缓慢性心律失常：一般选用增强心肌自律性和/或加速传导的药物，如拟交感神经药、迷走神经抑制药或碱化剂(摩尔乳酸钠或碳酸氢钠)。护理评估：①服药后心悸、乏力、头晕、胸闷等临床症状有无改善；②有无不良反应发生。

(2)治疗快速性心律失常：选用减慢传导和延长不应期的药物，如迷走神经兴奋剂，拟交感神经药间接兴奋迷走神经或抗心律失常药物。护理评估：①用药后的疗效，有无严重不良反应发生；②药物疗效不佳时，考虑电转复或射频消融术治疗，并做好术前准备。

(3)临床上抗心律失常药物繁多，药物的分类主要基于其对心肌的电生理学作用。治疗缓慢性心律失常的药物，主要提高心脏起搏和传导功能，如肾上腺素类药物(肾上腺素、异丙肾上腺素)，拟交感神经药如阿托品、山莨菪碱，β受体兴奋剂如多巴胺类、沙丁胺醇等。

(4)及时就诊的指标：①心动过速发作频繁伴有明显症状如低血压、休克、心绞痛、心力衰竭或晕厥等；②出现洋地黄中毒症状。

三、主要护理诊断/问题

(一)活动无耐力

活动无耐力与心律失常导致心悸或心排血量减少有关。

(二)焦虑

焦虑与心律失常反复发作，对治疗缺乏信心有关。

(三)有受伤的危险

有受伤的危险与心律失常引起的头晕、晕厥有关。

(四)潜在并发症

心力衰竭、脑栓塞、猝死。

四、护理措施

(一)体位与休息

当心律失常发作导致胸闷、心悸、头晕等不适时采取高枕卧位、半卧位或其他舒适体位,尽量避免左侧卧位,以防左侧卧位时感觉到心脏搏动而加重不适。有头晕、晕厥发作或曾有跌倒病史者应卧床休息。保证患者充分的休息与睡眠,必要时遵医嘱给予镇静剂。

(二)给氧

伴呼吸困难、发绀等缺氧表现时,给予氧气吸入,2～4 L/min。

(三)饮食

控制膳食总热量,以维持正常体重为度,40 岁以上者尤应预防发胖。一般以 BMI 20～24 为正常体重。或以腰围为标准,一般以女性≥80 cm,男性≥85 cm 为超标。超重或肥胖者应减少每天进食的总热量,以低脂(30%/d)、低胆固醇(200 mg/d)膳食,并限制酒及糖类食物的摄入。严禁暴饮暴食。以免诱发心绞痛或心肌梗死。合并高血压或心力衰竭者,应同时限制钠盐。避免摄入刺激性食物如咖啡、浓茶等,保持大便通畅。

(四)病情观察

严密进行心电监测,出现异常心律变化,如 3～5 次/分的室性期前收缩或阵发性室性心动过速,窦性停搏、二度Ⅱ型或三度房室传导阻滞等,立即通知医师。应将急救药物备好,需争分夺秒地迅速给药。有无心悸、胸闷、胸痛、头晕、晕厥等。检测电解质变化,尤其是血钾。

(五)用药指导

接受各种抗心律失常药物治疗的患者,应在心电监测下用药,以便掌握心律的变化情况和观察药物疗效。密切观察用药反应,严密观察穿刺局部情况,谨防药物外渗。皮下注射给予抗凝溶栓及抗血小板药时,注意更换注射部位,避免按摩,应持续按压 2～3 分钟。严格按医嘱给药,避免食用影响药物疗效的食物。用药前、中、后注意心率、心律、P-R 间期、Q-T 间期等的变化,以判断疗效和有无不良反应。

(六)除颤的护理

持续性室性心动过速患者,应用药物效果不明显时,护士应密切配合医师将除颤器电源接好,检查仪器性能是否完好,备好电极板,以便及时顺利除颤。对于缓慢型心律失常患者,应用药物治疗后仍不能增加心率,且病情有所发展或反复发作阿-斯综合征时,应随时做好安装人工心脏起搏器的准备。

(七)心理护理

向患者说明心律失常的治疗原则、介绍介入治疗,如心导管射频消融术或心脏起搏器安置术的目的及方法,以消除患者的紧张心理,使患者主动配合治疗。

(八)健康教育

1.疾病知识指导

向患者及家属讲解心律失常的病因、诱因及防治知识。

2.生活指导

指导患者劳逸结合,生活规律,保证充足的休息与睡眠。无器质性心脏病者应积极参加体育锻炼。保持情绪稳定，避免精神紧张、激动。改变不良饮食习惯，戒烟、酒、避免浓茶、咖啡、可乐等刺激性食物。保持大便通畅，避免排便用力而加重心律失常。

3.用药指导

嘱患者严格按医嘱按时按量服药，说明所用药物的名称、剂量、用法、作用及不良反应，不可随意增减药物的剂量或种类。

4.制订活动计划

评估患者心律失常的类型及临床表现，与患者及家属共同制订活动计划。对无器质性心脏病的良性心律失常患者，鼓励其正常工作和生活，保持心情舒畅，避免过度劳累。窦性停搏、二度Ⅱ型或三度房室传导阻滞、持续性室速等严重心律失常患者或快速心室率引起血压下降者，应卧床休息，以减少心肌耗氧量。卧床期间加强生活护理。

5.自我监测指导

教会患者及家属测量脉搏的方法，心律失常发作时的应对措施及心肺复苏术，以便于自我检测病情和自救。对安置心脏起搏器的患者，讲解自我监测与家庭护理方法。

6.及时就诊的指标

(1)当出现头晕、气促、胸闷、胸痛等不适症状。

(2)复查心电图发现异常时。

五、护理效果评估

(1)患者及家属掌握自我监测脉搏的方法，能复述疾病发作时的应对措施及心肺复苏术。

(2)患者掌握发生疾病的诱因，能采取相应措施尽可能避免诱因的发生。

(3)患者心理状态稳定，养成正确的生活方式。

(4)患者未发生猝死或发生致命性心律失常时能得到及时发现和处理。

(刘 静)

第九章

消化内科疾病护理

第一节 上消化道大量出血

上消化道大量出血是指屈氏(Treitz)韧带以上的消化道,包括食管、胃、十二指肠、胰腺、胆道的出血及胃空肠吻合术后的空肠病变引起的出血,在数小时内失血量超过 1 000 mL 或循环血容量的 20%,主要表现为呕血和/或黑便,常伴有急性周围循环衰竭,甚至引起失血性休克而危及患者生命。

一、病因

上消化道大量出血的病因很多,可以是上消化道疾病及全身性疾病。该病临床最常见的病因是消化性溃疡,其次为急性糜烂出血性胃炎、食管-胃底静脉曲张破裂和胃癌。

二、临床表现

上消化道大量出血的临床表现主要取决于出血病变的部位、性质、失血量及失血速度。

(一)呕血与黑便

呕血与黑便是上消化道大量出血的特征性表现。上消化道大量出血之后,既有黑便,又可呕血。呕血与黑便的颜色与性状取决于出血量及血液在胃或肠道内停留的时间。若出血量大、出血速度快,则呕血的颜色呈鲜红色或暗红色,可有血块;若在胃内停留的时间长,则表现为棕褐色,呈咖啡渣样。多数粪便呈黏稠发亮的柏油样;当出血量大、出血速度快时,粪便可呈暗红或鲜红色。

(二)失血性周围循环衰竭

上消化道大量出血时,由于循环血容量急剧减少,周围循环衰竭,患者出现头晕、心悸、乏力、出汗、口渴、晕厥等表现。严重者呈休克状态。

(三)贫血及血常规变化

急性大量出血后均有失血性贫血,白细胞计数可出现轻至中度升高。

(四)氮质血症

血中尿素氮浓度可暂时升高,可称其为肠源性氮质血症。

(五)发热

多数患者在24小时内出现低热,可持续3～5天。

三、辅助检查

(一)实验室检查

监测红细胞、血红蛋白、网织红细胞、白细胞及血小板计数、肝功能、肾功能、血尿素氮等,对于估计出血量、动态观察有无活动性出血、进行病因诊断等有一定帮助。

(二)X线钡餐检查

该检查一般用于胃镜检查禁忌者及不愿行胃镜检查的患者。

(三)内镜检查

出血后24～48小时行急诊内镜检查,可直接观察出血的部位,明确病因,同时可做止血治疗。内镜检查是上消化道出血病因诊断的首选检查。

(四)选择性动脉造影

选择性腹腔或肠系膜上动脉造影多可明确诊断。

四、治疗要点

(一)补充血容量

立即建立有效静脉通道,查血型及配血,迅速补充血容量,尽早输入浓缩红细胞或全血。输液量可根据估计的失血量来确定。

(二)止血

1.非静脉曲张性上消化道大量出血的止血措施

(1)药物止血:可给予 H_2 受体拮抗剂或质子泵抑制剂等减少胃酸分泌。

(2)内镜直视下止血:若见活动性出血或暴露血管的溃疡,可在内镜直视下止血。

(3)手术治疗:患者上消化道大量出血,内科治疗无效且危及患者生命时,应积极行外科手术。

(4)介入治疗:上述治疗无效,可经选择性肠系膜动脉造影,行血管栓塞治疗。

2.食管-胃底静脉曲张破裂出血的止血措施

(1)药物止血。①血管升压素:为常用药物。②生长抑素及其拟似物:是治疗食管-胃底静脉曲张破裂出血最常用的药物。

(2)内镜直视下止血:在进行急诊内镜检查的同时对静脉曲张进行硬化或套扎,既可止血,又可有效预防早期再出血。

(3)三(四)腔二囊管压迫止血:仅限于药物不能控制出血时暂时使用。

(4)手术治疗:患者上消化道大量出血,内科治疗无效且危及患者生命时,应积极行外科手术。

五、护理措施

(一)一般护理

卧位与休息:上消化道大出血时,护理人员应帮患者取平卧位并将下肢略抬高,以保证脑部供血；患者呕吐时，将患者的头偏向一侧，避免呕血误入呼吸道而引起窒息；必要时负压吸引，清除气道内的分泌物，保持呼吸道通畅；给予氧气吸入。

（二）饮食护理

急性大出血伴恶心、呕吐者应禁食；少量出血无呕吐者可进食温凉、清淡的流质，这对消化性溃疡患者尤为重要，因进食可减少胃收缩运动并可中和胃酸，促进溃疡愈合。出血停止后饮食改为营养丰富、易消化、无刺激性的半流质、软食，少食多餐，细嚼慢咽，逐步过渡到正常饮食。

（三）用药护理

护理人员应立即建立静脉通路，遵医嘱补充血容量，给予止血、抑制胃酸分泌等药物，观察药物的疗效和不良反应；严格遵医嘱用药，熟练掌握所用药物的药理作用、注意事项及不良反应，如滴注垂体后叶素止血时速度不宜过快，以免引起腹痛、心律失常和诱发心肌梗死等，遵医嘱补钾、输血及其他血液制品；对肝病患者禁用吗啡、巴比妥类药物，宜输入新鲜血，因库存血中含氨量高，易诱发肝性脑病。

1.非静脉曲张性上消化道大量出血

(1)抑制胃酸分泌药：对消化性溃疡和急性胃黏膜损伤引起的出血，临床常用 H_2 受体拮抗剂或质子泵阻滞剂，以提高 pH 和保持胃内较高的 pH，有利于血小板聚集及血浆凝血功能所诱导的止血过程。常用药物及用法：西咪替丁 200～400 mg，每 6 小时 1 次；雷尼替丁 50 mg，每 6 小时 1 次；法莫替丁 20 mg，每 12 小时 1 次；奥美拉唑 40 mg，每 12 小时 1 次。在急性出血期均静脉给药。

(2)内镜直视下止血：局部喷洒 5%Monsell 液（碱式硫酸铁溶液），其止血机制在于可使局部胃壁痉挛，使出血周围血管发生收缩，并有促使血液凝固的作用，从而达到止血目的。内镜直视下高频电灼血管止血适用于持续性出血者。由于电凝止血不易精确凝固出血点，对出血面直接接触可引起暂时性出血，近年已广泛开展内镜下激光治疗，使组织蛋白凝固，小血管收缩闭合，立即起到机械性血管闭塞或血管内血栓形成的作用。

2.食管-胃底静脉曲张破裂出血

(1)血管升压素：为常用药物。其作用机制是使内脏血管收缩，从而减少门静脉血流量，降低门静脉及其侧支循环的压力以控制食管-胃底静脉曲张出血。

(2)生长抑素。①药理机制：具有收缩内脏血管、降低门静脉压力、减少胃肠道血流量的作用，同时又能抑制基础的及刺激后的胃酸分泌，抑制胃蛋白酶和胃泌素的释放，刺激胃黏液分泌。②不良反应：少数病例用药后出现恶心、眩晕、面部潮红。当注射速度超过 0.05 mg/min 时，患者会出现恶心和呕吐现象。③注意事项：由于生长抑素抑制胰岛素及胰高血糖素的分泌，在治疗初期会导致血糖水平短暂地下降；给胰岛素依赖型糖尿病患者使用生长抑素后，护理人员应每隔 3～4 小时测试 1 次血糖浓度，给药中，尽可能避免使用葡萄糖，必要的情况下应同时使用胰岛素；生长抑素的半衰期极短，护理人员应注意该药的滴注过程不能中断，若中断超过 5 分钟，应重新注射首剂，有可能时，可通过输液泵给药；该药必须在医师指导下使用。

（四）并发症护理

消化道出血是常见的临床急症，急性大量出血的病死率约为 10%，因此，护理人员应密切观察患者病情变化，预防血容量不足的发生。

1.病情观察

护理人员应观察患者精神和意识状态的变化，同时观察患者的周围循环状态，尤其是患者的心率、血压情况，动态关注患者24小时出入量、血常规等化验结果，以及时监测患者的出血情况，做好配合医师抢救的准备。

2.治疗护理

(1)护理人员应遵医嘱及时为患者补充血容量，迅速建立静脉通路。

(2)护理人员应做好患者的口腔护理，每天1～2次，减少口腔中的血腥味，增加患者的舒适感。

(3)护理人员应做好患者的皮肤清洁，保持床单位的干燥、整洁；经常给患者更换体位，避免皮肤局部受压。

(五)病情观察

(1)护理人员应严密监护生命体征，特别注意观察有无心率加快、心律失常、脉搏细弱、血压降低、脉压变小、呼吸困难、体温不升或发热。

(2)护理人员应观察患者有无精神疲倦、烦躁不安、嗜睡、表情淡漠、意识不清甚至昏迷，评估呕血或黑便的量及性状，准确判断活动性出血情况。

(3)护理人员应观察患者的皮肤和甲床色泽、肢体是温暖还是湿冷、周围静脉特别是颈静脉充盈情况。

(4)护理人员应准确记录患者的24小时出入量，疑有休克时留置导尿管，测每小时尿量，应保持尿量＞30 mL/h。

(5)护理人员应观察呕吐物和粪便的性质、颜色及量。

(6)护理人员应定期复查红细胞计数、血细胞比容、血红蛋白、网织红细胞计数、血尿素氮、大便隐血，以了解贫血程度、出血是否停止。

(7)护理人员应监测血清电解质和血气分析的变化。急性大出血时，经呕吐、鼻胃管抽吸和腹泻可丢失大量水分和电解质，护理人员应注意维持患者的水、电解质，酸碱平衡。

(8)护理人员应积极做好有关抢救准备，如建立有效的静脉输液通道，立即配血、以药物止血、以气囊压迫止血、内镜治疗、介入治疗。

(9)护理人员应安抚患者及家属，给予心理支持，减轻患者的恐惧，稳定其情绪；及时清理一切血迹和胃肠引流物，避免给患者恶性刺激。

(六)健康指导

(1)护理人员应向患者讲解引发该病的相关因素，预防复发。

(2)护理人员应指导患者合理饮食、活动和休息，避免诱因。

(3)护理人员应叮嘱患者遵医嘱服药，避免服用阿司匹林、吲哚美辛、激素类药物。

(4)护理人员应指导患者及家属观察呕血和黑便的量、性状和出现次数，掌握有无继续出血的征象。一旦反复呕血，血呈现红色，或排黑便次数增多、便质稀薄或呈暗红色，患者应立即就医。

(5)护理人员应叮嘱患者出院后定期复查。

(刘宏艺)

第二节　消化性溃疡

消化性溃疡是一种常见的胃肠道疾病，简称溃疡病，通常指发生在胃或十二指肠球部的溃疡，并分别称为胃溃疡或十二指肠溃疡。事实上，本病可以发生在与酸性胃液相接触的其他胃肠道部位，包括食管下端、胃肠吻合术后的吻合口及其附近的肠襻，以及含有异位胃黏膜的 Meckel 憩室。

消化性溃疡是一组常见病、多发病，人群中患病率高达 5%～10%，严重危害人们的健康。本病可见于任何年龄，以 20～50 岁为多，占 80%，10 岁以下或 60 岁以上者较少。胃溃疡(GU)常见于中年和老年人，男性多于女性，两者之比约为 3∶1。十二指肠球部溃疡(DU)多于胃溃疡，患病率是胃溃疡的 5 倍。

一、病因及发病机制

消化性溃疡病因和发病机制尚不十分明确，学说甚多，归纳起来有 3 个方面：损害因素的作用，即化学性、药物性等因素的直接破坏作用；保护因素的减弱；易感及诱发因素(遗传、性激素、工作负荷等)。目前认为胃溃疡多以保护因素减弱为主，而十二指肠球部溃疡则以损害因素的作用为主。

(一)损害因素作用

1.胃酸和胃蛋白酶分泌异常

31%～46%的 DU 患者胃酸分泌率高于正常上限(正常男 11.6～60.6 mmol/h，女 8.0～40.1 mmol/h)。因胃蛋白酶原随胃酸分泌，故患者中胃蛋白酶原分泌增加的百分比大致与胃酸分泌增加的百分比相同。

多数 GU 患者胃酸分泌率正常或低于正常，仅少数患者(如卓-艾综合征)胃酸分泌率高于正常。虽然如此，并不能排除胃酸和胃蛋白酶是某些 GU 的病因。通常认为在胃酸分泌高的溃疡患者中，胃酸和胃蛋白酶是导致发病的重要因素。

基础胃酸分泌增加可由下列因素所致：①胃泌素分泌增加(卓-艾综合征等)。②乙酰胆碱刺激增加(迷走神经功能亢进)。③组织胺刺激增加(系统性肥大细胞病或嗜碱性粒细胞白血病)。

2.药物性因素

阿司匹林、糖皮质激素、非甾体抗炎药等可直接破坏胃黏膜屏障，被认为与消化性溃疡的发病有关。

3.胆汁及胰液反流

胆酸、溶血磷脂酰胆碱及胰酶是引起一些消化性溃疡的致病因素，尤其见于某些 GU。这些 GU 患者幽门括约肌功能不全，胆汁和/或胰酶反流入胃造成胃炎，继发 GU。

胆汁及胰液损伤胃黏膜的机制可能是改变覆盖上皮细胞表面的黏液，损伤胃黏膜屏障，使黏膜更易受胃酸和胃蛋白酶的损害。

(二)保护因素减弱

1.黏膜防护异常

胃黏膜屏障由黏膜上皮细胞顶端的一层脂蛋白膜所组成，使黏膜免受胃内容损伤或在损伤

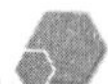

后迅速地修复。黏液的分泌减少或结构异常均能使凝胶层黏液抵抗力减弱。胃黏膜血流减少导致细胞损伤与溃疡。胃黏膜缺血是严重内、外科疾病患者发生急性胃黏膜损伤的直接原因。胃小弯处易发溃疡可能与其侧支血管较少有关。黏膜碳酸氢盐和前列腺素分泌减少亦可使黏膜防御功能降低。

2.胃肠道激素

胃肠道黏膜与胰腺的内分泌细胞分泌多种肽类和胺类胃肠道激素(胰泌素、缩胆囊素、血管活性肠肽、高血糖素、肠抑胃肽、生长抑素、前列腺素等)。它们具有一定生理作用,主要参与食物消化过程,调节胃酸/胃蛋白酶分泌,并能营养和保护胃肠黏膜,一旦这些激素分泌和调节失衡,即易产生溃疡。

(三)易感及诱发因素

1.遗传倾向

消化性溃疡有相当高的家族发病率。曾有报道20%～50%的患者有家族史,而一般人群的发病率仅为5%～10%。许多临床调查研究表明,DU患者的血型以“O”型多见,消化性溃疡伴并发症者也以“O”型多见,这与50%DU患者和40%GU患者不分泌ABH血型物质有关。DU与GU的遗传易感基因不同。提示GU与DU是两种不同的疾病。GU患者的子女患GU风险为一般人群的3倍,而DU患者的子女的风险则并不比一般人群高。曾有报道62%的儿童DU患者有家族史。消化性溃疡的遗传因素还直接表现为某些少见的遗传综合征。

2.性腺激素因素

国内报道消化性溃疡的男女性别比为(3.9～8.5)∶1,这种差异被认为与性激素作用有关。女性激素对消化道黏膜具有保护作用。生育期妇女罹患消化性溃疡明显少于绝经期后妇女,妊娠期妇女的发病率亦明显低于非妊娠期。现认为女性性腺激素,特别是黄体酮,能阻止溃疡病的发生。

3.心理社会因素

研究认为,消化性溃疡属于心理生理疾病的范畴,特别是DU与心理社会因素的关系尤为密切。与溃疡病的发生有关的心理社会因素主要有以下几方面。

(1)长期的精神紧张:不良的工作环境和劳动条件,长期的脑力活动造成的精神疲劳,加之睡眠不足,缺乏应有的休息和调节导致精神过度紧张。

(2)强烈的精神刺激:重大的生活事件,生活情景的突然改变,社会环境的变迁,如丧偶、离婚、自然灾害、战争动乱等造成的心理应激。

(3)不良的情绪反应:指不协调的人际关系,工作生活中的挫折,无所依靠而产生的心理上的“失落感”和愤怒、抑郁、忧虑、沮丧等不良情绪。消化系统是情绪反应的敏感器官系统,所以这些心理社会因素就会在其他一些内外致病因素的综合作用下,促使溃疡病的发生。

4.个性和行为方式

个性特点和行为方式与本病的发生也有一定关系,它既可作为本病的发病基础,又可改变疾病的过程,影响疾病的转归。溃疡病患者的个性和行为方式有以下几个特点。

(1)竞争性强,雄心勃勃。有的人在事业上虽取得了一定成就,但其精神生活往往过于紧张,即使在休息时,也不能取得良好的精神松弛。

(2)独立和依赖之间的矛盾,生活中希望独立,但行动上又不愿吃苦,因循守旧、被动、顺从、缺乏创造性、依赖性强,因而引起心理冲突。

(3)情绪不稳定,遇到刺激,内心情感反应强烈,易产生挫折感。

(4)惯于自我克制。情绪虽易波动,但往往喜怒不形于色,即使在愤怒时,也常常是“怒而不发”,情绪反应被阻抑,导致更为强烈的自主神经系统功能紊乱。

(5)其他,性格内向、孤僻、过分关注自己、不好交往、自负、焦虑、易抑郁、事无巨细、刻求井井有条等。

5.吸烟

吸烟与溃疡发病是否有关,尚不明确。但流行病学研究发现溃疡患者中吸烟比例较对照组高;吸烟量与溃疡病流行率呈正相关;吸烟者死于溃疡病者比不吸烟者多;吸烟者的DU较不吸烟者难愈合;吸烟者的DU复发率比不吸烟者高。吸烟与GU的发病关系则不清楚。

6.酒精及咖啡饮料

两者都能刺激胃酸分泌,但缺乏引起胃十二指肠溃疡的确定依据。

二、症状和体征

(一)疼痛

溃疡疼痛的确切机制尚不明确。较早曾提出胃酸刺激是溃疡疼痛的直接原因。因溃疡疼痛发生于进餐后一段时期,此时胃内胃酸浓度达到最高水平。然而,以酸灌注溃疡病患者却不能诱发疼痛;“酸理论”也不能解释十二指肠溃疡疼痛。由于溃疡痛与胃内压力的升高同步,故胃壁肌紧张度增高与十二指肠球部痉挛均被认为是溃疡痛的原因。溃疡周围水肿与炎症区域的肌痉挛,或溃疡基底部与胃酸接触可引起持续烧灼样痛。给溃疡病患者服用安慰剂,发现其具有与抗酸剂同样的缓解疼痛疗效,进食在有些患者反而会加重疼痛,因此溃疡疼痛的另一种机制可能与胃、十二指肠运动功能异常有关。

1.疼痛的性质与强度

溃疡痛常为绞痛、针刺样痛、烧灼样痛和钻痛,也可仅为烧灼样感或类似饥饿性胃收缩感以至难与饥饿感相区别。疼痛的程度因人而异,多数呈钝痛,可忍受,无须立即停止工作。老年人感觉迟钝,疼痛往往较轻。少数则剧痛,需使用止痛剂才可缓解。约10%的患者在病程中不觉疼痛,直至出现并发症时才被诊断,故被称为无痛性溃疡。

2.疼痛的部位和放射

无并发症的GU的疼痛部位常在剑突下或上腹中线偏左;DU多在剑突下偏右,范围较局限。疼痛常不放射。一旦发生穿透性溃疡或溃疡穿孔,则疼痛向背部、腹部其他部位,甚至肩部放射。有报道在一些吸烟的溃疡病患者,疼痛可向左下胸放射,类似心绞痛,称为胃心综合征。患者戒烟和溃疡治愈后,左下胸痛即消失。

3.疼痛的节律性

消化性溃疡病中一项最特别的表现是疼痛的出现与消失呈节律性,这与胃的充盈和排空有关。疼痛常与进食有明显关系。GU疼痛多在餐后0.5～2小时出现,至下餐前消失,即有“进食→疼痛→舒适”的规律。DU疼痛多在餐后3～4小时出现,进食后可缓解,即有“进食→舒适→疼痛”的规律。疼痛还可出现在晚间睡前或半夜痛醒,称为夜间痛。

4.疼痛的周期性

消化性溃疡的疼痛发作可延续数天或数周后自行缓解,称为溃疡痛小周期。每逢深秋至冬春季节交替时疼痛发作,构成溃疡痛的大周期。溃疡病病程的周期性原因不明,可能与机体全身反应，特别是神经系统兴奋性的改变有关，也与气候变化和饮食失调有关。一般饮食不当，情绪波动，气候突变等可加重疼痛；进食、饮牛奶、休息、局部热敷、服制酸药物可缓解疼痛。

（二）胃肠道症状

1.恶心、呕吐

溃疡病的呕吐为胃性呕吐，属反射性呕吐。呕吐前常有恶心且与进食有关。但恶心与呕吐并非是单纯性胃十二指肠溃疡的症状。消化性溃疡患者发生呕吐很可能伴有胃潴留或与幽门附近溃疡刺激有关。刺激性呕吐于进食后迅速发生，患者在呕吐大量胃内容物后感觉轻松。幽门梗阻胃潴留所致呕吐很可能发生于清晨，呕吐物中含有隔宿的食物，并带有酸馊气味。

2.嗳气与胃灼热

(1)嗳气可见于溃疡病患者，此症状无特殊意义。多见于年轻的DU患者，可伴有幽门痉挛。

(2)胃灼热（也称烧心）是位于心窝部或剑突后的发热感，见于60%～80%溃疡病患者，患者多有高胃酸分泌。可在消化性溃疡发病之前多年发生。胃灼热与溃疡痛相似，有在饥饿时与夜间发生的特点，且同样具有节律性与周期性。胃灼热发病机制仍有争论，目前多认为是由于反流的酸性胃内容物刺激下段食管的黏膜引起。

3.其他消化系统症状

消化性溃疡患者食欲一般无明显改变，少数有食欲亢进。由于疼痛常与进食有关，往往不敢多食。有些患者因长期疼痛或并发慢性胃、十二指肠炎，胃分泌与运动功能减退，导致食欲减退，这较多见于慢性GU。有些DU患者有周期性唾液分泌增多，可能与迷走神经功能亢进有关。

痉挛性便秘是消化性溃疡常见症状之一，但其原因与溃疡病无关，而与迷走神经功能亢进，严重偏食使纤维食物摄取过少及药物（铝盐、铋盐、钙盐、抗胆碱能药）的不良反应有关。

（三）全身性症状

除胃肠道症状外，患者可有自主神经功能紊乱的症状，如缓脉、多汗等。久病更易出现焦虑、抑郁和失眠等精神症状。疼痛剧烈影响进食者可有消瘦及贫血。

三、并发症

约1/3的消化性溃疡患者病程中出现出血、穿孔或梗阻等并发症。

（一）出血

出血是消化性溃疡最常见的并发症，见于15%～20%的DU和10%～15%GU患者。它标志着溃疡病变处于高度活动期。发生出血的危险率与病期长短无关，1/3～1/4患者发生出血时无溃疡病史。出血多见于寒冷季节。

出血是溃疡腐蚀血管所致。急性出血最常见现象为黑便和呕血。仅50～75 mL的少量出血即可表现为黑便。GU者大量出血时有呕血伴黑便。DU则多为黑便，量多时反流入胃也可表现为呕血。如大量血流快速通过胃肠道，粪色则为暗红或酱色。大量出血导致急性循环血量下降，出现体位性心动过速、血压脉压减小和直立性低血压，严重者发生休克。

（二）穿孔

溃疡严重，穿破浆膜层可致：十二指肠内容物经过溃疡穿孔进入腹膜腔即游离穿孔；溃疡侵蚀穿透胃、十二指肠壁，但被胰、肝、脾等实质器官所封闭而不形成游离穿孔；溃疡扩展至空腔脏器如胆总管、胰管、胆囊或肠腔形成瘘管。

6%～11%的DU和2%～5%的GU患者发生游离穿孔，甚至以游离穿孔为起病方式。老年男性及服用非甾体抗炎药者较易发生游离穿孔。十二指肠前壁溃疡容易穿孔，偶有十二指肠后壁溃疡穿孔至小网膜囊引起背痛而非弥漫性腹膜炎症。GU 穿孔多位于小弯处。

游离穿孔的特点为突然出现、发展很快，有持续的剧烈疼痛。痛始于上腹部，很快发展为全腹痛，活动可加剧，患者多取仰卧不动的体位。腹部触诊压痛明显，腹肌广泛板样强直。由于体液向腹膜腔内渗出，常有血压降低、心率加快、血液浓缩及白细胞计数增高，而少有发热。16%患者血清淀粉酶轻度升高。75%患者的直立位胸腹部 X 线可见游离气体。经鼻胃管注入 400～500 mL 空气或碘造影剂后摄片，更易发现穿孔。

有时，游离穿孔的临床表现可不典型：如穿孔很快闭合，腹腔细菌污染很轻，临床症状可很快自动改善；老年或有神经精神障碍者，腹痛及腹部体征不明显，仅表现为原因不明的休克；体液缓慢渗漏入腹膜腔而集积于右结肠旁沟，临床表现似急性阑尾炎。

溃疡穿孔至胰腺者通常有难治性溃疡疼痛。十二指肠后壁穿透者血清淀粉酶及脂酶水平可升高。偶尔，穿孔可引起瘘管，如十二指肠穿孔至胆总管瘘管，胃溃疡穿通至结肠或十二指肠瘘管。

穿孔病死率为 5%～15%，而靠近贲门的高位胃溃疡的病死率更高。

(三)幽门梗阻

约 5%DU 和幽门溃疡患者出现幽门梗阻。梗阻由水肿、平滑肌痉挛、纤维化或诸种因素合并所致，梗阻多为溃疡病后期表现。消化性溃疡并发梗阻的病死率为 7%～26%。

由于梗阻使胃排空延缓，患者常出现恶心、呕吐、上腹部饱满、胀气、食欲缺乏、早饱、畏食和体重明显下降。上腹痛经呕吐后可暂时缓解。呕吐多在进食后 1 小时或更长时间后出现，吐出量大，为不含胆汁的未消化食物，此种症状可持续数周至数月。体格检查可见血容量不足征象(低血压、心动过速、皮肤黏膜干燥)，上腹部蠕动波及胃部振水音。

实验室检查常有血液浓缩、肾前性氮质血症等血容量不足征象及呕吐引起的低钾低氯代谢性碱中毒。若体重丧失明显，可出现低蛋白血症。

(四)癌变

少数 GU 发生癌变，发生率不详。凡 45 岁以上患者，内科积极治疗无效者及营养状态差、贫血、粪便隐血试验持续阳性者均应做钡餐、纤维胃镜检查及活组织病理检查，以尽早发现癌变。

四、检查

(一)血清胃泌素含量

放射免疫分析法检测胃泌素可检出卓-艾综合征及其他高胃酸分泌性消化性溃疡。未服过大剂量的抗酸剂、H_2 受体拮抗剂或质子泵抑制剂等药者，如空腹血清胃泌素水平＞200 pg/mL，应测定胃酸分泌量，以明确是否由于恶性贫血、萎缩性胃炎、胃癌或迷走神经切除等因素胃泌素反馈性增高。血清促胃液素(胃泌素)含量及基础酸排量均增加仅见于少数疾病。测定静脉注射胰泌素后的血清促胃液素(胃泌素)浓度，有助于确诊诊断不明的卓-艾综合征。

(二)胃酸分泌试验方法

胃酸分泌试验方法是在透视下将胃管置入胃内，管端位于胃窦，以吸引器吸取胃液，测定每次吸取的胃液量及酸浓度。健康人胃酸分泌量见表 9-1。GU 的酸排量与正常人相似，而 DU 则空腹和夜间均维持较高水平。胃酸分泌幅度在正常人和消化性溃疡患者之间重叠，GU 与 DU 之间亦有重叠，故胃酸分泌检查对溃疡病的定性诊断意义不大。对缺乏胃酸的溃疡病，应疑有癌变；胃酸很高，基础酸排量和最高酸排量明显增高，则提示胃泌素瘤可能。

表 9-1 健康男女性正常胃酸分泌的高限及低限值

	基础(mmol/h)	最高(mmol/h)	最大(mmol/h)	基础/最大(mmol/h)
男性(N=172)高限值	10.50	60.60	47.70	0.31
男性(N=172)低限值	0	11.60	9.30	0
女性(N=76)高限值	5.60	40.10	31.20	0.29
女性(N=76)低限值	0	8.00	5.60	0

(三)X 线钡餐检查

X 线钡餐检查是确定诊断的有效方法，尤其对临床表现不典型者。消化性溃疡在 X 线征象上出现形态和功能的改变，即直接征象与间接征象。由钡剂充填溃疡形成龛影为直接征象，是最可靠的诊断依据。溃疡病周围组织的炎性病变与局部痉挛产生钡餐检查时的局部压痛或激惹现象及溃疡愈合形成瘢痕收缩使局部变形均属于间接征象。

(四)纤维胃镜检查

胃镜检查对消化性溃疡的诊断和鉴别诊断有很大价值。该检查可以发现 X 线所难以发现的浅小溃疡，确切地判断溃疡的部位、数目、大小、深浅、形态及病期(活动期、愈合期、瘢痕期)，对随访溃疡的过程和判定治疗的效果有价值。胃镜检查还可在直视下作胃黏膜活组织检查等，故对溃疡良性、恶性的鉴别价值较大。

(五)粪便隐血试验

溃疡活动期，溃疡面有微量出血，粪隐血试验大都阳性，治疗 1 周后多转为阴性。如持续阳性，则疑有癌变。

(六)幽门螺杆菌(Hp)感染检查

近来 Hp 在消化性溃疡发病中的重要作用备受重视。我国人群中 Hp 感染率为 40%～60%。Hp 在 GU 和 DU 中的检出率更是分别高达 70%～80%和 90%～100%。诊断 Hp 方法有多种：①直接从活检胃黏膜中细菌培养、组织涂片或切片染色查 Hp。②用尿素酶试验、^{14}C 尿素呼吸试验、胃液尿素氮检测等方法测定胃内尿素酶活性。③血清学查抗 Hp 抗体。④聚合酶链式反应技术查 Hp。

五、护理

(一)护理观察

1.腹痛

观察腹痛的部位、性质、强度，有无放射痛，与进食、服药的关系，腹痛有无周期性。

2.呕吐

观察呕吐物性质、气味、量、颜色，呕吐次数及与进食关系，注意有无因呕吐而致脱水和低钾、低钠血症及低氯性碱中毒。

3.呕血和黑便

观察呕血、便血的量、次数和性质。注意出血前有无恶心、呕吐、上腹不适，血中是否混有食物，以便与咯血相区别。半数以上溃疡出血者有 38.50 ℃以下的低热，持续时间与出血时间一致，可作为出血活动的一个标志，故应每天多次测体温。

4.穿孔

由于老年人常有其他慢性病，穿孔时腹痛、腹肌紧张不明显，可无显著压痛和反跳痛，常易误诊，病死率高，应密切观察生命体征和腹部情况。

5.幽门梗阻

观察以下情况可了解胃潴留程度：餐后 4 小时后胃液量（正常＜300 mL），禁食 12 小时后胃液量（正常＜200 mL），空腹胃注入750 mL生理盐水 30 分钟后胃液量（正常＜400 mL）。

6.其他

注意观察有无影响溃疡愈合的焦虑和忧郁、饮食不节、熬夜、过度劳累、服药不正规，服用阿司匹林和肾上腺皮质激素、吸烟等。

（二）常规护理

1.休息

消化性溃疡属于典型的身心疾病，心理-社会因素对发病起着重要作用。因此，规律的生活和劳逸结合的工作安排，无论在本病的发作期或缓解期都十分重要。休息是消化性溃疡基本和重要的护理。休息包括精神休息和躯体休息。病情轻者可边工作边治疗，较重者应卧床数天至 2 周，继之休息 1～2 月。平卧休息时胆汁反流明显减少，对胃溃疡患者有利。另外应保证充足的睡眠，服用适量镇静剂。

2.戒烟、酒及其他嗜好

吸烟者消化性溃疡的发病率较不吸烟者多。吸烟可使溃疡恶化或延迟溃疡愈合。吸烟会削弱十二指肠液中和胃酸的能力，还能引起十二指肠液反流入胃。患者戒烟后溃疡症状明显改善。有研究认为就 DU 患者而言，戒烟比服西咪替丁更重要。

酒精能损坏胃黏膜屏障引起胃炎而加重症状，延迟愈合。此外，还能减弱胰泌素对胰外分泌腺分泌水和碳酸氢根的作用，降低了胰液中和胃酸的能力。临床观察也显示消化性溃疡患者停止饮酒后症状减轻，故应劝患者戒酒。

咖啡等物质能刺激胃酸和胃蛋白酶分泌，还可使胃黏膜充血，加剧溃疡病症状。故应不饮或少饮咖啡、可口可乐、茶、啤酒等。

3.饮食

饮食护理是消化性溃疡病治疗的重要组成部分。饮食护理的目的是减轻机械性和化学性刺激、缓解和减轻疼痛。合理营养有利改善营养状况、纠正贫血，促进溃疡愈合，避免发生并发症。

（三）饮食护理原则

1.宜少量多餐，定时、定量进餐

每天 5～7 餐，每餐量不宜过饱，约为正常量的 2/3。因少量多餐可中和胃酸，减少胃酸对溃疡面的刺激，又可供给足够营养。少量多餐在急性消化性溃疡时更为适宜。

2.宜选择营养价值高、质软而易于消化的食物

如牛奶、鸡蛋、豆浆、鱼、嫩的瘦猪肉等食物，经加工烹调变得细软易消化，对胃肠无刺激。同时注意补充足够的热量及蛋白质和维生素。

3.蛋白质、脂肪、碳水化合物的供给要求

蛋白质按每天每千克体重 1.0～1.5 g 供给；脂肪按每天 70～90 g 供给，选择易消化吸收的乳融状脂肪（如奶油、牛奶、蛋黄、黄油、奶酪等），也可用适量的植物油，碳水化合物按每天 300～

 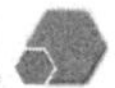

350 g供给。选择易消化的糖类如粥、面条、馄饨等，但蔗糖不宜供给过多，否则可使胃酸增加，且易胀气。

4.避免化学性和机械性刺激的食物

化学刺激性的食物有咖啡、浓茶、可可、巧克力等这些食物可刺激胃酸分泌增加；机械性刺激的食物有油炸猪排、花生米、粗粮、芹菜、韭菜、黄豆芽等，这些食物可刺激胃黏膜表面血管和溃疡面。总之溃疡病患者不宜吃过咸、过甜、过酸、过鲜、过冷、过热及过硬的食物。

5.食物烹调必须切碎

可选用蒸、煮、氽、烧、烩、焖等的烹调方法。不宜采用爆炒、滑溜、干炸、油炸、生拌、烟熏、腌腊等烹调方法。

6.必须预防便秘

溃疡病饮食中含粗纤维少，食物细软，易引起便秘，宜经常吃些润肠通便的食物如果子冻、果汁、菜汁等，可预防便秘。

溃疡病急性发作或出血刚停止后，进流质饮食，每天6～7餐。无消化道出血且疼痛较轻者宜进厚流质或少渣半流质饮食，每天6餐。病情稳定、自觉症状明显减轻或基本消失者，每天6餐细软半流质。基本愈合者每天3餐普食加2餐点心，不宜进食油煎、炸和粗纤维多的食物。

出现呕血、幽门梗阻严重或急性穿孔均应禁食。

(四)心理护理

在治疗护理过程中应注重教育，应把防病治病的基本知识介绍给患者，如让患者注意避免精神紧张和不良情绪的刺激，注意精神卫生，注意锻炼身体、增强体质、培养良好的生活习惯，生活有规律，注意劳逸结合，节制烟酒，慎用对胃黏膜有损害的药物等，使患者了解本病的规律性、治疗原则和方法，从而坚定战胜疾病的信心，自觉配合治疗和护理。在心理护理过程中，护士应当了解患者在疾病的不同时期所出现的心理反应，如否认、焦虑、抑郁、孤独感、依赖心理等心理反应，护理上重点要给患者以心理支持，特别帮助他们克服紧张、焦虑、抑郁等常见的心理问题，帮助他们进行认识重建，即认识个人、认识社会，调整和处理好人与人、个人与社会之间的关系，重新找到自己新的起点，减少疾病造成的痛苦和不安。心理护理中，护士应当实施针对性、个性化的心理护理。如对那些具有明显心理素质上弱点的患者，有易暴怒、抑郁、孤僻及多疑倾向者应及早通过心理指导加强其个性的培养，对那些有明显行为问题者，如酗酒、吸烟、多食、缺少运动及A型行为等，应用心理学技术指导其进行矫正；对那些工作和生活环境里存在明显应激源的人，应及时帮助其进行适当的调整，减少不必要的心理刺激。

(五)药物治疗护理

1.制酸剂

胃酸和胃蛋白酶对消化性溃疡的发病有重要作用。制酸药能中和胃酸从而缓解疼痛并降低胃蛋白酶的活性。常用的制酸药分可溶性和不溶性两种。可溶性抗酸药主要为碳酸氢钠，该药止痛效果快，但自肠道吸收迅速，大量及长期应用可引起钠潴留和代谢性碱中毒，且与胃酸相遇可产生CO_2，引起腹胀和继发胃酸增高，故不宜单独使用，而应小剂量与其他抗酸药混合服用。不溶性抗酸药有氢氧化铝、碳酸铝、氧化铝、三硅酸镁等，作用缓慢而持久，肠道不吸收，可单独或联合用药。各种抗酸剂均有其特点，临床上常联合应用，以提高疗效，减少不良反应。抗酸药对缓解溃疡疼痛十分有效，是否能促进溃疡愈合，尚无肯定结论。

使用抗酸药应注意：①在饭后1～2小时服，可延长中和作用时间，而不可在餐前或就餐时服药。睡前加服 1 次,可中和夜间所分泌的大量酸。②片剂嚼碎后服用效果较好,因药物颗粒越小溶解越快,中和酸的作用越大,因此凝胶或溶液的效果最好,粉剂次之,片剂较差。③抗酸药除可引起便秘、腹泻外,尚可引起一些其他不良反应,特别是当患者有肾功能不全或心力衰竭时,如碳酸氢钠可造成钠潴留和碱中毒;碳酸钙剂量过大时,高血钙可刺激 G 细胞分泌大量促胃液素(胃泌素),引起胃酸分泌反跳而加重上腹痛;长期大量服用氢氧化铝后,因铝结合饮食中的磷,使肠道对磷的吸收减少,严重缺磷可引起食欲缺乏、软弱无力等,甚至导致软骨病或骨质疏松。

2.抗胆碱能药

这类药物可抑制迷走神经功能,因而具有减少胃酸分泌、解除平滑肌和血管痉挛、改善局部营养和延缓胃排空等作用,后者有利于延长抗酸药和食物对胃酸的中和,达到止痛目的。但其延缓胃排空引起胃窦部潴留,可促使胃酸分泌,所以认为不宜用于胃溃疡。抗胆碱能药服后 2 小时出现最大药理作用,故常于餐后 6 小时及睡前服用。抗胆碱能药物最大缺点是不但能抑制胃酸分泌,也抑制乙酰胆碱在全身的生理作用,故有口干、视力模糊、心动过速、汗闭、便秘和尿潴留等副反应,故溃疡出血、幽门梗阻、反流性食管炎、青光眼、前列腺肥大等患者均不宜使用。常用的药物有溴丙胺太林(普鲁苯辛)、甲溴阿托品、贝那替秦(胃复康)、山莨菪碱、阿托品等。

3.H_2 受体阻滞剂

组织胺通过两种受体而产生效应,其中与胃酸分泌有关的是 H_2 受体。阻滞 H_2 受体能抑制胃酸的分泌。代表药是西咪替丁,它对胃酸的分泌具有强大抑制作用。口服后很快被小肠所吸收,在 1~2 小时血液浓度达高峰,可完全抑制由饮食或胃泌素所引起的胃酸分泌达 6~7 小时。该药常于进餐时与食物同服。年龄大,伴有肾功能和其他疾病者易发生不良反应。常见的不良反应有头痛、腹泻、嗜睡、疲劳、肌痛、便秘等。其他常用的药物还有雷尼替丁、法莫替丁等。西咪替丁会影响华法林、茶碱或苯妥英的药物代谢,与抗酸剂合用时,间隔时间不小于 2 小时。

4.丙谷胺及其他减少胃酸分泌药

丙谷胺的分子结构与胃泌素的末端相似,能抑制基础酸排量和最大酸排量,竞争性抑制胃泌素受体,并对胃黏膜有保护和促进愈合作用,其抑酸和缓解症状的作用较西咪替丁弱。该药常于饭前 15 分钟服,无明显不良反应。哌仑西平能选择性拮抗乙酰胆碱的促胃分泌效应而不拮抗其他效应,很少有不良反应,宜餐前 90 分钟服用。甲氧氯普胺(胃复安)为胃运动促进剂,能增强胃窦蠕动加速胃排空,减少食糜等对胃窦部的刺激而使胃酸分泌减少,还可减少胆汁反流,减轻胆汁对胃黏膜的损害。一般用药后 60~90 分钟可达作用高峰,故宜在餐前 30 分钟服用,严重的不良反应为锥体外系反应。

5.细胞保护剂

临床常用的细胞保护剂有多种。甘珀酸能加强胃黏液分泌,强固胃黏膜屏障,促进胃黏膜再生。但具有醛固酮样效应,可引起高血压、水肿、水、钠潴留、低血钾等不良反应,故高血压、心脏病、肾脏病和肝脏病患者慎用。服药的最佳时间为餐前 15~30 分钟和睡前服。胶态次枸橼酸铋在酸性胃液中与溃疡坏死组织螯合,形成保护性铋蛋白凝固物,使溃疡面与胃酸和胃蛋白酶隔离。宜在餐前 1 小时和睡前服。严重肾功能不全者忌用,少数人服药后便秘、转氨酶升高。硫糖铝可与胃蛋白酶直接络合或结合,使酶失去活性而发挥作用,宜餐前 30 分钟及睡前服,偶见口干、便秘、恶心等不良反应。米索前列醇(喜克溃)抑制胃酸分泌,保护黏膜屏障,主要用于非甾体抗炎药合用者,最常见不良反应是腹泻和腹痛,孕妇忌用。

6.质子泵抑制剂

奥美拉唑直接抑制质子泵，有强烈的抑酸能力，疗效明显起效快，不良反应少而轻，无严重不良反应。

（六）急性大量出血的护理

1.急诊处理

首先按医嘱插入鼻胃管，建立静脉通道，输液开始宜快，可选用等渗盐水、林格液、右旋糖酐或其他血浆代用品，一般不用高渗溶液。观察意识、血压、脉搏、体温、面色、鼻胃管引出胃液量和颜色、皮肤（干、湿、温度）、肠鸣、上腹压痛、出入量。

2.重症监护

急诊处理后，应给予患者重症监护。除密切观察生命体征和出血情况外，应抽血查血红蛋白、血球压积（出血 4 小时后才开始变化）、血型和交叉反应、凝血酶原时间、部分凝血酶原时间或激活部分凝血酶原时间、血钠（开始代偿性升高，补液后降低）、血钾（大量呕吐后降低，多次输液后可增高）、尿素氮（急性出血后 24～48 小时升高，一般丢失 1 000 mL 血，尿素氮升高为正常值的2～5倍）、肌酐（肾灌注不足致肌酐升高）。向患者介绍为了确诊可能需做的钡餐、纤维胃镜、胃液分析等检查的过程，使患者受检时更好地合作。告知患者检查时体位，术前服镇静药可能会产生昏睡感，喉部喷局麻药会引起不适。及时了解胃镜检查结果，如无严重再出血应拔除鼻胃管以减少机械刺激。在恶心反射出现前，仍给予禁食。

3.再出血

首先观察鼻胃管引出血量、颜色、患者生命体征。再次确定鼻胃管位置是否正确、引流瓶处于低位持续吸引、压力为 10.7 kPa(80 mmHg)。如明确再次出血，安慰患者不必紧张，使患者相信医护人员是可以很好地处理再次出血。

4.胃管灌注

为使血管收缩，减少黏膜血流量，达到一过性止血效果，常经胃管灌注冰生理盐水或冷开水。灌注时抬高头位 30°～45°，关闭吸引管。灌注时应加快滴注速度，观察血压、体温、脉搏、寒战。发生寒战可多盖被，给患者解释不必紧张。注意寒战易诱发心律失常。灌注后注意有无输液过多的症状（呼吸困难）和体征（脉搏快，颈静脉怒张，肺部捻发音）。

（七）急性穿孔的护理

任何消化性溃疡均可发生穿孔，穿孔前常无明显诱因，有些可能由服肾上腺皮质激素、阿司匹林、饮酒和过度劳累诱发。上腹部难以忍受的剧痛及恶心、呕吐，常是穿孔引起腹膜炎的症状。患者两腿卷曲，腹肌强直伴反跳痛，甚至出现面色苍白、出冷汗、脉搏细速、血压下降、休克。一般在穿孔后 6 小时内及时治疗，疗效较佳，若不及时抢救可危及生命。一经确诊，患者就应绝对卧床休息，禁食并留置胃管抽吸胃内容物进行胃肠减压。补液、应用抗生素控制腹腔感染。密切观察生命体征，以及时发现和纠正休克，迅速做好各种术前准备。

（八）幽门梗阻的护理

功能性或器质性幽门梗阻的早期处理基本相同，包括：①纠正体液和电解质紊乱，严格正确记录每天出入量，抽血测定血清钾、钠、氯及血气分析，了解电解质及酸碱失衡情况，以及时补充液体和电解质。②胃肠减压，幽门梗阻者每天清晨和睡前用 3%盐水或苏打水洗胃，保留 1 小时后排出。必要时行胃肠减压，连续 72 小时吸引胃内容物，可解除胃扩张和恢复胃张力，抽出胃液也可减轻溃疡周围的炎症和水肿。若对梗阻的性质不明，应作上消化道内镜或钡餐检查，同时也可估计治疗效果。病情好转给流质饮食，每晚餐后4小时洗胃1次，测胃内潴留量，准确记录颜色、气味、性质。临床操作过程中常遇胃管不畅的情况，通常原因是胃管扭曲在口腔或咽部；胃管置入深度不够；胃管置入过深至幽门部或十二指肠内；胃管侧孔紧贴胃壁；食物残渣或凝血块阻塞。有报道胃肠减压过程中发生少见的并发症，如下胃管困难致环杓关节脱位，减压器故障，大量气体入胃致腹膜炎，蛔虫堵塞致无效减压，胃管结扎致拔管困难等。③能进流质时，同时服用抗酸剂、西咪替丁等药物治疗。禁用抗胆碱能药物。

对并发症观察经处理后病情是否好转，若未见改善，做好手术准备，考虑外科手术。

（沈玉珍）

第三节　反流性食管炎

反流性食管炎(reflux esophagitis，RE)是指胃、十二指肠内容物反流入食管所引起的食管黏膜炎症、糜烂、溃疡和纤维化等病变，甚至引起咽喉、气道等食管以外的组织损害。男、女的发病率比例为(2～3)：1，该病的发病率为1.92%。随着年龄增长，食管下段括约肌收缩力下降，胃、十二指肠内容物自发性反流，老年人反流性食管炎的发病率有所增加。

一、病因与发病机制

(一)抗反流屏障削弱

食管下括约肌是指食管末端3～4 cm长的环形肌束。静息时，正常人的食管下括约肌的压力为1.3～4.0 kPa(10～30 mmHg)，可以防止胃内容物反流入食管。由于年龄增长、机体老化，食管下括约肌的收缩力下降而引起食物反流。一过性食管下括约肌松弛也是反流性食管炎的主要发病机制。

(二)食管清除作用减弱

正常情况下，一旦发生食物反流，大部分反流物通过1～2次食管自发和继发性的蠕动性收缩被排入胃内，剩余的部分则由唾液缓慢地中和。老年人的食管蠕动缓慢，唾液产生减少，影响了食管的清除作用。

(三)食管黏膜屏障作用下降

食管上皮表面黏液、不移动水层和表面HCO_3^-、复层鳞状上皮等构成上皮屏障，黏膜下丰富的血液供应构成后上皮屏障，发挥抗反流物对食管黏膜损伤的作用。随着机体老化，食管黏膜逐渐萎缩，黏膜屏障作用下降。

二、护理评估

(一)健康史

询问患者的饮食结构及习惯、有无长期服用药物史。

(二)身体评估

1.反流症状

反酸、反食、反胃(指胃内容物在无恶心和不用力的情况下涌入口腔)、嗳气等，多在餐后明显或加重，平卧或躯体前屈时易出现。

2.反流物引起的刺激症状

胸骨后或剑突下有烧灼感，胸痛，吞咽困难。胸痛常由胸骨下段向上伸延，常在餐后 1 小时出现，平卧、弯腰或腹压升高时可加重。反流物刺激食管痉挛导致胸痛，常发生在胸骨后或剑突下，严重时可为剧烈刺痛，可放射到后背、胸部、肩部、颈部、耳后，有的酷似心绞痛。

3.其他症状

咽部不适，有异物感、棉团感或堵塞感，可能与酸反流引起食管上段括约肌压力升高有关。

4.并发症

(1)上消化道大量出血：食管黏膜炎症、糜烂及溃疡可以导致上消化道大量出血。

(2)食管狭窄：食管炎反复发作致使纤维组织增生，最终导致瘢痕性狭窄。

(3)Barrett 食管：在食管黏膜的修复过程中，食管-贲门交界处 2 cm 以上的食管鳞状上皮被特殊的柱状上皮取代，称为 Barrett 食管。Barrett 食管发生溃疡时，又称 Barrett 溃疡。Barrett 食管是食管癌的主要癌前病变。

(三)辅助检查

1.内镜检查

内镜检查是反流性食管炎最准确、最可靠的诊断方法，能判断其严重程度和有无并发症，结合活检可与其他疾病相鉴别。

2. 24 小时食管 pH 监测

应用便携式 pH 记录仪在生理状态下对患者进行 24 小时食管 pH 监测，可提供食管是否存在过度酸反流的客观依据。在进行该项检查前 3 天，患者应停用抑酸药与促胃肠动力的药物。

3.食管吞钡 X 线检查

对不愿意接受或不能耐受内镜检查者行该检查。严重患者可发现阳性 X 线征。

(四)心理社会状况

反流性食管炎长期持续存在，病情反复，病程迁延，患者会出现食欲减退，体重下降，导致患者心情烦躁、焦虑；合并消化道出血时患者会紧张、恐惧。应注意评估患者的情绪状态及患者对该病的认知程度。

三、常见护理诊断及问题

(一)疼痛

胸痛与胃食管黏膜炎性病变有关。

(二)营养失调

营养低于机体需要量与害怕进食、消化吸收不良等有关。

(三)有体液不足的危险

有体液不足的危险与合并消化道出血引起活动性体液丢失、呕吐及液体摄入量不足有关。

(四)焦虑

焦虑与病情反复、病程迁延有关。

(五)知识缺乏

患者缺乏对反流性食管炎病因和预防知识的了解。

四、诊断要点与治疗原则

(一)诊断要点

临床上有明显的反流症状,内镜下有反流性食管炎的表现,有食管过度酸反流的客观依据即可作出诊断。

(二)治疗原则

以药物治疗为主,对药物治疗无效或发生并发症者可做手术治疗。

1.药物治疗

目前多主张采用递减法,即开始使用质子泵抑制剂加促胃肠动力药,迅速控制症状,待症状控制后再减量维持。

(1)促胃肠动力药:目前常用的药物是西沙必利。常用量为每次 5~15 mg,每天 3~4 次,疗程为 8~12 周。

(2)抑酸药。①H_2 受体拮抗剂(H_2RA):西咪替丁 400 mg、雷尼替丁 150 mg 或法莫替丁 20 mg,每天 2 次,疗程为 8~12 周。②质子泵抑制剂(PPI):奥美拉唑 20 mg、兰索拉唑 30 mg、泮托拉唑 40 mg、雷贝拉唑 10 mg 或埃索美拉唑 20 mg,1 天 1 次,疗程为 4~8 周。③抗酸药:仅用于症状轻、间歇发作的患者,用于临时缓解症状。有并发症或停药后很快复发的反流性食管炎患者,需要长期维持治疗。H_2RA、西沙必利、PPI 均可用于维持治疗,其中以 PPI 效果最好。维持治疗的剂量因患者而异,以调整至患者无症状的最低剂量为合适剂量。

2.手术治疗

手术为不同术式的胃底折叠术。手术指征:①严格内科治疗无效。②虽经内科治疗有效,但患者不能忍受长期服药。③经反复扩张治疗后食管狭窄仍反复发作。④确证有由反流性食管炎引起的严重呼吸道疾病。

3.并发症的治疗

(1)食管狭窄:大部分食管狭窄可行内镜下食管扩张术治疗。扩张后予以长程 PPI 维持治疗可防止狭窄复发。少数严重瘢痕性狭窄需行手术切除。

(2)Barrett 食管:药物治疗是预防 Barrett 食管发生和发展的重要措施,必须使用 PPI 治疗及长期维持。

五、护理措施

(一)一般护理

为减少平卧时及夜间反流,可将床头抬高 15~20 cm。患者应避免睡前 2 小时内进食,白天进餐后不宜立即卧床;应避免食用使食管下括约肌压力降低的食物和药物,如巧克力、咖啡、浓茶、硝酸甘油、钙通道阻滞剂;应戒烟及禁酒;减少一切影响腹压升高的因素,如肥胖、便秘、紧束腰带。

(二)用药护理

护理人员应遵医嘱给予药物治疗,注意观察药物的疗效及不良反应。

1.H_2 受体拮抗剂

应在餐中或餐后即刻服用药物,若需同时服用抗酸药,则两药应间隔 1 小时以上。若静脉给药应注意控制速度,过快可引起低血压和心律失常。西咪替丁对雄性激素受体有亲和力,可导致男性乳腺发育、阳痿及性功能紊乱，护理人员应做好解释工作。该药物主要通过肾排泄，患者用药期间护理人员应监测其肾功能。

2.质子泵抑制剂

奥美拉唑可引起头晕，护理人员应嘱患者用药期间避免开车或做其他必须高度集中注意力的工作。兰索拉唑的不良反应包括出现荨麻疹或皮疹、瘙痒、头痛、口苦、肝功能异常等，轻度不良反应不影响继续用药，较严重时应及时停药。泮托拉唑的不良反应较少，偶尔可引起头痛和腹泻。

3.抗酸药

该药在饭后1小时和睡前服用。服用片剂时应嚼服，如用乳剂，用药前应充分摇匀。

应避免与奶制品、酸性饮料及其他食物同时服用抗酸剂。

(三)饮食护理

(1)护理人员应指导患者有规律地定时进餐，不宜过饱，选择营养丰富、易消化的食物，避免摄入过咸、过甜、过辣的刺激性食物。

(2)护理人员应与患者共同制定饮食计划，指导患者及家属改进烹饪技巧，增加食物的色、香、味，刺激患者的食欲。

(3)护理人员应观察并记录患者每天进餐的次数、量、种类，以了解其摄入营养素的情况。

六、健康指导

(一)疾病知识的指导

护理人员应向患者及家属介绍该病的有关病因，避免诱发因素；嘱患者保持良好的心理状态，平时生活要有规律，合理安排工作和休息时间，注意劳逸结合，积极配合治疗。

(二)饮食指导

护理人员应指导患者加强饮食卫生和饮食营养，养成有规律的饮食习惯；避免过冷、过热、辛辣等刺激性食物及浓茶、咖啡等饮料。嗜酒者应戒酒。

(三)用药指导

护理人员应根据病因及病情进行指导，介绍药物的不良反应，嘱患者长期维持治疗，如有异常及时复诊。

(沈玉珍)

第四节 慢性胃炎

慢性胃炎是由不同原因引起的胃黏膜慢性炎症。病变可局限于胃的一部分(常见于胃窦部)，也可累及整个胃部。慢性胃炎一般可分为慢性浅表性胃炎、慢性萎缩性胃炎两大类，前者是慢性胃炎中最常见的一种，占60%～80%，后者则由于易发生癌变而受到人们的关注。慢性胃炎的发病率随年龄增长而增加。

一、护理要点

护理人员应合理应用药物，以及时对症处理；嘱患者戒除烟酒嗜好，养成良好的饮食习惯；做好健康指导，嘱患者保持良好心理状态；嘱患者重视疾病变化，定期检查随访。

二、护理措施

(1)慢性胃炎的患者应立即解除疲劳的工作状态而加强休息，必要时卧床休息。患者应撇开一切烦恼，保持安详、乐观的人生态度；应保持周围环境清洁、卫生和安静；可以听一些轻音乐，这有助于慢性胃炎的康复。

(2)患者应改变不规律进食、过快进食或暴饮暴食等不良习惯，养成定时、定量规律进食的好习惯；进食宜细嚼慢咽，使食物与唾液充分混合，减少对胃黏膜的刺激。

(3)患者应停止进食过冷、过烫、辛辣、高钠、粗糙的食物。患者最好以易消化的面食为主食。

(4)慢性胃炎的患者必须彻底戒除烟、酒，最好不要饮用浓茶。

(5)停止服用水杨酸类药物。胃酸减少或缺乏者可适当喝米醋。

三、用药及注意事项

(一)保护胃黏膜

1.硫糖铝

硫糖铝能与胃黏膜中的黏蛋白结合，形成一层保护膜，是一种很好的胃黏膜保护药。它还可以促进胃黏膜的新陈代谢。每次 10 g，每天 3 次。

2.甘珀酸

该药能促使胃黏液分泌增加和胃黏膜上皮细胞寿命延长，从而形成保护黏膜的屏障，增强胃黏膜的抵抗力。每次 50～100 mg，每天 3 次，对高血压患者不宜应用。

3.胃膜素

胃膜素为猪胃黏膜中提取的抗胃酸多糖质，遇水变为具有附着力的黏浆，附贴于胃黏膜而起保护作用，并有制酸作用。每次 2～3 g，每天 3 次。

4.麦滋林-S 颗粒

麦滋林-S 颗粒具有胃黏膜保护功能，最大的优点是不被肠道吸收入血，故几乎无任何不良反应。每次 0.67 g，每天 3 次。

(二)调整胃运动功能

1.甲氧氯普胺

该药能抑制延脑的催吐化学感受器，有明显的镇吐作用；同时能调整胃窦功能，增强幽门括约肌的张力，防止和减少碱性反流。每次 5～10 mg，每天 3 次。

2.吗丁啉

吗丁啉的作用较甲氧氯普胺强，不良反应少，且不透过血-脑屏障，不会引起锥体外系反应，是目前较理想的促进胃蠕动的药物。每次 10～20 mg，每天 3 次。

3.西沙比利

西沙比利的作用与吗丁啉的作用类似，但不良反应更小，疗效更好。每次 5 mg，每天 3 次。

(三)抗酸或中和胃酸

西咪替丁能使基础胃酸分泌减少约 80%，使各种刺激引起的胃酸分泌减少约 70%。每次 200 mg，每天 3 次。

(四)促进胃酸分泌

1.卡尼汀

卡尼汀能促进胃肠功能,使唾液、胃液、胆液、胰液及肠液等的分泌增加,从而加强消化功能,有利于低酸的恢复。

2.多酶片

多酶片每片内含淀粉酶 0.12 g、胃蛋白酶 0.04 g、胰酶 0.12 g,作用是加强消化功能。每次 2 片,每天 3 次。

(五)抗感染

1.庆大霉素

每次口服庆大霉素 4 万单位,每天 3 次,对于上呼吸道炎症、牙龈炎、鼻炎等慢性炎症有较快、较好的疗效。

2.德诺(De-Nol)

德诺主要成分是枸橼酸铋钾,具有杀灭幽门螺杆菌的作用。每次 240 mg,每天 2 次。服药时间不得超过 3 个月,因为久服胶体铋有引起锥体外系中毒的危险。

3.三联疗法

三联疗法:德诺+甲硝唑+四环素或阿莫西林,是当前根治幽门螺杆菌的最佳方案,根治率可达 96%。用法为德诺,每次 240 mg,每天 2 次;甲硝唑,每次 0.4 g,每天 3 次;四环素,每次 500 mg,每天 4 次;阿莫西林,每次 1.0 g,每天 4 次。按此方案连服 14 天为 1 个疗程。

四、健康指导

因为慢性胃炎病程较长,治疗进展缓慢,而且可能反复发作,所以患者常有严重焦虑,而焦虑不安、精神紧张又是慢性胃炎病情加重的重要因素之一。如此恶性循环,必将严重影响慢性胃炎的治疗。因此,对患者进行心理疏导往往能收到良好的效果。护理人员应叮嘱患者生活要有规律,保持乐观情绪;应少食多餐,饮食以清淡、无刺激性、易消化为宜,戒烟、酒;禁用或慎用阿司匹林等可致溃疡的药物;定期复诊,如上腹疼痛节律发生变化或出现呕血、黑便,应立即就医。

(沈玉珍)

第十章

肾内科疾病护理

第一节 急性肾小球肾炎

急性肾小球肾炎(acute glomerulonephritis,AGN)简称急性肾炎,是一组起病急,以血尿、蛋白尿、水肿和高血压为特征的肾脏疾病,可伴有一过性肾损害。本病多见于链球菌感染后。

一、临床表现

急性肾小球肾炎在链球菌感染后常有1～3周的潜伏期,起病急,临床表现的严重程度不一,伴有血尿、蛋白尿,可有管型尿(红细胞管型、颗粒管型等),常有高血压及水、钠潴留症状,有时有短暂的氮质血症,患者常有疲乏、厌食、恶心、呕吐、嗜睡、头晕、视物模糊及腰部钝痛等全身表现。轻者可仅有镜下血尿及血清补体 C_3 异常;重者不仅有急性肾炎综合征的表现,并常可并发急性肾衰竭、急性心力衰竭和高血压脑病等。急性肾小球肾炎大多预后良好,常可在数月内临床自愈(表10-1)。

表10-1 急性肾小球肾炎典型表现

临床表现	特点
尿异常	血尿、蛋白尿、尿量减少
水肿	晨起眼睑、颜面部水肿,呈特殊的肾炎面容
尿异常	血尿、蛋白尿、尿量减少
高血压	多为轻度或中度高血压,少数患者可出现严重高血压脑病
少尿	尿量少于500 mL/d
肾功能损伤	常有一过性氮质血症,少数预后不佳
严重的并发症	心力衰竭、高血压脑病、急性肾衰竭

(一)尿异常

1.血尿

血尿常为起病的首发症状,患者几乎均有血尿,为肾小球源性,约40%呈肉眼血尿,数天至一两周转为镜下血尿。镜下血尿持续时间较长，常 3～6 个月或更久。

2.蛋白尿

几乎全部患者尿蛋白阳性，多为轻中度，少数患者尿蛋白可超过 3.5 g/d，达到肾病综合征水平。蛋白尿多在几周内消失，很少延至半年以上。

3.尿量减少

多数患者起病时尿量减少，常降至 400～700 mL/d，2 周后逐渐增多，发展至少尿、无尿者不多见。

(二)水肿

70%～90%的患者发生水肿，常表现为晨起眼睑、颜面部的水肿，呈特殊的肾炎面容。水肿多为轻中度，少数患者可在数天内转为重度水肿。

(三)高血压

高血压见于 80%左右的患者，多为轻度或中度高血压，常于利尿消肿后恢复正常。高血压的原因也主要与水、钠潴留，血容量扩张有关。少数患者可出现严重高血压，甚至高血压脑病，持续高血压亦可加重肾功能损害，应予及早治疗。

(四)少尿

大部分患者起病时尿量少于 500 mL/d。可有少尿引起氮质血症，2 周后尿量渐增，肾功能恢复。

(五)肾功能损伤

肾功能损伤患者常有一过性氮质血症，血肌酐及尿素氮轻度升高，常于 2 周后，随尿量增加而恢复到正常水平。少数老年患者虽经利尿后肾功能仍不能恢复，预后不佳。

(六)重症患者在急性期可发生较严重的并发症

1.心力衰竭

心力衰竭以老年患者多见。多在起病后 1～2 周发生，主要与水、钠潴留引起的血容量增加有关。

2.高血压脑病

高血压脑病常发生于急性肾炎起病后 1～2 周，表现为剧烈头痛、频繁呕吐、视物模糊、嗜睡，严重者出现惊厥及昏迷。

3.急性肾衰竭

急性肾衰竭主要与肾小球滤过率下降、尿量减少有关，表现为少尿或无尿，血尿素氮，肌酐升高及水、电解质、酸碱平衡的紊乱等。

二、辅助检查

(一)尿液检查

尿液检查可见血尿，为变形红细胞尿。95%以上的患者伴有蛋白尿，多为轻中度蛋白尿，尿蛋白量少于 3 g/d，少数患者尿蛋白可超过 3.5 g/d。尿沉渣中可见红细胞管型、透明管型和颗粒管型，偶可见白细胞管型，还可见上皮细胞和白细胞。尿纤维蛋白降解产物常增高。

(二)血液检查

因血容量扩大，血液稀释，红细胞计数及血红蛋白可稍低，血清蛋白也可轻度下降，少尿者常有高钾血症。血沉常增快，为 30～60 mm/h(魏氏法)。在疾病最初的 2 周内，补体 C_3 水平降低，8 周内逐渐恢复正常，是急性肾小球肾炎的重要特征。70%～80%的患者血清抗链球菌溶血素“O”滴度增高。

(三)双肾B超检查

肾皮质回声增强,外形轮廓可无改变,肾体积稍有增大。

(四)肾穿活检

典型病例一般不需肾活检,但当有急进性肾炎的可能时,或起病后2～3个月仍有高血压、持续性低补体血症或伴有肾功能损害者,应进行活检,以便明确诊断和治疗。光镜下大多数呈急性增殖性、弥漫性病变,肾小球内皮细胞增生、肿胀,系膜细胞增生,致使毛细血管腔狭窄,甚至闭塞。肾小球系膜、毛细血管及囊腔均有明显的中性粒细胞及单核细胞浸润,严重时毛细血管内发生凝血现象。电镜下可见到肾小球基膜的上皮细胞有驼峰状沉积物,有时也见到微小的内皮下沉积物。免疫荧光镜检:沉积物内含免疫球蛋白,主要是IgG和C_3。亦有少数呈肾小球系膜细胞及基质增生。

三、治疗

(一)治疗原则

急性肾小球肾炎为自限性疾病,基本上是对症治疗。密切观察病情,出现异常及时报告医师。治疗以对症治疗、卧床休息为主,积极控制感染和预防并发症,急性肾衰竭患者予以短期透析。

治疗的重点包括:注意休息,预防和治疗水、钠潴留,控制循环血量,遵医嘱利尿、降血压,从而减轻症状(水肿、高血压)。预防肾衰竭等致死性并发症,如心力衰竭、高血压脑病、急性肾衰竭,以及防治各种加重肾脏病变的因素,如抗感染治疗。少尿性急性肾衰竭及严重水、钠潴留引起左心衰竭者应透析治疗。

(二)药物治疗

1.利尿剂的应用

利尿剂可增加尿钠排出,减少体内水、钠潴留,减轻水肿。常用噻嗪类利尿和保钾利尿剂合用,氢氯噻嗪25 mg,每天3次,氨苯蝶啶50 mg,每天3次,两者合用可提高利尿效果,并减少低钾血症的发生;袢利尿剂常用呋塞米,20～120 mg/d,口服或静脉注射。

2.无肾毒性抗生素

青霉素、头孢菌素。

3.降压药

首选对肾脏保护作用的降压药,常用ACEI(如卡托普利、贝那普利)和ARB(如氯沙坦),两药降压同时,还可减轻肾小球高滤过、高灌注、高压力状态。

四、护理诊断

(1)体液过多:与肾小球滤过率下降导致水、钠潴留有关。

(2)有皮肤完整性受损的危险:与皮肤水肿有关。

五、护理评估

(一)一般评估

1.生命体征

感染未控制时可有发热;水、钠潴留致血容量增加可有血压升高、心率、呼吸加快。

2.患者主诉

发病前有无上呼吸道感染或皮肤感染；有无尿量减少、肉眼血尿；水肿发生的部位，有无腹胀等。

3.相关记录

身高、体重、饮食、睡眠及排便情况等。

(二)身体评估

1.视诊

皮肤是否完好，有无感染病灶；水肿的部位及程度等。

2.触诊

(1)测量腹围：观察有无腹水征象。

(2)观察颜面及全身水肿情况：根据每天水肿的部位记录情况与患者尿量情况作动态的综合分析，判断水肿是否减轻，治疗是否有效。

3.叩诊

腹部有无移动性浊音、有无胸腔积液，心界有无扩大。

4.听诊

两肺有无湿啰音和哮鸣音。

(三)心理-社会评估

了解患者对疾病的认识程度，有无因疾病而导致的焦虑、恐惧等不良情绪。评估患者家庭及社会的支持情况。

(四)辅助检查结果评估

1.ASO 测定

ASO 滴度高低与链球菌感染有关，滴度明显升高说明近期有链球菌感染，但早期用青霉素后，滴度可不高。

2.补体测定

血清补体的动态变化是急性链球菌感染后急性肾炎的重要特征，发病初期补体 C_3 明显下降，8 周内渐恢复正常。

(五)主要用药的评估

(1)利尿剂治疗时：尤其注意有无电解质紊乱，有无出现嗜睡、精神萎靡，呕吐、厌食、心音低钝、肌张力低或惊厥等症状。

(2)抗生素应用注意有无肾毒性。

(六)护理效果评估

(1)患者肉眼血尿消失，血压回复都正常，水肿减轻或消退。

(2)患者有效预防高血压脑病及严重循环充血，活动耐力增加。

(3)患者掌握预防本病的知识。

六、护理措施

(一)休息与活动

(1)急性期患者应绝对卧床休息，症状比较明显者需卧床休息4～6周，待水肿消退、肉眼血尿消失、血压恢复正常后，方可逐步增加活动量。待病情稳定后可从事一些轻体力活动，但1～

2年应避免重体力活动和劳累。

(2)提供安静舒适的睡眠环境，有助于入睡。

(二)病情观察

观察水肿的部位、特点、程度及消长情况，定期测量胸围、腹围、体重的变化，有利于治疗效果评估及判断有无胸腔积液、腹水的出现等，或作为调整输入量和速度、饮水量及利尿剂用量的依据。记录24小时出入量，监测尿量变化，监测生命体征，尤其是血压。观察有无心力衰竭、高血压脑病的表现，密切监测实验室检查结果。

(三)饮食护理

急性期应严格限制钠的摄入，以减轻水肿和心脏负担；水肿重且尿少者，应控制入量。一般每天盐的摄入量应低于3 g。病情好转，水肿消退，血压下降后，可由低盐饮食逐渐转为正常饮食。尿量明显减少者还应注意控制水和钾的摄入。另外，还应根据肾功能调节蛋白质的摄入量，维持1 g/(kg·d)，过多的蛋白摄入会加重肾脏负担，同时注意给予足够的热量和维生素。

(四)皮肤护理

水肿较重的患者要注意衣着柔软、宽松。长期卧床者，应嘱其经常变换体位，防止发生压疮；年老体弱者，可协助其翻身或用软垫支撑受压部位。水肿患者皮肤非常薄，易发生破损而感染，故需协助患者做好全身皮肤的清洁，清洗时避免过分用力而损伤皮肤。同时，密切观察皮肤有无红肿、破损和化脓等情况发生。

(五)预防感染

(1)注意保暖，不要着凉，尽量少去人多的地方，避免上呼吸道感染。

(2)做好会阴部护理，保持清洁，做好个人卫生，防止泌尿系统和皮肤感染。

(3)保持病房环境清洁，定时开门窗通风换气，定期进行空气、地面消毒，尽量减少病区的探访人次。

(六)用药护理

遵医嘱给予利尿剂，常用噻嗪类利尿剂，必要时可用髓袢利尿剂。应注意大剂量呋塞米可能引起听力及肾脏的严重损害，还要注意血钾的丢失。积极稳步地控制血压对于增加肾血流量，改善肾功能，预防心、脑并发症非常重要。常用噻嗪类利尿剂，必要时可用钙通道阻滞剂及其他降压药物联合应用。

(七)心理护理

限制儿童的活动可使其产生焦虑、烦躁、抑郁等心理反应，故对儿童及青少年患者，应使其充分理解急性期卧床休息及恢复期限制运动的重要性。在患者卧床休息期间，应尽量多关心、巡视患者，以及时询问患者的需要并予以解决。多关心、鼓励患者，消除他们的心理负担。由于急性肾小球肾炎为自限性疾病，总的预后良好。及早诊治可防止严重并发症及持续高血压和/或肾病综合征，避免造成肾功能的损害或进行性恶化。给予患者心理安慰、鼓励，帮助患者树立战胜疾病的信心。

七、健康教育

(一)预防上呼吸道感染

解释本病与感染的关系，加强个人卫生、注意保暖，预防呼吸道等各种感染。

(二)休息和活动

患病期间加强休息,病情稳定后可从事轻体力活动,痊愈后可参加体育活动,增强体质,1～2 年应避免重体力活动和劳累。

(三)自我监测

指导患者自我监测血压,观察尿量、血尿、蛋白尿等,定时随访。

(四)预防感染

急性肾小球肾炎的发生常与呼吸道感染或皮肤感染有关,且感染还可增加疾病慢性化的发生率。注意休息和保暖,加强个人卫生,预防上呼吸道和皮肤感染。若患感冒、咽炎、扁桃体炎和皮肤感染等,应及时就医。

(五)急需就诊的指标

嘱患者如果出现下列任何一种情况,请速到医院就诊。

(1)尿量减少、血尿。

(2)面部、下肢水肿。

(3)感冒、发热。

(单士力)

第二节　急进性肾小球肾炎

急进性肾小球肾炎(rapidly progressive glomerulonephritis,RPGN)是一组病情发展急骤,由血尿、蛋白尿迅速发展为少尿或无尿直至急性肾衰竭的急性肾炎综合征。急进性肾小球肾炎包括原发性急进性肾小球肾炎、继发于全身性疾病的急进性肾小球肾炎和在原发性肾小球基础上形成广泛新月体。

临床表现为急性肾炎综合征、肾功能急剧恶化、早期出现少尿或无尿的肾小球疾病,病理表现为新月体性肾小球肾炎。此病进展快速,若无有效治疗患者将于几周至几月(一般不超过半年)进入终末期肾衰竭。急进性肾小球肾炎每年的发病率仅在 7%以下,在我国绝大多数(91.7%)为Ⅱ型,Ⅱ型以儿童多见。Ⅰ型虽较少见,但有逐渐增多趋势,常发生于青年男性和老年女性。Ⅲ型多见于成年人,特别是老年人。

一、临床表现

急进性肾小球肾炎为一少见疾病,约占肾活检病例 2%。好发年龄有青年及中老年两个高峰,如儿童发生 RPGN,多为链球菌感染后肾炎。患者发病前常有上呼吸道感染症状,部分患者有有机溶剂接触史、心肌梗死或肿瘤病史。急进性肾小球肾炎好发于春、夏两季,多数病例发病隐袭,起病急骤,临床表现为急进型肾炎综合征,部分患者呈肾病综合征的表现,如水肿、少尿、血尿、无尿、蛋白尿、高血压等,并迅速进展为尿毒症;发展速度最快数小时,一般数周至数月。患者全身症状严重,如疲乏无力、精神萎靡、体重下降,可伴发热、腹痛、皮疹等。继发于其他全身疾病如系统性红斑狼疮等,可有其原发病的表现。

(1)尿改变:患者尿量显著减少,出现少尿或无尿,部分患者可出现肉眼血尿,常见红细胞管型及少量或中等量蛋白，尿中白细胞也常增多。

(2)严重贫血。

(3)水肿：半数以上病例有水肿，以颜面和双下肢为主，肾病综合征患者可出现重度水肿。

(4)高血压：部分患者可出现高血压，短期内可出现心、脑并发症。

(5)肾功能损害：以持续性、进行性肾功能损害为特点，血肌酐、尿素氮进行性增高，Ccr 显著下降，肾小管功能也出现障碍，最终发展为尿毒症。

(6)全身症状：可有疲乏、无力、精神萎靡、体重下降、发热等表现，随着肾功能的恶化，患者可出现恶心、呕吐，甚至上消化道出血、心力衰竭、肺水肿和严重的酸碱失衡及电解质紊乱，感染也是常见的并发症。

二、辅助检查

(一)尿液检查

尿蛋白程度不一，可从少量到肾病综合征的大量蛋白尿。可有肉眼或镜下血尿，常见细胞管型。尿中白细胞也常增多。尿蛋白电泳呈非选择性，尿纤维蛋白原降解产物(FDP)呈阳性。

(二)血液检查

急进性肾小球肾炎患者常出现严重贫血，有时伴白细胞及血小板计数增高，如与 C 反应蛋白(CRP)同时存在，则提示急性炎症。血肌酐、尿素氮持续上升，Ccr 呈进行性下降。Ⅰ型患者血清抗肾小球基底膜抗体阳性；Ⅱ型血循环复合物及冷球蛋白呈阳性，血补体 C_3 降低；Ⅲ型由肾微血管炎引起者，血清 ANCA 呈阳性。

(三)肾脏 B 超检查

急性期 B 超显示双肾增大或大小正常，但皮质与髓质交界不清。晚期双肾体积缩小，肾实质纤维化。

(四)肾穿活检

凡怀疑急进性肾小球肾炎者应尽早行肾活检。

三、治疗

急进性肾小球肾炎为肾内科急重症疾病，应分秒必争，尽早开始正规治疗。

(一)强化治疗

1.甲泼尼龙冲击治疗

每次 0.5～1 g 静脉滴注，每次滴注时间需超过 1 小时，每天或隔天 1 次，3 次为 1 个疗程，间歇 3～7 天后可行下 1 个疗程，共 1～3 个疗程。此治疗适用于Ⅱ、Ⅲ型急进性肾炎，对抗肾小球基底膜(GBM)抗体致病的Ⅰ型急进性肾炎效果差。

2.强化血浆置换治疗

用离心或膜分离技术分离并弃去患者血浆，用正常人血浆或血浆制品(如清蛋白)置换患者血浆，每天或隔天 1 次，直至患者血清致病抗体(抗 GBM 抗体及 ANCA)消失，患者病情好转，一般需置换 10 次以上。适用于各型急进性肾炎，但是主要用于Ⅰ型及Ⅲ型伴有咯血的患者。

3.双重血浆置换治疗

分离出的患者血浆不弃去，再用血浆成分分离器做进一步分离，将最终分离出的分子量较大的蛋白(包括抗体及免疫复合物)弃去，而将富含清蛋白的血浆与自体血细胞混合回输。

4.免疫吸附治疗

分离出的患者血浆不弃去，而用免疫层析吸附柱(如蛋白A吸附柱)将其中致病抗体及免疫复合物清除，再将血浆与自体血细胞混合回输。双重血浆置换与免疫吸附治疗均能达到血浆置换的相同目的(清除致病抗体及免疫复合物)，却避免了利用他人大量血浆的弊端。这两个疗法同样适用于各型急进性肾炎，但也主要用于Ⅰ型及Ⅲ型伴有咯血的患者。在进行上述强化免疫抑制治疗时，尤应注意感染的防治，还应注意患者病房消毒及口腔清洁卫生(如用复方氯己定漱口液及5%碳酸氢钠漱口液交替漱口，预防细菌及真菌感染)。

(二)基础治疗

用常规剂量糖皮质激素(常用泼尼松或泼尼松龙)配伍细胞毒性药物(常用环磷酰胺)作为急进性肾炎的基础治疗，任何强化治疗都应在此基础上进行。

(三)对症治疗

降血压、利尿治疗。但是利尿剂对重症病例疗效甚差，此时可用透析超滤来清除体内水分。

(四)透析治疗

利用透析治疗清除体内蓄积的尿毒症毒素，纠正机体水、电解质及酸碱紊乱，以维持生命，赢得治疗时间。

四、护理诊断

(1)潜在并发症：急性肾衰竭。

(2)体液过多：与肾小球滤过率下降、大剂量激素治疗导致水、钠潴留有关。

(3)有感染的危险：与激素、细胞毒药物的应用和血浆置换、大量蛋白尿致机体抵抗力下降有关。

(4)恐惧：与急进性肾小球肾炎进展快、预后差有关。

(5)知识缺乏：缺乏疾病相关知识。

五、护理评估

护理评估同急性肾炎，但要注意了解起病的时间及病情发展的速度。在用药的评估方面，要注意了解糖皮质激素及细胞毒药物的用药方法是否正确，有无发生不良反应等。

(1)患者尿量增加，水肿减轻或消退，血压恢复正常。

(2)患者有效预防急性肾衰竭的发生，活动耐力增加。

(3)患者掌握预防本病的知识。

六、护理措施

(一)休息

急性期要绝对卧床休息，时间较急性肾小球肾炎更长，避免劳累。

(二)病情观察

(1)监测患者的神志、生命体征、特别是心律、心率的变化。

(2)监测肾小球滤过率、Ccr、血尿素氮(BUN)、血肌酐(Scr)水平。若Ccr快速下降，BUN、Scr进行性升高，提示有急性肾衰竭发生，应协助医师及时处理。

(3)监测血电解质及pH的变化，特别是血钾情况，避免高血钾可能导致的心律失常，甚至心脏骤停。

(4)记录 24 小时尿量,定期检测尿常规、肾功能,注意水肿的消长情况。

(5)密切观察是否出现各种感染的征象,如体温升高、咳嗽咳痰、白细胞计数增高等,应给予及时处理。

(6)观察有无恶心、呕吐、呼吸困难(如端坐呼吸)等症状的发生,以及时进行护理干预。

(三)治疗配合

(1)水肿较严重的患者应着宽松、柔软的棉质衣裤、鞋袜。协助患者做好全身皮肤、黏膜的清洁,指导患者注意保护好水肿的皮肤,如清洗时注意水温适当、勿过分用力;平时避免擦伤、撞伤、跌伤、烫伤。阴囊等部位严重的皮肤水肿可用中药芒硝粉袋或硫酸镁溶液敷于局部。水肿部位皮肤破溃应用无菌敷料覆盖,必要时可使用稀释成 1∶5 的碘伏溶液局部湿敷,以预防或治疗破溃处感染,促进创面愈合。

(2)注射时严格无菌操作,采用 5～6 号针头,保证药物准确及时的输注,注射完拔针后,应延长用无菌干棉球按压穿刺部位的时间,减少药液渗出。

(四)预防和控制感染

严格执行各项无菌技术操作;定时消毒病室环境;控制探视人员;注意个人卫生,避免受凉、感冒。

(五)用药护理

(1)按医嘱严格用药,动态观察药物使用过程中疗效与不良反应。

(2)使用激素者应注意激素需饭后口服,以减少对胃黏膜的刺激;长期用药者要补充维生素 D 和钙剂,预防骨质疏松;大量冲击治疗时,应对患者实行保护性隔离,防止感染;告知患者不能擅自减量或停药,以免引起反跳现象。

(3)细胞毒类药物环磷酰胺使用时,嘱患者多饮水,以促进药物从尿中排出,并观察其不良反应,有无恶心、呕吐及血尿。

(4)利尿剂治疗时尤其注意有无电解质紊乱,有无出现嗜睡、精神萎靡,呕吐、厌食、心音低钝、肌张力低或惊厥等症状。

(5)治疗后需认真评估有无甲泼尼龙冲击治疗常见的不良反应发生,如继发感染,水、钠潴留,精神异常、可逆性记忆障碍,面红、高血糖、消化道出血或穿孔、严重高血压、充血性心力衰竭等。

(6)实施保护性隔离,预防继发感染。

(六)心理护理

由于病情重,疾病进展快,患者可能出现恐惧、焦虑、烦躁、抑郁等心理。护士应充分理解患者的感受和心理压力,通过教育使患者及家属配合治疗。护士尽量多关心、巡视患者,以及时满足患者的合理需要。护士应鼓励患者说出对患病的担忧,给其讲解疾病过程、合理饮食和治疗方案,以消除疑虑,提高治疗信心。及早预防和发现问题并给予心理疏导。

七、健康教育

(1)疾病预防指导:积极预防和控制感染,从病因与治疗方法上对患者进行健康教育,告知患者本病发病常与呼吸道感染有关,应加强个人卫生、注意保暖等预防各种感染,增强患者预防感染的意识。

(2)休息和活动：患病期间加强休息，卧床休息时间应较急性肾小球肾炎更长。病情稳定后可从事轻体力活动，痊愈后可参加体育活动，增强体质，1～2 年应避免重体力活动和劳累。

(3)用药指导：告知严格遵守诊疗计划的重要性，指导患者对激素和细胞毒药物不良反应的观察，不可擅自更改用药和停止治疗，避免使用肾毒性药物。

(4)自我监测：指导患者如何监测病情变化，告知病情好转后仍需较长时间的随访。

(单士力)

第三节　慢性肾小球肾炎

慢性肾小球肾炎(CGN)简称慢性肾炎，是由多种病因引起、呈现多种病理类型的一组慢性进行性肾小球疾病。患者常呈现不同程度的水肿、高血压、蛋白尿及血尿，肾功能常逐渐恶化直至终末期肾衰竭。慢性肾小球肾炎可发生于任何年龄，但以青、中年为主，男性多见。

一、临床表现

慢性肾炎为起病缓慢、病程迁延、临床表现多样、多种病因引起的一组原发性肾小球疾病，不同病理改变有其相应的临床表现。早期患者可有乏力、疲倦、腰部酸痛、食欲差；有的可无明显症状。

(一)基本临床表现

1.蛋白尿

大多数慢性肾炎患者有持续性蛋白尿，尿蛋白量常在 1～3 g/24 h。有的也可表现为大量蛋白尿，出现肾病综合征的表现。

2.血尿

大多数慢性肾炎患者尿沉渣可见不同程度的肾小球源性血尿，常伴有管型。

3.高血压

大多数慢性肾炎患者多表现为中度以上的血压增高，呈持续性。

4.水肿

大多数慢性肾炎患者多发生在眼睑、面部或下肢踝部。

(二)慢性肾衰竭临床表现

随着病情的发展可逐渐出现夜尿增多、肾功能减退，最后发展为慢性肾衰竭而出现相应的临床表现。

1.早期表现

慢性肾炎早期常表现为无症状性蛋白尿和/或血尿，有时伴管型，也可伴乏力、腰酸、食欲差和间断轻微水肿等。肾小球和/或肾小管功能正常或轻度受损。

2.急性发作表现

慢性肾炎病程中可因呼吸道感染等原因诱发急性发作，表现为感染后 2～5 天病情急剧恶化，出现大量蛋白尿和血尿，甚至肉眼血尿，管型增多，水肿、高血压和肾功能损害均加重。适当处理可使病情恢复至原有水平，但部分患者由此进入尿毒症阶段。

二、辅助检查

(一)尿液检查

多数尿蛋白(+)～(+++),尿蛋白定量为1～3 g/24 h。镜下可见多型红细胞,可有红细胞管型。

(二)血液检查

早期血常规检查多正常或轻度贫血,晚期红细胞计数和血红蛋白计数明显下降。晚期血肌酐和血尿素氮增高,Ccr明显下降。

(三)肾B超检查

晚期双肾缩小,肾皮质变薄。

三、治疗

慢性肾炎的治疗重点应放在保护残存肾功能,延缓肾损害进展上。

(一)一般治疗

1.饮食

低盐(每天食盐<3 g);出现肾功能不全时应限制蛋白质摄入量。

2.休息

肾功能正常的轻症患者可适当参加工作,重症及肾功能不全患者应休息。

(二)对症治疗

1.利尿

轻者合用噻嗪类利尿剂及保钾利尿剂,重者用袢利尿剂。

2.降血压

应将血压严格控制至17.3/10.7 kPa(130/80 mmHg),能耐受者还能更低,这对尿蛋白>1 g/d者尤为重要。但是,对于老年患者或合并慢性脑卒中的患者,应该个体化地制订降压目标,常只宜降至18.7/12.0 kPa(140/90 mmHg)。慢性肾炎高血压于治疗之初就常用降压药物联合治疗,往往选用血管紧张素转换酶抑制剂或血管紧张素 AT_1 受体阻滞剂,与二氢吡啶、钙通道阻滞剂和/或利尿药联合治疗,无效时再联合其他降压药物。血清肌酐>265 μmol/L(3 mg/dL)不是禁用血管紧张素转换酶抑制剂或血管紧张素 AT_1 受体阻滞剂的指征,但是必须注意警惕高钾血症发生。

3.延缓肾损害进展的措施

严格控制高血压就是延缓肾损害进展的重要措施,除此而外,还可采用如下治疗。

(1)ACEI或ARB:无高血压时亦可服用,能减少尿蛋白及延缓肾损害进展,宜长期服药。

(2)调血脂药物:以血浆胆固醇增高为主者,应服用羟甲基戊二酰辅酶A还原酶抑制剂(他汀类药);以血清甘油三酯增高为主者,应服用纤维酸类衍生物(贝特类药)治疗。

(3)抗血小板药物:常口服双嘧达莫300 mg/d,或服阿司匹林100 mg/d。若无不良反应此两类药可长期服用,但是肾功能不全、血小板功能受损时要慎用。

(4)降低血尿酸药物:肾功能不全致肾小球滤过率<30 mL/min时,增加尿酸排泄的药物已不宜使用,只能应用抑制尿酸合成药物(如别嘌呤醇及非布司他),并需根据肾功能情况酌情调节用药剂量。除上述药物治疗外,避免一切可能加重肾损害的因素也极为重要,例如,不用肾毒性

药物(包括西药及中药)、预防感染(一旦发生,应及时选用无肾毒性的抗感染药物治疗)、避免劳累及妊娠等。

4.糖皮质激素及细胞毒性药物

一般不用糖皮质激素及细胞毒性药物,至于尿蛋白较多、肾脏病理显示活动病变(如肾小球细胞增生、小细胞新月体形成及肾间质炎症细胞浸润等)的患者,是否可以酌情考虑应用,需要个体化地慎重决定。慢性肾炎如已进展至慢性肾功能不全,则应按慢性肾功能不全非透析疗法处理;如已进入终末期肾衰竭,则应进行肾脏替代治疗(透析或肾移植)。

四、护理诊断

(1)体液过多:与肾小球滤过功能下降致水、钠潴留有关。

(2)焦虑:与疾病反复发作、预后不良有关。

(3)营养失调:低于机体需要量与限制蛋白饮食、患者食欲缺乏、低蛋白血症有关。

(4)潜在并发症:慢性肾衰竭。

(5)知识缺乏:缺乏慢性肾小球肾炎相关知识。

五、护理评估

(一)一般评估

1.生命体征

大部分患者可有不同程度的高血压。

2.患者主诉

有无尿量减少、泡沫尿、血尿;水肿的发生时间、部位、特点、程度、消长情况;血压是否升高,有无头晕头痛;有无气促、胸闷、腹胀等腹腔、胸腔、心包积液的表现;有无发热、咳嗽、皮肤感染、尿路刺激征等。

3.相关记录

身高、体重、饮食、睡眠及排便情况等。

(二)身体评估

1.视诊

面部颜色(贫血);有无水肿(肾炎性水肿多从颜面部开始,肾病性水肿多从下肢开始);皮肤黏膜有无破损;腹部有无膨隆或蛙状腹。

2.触诊

(1)测量腹围:观察有无腹水征象。

(2)颜面、下肢水肿的情况:根据每天水肿的部位记录情况与患者尿量情况作动态的综合分析,判断水肿是否减轻,治疗是否有效。

3.叩诊

肾区有无叩击痛;腹部有无移动性杂音;肺下界移动范围有无变小;心界有无扩大。

4.听诊

两肺有无湿啰音和哮鸣音。

(三)心理-社会评估

了解患者的心理反应状况及社会支持情况,如医疗费用来源是否充足、家庭成员的关心程度等。

(四)辅助检查结果评估

1.尿液检查

有无血尿、蛋白尿,各种管型尿。

2.血液检查

注意有无红细胞和血红蛋白的异常;Scr 和 BUN 升高和 Ccr 下降的程度。

3.B 超检查

双侧肾脏是否为对称性缩小、皮质变薄。

4.肾活组织检查

可根据肾小球病变的病理类型,了解治疗效果及预后。

(五)主要用药的评估

1.利尿剂

尤其注意有无电解质紊乱,有无出现嗜睡、精神萎靡,呕吐、厌食、心音低钝、肌张力低或惊厥等症状。

2.降压药

理想的血压控制水平视蛋白尿程度而定,尿蛋白>1 g/d 者,血压最好控制在 16.7/10.0 kPa(125/75 mmHg)以下;尿蛋白<1 g/d 者,血压最好控制在 17.3/10.7 kPa(130/80 mmHg)以下。

3.血小板解聚药

注意有无皮肤黏膜出血情况、血尿等出血征象。

(六)护理效果评估

(1)患者血压控制在良好状态。

(2)患者水肿减轻或消退。

(3)患者皮肤无损伤或感染。

(4)患者认识到饮食治疗的重要性,遵守饮食计划。

六、护理措施

(一)一般护理

1.休息与活动

嘱咐患者加强休息,以延缓肾功能减退。

2.饮食护理

予优质低蛋白、低磷、高热量饮食,每天蛋白质入量控制在 0.6~0.8 g/kg,其中 60%以上为动物蛋白质;少尿者应限制水的摄入,每天入量约为前 1 天 24 小时的尿量加上 500 mL;明显水肿、高血压者予低盐饮食。

3.皮肤护理

水肿较重的患者要注意衣着柔软、宽松。长期卧床者,应嘱其经常变换体位,防止发生压疮;年老体弱者,可协助其翻身或用软垫支撑受压部位。水肿患者皮肤非常薄,易发生破损而感染,故需协助患者做好全身皮肤的清洁,清洗时避免过分用力而损伤皮肤。同时,密切观察皮肤有无红肿、破损化脓等情况发生。

4.预防感染

注意保暖,不要着凉,尽量少去人多的地方,避免上呼吸道感染。注意个人卫生,做好会阴部护理,保持清洁,防止泌尿系统和皮肤感染。保持病房环境清洁,定时开门窗通风换气,定期进行空气地面消毒,尽量减少病区的探访人次。

5.病情观察

监测患者营养状况,包括观察并记录进食情况,如每天摄取的食物总量、品种,评估膳食中营养成分结构是否合适,总热量是否足够,观察口唇、指甲和皮肤色泽有无苍白;定期监测体重和上臂肌围,有无体重减轻、上臂环围缩小;检测血红蛋白浓度和血清蛋白浓度是否降低,应注意体重指标不适合水肿患者的营养评估。慢性患者的水肿一般不重,但少数患者可出现肾病综合征的表现,注意观察患者的尿量,水肿程度有无加重,或有无胸腔积液、腹水。密切观察血压的变化,血压突然升高或持续高血压可加重肾功能的恶化。监测肾功能,如 Ccr、血肌酐。监测血尿素氮,定期检查尿常规,监测水、电解质、酸碱平衡有无异常。

6.治疗配合

(1)饮食治疗。慢性肾炎患者肾功能减退时应予以优质蛋白饮食,0.6～0.8 g/(kg·d),每天限制在 30～40 g,其中 50%以上为优质蛋白,以减轻肾小球毛细血管高灌注、高压力和高滤过状态。低蛋白饮食时,应适当增加糖类的摄入,以满足机体生理代谢所需要的热量,避免因热量供给不足加重负氮平衡。控制磷的摄入,同时注意补充多种维生素及锌元素,因为锌有刺激食欲的作用。有明显水肿和高血压时需低盐饮食。

(2)积极控制高血压。近来通过研究结果证实,ACEI 作为一线降压药物与钙通道阻滞剂等药物联合应用治疗高血压,对延缓肾功能恶化也有肯定的疗效。ACEI 和 ARB 两类降压药物可以降低尿蛋白,β 受体阻滞剂对肾素依赖性高血压有较好疗效,对防治心血管并发症也有较好疗效。

(二)用药护理

1.利尿药

观察利尿效果,防止低钠、低钾血症及血容量减少等不良反应的发生。

2.降压药

使长期服用降压药者充分认识降压治疗对保护肾功能的作用,嘱其勿擅自改变药物剂量或停药,以确保满意的疗效。卡托普利对肾功能不全者易引起高钾血症,应定时查血压,降压不宜过快或过低,以免影响肾灌注。

3.激素或免疫抑制剂

慢性肾炎伴肾病综合征者常见,应观察药物可能出现的不良反应。

4.抗血小板聚集药

观察有无出血倾向,监测出血、凝血时间等。

(三)心理护理

由于多数患者病程较长,肾功能逐渐恶化,预后差,心理护理就显得尤为重要,特别是对于那些由于疾病而影响了正常工作、学习和生活的患者。

1.一般性的心理支持

心理支持主要通过支持、解释、疏导、鼓励等方法建立良好的社会支持体系,帮助患者树立生活和治疗的信心,保持乐观的心态。

2.放松疗法

放松疗法可结合音乐疗法放松精神、稳定情绪，还可辅助性地起到降血压、增加外周血流量、改善微循环的作用。

3.集体心理治疗

集体心理治疗可将患者集中到一起进行疾病的讲解，鼓励患者之间的探讨，自我病情的介绍和分析，通过交流起到互相鼓励、宣泄不良情绪的作用。

七、健康教育

(一)休息与饮食

制订个体化的活动计划，嘱患者加强休息，避免剧烈运动和过重的体力劳动，以延缓肾功能减退。适当活动，增强抵抗力，预防各种感染。

解释优质低蛋白、低磷、低盐、高热量饮食的重要性，指导患者根据病情选择合适的食物和量。

(二)避免加重肾损害的因素

注意休息和保暖，加强个人卫生，预防各种感染。若患感冒、咽炎、扁桃体炎和皮肤感染等，应及时就医。避免使用对肾功能有害的药物，如氨基糖苷类抗生素、抗真菌药等。

(三)定期门诊随访

慢性肾炎病程长，需定期随访疾病的进展。若病情出现变化，如出现水肿或水肿加重、血压增高、血尿等，应及时就医。

(四)用药指导

按医嘱用药，避免使用肾毒性药物。

(五)病情监测

指导患者或家属学会自我监测血压及观察水肿程度和尿液的变化，定时复诊。

(六)就诊的指标

告诉患者如果出现下列任何一种情况，请速到医院就诊。

(1)恶心、呕吐；头痛、头晕。

(2)面部、腹部、下肢肿胀。

(3)血尿、大量泡沫尿。

(单士力)

第十一章

血管外科疾病护理

第一节　周围血管损伤

周围血管损伤是常见的外科急症，若主干血管损伤可能导致肢体伤残甚至危及生命，可分为直接损伤（锐性损伤、钝性损伤）和间接损伤。其病理改变包括血管连续性破坏（如血管壁穿孔、部分缺损、部分或完全断裂）、血管壁损伤但连续性未中断（外膜损伤、血管壁血肿、内膜撕裂或卷曲）、血管热力损伤（血管广泛烧灼伤）、继发性病变（如血栓、血肿、假性动脉瘤、动-静脉瘘等）。

临床表现为创伤部位大量出血、肢体明显肿胀、远端动脉搏动消失、组织缺血，病情危重者易发生休克。

辅助检查：超声多普勒、CTA 及血管造影有助于血管损伤的诊断。

处理原则：急救止血包括压迫止血、填塞止血、钳夹止血，手术处理包括止血清创和处理损伤血管（侧壁缝合术、补片成形术、端-端吻合术、血管移植术），此外还应积极防治休克和感染。

一、常见护理诊断/问题

(一)疼痛

疼痛与创伤及手术有关。

(二)体液不足

体液不足与大量失血有关。

(三)潜在并发症

感染、骨筋膜室综合征等。

二、护理措施

(一)现场急救与术前护理

1.安全转移

迅速解除引起血管损伤的原因，让患者安全快速脱离危险环境。

2.急救止血、骨折固定

常用止血方法:①伤口覆盖纱布后,局部压迫包扎止血。②消毒敷料填塞压迫或绷带加压包扎止血。③损伤血管暴露于伤口时用止血钳或无损伤血管钳钳夹止血。对有骨折或疑有骨折的患者应将患肢妥善固定。

3.保持呼吸道通畅

给予吸氧,昏迷患者头偏向一侧,防止窒息。

4.迅速建立中心静脉通路

(1)尽快输血、输液。

(2)遵医嘱应用抗生素及血管活性药物:使用血管活性药物时,应避免药液外渗,并使用输液泵或微量注射泵准确控制速度,注意观察其药物的不良反应。动态评估血压、心率变化,以及时通知医师调整用药剂量。

静脉输液、用药时,选择未受伤的上肢或下肢静脉,避免液体从近侧损伤静脉漏出。

5.病情监测

监测患者意识、生命体征、尿量的变化;观察局部止血效果,是否有活动性出血,血肿是否进行性增大;观察患肢血液循环和功能情况。

6.疼痛护理

动态评估患者疼痛情况,轻度疼痛可采取安慰解释、体位调适、音乐疗法等非药物干预方法;已明确原因的中重度疼痛,需遵医嘱予以药物止痛,并及时评价用药后效果。

7.心理护理

医护人员保持镇定,急救措施快速、准确、有序;及时与患者或家属沟通,说明伤情及紧急救治方案以取得患者及家属配合。

8.术前准备

(1)解释:向患者和家属讲解手术方式,告知需患者配合进行的相关准备,如禁食、禁饮、备皮、配血、特殊辅助检查等。

(2)特殊材料准备:如止血敷料、球囊、栓塞材料、覆膜支架、人工血管等。

(二)术后护理

1.病情观察

监测神志、生命体征、尿量、疼痛情况;损伤肢体的血液循环和功能,包括皮肤颜色、温度、动脉搏动、肢体感觉和运动等;保持伤口敷料清洁干燥,引流管妥善固定并保持通畅。

2.用药观察

遵医嘱使用抗凝治疗,预防血栓形成。观察伤口有无出血、渗血等现象,监测血常规和凝血功能的变化,发现异常及时通知医师。

3.活动

(1)制动:行股动脉、股静脉穿刺介入手术者,遵医嘱患肢制动6～8 小时,制动期间可行足部和踝关节活动。

(2)翻身:每 2 小时轻柔轴线翻身,促进患者舒适、预防压疮,但需避免穿刺侧肢体大幅度弯曲,诱发穿刺部位出血。

(3)体位:卧床休息期间,静脉血管术后宜抬高患肢高于心脏水平 20～30 cm,动脉血管术后患肢平置或低于心脏水平。

(4)活动:非大动脉损伤、无伤口引流管者,咨询医师无出血风险后,鼓励早期下床活动。

4.饮食护理

局麻清醒后可正常进食,宜选择高蛋白、高维生素、易消化、少刺激性饮食,避免呛咳引发伤口疼痛或裂开。

(三)术后并发症的观察与护理

1.感染

(1)观察:血管重建术后并发感染可危及肢体及生命。术后应严密观察生命体征、伤口局部情况。

(2)预防与护理:开放性损伤须彻底清创,并于术前、术中及术后使用广谱抗生素控制感染。一旦感染,应及时进行伤口清创处理,并根据分泌物或血培养结果选用病原体敏感的抗生素。

2.骨筋膜室综合征

(1)观察:由于创伤后组织缺血时间较长、软组织广泛损伤、主干动、静脉同时受损等原因,使局部组织微循环灌注不良,导致肌肉和神经急性缺血、缺氧,产生一系列症状和体征,即骨筋膜室综合征。患肢表现为肿胀、疼痛、麻痹、感觉异常及无法解释的发热和心率加快。需严密观察患者局部和全身情况。

(2)护理:一旦确诊或是可疑诊断,应及早行深筋膜切开减压。切开减压后,继续观察患肢血液循环、活动及感觉等情况,并保持创面无菌及引流通畅,监测尿量和肾功能,积极抗感染治疗。

三、健康教育

(一)肢体康复锻炼

对于多发伤、严重血管损伤患者,出院后仍需卧床休息;活动受限时,需在医护人员指导下进行主动、被动的肢体康复锻炼,以保持肌肉、关节正常功能,促进功能恢复。

(二)复诊指导

重建血管通路的患者,应遵医嘱定期复查彩色多普勒超声或CT,了解血流通畅度和移植物情况。一旦肢体出现麻木、发凉、肿胀、疼痛及活动受限时,应及时就诊。

(三)疾病预防

避免外伤和末梢组织受压,加强劳动保护。

(张　楠)

第二节　深静脉血栓形成

一、疾病概述

(一)概念

深静脉血栓形成(DVT)是指血液在深静脉内不正常地凝结、阻塞管腔,导致静脉回流障碍。全身主干静脉均可发病,以下肢静脉多见,又以左下肢最为多见,男性略多于女性;人种与生活饮食习惯的不同,欧美国家发病率高于我国,但我国人口基数较大,每年新发患者数仍较多。若未给予及时治疗，将造成程度不一的慢性深静脉功能不全，影响生活和工作，甚至致残。近年来，DVT的发病率有增加的趋势，血栓形成后遗症严重影响患者的工作能力，甚至致残。

(二)相关病理生理

血栓形成后可向主干静脉近端和远端滋长蔓延；随后，可在纤溶酶的作用下溶解消散，或血栓与静脉壁粘连并逐渐机化；最终形成边缘毛糙、管径粗细不一的再通静脉。同时因静脉瓣膜的破坏，造成继发性深静脉瓣膜功能不全。

(三)病因

静脉壁损伤、血流缓慢和血液高凝状态是导致深静脉血栓形成的三大因素，但在上述3种因素中，任何一个单一因素往往都不足以致病，常常是两个以上因素综合作用的结果，其中血液高凝状态是最重要的因素。

1.静脉损伤

可因内膜下层及胶原裸露而启动内源性凝血系统，形成血栓。

2.血流缓慢

血流缓慢主要见于长期卧床、手术及肢体制动的患者。

3.血液高凝状态

血液高凝状态主要见于妊娠、产后、术后、创伤、肿瘤、长期服用避孕药等情况，可由于血小板数增高、凝血因子含量增加、抗凝血因子活性降低而造成血管内异常凝结形成血栓。

4.恶性肿瘤及其他病史

据报道，在DVT患者中19%～30%并存恶性肿瘤，在普外科手术中，高达29%的恶性肿瘤患者并发DVT。恶性肿瘤患者发生DVT的机制是多源性的，因90%的肿瘤患者凝血机制异常，可能是肿瘤释放的物质直接或间接地激活了凝血酶原系统致凝血机制异常。既往有静脉血栓形成史者，DVT发病率为无既往史的5倍。

5.其他

女性、高龄、吸烟、糖尿病、肥胖、小腿水肿、尿毒症、下肢静脉曲张、心功能不全、凝血机制异常等均易发生DVT。

(四)临床表现

因血栓形成的部位不同，临床表现各异。主要表现为血栓静脉远端回流障碍的症状。患肢疼痛、肿胀、浅静脉曲张、皮肤颜色的改变、水疱，并可有全身症状如发热、休克等。

1.上肢深静脉血栓形成

(1)腋静脉血栓：主要表现为前臂和手部肿胀、疼痛，手指活动受限。

(2)腋-锁骨下静脉血栓：整个上肢肿胀，伴有上臂、肩部、锁骨上和患侧前胸壁等部位的浅静脉扩张。上肢下垂时，症状加重。

2.上、下腔静脉血栓形成

(1)上腔静脉血栓：在上肢静脉回流障碍的临床表现基础上，还有面颈部和眼睑肿胀、球结膜充血水肿；颈部、胸壁和肩部浅静脉扩张；常伴有头痛、头胀及其他精神系统和原发疾病的症状。常见于纵隔器官或肺的恶性肿瘤。

(2)下腔静脉血栓：表现为双下肢深静脉回流障碍和躯干的浅静脉扩张。主要是由于下肢深静脉血栓向上蔓延所致。

3.下肢深静脉血栓形成

下肢深静脉血栓形成最常见，根据血栓发生的部位、病程及临床分型不同而有不同的临床表现。

(1)中央型：血栓发生于髂-股静脉，左侧多于右侧。表现为起病急骤，患侧髂窝、股三角区有疼痛和压痛，浅静脉扩张，下肢肿胀明显，皮温及体温均升高。

(2)周围型：包括股静脉及小腿深静脉血栓形成。前者主要表现为大腿肿痛而下肢肿胀不严重；后者的特点为突然出现小腿剧痛，患足不能着地和踏平，行走时症状加重，小腿肿胀且有深压痛，距小腿关节过度背屈试验时小腿剧痛(Homans 征阳性)。

(3)混合型：为全下肢深静脉血栓形成。主要表现为全下肢明显肿胀、剧痛、苍白(股白肿)和压痛，常有体温升高和脉率加速；任何形式的活动都可使疼痛加重。若进一步发展，肢体极度肿胀而压迫下肢动脉并出现动脉痉挛，从而导致下肢血供障碍，足背和胫后动脉搏动消失，进而足背和小腿出现水疱，皮肤温度明显降低并呈青紫色(股青肿)；若处理不及时，可发生静脉性坏疽。

(五)辅助检查

1.一般检查

(1)血液 *D*-二聚体浓度测定：在临床上有一定的实用价值，可有 *D*-二聚体升高，表明有血栓形成而激发的继发性纤溶反应，可提示机体内有血栓形成。

(2)血常规：急性期常有白细胞总数和中性粒细胞轻度增加。

(3)血液黏稠度、血液凝固性、血液流变学和微循环检查。

2.专科检查

(1)超声多普勒检查：通过测定静脉最大流出率可判断下肢主干静脉是否有阻塞，可准确判断静脉内是否有血栓及血栓累及的范围，但对小静脉的血栓敏感性不高。

(2)静脉造影：可直接显示下肢静脉的形态、有无血栓存在、血栓的形态、位置、范围和侧支循环。

(3)放射性核素检查：新鲜血栓对^{125}I 凝血因子Ⅰ的摄取量远远＞等量血液的摄取量，基于此，若摄取量超过正常 5 倍，即提示早期血栓形成。

(4)CT 静脉造影和肺动脉造影：可明确下肢深静脉、下腔静脉及肺动脉的情况，是诊断下肢深静脉血栓的重要方法，怀疑肺动脉栓塞时首选此方法。

(六)主要治疗原则

主要治疗原则包括非手术治疗和手术取栓两类。急性期以血栓消融为主，中晚期则以减轻下肢静脉淤血和改善生活质量为主。

1.非手术治疗

非手术治疗包括一般处理、溶栓、抗凝和祛聚疗法。

(1)一般处理：卧床休息，抬高患肢，适当利用利尿剂，以减轻肢体肿胀。

(2)祛聚药物：如阿司匹林、右旋糖酐、双嘧达莫、丹参等，能扩充血容量、降低血黏度，防治血小板聚集。

(3)溶栓治疗：链激酶、尿激酶、组织型纤溶酶原激活剂等，能激活血浆中的纤溶酶原成为纤溶酶，使血栓中的纤维蛋白裂解，达到溶解血栓的目的。

(4)抗凝治疗：普通肝素或低分子肝素，降低机体血凝功能，预防血栓形成、防止血栓繁衍。

2.手术疗法

常用于下肢深静脉，尤其髂-股静脉血栓形成不超过 48 小时者。对已出现股青肿征象，即使病情较长者，也应行手术取栓以挽救肢体。采用 Fogarty 导管取栓，术后辅以抗凝、祛聚疗法，防止再发。

（七）药物治疗

(1)常用药物有尿激酶、重组链激酶、重组组织纤溶酶原激活物等药物，溶于液体中经静脉滴注，共7～10 天。①尿激酶：为外源性纤溶酶原激活物。主要用于肺栓塞及其他血栓栓塞性疾病，是目前国内应用最广泛的溶栓药。不良反应较轻，无不良反应。②重组链激酶：能有效特异的溶解血栓或血块，能治疗以血栓形成为主要病例变化的疾病。③重组组织纤溶酶原激活物：又名艾通立、爱通立，是用于急性心肌梗死的溶栓治疗；血流不稳定的急性大面积肺栓塞的溶栓疗法的药物。

(2)通过肝素和香豆素类抗凝剂预防血栓的繁衍和再生，促进血栓的消融。大多先用肝素，继以香豆素类药物，一般用华法林，维持 3～6 个月。

二、护理评估

保守治疗患者的护理评估。

（一）一般评估

一般评估包括血栓形成的诱因、局部和全身症状，以及既往病史和生活史。

1.一般情况

患者的年龄、性别、婚姻和职业。

2.血栓形成的诱因

患者近期有无外伤、手术、妊娠分娩、感染史。

3.既往史

有无长期卧床、输液史、服用避孕药及肢体固定等，有无肿瘤或出血性疾病。

（二）身体评估

1.局部

(1)腘动脉搏动和足背动脉搏动是否正常。评估动脉搏动时应注意患侧与健侧对称部位的对比，若出现动脉搏动减弱或消失，提示动脉供血不足。

(2)下肢皮肤颜色是淡红、紫色，还是红色。

(3)Homans 征：当足背伸按压腓肠肌时出现疼痛为阳性，以“＋”表示；无疼痛为阴性，以“－”表示。

(4)疼痛评估：使用疼痛强度评估工具，如视觉模拟法、五指法等。

(5)肿胀程度评估。①Ⅰ度肿胀：皮纹变浅；②Ⅱ度肿胀：皮纹消失；③Ⅲ度肿胀：出现水疱。

(6)皮肤温度：评估动脉搏动和皮肤温度时应注意患侧与健侧对称部位的对比，若出现动脉搏动减弱或消失，皮肤温度降低，提示动脉供血不足。

(7)主观感觉麻痹：有或无。

(8)测量小腿周径：小腿周径是指小腿最粗部位的周长。

(9)局部伤口情况：局部伤口有无红、肿、压痛等感染征象。

2.全身

(1)评估患者是否伴有头痛、头胀等其他症状。

(2)溶栓及抗凝治疗期间有无出血倾向：如皮下出血点，鼻、牙龈出血，穿刺点和伤口渗血，血

尿和黑便等。

(三)心理-社会支持状况评估

(1)突发的下肢剧烈胀痛和肿胀有无引起患者的焦虑与恐惧。

(2)患者及家属对预防本病发生的有关知识的了解程度。

(四)辅助检查阳性结果评估

1.心电图

心率(律)是否有改变;心电图 ST 段是否有洋地黄作用样改变;反应左、右心室肥厚的电压是否有改变。

2.电解质

心力衰竭可引起电解质紊乱常发生于心力衰竭治疗过程中,尤其多见于多次或长期应用利尿剂后,其中低血钾和失盐性低钠综合征最为多见,所以需要结合出入量与生化检查结果综合做动态的分析。

(五)常用药效果的评估

1.抗凝药物的评估要点

(1)每周定时监测凝血功能,如凝血酶原时间、部分激活凝血酶时间及国际标准化比值(INR)等。一般将 INR 控制在 2~3。

(2)观察抗凝状况。①肝素:静脉注射 10 分钟后即产生抗凝作用,但作用时间短,一般维持 3~6 小时。维持凝血时间超过正常值(试管法,4~12 分钟)约 2 倍为宜。若测得凝血时间为 20~25 分钟,应请示医师调整用药剂量。②香豆素类药物:一般在用药后 20~48 小时才开始起效。半衰期长,有药物积累作用,停药后 4~10 天药物作用才完全消失。用药期间应每天测定凝血酶原时间,测定结果应控制在正常值的20%~30%。

(3)观察出血倾向:应用抗凝药物最严重的并发症是出血。因此,在抗凝治疗时要严密观察有无全身性出血倾向和切口渗血情况。每次用药后在专用记录单上记录时间、药名、剂量、给药途径和凝血时间、凝血酶原时间的检查化验结果。如果出血是由于抗凝剂过量所致,应暂停或减量使用药物,必要时给予鱼精蛋白拮抗、静脉注射维生素 K_1、输新鲜血。

2.溶栓药物的评估要点

常用药物为纤溶酶,主要作用是水解血栓内的纤维蛋白而达到溶栓目的,维持 10~14 天。

3.祛聚药物的评估要点

药物包括右旋糖酐-40、双嘧达莫(潘生丁)和丹参等。能扩充血容量,稀释血液,降低黏稠度,又能防止血小板凝聚,常作为辅助疗法。

(六)易感因素的评估要点

Hull 等将患者的 DVT 易感因素分为低、中、高 3 种。

1.低危组患者

年龄<40 岁,全麻下腹部或胸部手术时间在 30 分钟之内。这些患者发生 DVT 的机会<10%,其近心侧的 DVT 机会<1%,致命性肺动脉栓塞的机会<0.01%。

2.中危组患者

年龄>40 岁,在全麻下手术>30 分钟,还有以下几种因素,包括恶性肿瘤、肥胖、静脉曲张、瘫痪、长期卧床或心力衰竭。在没有预防措施的中危组患者中患小腿 DVT 的机会为10%~40%,下肢近心侧患 DVT 的机会为 2%~10%,致命性肺动脉栓塞的机会为0.1%~0.7%。

3.高危组患者

有 DVT 或肺动脉栓塞病史,有严重外伤史,因恶性肿瘤需行腹部或盆腔的广泛手术,下肢(特别是髋关节)大手术的患者都属高危组。如果没有预防措施,这些患者患小腿 DVT 的机会为 40%～80%,下肢近心侧 DVT 的机会为 10%～20%,致命性肺动脉栓塞的机会为 1%～5%。

(七)手术治疗患者的护理评估

(1)术前评估:同非手术治疗患者。

(2)术后评估:一般评估同非手术治疗患者。身体评估:①评估患者是否伴有头痛、头胀等其他症状。②溶栓及抗凝治疗期间有无出血倾向:如皮下出血点,鼻、牙龈出血,穿刺点和伤口渗血,血尿和黑便等。③手术情况:包括麻醉方式、手术方式和术中情况。

三、护理诊断(问题)

(一)疼痛

疼痛与深静脉回流障碍或手术创伤有关。

(二)知识缺乏

缺乏预防本病发生的知识。

(三)潜在并发症

出血、血栓再形成。

四、主要护理措施

(一)缓解疼痛

1.加强皮肤护理

皮肤温度反映末梢循环情况,静脉栓塞的组织缺血、缺氧,皮肤温度逐渐由暖变冷,以肢端为重,并出现青紫斑花。此时应采取保暖措施,防止肢体过凉引起血管痉挛,从而加重疼痛,可采用室温保暖,使温度保持 20～22 ℃,受累肢体用 50%硫酸镁液湿热敷,温度38～40 ℃,以缓解血管痉挛,有利于侧支循环建立,起到减轻疼痛与促进炎性反应吸收的效果。

2.密切观察病情

(1)治疗 DVT 的关键是早期诊断、早期治疗。DVT 早期症状隐匿,症状和体征不明显,只有对高危人群仔细观察,才能发现病情变化。较易被忽视,一旦确诊,多伴有严重并发症。因此,护士要经常深入病房,密切观察患者下肢的颜色,按压局部,感觉其紧张度及温度,对高危人群认真观察,对比双下肢肤色、温度、肿胀程度及感觉,必要时测量双下肢同一平面的周径,发现异常,以及时报告医师,才能提高对 DVT 的早期诊断率。

(2)对已经出现了 DVT 的患者,应严密观察全身情况,监测生命体征,注意神志、呼吸,如出现胸闷、胸痛、咳嗽、心悸、呼吸困难、高热、烦躁不安、进行性血压下降,要高度怀疑重要脏器栓塞。观察患肢皮肤色泽、温度、肿胀变化 1 次/小时,每 2 小时测量大腿中下 1/3 处及小腿肿胀处肢体周径,并与健侧比较,观察栓塞进展程度,做好记录。

3.体位护理

对已出现 DVT 症状的患者,血栓形成后 1～2 周应卧床,抬高患肢 20°～30°,膝关节屈曲 15°,以促进血液回流。注意患肢保暖,室温保持在 25 ℃左右。患肢可穿弹力袜或用弹力绷带包扎,不能过紧,不得按摩或做剧烈运动,以免造成栓子脱落,严密观察患肢体温、脉搏及皮温变化,

每天测量并记录患肢不同平面的周径，并与以前记录和健侧周径相比较，以判断疗效。

4.早期活动

抬高下肢，早期活动，促进静脉血液回流。鼓励患者深呼吸及咳嗽。对多种 DVT 高危因素或高凝状态的患者，最有效的预防方法是增加活动量，鼓励患者早期下床活动。床上活动时避免用力或动作过大，禁止患肢按摩，避免用力排便，以防血栓脱落致肺栓塞。待肢体肿胀基本消退(与健侧相应部位肢体周径＜0.5 cm，患肢柔软)后，方可重新开始轻微活动。由于患肢血液循环差，受压后易引起压疮，应加强基础护理，可用厚约 10 cm 的软枕垫于患肢下。术后 24 小时就应开始做下肢抬高训练，不能下床者，应鼓励并督促患者在床上主动屈伸下肢做跖屈和背屈运动，内、外翻运动，足踝的环转运动。不能活动者，由护士或家属被动按摩下肢腿部比目鱼肌和腓肠肌。

5.心理护理

下肢静脉栓塞突发的下肢剧烈疼痛和肿胀易使患者产生恐惧和焦虑心理，患者会担心手术已失败，出现烦躁、失望，对治疗、手术产生疑问，心理压力重，护士要做好解释、安抚工作，应给予心理支持和安慰，帮助患者和家属了解疾病治疗的进展，分析致病的原因、治疗方法，以及可能出现的并发症，消除其顾虑，取得其配合并接受治疗。

6.有效止痛

疼痛剧烈或术后切口疼痛的患者，可遵医嘱给予有效止痛措施，如口服镇痛药物、间断肌内注射哌替啶或术后应用镇痛泵等。

7.非药物性措施

分散患者注意力，如听音乐、默念数字等。

(二)加强相关知识的宣教

1.做好健康教育

对有高血压、高血脂、高龄、吸烟、糖尿病、肥胖、小腿水肿、尿毒症、下肢静脉曲张、心功能不全、凝血机制异常等需手术的高危患者加强评估，做好高危人群宣教。高危人群如果没有预防措施，患小腿 DVT 的机会为 40%～80%，下肢近侧 DVT 的机会为 10%～20%，致命性 PE 的机会为 1%～5%。护理人员应对 DVT 加以重视，加强评估，做好高危人群的宣教。

(1)术前护士对患者及其家属加强卫生宣教，讲解手术后发生 DVT 的病因、危险因素及后果，提高患者的警惕性，配合护士做好自我防护。

(2)讲解 DVT 常见的症状，告知患者，如有不适，以及时告诉医师、护士。

(3)劝其戒烟，避免高胆固醇饮食，给予低脂富含纤维素饮食，多饮水，保持大便通畅。

(4)讲解术后早期活动的重要性，指导患者正确的活动方法。

2.饮食护理

向患者及其家属讲解食物与疾病的关系，主要保证食物中充分的水分和营养。避免高胆固醇饮食，给予高蛋白、高纤维、高维生素、易消化饮食，保障营养的充分补充。避免大便干燥、秘结，如患者已发生大便秘结，可服用缓泻剂处理。避免用力排便致使腹压增加，影响下肢静脉回流。同时也可喝果汁和水，使血液黏稠度降低，增加血流速度，从而预防 DVT 的形成。

(三)并发症的预防和处理

1.预防出血

药物预防即用肝素、华法林等抗凝药物降低血液黏滞性，预防血栓形成。低分子量肝素

(LMWH)由于其抗凝作用强,很少引起出血,不需监测凝血酶原时间等优点,在预防 DVT 上取得了较好的效果。常用方法:LMWH 0.4 mL 腹壁皮下注射,1 次/天,连续 7 天。在应用 LMWH 时,应注射在腹壁前外侧,左右交替。对 DVT 高危患者,口服阿司匹林也可预防 DVT 的发生。在应用肝素时应同时监测凝血酶原时间,有严重肝肾功能不全者不能用。LMWH 应用时要注意观察有无不良反应。

(1)观察抗凝状况:①肝素,若测得凝血时间为 20～25 分钟,应请示医师调整用药剂量。②香豆素类药物,用药期间应每天测定凝血酶原时间,测定结果应控制在正常值的20%～30%。

(2)观察出血倾向:在抗凝治疗时要严密观察有无全身性出血倾向和切口渗血情况,做好记录。

(3)紧急处理出血:若因肝素、香豆素类药物用量过多引起凝血时间延长或出血,应及时报告医师并协助处理,包括暂停或减量使用药物,必要时给予鱼精蛋白拮抗或静脉注射维生素 K_1,必要时给予输新鲜血。

(4)机械预防:包括间歇或持续小腿气动压迫、分级压力袜(GCS)、使用弹力绷带等。气动压迫是对套在肢体末端的袖套充气和放气来促进血液流动和深静脉血回流至心脏。分级压力袜是通过外部压力作用于静脉管壁来增加血液流速和促进血液回流,它能提供不同程度的外部压力(踝部可达 100%,小腿中部 70%,大腿中部 40%)。在普外科手术中,单独采用分级弹力袜,血栓的发生率为 21%,如分级压力袜和小剂量肝素联合应用降为 4%。许多学者认为,联合应用分级弹力袜和低分子量肝素(LMWH)的效果最佳。

2.预防血栓再形成

(1)卧床休息:急性期患者应绝对卧床休息 10～14 天,床上活动时避免动作幅度过大;禁止按摩患肢,以防血栓脱落和导致其他部位的栓塞。

(2)肺动脉栓塞:肺栓塞最常见的栓子来自下肢深静脉,约占 95%。肺栓塞实际上是 DVT 的并发症,严重者可造成猝死,大多数肺栓塞临床表现轻微,产生明显症状和体征时,又缺乏特异性,易与其他导致心肺功能异常的疾病混淆。注意观察高危人群肺栓塞的三联征表现:血痰、咳嗽、出汗;血痰、胸痛、呼吸困难;呼吸困难、胸痛、恐惧等。若患者出现以上情况,提示可能发生肺动脉栓塞,应给予紧急支持性护理,立即嘱患者平卧,避免做深呼吸、咳嗽、剧烈翻动,同时立即鼻导管或面罩吸氧,急性呼吸窘迫患者可给予气管插管或机械通气。遵医嘱静脉输液以维持和升高血压。尽量安慰患者,减轻患者的恐惧。如无溶栓禁忌证,立即给予溶栓联合抗凝治疗。

(四)抗凝及溶栓治疗的护理

1.抗凝

抗凝治疗可防止血栓发展和复发,并可溶解已存在的血栓。常用的抗凝药物为普通肝素及华法林。治疗过程中常见不良反应是出血,注意有无出血倾向,特别注意观察胃肠道、颅内、鼻腔、牙龈、皮下有无异常出血,有无血尿等,可及时调整或减少抗凝及溶栓药量。加强凝血功能监测,用药过程中需定期复查 APTT,使患者 APTT 延长至正常的 1.5～2.5 倍,这样既能有效抗凝,也使出血并发症的危险降至最低。

2.溶栓

常用的溶栓药物是尿激酶,溶栓护理包括以下内容。

(1)疗效观察:用药后每 2 小时观察患肢色泽、温度、感觉和脉搏强度。注意有无消肿起皱,每天定时用皮尺精确测量并与健侧肢体对照,对病情加剧者,应立即向医师汇报。

(2)并发症观察：最常见的并发症为出血。多为牙龈出血、出血、注射部位出血、泌尿或消化道出血及手术切口的血肿和出血。用药后需严密观察出血倾向，每周查凝血酶原时间2次。沙克芳等在溶栓时采用静脉留置套管针穿刺后接三通，肝素盐水封管的方法，避免了反复穿刺抽血给患者造成的痛苦及对血管的损害，值得借鉴。

(3)溶栓后不宜过早下床活动，患肢不能过冷过热，以免部分溶解的血栓脱落，造成肺栓塞。

(4)加强宣教：应注意增强患者的自我预防意识，如刷牙时动作轻柔、防止跌伤、避免抠鼻、注意在饮食中添加蔬菜、防止便秘引起痔出血。

(五)手术疗法的护理

下肢深静脉栓塞可用手术治疗，尤其是髂股静脉血栓形成不超过48小时者，术前做好常规准备外，还应全面了解年老体弱患者心、脑、肺、肝、肾等重要器官功能，了解出、凝血系统的功能状态。实践证明，静脉取栓术加溶栓抗凝支持治疗效果优于非手术治疗。术后患肢用弹力绷带包扎并抬高，注意观察患肢远端的动脉搏动、血运、皮肤温度及肿胀消退情况。

(六)就诊指标

突然出现下肢剧烈胀痛、浅静脉曲张伴有发热等，应警惕下肢深静脉血栓形成的可能，以及时就诊。

五、护理效果评估

(1)患者自述疼痛(下肢或手术切口)得到缓解或疼痛。

(2)绝对卧床期间，生理需求得到满足。

(3)患者的并发症能得到预防、及时发现和处理。

(张　楠)

第三节　下肢静脉曲张

一、疾病概述

(一)概念

下肢静脉曲张(LEVV)也称为下肢浅静脉瓣膜功能不全，是一种常见疾病，多见于从事持久体力劳动、站立工作的人员或怀孕妇女。青年时期即可发病，但一般以中、壮年发病率最高。我国15岁以上人群发病率约为8.6%，45岁以上人群发病率为16.4%。国际上报道中一般人的发病率为20%，女性较男性高。在工业化国家的发病率远高于发展中国家，据Beaglehole统计，其患病率在南威尔士为53%，热带非洲则为0.1%。而随着经济的发展，我国的发病率有上升的趋势。

静脉曲张对患者生活质量的影响类似于其他常见的慢性疾病如关节炎、糖尿病和心血管疾病，在法国和比利时，该病治疗的总成本占社会医疗总成本的2.5%。

下肢静脉曲张可分为单纯性和继发性两类，前者是指大隐静脉瓣膜关闭不全所致，而后者指继发于下肢深静脉瓣膜功能不全(DVI)或下肢深静脉血栓形成后综合征所致。

(二)相关的病理生理

下肢静脉曲张的主要血流动力学改变是主干静脉和皮肤毛细血管压力升高。主干静脉高压导致浅静脉扩张;皮肤毛细血管压力升高造成皮肤微循环障碍、毛细血管通透性增加,血液中的大分子物质渗入组织间隙并聚集、沉积在毛细血管周围,形成阻碍皮肤和皮下组织细胞摄取氧气和营养的屏障,导致皮肤色素沉着、纤维化、皮下脂肪硬化和皮肤萎缩,最后形成溃疡。

当大隐静脉瓣膜遭到破坏而关闭不全后,可影响远侧和交通瓣膜,甚至通过属支而影响小隐静脉。静脉瓣膜和静脉壁距离心脏越远、强度越差,承受的压力却越高。因此,下肢静脉曲张后期的进展要比初期迅速,曲张的静脉在小腿部远比大腿部明显。

(三)病因与诱因

其病因较为复杂,常见的原因包括静脉壁薄弱或先天性瓣膜缺如、K-T 综合征、基因遗传、浅静脉压力升高等,下腔静脉阻塞等是造成该病的主要原因。

静脉壁软弱、静脉瓣膜缺陷及浅静脉内压力持续升高是引起浅静脉曲张的主要原因。静脉瓣膜功能不全是一种常见情况,约 30%的下肢静脉曲张患者是由下肢静脉瓣膜功能不全引起。相关因素有以下几种。

1.先天因素

静脉瓣膜缺陷和静脉壁薄弱是全身支持组织薄弱的一种表现,与遗传因素有关。有些患者下肢静脉瓣膜稀少,有的甚至完全缺如,造成静脉血逆流。

2.后天因素

增加下肢血柱重力和循环血量超负荷是造成下肢静脉曲张的后天因素。任何增加血柱重力的因素,如长期站立、重体力劳动、妊娠、慢性咳嗽、习惯性便秘等,都可使静脉瓣膜承受过度的压力,逐渐松弛而关闭不全。循环血量经常超过负荷,造成压力升高,静脉扩张可导致瓣膜相对性关闭不全。

(四)临床表现

下肢浅静脉扩张迂曲,站立时患者酸胀不适和疼痛,行走或平卧位时消失。病程进展到后期,下肢皮肤因血液循环不畅而发生营养障碍,出现皮肤萎缩、脱屑、瘙痒、色素沉着、皮肤和皮下组织硬结,甚至湿疹和溃疡形成,尤其是足背、踝部、小腿下段,严重时或外伤后皮肤溃烂,经久不愈。

(五)辅助检查

1.特殊检查

(1)大隐静脉瓣膜功能试验:患者平卧,抬高下肢排空静脉,在大腿根部扎止血带阻断大隐静脉,然后让患者倒立,10 秒内放开止血带,若出现自上而下的静脉充盈,提示瓣膜功能不全。若未放开止血带前,止血带下方的静脉在 30 秒内已充盈,则表明交通静脉瓣膜关闭不全。根据同样原理在腘窝部扎止血带,可检测小隐静脉瓣膜的功能。

(2)深静脉通畅试验:用止血带阻断大腿浅静脉主干,嘱患者连续用力踢腿或做下蹲活动 10 余次,随着小腿肌泵收缩迫使浅静脉向深静脉回流而排空。若在活动后浅静脉曲张更为明显、张力增高,甚至出现胀痛,提示深静脉不通畅。

(3)交通静脉瓣膜功能试验:患者仰卧,抬高下肢,在大腿根部扎上止血带,然后从足趾向上至腘窝第一根弹力绷带,再自止血带处向下,缠绕第二根弹力绷带,如果在第 2 根绷带之间的间隙出现静脉曲张,即意味着该处有功能不全的交通静脉。

2.影像学检查

(1)下肢静脉造影:被认为是诊断下肢静脉疾病的金标准,但是一种有创伤性的检查方法,可伴有穿刺部位血肿、远端血管栓塞、下肢缺血加重等并发症,对碘过敏试验阳性患者、孕妇、肾功能损害及行动不便者无法进行。目前无创检查技术已应用于临床,且在一定程度上有取代静脉造影的趋势。

(2)彩色多普勒超声血管成像(CDFI):此检查无创、安全、无禁忌证,而且成像直观、清晰、易于识别、结果准确,特别对于微小的和局部病变的动态观察,如瓣膜的活动、功能状态、血栓形成等更优于 X 线造影。

(3)磁共振血管造影(MRA):近年来 MRA 技术发展迅速,作为无创性检查方法已逐渐受到人们重视。MRA 除无创外,尚可清晰显示动脉、静脉的走向及管径,其诊断的敏感性和特异性均较 X 线造影高。

(六)主要治疗原则

目前,对下肢静脉曲张的治疗方法包括保守疗法和外科干预。静脉手术的目的是缓解症状和预防并发症的发生。治疗静脉曲张是否成功取决于消除静脉的反流和功能不全。保守治疗适合于病变轻微、妊娠期及极度体弱的患者,主要是抬高患肢休息或穿着医用型弹力袜。对于单纯性静脉曲张,传统的外科治疗是大隐静脉高位结扎和剥脱术,这已经成为治疗该病的金标准。其他的方法还包括硬化剂注射疗法(CTS)、超声引导下泡沫硬化治疗法(UGFS)、射频消融(RFA)和激光治疗(EVLT)等。

二、护理评估

(一)术前评估

1.一般评估

(1)生命体征:术前评估患者的生命体征。

(2)患者主诉:询问患者是否存在长时间站立后小腿感觉沉重、酸胀、乏力和疼痛。

(3)相关记录:生命体征、皮肤情况。

(4)病史:如外科手术、内科疾病、药物服用等。

(5)诊断:如血管检查、实验室检查、放射性诊断。

(6)身体状况:活动性、下肢活动能力。

(7)营养状况:如肥胖。

(8)知识水平:有关下肢静脉曲张的形成及自我护理注意事项。

2.身体评估

(1)视诊:双下肢皮肤有无皮肤萎缩、紧绷、脱屑、瘙痒、色素沉着、皮肤溃疡,有无静脉明显隆起、蜿蜒成团。

(2)触诊:双下肢皮肤有无肿胀,皮肤有无硬实,皮温,检查足背动脉、胫后动脉的搏动情况。

3.心理-社会状况

患者的适应能力、经济状况、家庭支持、社交活动、个人卫生、运动量、酒瘾、烟瘾、药物瘾等。

4.辅助检查阳性结果评估

隐静脉瓣膜功能试验阳性,出现自上而下的静脉逆向充盈,如在止血带未放开前,止血带下方的静脉在 30 秒内已充盈,则表明有交通静脉瓣膜关闭不全。

深静脉通畅试验阳性，活动后浅静脉曲张更为明显，张力增高，甚至有胀痛，则表明深静脉不畅。

5.根据 CEAP 分级对下肢静脉曲张肢体进行临床分级

(1)0 级：无可见或可触及的静脉疾病体征。

(2)1 级：有毛细血管扩张、网状静脉、踝部潮红。

(3)2 级：有静脉曲张。

(4)3 级：有水肿但没有静脉疾病引起的皮肤改变。

(5)4 级：有静脉疾病引起的皮肤改变，如色素沉着、静脉湿疹及皮肤硬化。

(6)5 级：有静脉疾病引起的皮肤改变和已愈合的溃疡。

(7)6 级：有静脉疾病引起的皮肤改变和正在发作的溃疡。

6.足踝指数评估(ABI)

测量患者休息时肱动脉压及足踝动脉压，足踝动脉压、肱动脉压，然后计算出指数。此方法被用作压力绷带或压力袜的一个指引，而并非诊断患者是否有原发性静脉或动脉血管病变。

(1)测量患者 ABI 用物：手提多普勒、传导性啫喱膏、血压计。

(2)测量 ABI 的操作步骤：向患者解释步骤；患者需平卧休息 10～20 分钟；置袖带于上臂，触摸肱动脉搏动；置传导性啫喱膏；开启多普勒超声，置探子 45°～60°，听取血流声音；加压于血压计直至声音消失；慢慢减压于血压计直至声音重现；记录此读数；重复此步骤于另一臂记录读数；采用较高的读数作为肱动脉压；置袖带于足踝之上；置探子于胫后动脉或足背动脉，重复以上步骤并记录读数；计算 ABI(足踝动脉压或肱动脉压)。

(3)ABI 值指引，见表 11-1。

表 11-1 ABI 值指引

ABI	临床解释	压力疗法
≥1	正常	可以安全使用压力疗法
≥0.8	可能有轻微动脉血管问题	征询医师意见才可使用压力疗法
<0.8	有动脉血管病变	不建议使用压力疗法
<0.5	有严重动脉血管病变	不可使用压力疗法

注：若 ABI 低于 0.8，应转介血管外科做进一步检查及治疗；如 ABI 太高，>1.3，可能由于动脉血管硬化所致，要再做进一步检查，不可贸然做压力疗法。

(4)测量 ABI 注意点：若怀疑患者有深静脉血栓形成，不可做此检查，因为会增加患者疼痛及可能会使血栓脱离移位。患者一定要平卧以减少因流体静力压所致的误差，但有些患者因呼吸困难或关节炎而不能平卧，则应该记录下来，以便在下一次测量时做比较。血压计袖带尺寸一定要适中，若袖带太细，便不能令动脉血管完全压缩，从而导致 ABI 值增高。探子角度为 45°～60°，不可将探子用力向下压，否则血管会因受压而影响血液流动，以至于难以听取声音。足部冰冷会影响血液流动，可先用衣物覆盖保暖。ABI 的读数与患者本身血压有重要关系，若患者有高血压病史，ABI 的读数会低，相反，读数会高。

7.下肢静脉曲张弹力袜治疗效果评估

压力疗法的基本概念是足踝压力高于膝部压力，故此静脉血液便可由小腿推进至心脏。一般认为足踝压力要达到 5.3 kPa(40 mmHg)才可有效减低静脉高压。压力疗法有不同方式，包

括弹力性绷带、非弹力性绷带、间歇性气体力学压力疗法及压力袜。

(1)弹力性绷带：弹力性绷带能伸展至多于140%原有长度，当患者活动时，腓肠肌收缩，将血管压向外，当腓肠肌放松时，血管便会弹回至原位，弹力性绷带在任何时间均提供压力，故当患者休息时，压力依然存在，故活动压及休息压均高，尤其适合活动量少的患者。

(2)非弹力性绷带：非弹力性绷带也需要棉垫保护小腿及皮肤，但它的压力绷带只能伸展少许，故此形成坚实的管腔围在小腿外面，它的作用主要靠腓肠肌的收缩动作。非弹力性绷带的活动压很高，但休息压低，因此适用于活动量高的患者。

(3)间歇性气体力学压力疗法：此为一系统连接一个有拉链装置的长靴，患者将小腿及大腿放进长靴内，当泵开启时，便会有气流由足踝至大腿不停地移动，用以促进静脉血压回流及减少水肿。

(4)压力袜：压力袜同样可以帮助静脉血液回流至心脏，压力袜同样可以提供渐进式压力于小腿，英式标准的压力袜可以分为3级。①classⅠ：提供1.9～2.3 kPa(14～17 mmHg)，适合于轻微或早期静脉曲张患者，容易穿着但只提供轻微压力，不足以抵挡静脉压高血压。②classⅡ：提供2.4～3.2 kPa(18～24 mmHg)压力，适合于中度或严重的静脉曲张，深静脉栓塞，可作为治疗及预防静脉性溃疡复发。③classⅢ：提供3.3～4.7 kPa(25～35 mmHg)压力，适合于慢性严重性静脉高血压，严重的静脉曲张、淋巴液水肿，可治疗及预防静脉性溃疡复发。

压力袜的作用：①降低静脉血压高，促进血液回流至心脏。②减轻下肢水肿。③促进静脉溃疡愈合，防止复发。④在静脉曲张患者，可以延缓静脉溃疡形成。⑤防止深静脉血栓形成。⑥减轻由淋巴液引起的下肢水肿症状。

压力袜的禁忌证。①动脉性血管病变：因会阻碍动脉血流。②下肢严重水肿，过紧橡皮筋会导致溃疡形成。③心脏病患者，因大量液体会由下肢回流致心脏，增加心脏负荷，引起心室衰竭，故征询医师意见方可使用。④糖尿病或风湿性关节炎患者，因为可能会有小血管病变，压力会导致小血管闭塞，组织缺氧而死。

使用压力袜时评估患者：①患者要明白因他人本身下肢有静脉高血压，需要长期穿着压力袜来防止静脉溃疡，但压力袜并不能治疗其静脉高血压。②下肢若有严重水肿，应先用压力绷带，待水肿减退后才穿压力袜。③皮肤情况，若有皮炎、湿疹等，应先治疗。④下肢感觉迟钝，可能患者不知道是否过紧，应教会其观察足趾温度及颜色改变。⑤观察下肢及足部是否有畸形异常。⑥患者的手部活动能力，因穿弹力袜需要特别的技巧。

压力袜的评估：评估压力袜的压力度、质量、长度、尺寸和颜色。

压力袜的测量：所有患者均需要测量下肢尺寸以购买合适的压力袜，测量压力袜时间最好是早上或解除压力绷带后，因此时下肢水肿消退，故测量比较准确。测量内容包括足踝最窄周径、腓肠肌最大周径、足的长度(由大足趾最尖端部位至足跟)、小腿长度(由足跟至膝下)、若压力袜长及大腿，患者需要站立，测量由足跟至腹股沟长度，并且测量大腿最大的周径。

压力袜穿着及除去的注意事项：①压力袜的穿着及除去均需依照厂家指引以避免并发症的发生。②穿着时间因人而异，一般来说早上起来时穿着，之后才下床，直至晚上沐浴或睡眠时除去。③一般来说，压力袜需要3～6个月更换(依厂家指引)，但若有破损，则应立即更换。④定期做ABI测量及由医护人员评估是否需要减低或加强压力度，患者不可自行改变压力度。

弹力袜的效果评价：使用医用弹力袜的患者其患肢的沉重感、酸胀感及疼痛感会消失。

健康教育：压力疗法是保守性治疗静脉性高血压的最佳疗法。应保护下肢，避免损伤，穿着适当鞋袜。指导患者腓肠肌收缩运动，以促进静脉回流。不活动时，需要抬高下肢，高于心脏水平。

(二)术后评估

(1)患者的血液循环，包括患肢远端皮肤的温度、色泽、动脉搏动、感觉等有无异常。

(2)伤口的敷料是否干洁，有无渗血、局部伤口有无红肿热痛等感染征象。能否早期离床活动及正常行走。

(3)尿管是否通畅，尿液的量、颜色、性质，有无导管相关性感染的症状。

三、护理诊断(问题)

(一)活动无耐力

活动无耐力与下肢静脉回流障碍有关。

(二)皮肤完整性受损

皮肤完整性受损与皮肤营养障碍、慢性溃疡有关。

(三)疼痛

疼痛与术后使用弹力绷带、手术切口有关。

(四)潜在并发症

深静脉血栓形成、小腿曲张静脉破溃出血、下肢静脉溃疡。

四、主要护理措施

(一)促进下肢静脉回流，改善活动能力

1.术后

6 小时内去枕平卧位，患肢抬高 20°～30°，同时进行脚趾屈伸运动，方法：尽量用力使脚趾背屈、趾屈，每次 1～2 分钟，每天 3～4 次。次日晨嘱患者必须下床活动，除自行洗漱外，根据年龄和身体状况要求患者进行行走练习，每次 10～30 分钟，当天活动 2～3 次。在此期间避免静坐或静立不动，以促进静脉血液回流，预防下肢深静脉血栓。回床上休息时，继续用枕头将患肢抬高同时做足背伸屈运动，以促进静脉血回流。另外，注意保持弹力绷带适宜的松紧度，弹力绷带一般需维持两周才可以拆除。术后 6 小时内测生命体征每小时 1 次，动态监测创面敷料，观察肢体有无肿胀、疼痛，注意肢端感觉、温度和颜色的变化。

2.保持合适体位

采取良好坐姿，坐时双膝勿交叉过久，以免影响腘窝静脉回流；卧床休息时抬高患肢 30°～40°，以利静脉回流。

3.避免引起腹压和静脉压增高的因素

保持大便通畅，避免长时间站立，肥胖者应有计划进行减轻体重。

(二)疼痛护理

1.因弹力绷带加压包扎过紧而导致的下肢缺血性疼痛

此时要检查足背动脉搏动情况，观察足趾皮肤的温度和颜色，如有异常及时通知医师给予处理。

2.腹股沟切口疼痛

观察切口处敷料有无渗血，肢体有无肿胀，并及时通知医师，遵医嘱给予止痛剂。

(三)术后并发症的护理

1.下肢深静脉血栓的形成

术后重视患者的主诉，如出现下肢肿胀、疼痛应警惕深静脉血栓的形成。术后鼓励患者早期活动，用弹性绷带包扎整个肢体，有利于血液回流。有条件则可以给予低分子肝素钙5～7天，能有效地预防血栓的形成。

2.切口出血

术后严密观察切口敷料渗出情况及患肢包扎敷料情况，常规应用止血药1～2天。

3.切口感染

术后评估切口渗液情况，监测体温变化，如体温升高，切口疼痛，检查切口红肿应警惕切口感染的发生，保持会阴部清洁，防止切口感染。

五、护理效果评估

(1)患者下肢的色素沉着减轻，肿胀减轻。

(2)患者的活动量逐渐增加，增加活动量无不适感。

(3)患者的疼痛得到及时缓解。

(4)患者未出现下肢深静脉血栓、切口出血、感染等并发症。

(张　楠)

第四节　血栓闭塞性脉管炎

一、疾病概述

(一)概念

血栓闭塞性脉管炎(TAO)是一种累及血管的炎症性、节段性和周期发作的慢性闭塞性疾病。主要侵袭四肢的中小动、静脉，尤其是下肢血管。好发于男性青壮年。表现为患肢缺血、疼痛、间歇性跛行、足背动脉搏动减弱或消失和游走性表浅静脉炎，严重者有肢端溃疡和坏死。

(二)相关病理生理

病变主要累及四肢的中、小动脉与静脉，以下肢最为多见，通常始于动脉，然后累及静脉，由远端向近端进展。病变呈节段性分布，两段之间血管比较正常。活动期为血管全层非化脓性炎症，有内皮细胞和成纤维细胞增生，淋巴细胞浸润，管腔被血栓堵塞。后期炎症消退，血栓机化，新生毛细血管形成，动脉周围广泛纤维组织形成，常包埋静脉和神经，闭塞血管远端的组织可出现缺血性改变甚至坏死。受累静脉的病理变化与受累动脉大体相同。

(三)病因

本病的确切病因尚未明确，相关因素可归纳为两方面。

1.外来因素

主要有吸烟、寒冷与潮湿的生活环境，慢性损伤和感染。

(1)吸烟：大多数患者有吸烟史，烟碱能使血管收缩，烟草浸出液可致实验动物的动脉发生炎性病变。主动或被动吸烟是本病发生和发展的重要环节，戒烟可使病情缓解，再度吸烟常致病情复发。

(2)寒冷、潮湿：长期寒冷刺激血管痉挛，致使血管炎症变性、内膜增生变厚及血栓形成。

(3)外伤：外伤引起血管损伤，或因外伤刺激神经感受器，进而引起中枢神经功能失调，使其逐渐丧失对血管的调节作用，引起血管痉挛，长期痉挛而导致血栓阻塞。

2.内在因素

自身免疫功能紊乱，性激素和前列腺素失调及遗传因素。在患者的血清中有抗核抗体存在，罹患动脉中发现免疫球蛋白及 C_3 复合物，因而免疫功能紊乱可能是本病发病的重要因素。

(四)临床表现

本病起病隐匿，进展缓慢，常呈周期性发作，较长时间后症状逐渐明显和加重。主要临床表现：①患肢怕冷，皮肤温度降低。②皮肤色泽苍白或发绀。③感觉异常。④患肢疼痛，早期因血管壁炎症刺激末梢神经，后期因动脉阻塞造成缺血性疼痛及间歇性跛行或静息痛。⑤营养障碍：严重缺血者，患肢末端出现缺血性溃疡或坏疽。⑥患肢远侧动脉搏动减弱或消失。⑦游走性浅静脉炎。

动脉狭窄的程度和范围不同，患肢缺血性疼痛和皮肤营养性改变的严重程度随之而异。结合 Fontaine 分类法，临床上可分为 4 期。

(1)Ⅰ期：患肢无明显临床症状，或仅有麻木、发凉自觉症状，检查发现患肢皮肤温度较低，色泽较苍白，足背和/或胫后动脉搏动减弱。患肢已有局限性动脉狭窄病变。

(2)Ⅱ期：以患肢活动后出现间歇性跛行为主要症状。患肢皮温降低、色泽苍白更为明显，可出现皮肤干燥、脱屑、趾(指)甲变形、小腿肌萎缩等现象。足背和/或胫后动脉搏动消失。下肢动脉狭窄的程度与范围较Ⅰ期严重，肢体靠侧支循环代偿而保持存活。

(3)Ⅲ期：以缺血性静息痛为主要症状。疼痛剧烈且为持续性，夜间更甚，迫使患者屈膝护足而坐，或辗转不安，或借助肢体下垂以求减轻疼痛。除Ⅱ期所有症状加重外，趾(指)腹色泽暗红，可伴有肢体远侧水肿。动脉已有广泛、严重的狭窄，侧支循环已不能代偿静息时的血供，组织濒临坏死。

(4)Ⅳ期：症状继续加重，患肢除静息痛外，出现趾(指)端发黑、干瘪、坏疽或缺血性溃疡。如果继发感染，干性坏疽转为湿性坏疽，出现发热、烦躁等全身毒血症状。病变动脉完全闭塞，踝/肱指数<0.3，侧支循环所提供的血流，已不能维持组织存活。

(五)辅助检查

1.一般检查

(1)记录跛行距离和时间。

(2)皮肤温度测定：双侧肢体对应部位皮肤温度相差 2 ℃以上，提示皮温降低侧有动脉血流减少。

(3)患肢远侧动脉搏动减弱或不能扪及。

(4)肢体抬高试验(Buerger 试验)：阳性者，提示患肢有严重供血不足。

2.特殊检查

(1)肢体血流图：血流波形平坦或消失，表示血流量明显减少，动脉严重狭窄。

(2)超声多普勒检查：可显示动脉的形态、直径和流速、血流波形等；血流的波形幅度降低或呈直线状态，表示动脉血流减少或动脉闭塞。同时还能做节段动脉压测定，了解病变部位和缺血的程度。踝肱指数，即踝压(踝部颈前或颈后动脉收缩压)与同侧肱动脉压之比，正常值>1。若

比值为 0.5～1.0，为缺血性疾病；若比值<0.5，为严重缺血。

(3)数字减影血管造影(DSA)：可以明确动脉阻塞的部位、程度、范围及侧支循环建立的情况。患肢中小动脉多节段狭窄或闭塞是血栓闭塞性脉管炎的典型征象。

(六)处理原则

着重于防止病变进展，改善和增进下肢血液循环。

1.一般疗法

严格戒烟、防止受冷、受潮和外伤，但不应使用热疗，以免组织需氧量增加而加重症状。疼痛严重者，可用止痛剂及镇静剂，慎用易成瘾的药物。患肢应进行适度锻炼，以利促使侧支循环建立。

2.药物治疗

(1)中医中药：辨证论治的原则。常用温经散寒、活血通络；活血化瘀，清热利湿；补气养血，辅以活血化瘀等治疗方案。

(2)扩血管药物：①前列地尔注射液(前列腺素 E_1、PGE_1)，具有舒张血管和抑制血小板聚集作用，对改善患肢血供、缓解缺血性疼痛有一定效果。②硫酸镁溶液，有较好的扩血管作用。

(3)抑制血小板聚集的药物：右旋糖酐-40 可降低血液黏稠度，对抗血小板聚集，故在防止血栓繁衍和改善微循环中能起一定作用。

(4)抗生素：并发溃疡感染者，应选用广谱抗生素，或根据细菌培养及药物敏感试验，选用有效抗生素。

3.高压氧舱疗法

通过血氧量的提高，增加肢体的血氧弥散，改善组织的缺氧状况。

4.手术治疗

目的是增加肢体血供和重建动脉血流通道，改善缺血引起的后果。

(1)腰交感神经节切除术：适用于腘动脉远侧动脉狭窄的患者。先施行腰交感神经阻滞试验，如阻滞后皮温升高超过 1～2 ℃者，提示痉挛因素超过闭塞因素，可考虑施行交感神经节切除术。该手术可解除血管痉挛和促进侧支循环形成。近期效果尚称满意，但远期疗效并不理想。

(2)动脉重建术：①旁路转流术，适用于主干动脉闭塞，但在闭塞动脉的近侧和远侧仍有通畅的动脉通道者。②血栓内膜剥脱术，适用于短段的动脉阻塞。

(3)大网膜移植术：适用于动脉广泛闭塞者。

(5)截肢术：肢体远端坏死已有明确界限者，或严重感染引起毒血症者，需做截肢(趾、指)术。

5.创面处理

对干性坏疽创面，应在消毒后包扎创面，预防继发感染。感染创面可给予湿敷和换药。

二、护理评估

(一)非手术治疗患者的评估

1.健康史及相关因素

(1)一般情况：患者的年龄、性别和职业。

(2)患肢疼痛和运动的关系：疼痛的性质、程度和持续时间；与行走的关系；是间歇性跛行，还是静息痛；跛行距离和跛行时间；是否伴有麻木、发凉、针刺等异常感觉；以往采取的止痛措施及效果。

(3)既往史:①吸烟史,如开始吸烟的年龄、每天吸烟量、烟草的种类等。②生活史:是否长期在湿冷环境中工作或生活。③有无外伤和感染史。

2.身体状况

(1)患肢缺血情况:患肢皮温、色泽、动脉搏动情况;测量跛行距离和跛行时间。

(2)患肢营养改变及其他情况:有无肌萎缩、皮肤干燥脱屑、坏疽、溃疡和感染。

(3)辅助检查:影像学检查所示动脉闭塞的部位、范围、性质、程度和侧支循环建立的情况。

3.心理-社会支持状况

患者因患肢疼痛及病变加重而产生的忧虑、急躁、悲观反应;家庭成员能否给予足够的支持。

(二)手术治疗患者的评估

1.术前评估

与非手术治疗患者的评估大致相同,术前患者还需评估以下内容。

(1)生命体征:患肢疼痛时血压可偏高;有无发热(患肢感染导致全身感染)。

(2)患者心理情况:患者因患肢反复出现剧烈疼痛,发生肢端坏死及感染甚至须截肢,对治疗、生活丧失信心的程度;对手术治疗有无焦虑、恐慌的心理及程度。

2.术后评估

(1)手术情况:手术方式、范围和麻醉方式。

(2)局部伤口情况:有无切口渗血、渗液情况。

(3)各种引流管道:有无扭曲、折叠、脱落、堵塞情况。

(4)患肢血液循环:患肢远端皮肤的温度、色泽、感觉和足背动脉搏动的变化。

三、护理诊断(问题)

(一)疼痛

疼痛与患肢缺血、组织坏死有关。

(二)焦虑

焦虑与患肢剧烈疼痛、久治不愈、对治疗失去信心有关。

(三)组织完整性受损

组织完整性受损与肢端坏疽、脱落有关。

(四)活动无耐力

活动无耐力与患肢远端供血不足有关。

(五)潜在并发症

术后切口出血和栓塞。

四、主要护理措施

(一)非手术治疗患者的护理

1.疼痛护理

(1)绝对戒烟:告知患者吸烟的危害性,消除烟碱对血管的收缩作用。

(2)肢端保暖:告知患者应注意肢端保暖,避免受寒冷刺激,但应避免用热水袋或热水给患肢直接加温。寒冷可使血管收缩,而温度升高会使局部组织耗氧量增加,加重局部缺血缺氧。

(3)运动治疗:可促进患肢侧支循环的建立,对减轻疼痛有一定的疗效。

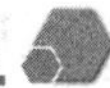

(4)有效镇痛:对早期轻症患者,可遵医嘱用血管扩张剂、中医中药缓解疼痛。对疼痛剧烈的中、晚期患者常需要使用麻醉性镇痛药。同时给予心理护理,提高患者对疼痛的耐受力。

2.功能锻炼

(1)步行:鼓励患者坚持每天多走路,行走时以出现疼痛时的行走时间和行走距离作为活动量的指标,以不出现疼痛为度。

(2)指导患者进行 Buerger 运动,促进侧支循环的建立。①平卧位:抬高患肢 45°以上,维持 2～3 分钟。②坐位:双足自然下垂 2～5 分钟,同时做足背屈、跖屈和旋转运动。③患肢平放休息 2 分钟:重复练习5 次,每天数次。

有以下情况时不宜运动:①腿部发生溃疡及坏死时,运动将增加组织耗氧。②动脉或静脉血栓形成时,运动可致血栓脱落造成栓塞。

3.预防或控制感染

(1)保持足部清洁、干燥:每天用温水洗脚,告诉患者先用手试水温,勿用足趾直接试水温,以免烫伤。

(2)预防组织损伤:皮肤瘙痒时,切勿用手抓痒,以免皮肤破溃导致感染甚至形成经久不愈的溃疡,可涂止痒药膏。

(3)预防继发感染:患者有皮肤溃疡或组织坏死时应卧床休息,减少损伤部位的耗氧量;保持溃疡部位的清洁,避免受压及刺激;加强创面换药,并遵医嘱使用抗菌药。

4.血管造影术后的护理

(1)体位:血管造影术后患者应平卧位,穿刺点加压包扎 24 小时,患肢制动 6～8 小时,患侧髋关节伸直,避免弯曲,以免降低加压包扎的效果。

(2)多喝水:血管造影术后鼓励患者多喝水,促进造影剂的排泄,必要时可给予补液。

5.心理护理

由于患肢疼痛和趾端坏死使患者备受疼痛折磨,使患者产生痛苦和抑郁心理,甚至对治疗失去信心,医护人员应以极大的同情心关心体贴患者,给予心理支持,调动其战胜疾病的主观能动性,使之积极配合治疗和护理。

(二)手术治疗患者的护理

与非手术治疗患者的护理大致相同,术前患者还需做好以下护理措施。

1.术前准备

按外科术前常规准备,需植皮者,做好植皮区的皮肤准备。

2.心理护理

患者因手术治疗(甚至截肢)而产生恐慌、焦虑的情绪,对预后失去信心,医护人员应详细告知患者手术治疗的过程、术后的注意事项及预后情况,稳定患者的情绪,帮助其战胜疾病的信心。极度紧张者,可酌情使用安定类药物。

(三)术后护理

(1)执行全麻或硬膜外麻醉术后护理常规。

(2)体位:术后平置患肢,血管重建术后卧床制动 1 周,动脉血管重建术后卧床制动 2 周,自体血管移植者若愈合较好,卧床制动时间可适当缩短。

(3)病情观察:观察血压、脉搏、体温、呼吸生命体征情况;观察患肢远端的皮肤温度、色泽、感觉和脉搏强度以判断血管通畅度;观察各种引流管道是否通畅及引流液情况;观察患者伤口情况,若发现伤口有红肿现象,应及早处理,并遵医嘱合理使用抗生素,预防感染。

(4)功能锻炼:卧床制动患者,应鼓励其在床上做足背伸屈活动,以利小腿深静脉血液回流。

(5)并发症的观察及护理:由于手术方式的不同,其术后并发症也各有不同的表现。

动脉重建术及动脉血栓内膜剥除术后,若动脉重建术后出现肢体肿胀、皮肤颜色发紫、皮温降低,应考虑重建部位的血管发生痉挛或继发性血栓形成,应报告医师,协助其处理或做好再次手术准备工作。

静脉动脉化手术后常见的并发症有静脉回流障碍。在分期或一期下肢深组低位术后,由于有胫前、大隐、小隐静脉和膝关节静脉网的存在,静脉回流多无严重障碍,部分患者小腿可有轻度肿胀,多能在短期内消失。下肢深组高位手术的患者可有严重的静脉回流障碍,因为大隐静脉和股深静脉远不能代替股浅静脉的功能,甚至有发生缺血性坏死的趋势。观察患肢远端皮肤的温度、色泽及大隐静脉搏动情况。指导患者抬高患肢高于心脏水平 20～30 cm,术后遵医嘱继续使用抗血小板药物。

(四)健康教育

(1)劝告患者绝对戒烟。

(2)体位:患者睡觉或休息时取头高脚低位,使血液容易灌流至下肢。告知患者避免长时间维持同一姿势(站或坐)不变,以免影响血液循环。坐时应避免将一腿搁在另一腿膝盖上,以防腘动、静脉受压和血流受阻。

(3)保护患肢:切勿赤足行走,避免外伤;注意患肢保暖,避免受寒;鞋子必须合适,不穿高跟鞋;穿棉袜子,勤换袜子,预防真菌感染。

(4)指导患者进行患肢功能锻炼,促进侧支循环建立,改善局部症状。

(5)合理使用止痛药物。

五、护理效果评估

(1)患肢疼痛能有效控制或缓解。

(2)患者活动耐力逐渐增加。

(3)损伤的局部未出现继发感染。

(4)患者焦虑、悲观程度减轻。

(5)并发症得以预防或及时发现和治疗。

(张　楠)

第十二章

血液科疾病护理

第一节 原发免疫性血小板减少症

原发免疫性血小板减少症(primary immunologic thrombocytopenic purpura,ITP)既往称特发性血小板减少性紫癜,是一种常见的获得性血小板减少性疾病。

一、病因

ITP 的病因迄今未明。

二、临床表现

(一)出血

全身皮肤黏膜散在瘀斑、瘀点,严重者表现为血尿、消化道出血、颅内出血等。

(二)贫血

一般无贫血,但反复出血量较多者可发生缺铁性贫血。

三、辅助检查

(一)血常规

急性型发作期血小板数<20×10^9/L,慢性型多为$(30\sim80)\times10^9$/L。

(二)骨髓细胞学检查

巨核细胞增加或正常。

四、处理原则及治疗要点

(1)血小板计数<20×10^9/L 者,应严格卧床休息,避免外伤。

(2)血小板计数>30×10^9/L、无出血表现,可观察或随访。

(3)无论血小板减少程度如何,对有出血症状者均应积极治疗。

(4)药物治疗:①抗 CD20 单克隆抗体;②血小板生成药物;③长春新碱;④环孢素 A:主要用

于难治性 ITP 的治疗；⑤其他。

(5)急重症的处理原则：①输注血小板；②输注丙种球蛋白(IVIg)；③输注大剂量甲泼尼龙：1 g/d；④血浆置换。

(6)脾切除适用于对糖皮质激素禁忌或依赖，有颅内出血倾向经药物治疗无效者。

五、护理评估

(一)病史

评估出血部位与范围，伴随症状与体征；有无内脏出血及颅内出血；女性患者评估有无月经量过多或淋漓不尽等；有无病毒感染史。

(二)身体状况

评估患者有无发热，有无血压升高，有无头痛、呕吐，伴意识改变等颅内出血的表现；有无皮肤黏膜瘀点、瘀斑，齿龈及鼻腔出血；有无呕血、咯血、便血、血尿、阴道出血。

(三)心理-社会状况

评估患者的心理状态，以及对本病的认知程度；患者的家庭经济状况，有无医疗保障。

六、护理措施

(一)病情观察

密切观察患者有无皮肤、黏膜、消化道等部位的出血倾向，定时测量并记录生命体征、瞳孔及神志变化，观察患者大、小便的颜色及次数。随时监测血常规变化，当血小板计数$<20\times10^9$/L时注意有无颅内出血症状，如出现剧烈头痛、呕吐、视物模糊、颈项强直、意识障碍等，应立即对症处理，并通知医师做好抢救。

(二)出血的预防与护理

(1)皮肤黏膜出血时，应密切观察出血点有无增减，避免搔抓及拍打；鼻出血时指导患者用指压鼻翼两侧止血，或用肾上腺素棉球填塞止血，若出血量较大时，应用油纱做后鼻腔填塞术。

(2)穿刺时应动作迅速，避免反复多次穿刺，拔针后应加压止血。

(3)出血明显者，遵医嘱输注浓缩血小板悬液、新鲜血浆和冷沉淀等。

(三)用药护理

(1)糖皮质激素是治疗首选药，告知患者勿擅自停药或减量，以免影响治疗效果；糖皮质激素还可诱发或加重感染，指导患者加强个人卫生，适当增减衣物，避免着凉。并减少探视，防止交叉感染。

(2)输注丙种球蛋白时较常见的不良反应有发热、寒战、皮疹、荨麻疹、呼吸困难等，护士应加强巡视，发现问题及时通知医师处理。

(四)饮食及生活护理

(1)给予高维生素、高蛋白、易消化、高热量软食，禁食有刺激、粗糙、坚硬及油炸食物。有消化道出血时应遵医嘱禁食水，待出血情况控制后，可逐步改为少渣半流质、软食、普食。同时食物及饮水的温度不宜过高。

(2)地面避免湿滑，防止跌倒。血小板数$<20\times10^9$/L时应严格卧床休息，避免碰撞及外伤，并注意保护头部，避免引发颅内出血。

(3)注意床单清洁，平整、无皱褶及碎屑，保持皮肤清洁干燥，穿棉质宽松衣裤。

(4)排便时不可过度用力,以免腹压增高引起出血,便秘时可遵医嘱使用开塞露或肥皂水灌肠。

(五)心理护理

医护人员及家属应关心、理解患者,建立相互信任的关系,倾听患者心声,帮助其认识不良的心理状态,鼓励、支持患者增强自我护理的能力,多与亲人、病友沟通,减少孤独感,增强康复信心。

七、健康指导

(一)疾病认知指导

本病在春、夏季易发病,应避免受凉或感冒而诱发;应防止跌倒、碰撞及外伤;避免服用可能引起血小板减少或抑制其功能的药物,如阿司匹林、吲哚美辛等;保持大便通畅,对高血压患者应有效控制高血压,防止发生颅内出血。定期复查血常规,监测血小板计数。

(二)休息与活动指导

血小板数$<50\times10^9$/L时勿做较强的体力活动,可适当短时间散步,并保证睡眠充足,避免劳累及精神持续紧张。

(孙金云)

第二节　弥散性血管内凝血

弥散性血管内凝血(DIC)是在许多疾病基础上,凝血及纤溶系统被激活,导致全身微血栓形成,凝血因子大量消耗并继发纤溶亢进,引起全身出血及微循环衰竭的临床综合征。

一、病因与发病机制

(一)病因

与感染性疾病、淋巴瘤等恶性肿瘤、羊水栓塞等病理产科、手术及创伤、严重中毒或免疫反应、急性胰腺炎、重型肝炎等全身各系统疾病有关。

(二)发病机制

DIC是一种病理过程,本身并不是一个独立的疾病,只是众多疾病复杂的病理过程中的中间环节。凝血酶与纤溶酶的形成,是导致血管内微血栓形成、凝血因子减少及纤溶亢进等病理生理改变的关键机制。

二、临床表现

(一)出血

特点为自发性、多发性出血,部位可遍及全身,多见于皮肤、黏膜、伤口及穿刺部位;其次为某些内脏出血,严重者可发生颅内出血。

(二)休克或微循环障碍

一过性或持续性血压下降,早期即出现肾、肺、脑等器官功能不全,表现为肢体湿冷、少尿或无尿、呼吸困难、发绀及不同程度的意识障碍等。

(三)微血管栓塞

与弥漫性微血栓的形成有关。皮肤黏膜栓塞可使浅表组织缺血、坏死及局部溃疡形成;内脏栓塞常见于肾、肺、脑等,可引起急性肾衰竭、呼吸衰竭、颅内高压等,从而出现相应的症状和体征。

(四)微血管病性溶血

可表现为进行性贫血,贫血程度与出血量不成比例,偶见皮肤、巩膜黄染,大量溶血时还可以出现黄疸、血红蛋白尿。

三、辅助检查

(一)消耗性凝血障碍方面的检测

消耗性凝血障碍方面的检测指血小板及凝血因子消耗性减少的相关检查,DIC 时,血小板计数减少,凝血酶原时间(PT)延长,部分凝血活酶时间(APTT)延长等。

(二)继发性纤溶亢进方面的检测

继发性纤溶亢进方面的检测指纤溶亢进及纤维蛋白降解产物生成增多的检测,DIC 时,纤维蛋白的降解产物(FDP)明显增多,纤溶酶及纤溶酶原激活物的活性升高等,*D*-二聚体定量升高或定性阳性等。

(三)其他

DIC 时,外周血涂片红细胞形态常呈盔形、多角形等改变;血栓弹力图(TEG)可反映止血功能,但对于 DIC 特异性与敏感性均不清楚。

四、治疗要点

治疗原则是以治疗原发病,去除诱因为根本,抗凝治疗与凝血因子补充同步进行。

(一)去除诱因、治疗原发病

如控制感染,治疗肿瘤,病理产科及外伤;纠正缺氧、缺血及酸中毒等。

(二)抗凝治疗

抗凝治疗是终止 DIC 病理过程、减轻器官损伤,重建凝血-抗凝平衡的重要措施。

1.肝素治疗

(1)肝素:常用于急性或暴发型 DIC。

(2)低分子量肝素:预防、治疗慢性或代偿性 DIC 时优于肝素。

2.其他抗凝及抗血小板聚集药物

复方丹参注射液、右旋糖酐-40、噻氯匹定、双嘧达莫、重组人活化蛋白 C(APC)。

(三)替代治疗

替代治疗适用于有明显血小板或凝血因子减少证据和已进行病因及抗凝治疗,DIC 未能得到良好控制者。对于 APTT 时间显著延长者可输新鲜全血、新鲜血浆或冷沉淀物,以补充凝血因子。对于纤维蛋白原显著降低或血小板数显著减少者可分别输纤维蛋白原浓缩剂或血小板悬液。

(四)抗纤溶治疗

抗纤溶治疗适用于继发性纤溶亢进为主的 DIC 晚期。常用药物有氨甲苯酸、氨基已酸等。

（五）溶栓疗法

由于DIC主要形成微血管血栓，并多伴有纤溶亢进，因此原则上不使用溶栓剂。

（六）其他

糖皮质激素治疗，但不作为常规应用。

五、护理措施

（一）一般护理

1.饮食

进高热量、高蛋白、高维生素饮食，有消化道出血者应进食冷流质或半流质饮食，必要时可禁食。昏迷者给予鼻饲，并做好护理。

2.运动与休息

卧床休息，根据病情采取合适体位，如休克患者采取中凹卧位，呼吸困难者可采取半坐卧位，意识障碍者采取保护性措施。注意保暖，防压疮，协助排便，必要时保留尿管。

（二）病情观察

严密监测患者的生命体征、神志和尿量变化，记录24小时液体出入量；观察表情，皮肤的颜色与温湿度；有无皮肤黏膜和重要器官栓塞的症状和体征，如皮肤栓塞出现四肢末端发绀，肾栓塞出现腰痛、血尿等；注意出血部位、范围及其严重度的观察。

（三）用药护理

肝素的主要不良反应是出血，还会引起发热、变态反应、脱发、血小板减少等，在治疗过程中注意观察患者出血情况，监测各项实验室指标，APTT为最常用的监护指标，正常值为(40±5)秒，使其延长60%～100%为最佳剂量，若过量可采用鱼精蛋白中和，鱼精蛋白1 mg可中和肝素1 mg。右旋糖酐-40可引起变态反应，重者可致过敏性休克，使用时应谨慎。

（四）心理护理

由于病情危重，症状较多，患者常有濒死感，可表现多种心理活动，如悲观绝望，烦躁不安、恐惧紧张等心理异常。因此，应针对患者心理进行耐心讲解，列举成功案例，增强患者信心，使其积极配合治疗。

（五）健康指导

向患者及其家属讲解疾病相关知识，强调反复进行实验室检查的必要性和重要性，特殊药物治疗的不良反应，保证充足的睡眠；提供易消化吸收富含营养的食物，适当运动，循序渐进。

（孙金云）

第十三章

内分泌科疾病护理

第一节　甲状腺功能亢进症

甲状腺功能亢进症简称甲亢，指甲状腺腺体本身产生甲状腺激素（TH）过多而引起的甲状腺毒症。Graves病又称弥漫性毒性甲状腺肿，各种病因所致的甲状腺功能亢进症中，以Graves病最多见。该病占全部甲状腺功能亢进症的80%～85%，女性高发，高发年龄为20～50岁。本节以Graves病为例阐述甲状腺功能亢进症。

一、病因与发病机制

（1）遗传因素：Graves病有显著的遗传倾向。

（2）免疫因素：本病以遗传易感为背景，在感染、精神创伤等因素作用下，诱发体内免疫功能紊乱。

（3）环境因素：如细菌感染、性激素、应激等，可能是本病发生和病情恶化的重要诱因。

二、临床表现

（一）典型表现

1.甲状腺毒症表现

（1）高代谢综合征：患者常有疲乏无力、怕热多汗、多食善饥、体重显著下降等。

（2）精神神经系统：神经过敏、紧张焦虑、失眠不安、记忆力减退，手、腱反射亢进。

（3）心血管系统：心悸、胸闷、气短、心律失常、心力衰竭等。

（4）消化系统：因胃肠蠕动增快，消化吸收不良而出现排便次数增多。

（5）肌肉与骨骼系统：主要表现为甲状腺毒症性周期性瘫痪，主要累及下肢。甲状腺功能亢进症可影响骨骼脱钙而发生骨质疏松。

（6）生殖系统：女性常有月经减少或闭经，男性有勃起功能障碍。

（7）造血系统：白细胞总数减少，血小板寿命缩短，可伴发血小板减少性紫癜。

 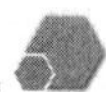

2.甲状腺肿

甲状腺肿常为弥漫性、对称性肿大。肿大程度与甲状腺功能亢进症病情轻重无明显关联。甲状腺上下极可触及震颤，闻及血管杂音，为本病的重要体征。

3.眼征

Graves 病的眼部表现分为两类：一类为单纯性突眼，另一类为浸润性突眼。

(二)特殊的临床表现

1.甲状腺危象

甲状腺危象早期表现为原有的甲状腺功能亢进症症状加重，并出现高热、大汗、心动过速(140 次/分以上)、烦躁不安、呼吸急促、恶心、呕吐、腹泻，严重者可有心力衰竭、休克及昏迷等。主要诱因感染：应激状态，严重躯体疾病，口服过量 TH 制剂，严重精神创伤及手术中过度挤压甲状腺。

2.甲状腺毒症心脏病

甲状腺毒症心脏病主要表现为心房颤动和心力衰竭。

3.淡漠型甲状腺功能亢进症

淡漠型甲状腺功能亢进症多见于老年人，起病隐袭，主要表现为明显消瘦、心悸、乏力、神经质、腹泻，可伴有心房颤动、震颤和肌病等体征，但高代谢综合征、眼征和甲状腺肿均不明显。

4.胫前黏液性水肿

水肿常见于胫骨前下 1/3 部位，皮损为对称性，皮损周围的表皮可有感觉过敏或减退。

5.Graves 眼病

男性多见，常见的临床表现有眼内异物感、胀痛、畏光、流泪、复视、斜视、视力下降，眼球显著突出。

三、辅助检查

(一)血清甲状腺激素测定

1.血清游离甲状腺素(FT_4)与游离三碘甲状腺原氨酸(FT_3)

FT_3、FT_4 直接反映甲状腺功能状态，是临床诊断甲状腺功能亢进症的首选指标。

2.血清总甲状腺素(TT_4)

TT_4 是甲状腺功能的基本筛选指标。

3.血清总三碘甲状腺原氨酸(TT_3)

TT_3 为初诊甲状腺功能亢进症、甲状腺功能亢进症复发及疗效评判的敏感指标。

(二)促甲状腺激素(TSH)测定

血清 TSH 浓度的变化是反映甲状腺功能最敏感的指标。

(三)促甲状腺激素释放激素(TRH)兴奋试验

静脉注射 TRH 后 TSH 升高者可排除本病，TSH 不升高则支持甲状腺功能亢进症的诊断。

(四)甲状腺^{131}I摄取率

甲状腺功能亢进症时^{131}I摄取率表现为总摄取量升高，摄取高峰前移。

(五)甲状腺自身抗体测定

TSH 受体抗体(TRAb)和 TSH 受体刺激抗体(TSAb)是诊断 Graves 病的重要指标。TRAb 还可作为判断病情活动、复发，治疗停药的重要指标。

(六)影像学检查

放射性核素扫描、B超、X线摄片、CT、MRI等可部分提示甲状腺及眼球后病变性质。

四、治疗要点

目前3种疗法被普遍应用，即抗甲状腺药物(ATD)、^{131}I和手术治疗。

(一)抗甲状腺药物

常用的药物有硫脲类和咪唑类两类，硫脲类包括丙硫氧嘧啶(PTU)和甲硫氧嘧啶(MTU)等；咪唑类包括甲巯咪唑(MMI)和卡比马唑(CMZ)等。严重病例、甲状腺危象或妊娠患者首选PTU。

(二)^{131}I治疗

^{131}I甲状腺功能亢进症的治愈率达到85%以上，但不可避免的会引起甲状腺功能减退症等多种并发症。

(三)手术治疗

治愈率为70%以上，但可引起多种并发症。

(四)甲状腺危象的治疗

(1)针对诱因治疗。

(2)抑制TH合成：PTU 500～1 000 mg首次口服或经胃管注入，以后每次250 mg，每4小时口服1次。

(3)抑制TH释放：服PTU 1小时后再加用复方碘口服溶液5滴，每6小时1次，以后视病情逐渐减量，一般使用3～7天。

(4)β受体阻滞剂：普萘洛尔60～80 mg/d，每4小时1次。

(5)糖皮质激素：氢化可的松300 mg首次静脉滴注，以后每次100 mg，每8小时1次。

(6)降低和清除血浆TH：常规治疗效果不满意时，可选用腹膜透析、血液透析或血浆置换等措施。

(7)对症治疗：高热者给予物理降温，避免用乙酰水杨酸类药物。给氧，纠正水、电解质和酸碱平衡紊乱，防治感染和各种并发症。

(五)Graves眼病的治疗

有效控制甲状腺功能亢进症是治疗GO的关键。

1.一般治疗

高枕卧位，限制钠盐及使用利尿剂，可减轻眼部水肿。另外还有戴有色眼镜，使用人工泪液，睡眠时眼睛不能闭合者使用盐水纱布或眼罩保护角膜，强制性戒烟等治疗措施。

2.应用糖皮质激素

泼尼松40～80 mg/d，每天两次口服，持续2～4周。然后每2～4周减量2.5～10.0 mg/d，持续治疗3～12个月。

3.球后外照射

球后外照射与糖皮质激素联合使用可增加疗效。

4.眶减压手术

眶减压手术可引起术后复视。

五、护理措施

（一）一般护理

1.饮食

(1)应给予高热量、高蛋白、高维生素及矿物质丰富的饮食。主食应足量，增加瘦肉、蛋类、奶类等优质蛋白，多摄入新鲜蔬菜和水果。

(2)鼓励患者多饮水，每天饮水 2 000～3 000 mL，但并发心脏疾病者应避免大量饮水，预防因血容量增加而加重水肿和心力衰竭。

(3)禁止摄入辛辣刺激性的食物，禁止饮用浓茶、咖啡等，以免引起患者精神兴奋。

(4)减少食物中粗纤维的摄入，以减少排便次数。

(5)避免进食含碘丰富的食物，如海带、紫菜等海产品，慎食卷心菜、甘蓝等易致甲状腺肿食物。

2.运动

与患者及家属共同制订个体化活动计划，活动时以不感到疲劳为度。

3.休息

适当增加休息时间，保证充足睡眠，防止病情加重。病情重、有心力衰竭或严重感染者应严格卧床休息。

（二）病情观察

观察患者精神神志状态，注意生命体征及体重变化情况；注意手指震颤、恶心、呕吐、腹泻等临床表现；注意突眼、甲状腺肿的程度，了解突眼保护情况及用药情况。警惕甲状腺危象发生，一旦发生，立即报告医师并协助处理。

（三）突眼的护理

1.保护眼睛

(1)经常以眼药水湿润眼睛，防止角膜干燥。

(2)外出时戴眼罩或有色眼镜，以减少强光刺激或异物的损伤。

(3)睡前涂抗生素眼膏，并用无菌生理盐水纱布或眼罩覆盖双眼。

(4)定期眼科角膜检查以防止角膜溃疡造成失明。

2.减轻眼部症状

(1)限制钠盐摄入，遵医嘱适量使用利尿剂，睡眠或休息时抬高头部，以减轻球后软组织水肿。

(2)指导患者当眼睛有异物感、刺痛或流泪时，勿用手揉眼，可用0.5%甲基纤维素或0.5%氢化可的松溶液滴眼。

（四）用药护理

(1)指导患者遵医嘱正确用药。不可自行减量或停药，如病情发生变化应及时就医，调整用药。定期监测肝功能和血常规。

(2)密切观察并及时处理药物的不良反应。①粒细胞计数减少：主要表现为突然畏寒、高热、全身肌肉或关节酸痛、咽痛、溃疡和坏死。要定期复查血常规，若外周血白细胞计数低于 $3\times10^9/L$ 或中性粒细胞计数低于 $1.5\times10^9/L$，考虑停药，遵医嘱给予促进白细胞增生药物，进行保护性隔离，并预防交叉感染。②肝损坏：应立即停药并给予相应治疗。③药疹：较常见，可用抗组胺药控制症状,不必停药。若出现皮肤瘙痒、团块状等严重皮疹,应立即停药,以免发生剥脱性皮炎。

(五)甲状腺危象的护理

1.吸氧

呼吸困难时取半卧位,立即给予吸氧。

2.环境

保持病房环境安静,患者绝对卧床休息,减少探视,避免不良刺激。

3.及时、准确遵医嘱给药

立即建立静脉通道。遵医嘱使用PTU、复方碘溶液、β肾上腺素能受体阻滞剂、氢化可的松等药物,以及时通过口腔、静脉补充液体。注意观察有无碘剂中毒或变态反应,心率过快者静脉输液速度不宜过快。

4.密切监测病情

观察生命体征、神志、出入量、躁动情况,尤其要密切监测体温和心率变化情况,注意有无心力衰竭、心律失常、休克等严重并发症。

5.对症护理

体温过高者给予冰敷或乙醇擦浴降温,必要时遵医嘱使用降温药物。躁动不安者使用床挡加以保护。昏迷者加强口腔护理、会阴护理、皮肤护理,给予气垫床,定时翻身、叩背,防止出现压疮、肺炎等并发症。

6.避免诱因

告知患者及家属甲状腺危象的诱因,如感染、精神刺激、创伤、用药不当等,并尽量帮助减少和避免诱因。

(六)心理护理

(1)鼓励患者表达内心感受,理解和同情患者,建立互信关系。让患者充分了解病情,学会控制情绪,并积极配合治疗。

(2)向患者亲属耐心讲解疾病知识,提高他们对疾病的认知水平,说明患者的情绪变化往往是病情所致,争取患者亲属的理解和支持,如保持居室安静和轻松的气氛,避免提供兴奋、刺激的信息,以减少患者激动、易怒的精神症状。

(3)患者病情稳定转入社区后,应提醒社区护士继续给予心理指导,以保证甲状腺功能亢进症患者情绪护理的延续性,促进患者康复。

(七)健康指导

1.出院指导

(1)指导患者遵照医嘱按剂量、按疗程服药,强调长期服药的重要性。

(2)指导患者服药期间,定期复查血常规,肝、肾功能和甲状腺功能。

(3)指导患者每天清晨自测脉搏,定期测量体重,脉搏减慢、体重增加是治疗有效的重要标志。

(4)鼓励患者保持身心愉快,避免精神刺激或过度劳累。

(5)指导患者家属关心体贴患者,为患者提供有力的支持,如为患者提供安静、通风良好的居室环境。

(6)对有生育需要的女性患者,应告知其妊娠可加重甲状腺功能亢进症,宜治愈后再妊娠。

(7)指导患者出院后到社区卫生服务中心建档,接受社区延续性护理服务。

2.疾病预防与康复指导

(1)上衣宜宽松,严禁用手挤压甲状腺,以免甲状腺受压后甲状腺激素分泌增多,加重病情。

(2)若出现高热、恶心、呕吐、不明原因腹泻、突眼加重等,警惕甲状腺危象发生,以及时就诊。

(3)鼓励患者参加社交活动,以免因社交障碍产生焦虑。

(刘　静)

第二节　甲状腺功能减退症

甲状腺功能减退症简称甲减,是由各种原因引起的低甲状腺素血症或甲状腺激素抵抗而引起的全身性低代谢综合征,病理特征表现为黏多糖在组织和皮肤堆积,表现为黏液性水肿。各年龄均可发病,女性较男性多见,临床甲状腺功能减退症的患病率为1%左右。

一、病因与发病机制

(1)自身免疫损伤:最常见的是自身免疫性甲状腺炎引起TH合成和分泌减少。

(2)甲状腺破坏:由手术和放射性碘治疗所致。

(3)抗甲状腺药物:如锂盐、硫脲类等可抑制TH合成。

(4)碘过量:可引起具有潜在性甲状腺疾病者发生甲状腺功能减退症,也可诱发和加重自身免疫性甲状腺炎。

(5)下丘脑和垂体病变:下丘脑和垂体病变是中枢性甲状腺功能减退症的常见病因。

二、临床表现

(一)一般表现

易疲劳、畏寒、少汗、记忆力减退、食欲缺乏但体重不减或增加、便秘、月经不调等。典型者可见黏液性水肿面容:表情淡漠、眼睑水肿、面色苍白、皮肤干燥粗糙脱屑、毛发脱落、眉毛稀少等。

(二)肌肉和关节

肌肉软弱乏力,部分患者可伴有关节病变。

(三)心血管系统

心肌黏液水肿导致心肌收缩力损伤、心动过缓、心排血量下降。

(四)血液系统

血液系统主要表现为贫血。

(五)消化系统

厌食、腹胀、便秘等。

(六)内分泌生殖系统

性欲减退,女性患者常有月经失调,男性患者可出现勃起功能障碍。

(七)神经精神系统

记忆力减退、智力低下、反应迟钝、嗜睡、精神抑郁、有神经质表现。

(八)黏液性水肿昏迷

黏液性水肿昏迷常见于病情严重者,多在冬季寒冷时发病,诱因为严重的全身性疾病、感染、寒冷、甲状腺激素替代治疗中断、手术、使用麻醉镇静药物等。临床表现为嗜睡,低体温(<35 ℃),呼吸减慢,心动过缓,血压下降,四肢肌肉松弛,反射减弱或消失,甚至出现昏迷、休克,心、肾功能不全而危及生命。

三、辅助检查

(一)血常规及生化检查

血常规及生化检查多为轻、中度正细胞正色素性贫血,血脂异常。

(二)甲状腺功能检查

血清 TSH 升高;TT_4、FT_4 降低是诊断本病的必备指标。

(三)甲状腺^{131}I摄取率

甲状腺^{131}I摄取率低于正常。

(四)功能试验

TRH 兴奋试验主要用于原发性甲状腺功能减退症与中枢性甲状腺功能减退症的鉴别。

四、治疗要点

(一)替代治疗

首选 L-T_4 口服。

(二)对症治疗

有贫血者补充铁剂、维生素 B_{12}、叶酸等。

(三)黏液性水肿昏迷的治疗

(1)立即静脉补充 TH(L-T_3 或 L-T_4),清醒后改口服维持治疗。

(2)保温,给氧,保持呼吸道通畅。

(3)遵医嘱给予氢化可的松 200~300 mg/d 持续静脉滴注,待患者清醒后逐渐减量。

(4)根据需要补液,但补液量不宜过多。

(5)控制感染,积极治疗原发病。

(6)监测血清离子、甲状腺激素、尿量、血压等。

五、护理措施

(一)饮食方面

给予高蛋白、高维生素、多纤维素、低钠、低脂、易消化饮食。嘱患者细嚼慢咽、少量多餐以免增加胃肠负担;多食蔬菜水果以增加膳食纤维摄入;每天饮水 2 000~3 000 mL。桥本甲状腺炎所致甲状腺功能减退症者应禁食含碘食物和药物,以免诱发严重黏液性水肿。

(二)病情观察

(1)监测生命体征的变化,尤其注意严密监测体温、心率及节律的变化。

(2)监测患者的神志和精神状态,观察患者有无表情淡漠、反应迟钝、精神异常。

(3)观察患者的活动能力,有无疲乏无力、肌肉萎缩。

(4)观察患者的进食和营养状况。

(三)用药护理

(1)用药前后分别测量脉搏,观察有无心悸、腹痛、心律失常、烦躁不安等药物过量的症状。

(2)观察患者的体重和水肿情况。

(3)甲状腺制剂需长期或终身服用,不能随意中断。

(四)对症护理

1.体温过低的护理

(1)注意保暖(如室温调节在 22～23 ℃,适当增加衣服,晚上睡觉时加盖被子,用热水袋,但要注意防止烫伤)。

(2)病情观察:监测生命体征变化,观察患者有无寒战、皮肤苍白等体温过低表现及心律不齐、心动过缓等现象,并及时通知医师。

2.便秘的护理

建立正常的排便习惯;进食粗纤维食物,多饮水;给予缓泻药,必要时使用开塞露。

3.社交障碍的护理

与患者建立良好的护患关系;保证环境的安静与舒适,鼓励家属探视;制订活动计划,并按计划指导和鼓励患者由简单到复杂地进行自我护理;鼓励患者多参与社交活动。

(五)黏液性水肿昏迷患者的护理

(1)避免诱因。

(2)病情监测:观察神志、体温、脉搏、呼吸、血压的变化,若出现体温＜35 ℃、呼吸浅慢、心动过缓、血压降低、有嗜睡表现,或出现口唇发绀、呼吸深长、喉头水肿症状,立即通知医师并配合抢救。

(3)护理措施:建立静脉通道,遵医嘱给予抢救药物;保持呼吸道通畅,吸氧;监测生命体征;记录 24 小时出入液量;保暖,避免局部热敷,以免加重循环不良和烫伤。

(六)健康指导

(1)指导患者坚持服药,不可随意停药或变更剂量,否则可能导致心血管疾病。

(2)指导患者自我监测甲状腺激素服用过量的症状,如出现多食消瘦、脉搏＞100 次/分、心律失常、发热、大汗、情绪激动等情况时,以及时到医院就诊。

(3)给患者讲解黏液性水肿昏迷的原因及表现,若出现心动过缓、体温＜35 ℃等,应及时就医。

(4)指导患者定期复查肝、肾功能,甲状腺功能,血常规等。

(5)注意个人卫生,冬季注意保暖,减少出入公共场所,预防感染和创伤;慎用镇静、催眠、镇痛、麻醉等药物。

(6)为了防止皮肤干裂,可涂抹乳液和润肤油,洗澡时避免使用肥皂。

(刘　静)

第三节　糖　尿　病

糖尿病(DM)是一组由多病因引起的以慢性高血糖为特征的代谢性疾病,是由于胰岛素分泌和/或作用缺陷所引起。糖尿病是常见病、多发病。

一、分型

(一)1 型糖尿病(T1DM)

β细胞破坏,常导致胰岛素绝对缺乏。

(二)2 型糖尿病(T2DM)

从以胰岛素抵抗为主伴胰岛素分泌不足到以胰岛素分泌不足为主伴胰岛素抵抗。

(三)其他特殊类型糖尿病

其他特殊类型糖尿病指病因相对比较明确,如胰腺炎、库欣综合征等引起的一些高血糖状态。

(四)妊娠糖尿病(Graves 病 M)

妊娠糖尿病指妊娠期间发生的不同程度的糖代谢异常。

二、病因与发病机制

糖尿病的病因和发病机制至今未完全阐明。总的来说,遗传因素及环境因素共同参与其发病过程。胰岛素由胰岛β细胞合成和分泌,经血液循环到达体内各组织器官的靶细胞,与特异受体结合并引发细胞内物质代谢效应,该过程中任何一个环节发生异常,均可导致糖尿病。

(一)T1DM

1.遗传因素

遗传因素在 T1DM 发病中起重要作用。

2.环境因素

环境因素可能与病毒感染、化学毒物和饮食因素有关。

3.自身免疫

有证据支持 T1DM 为自身免疫性疾病。

4.T1DM 的自然史

T1DM 的发生、发展经历以下阶段:①个体具有遗传易感性,临床无任何异常。②某些触发事件如病毒感染引起少量β细胞破坏并启动自身免疫过程。③出现免疫异常,可检测出各种胰岛细胞抗体。④B 细胞数目开始减少,仍能维持糖耐量正常。⑤β细胞持续损伤达到一定程度时(通常只残存 10%~20%的B 细胞),胰岛素分泌不足,出现糖耐量降低或临床糖尿病,需用外源胰岛素治疗。⑥β细胞几乎完全消失,需依赖外源胰岛素维持生命。

(二)T2DM

1.遗传因素与环境因素

有资料显示遗传因素主要影响β细胞功能。环境因素包括年龄增加、现代生活方式、营养过剩、体力活动不足、子宫内环境,以及应激、化学毒物等。

2.胰岛素抵抗和β细胞功能缺陷

胰岛素抵抗是指胰岛素作用的靶器官对胰岛素作用的敏感性降低。β细胞功能缺陷主要表现为胰岛素分泌异常。

3.糖耐量减低和空腹血糖调节受损

糖耐量减低是葡萄糖不耐受的一种类型。空腹血糖调节受损是指一类非糖尿病性空腹血糖异常,其血糖浓度高于正常,但低于糖尿病的诊断值。目前认为二者均为糖尿病的危险因素,是发生心血管病的危险标志。

三、临床表现

(一)代谢紊乱症状群

(1)多饮、多食、多尿和体重减轻。

(2)皮肤瘙痒:患者常有皮肤瘙痒,女性患者可出现外阴瘙痒。

(3)其他症状:四肢酸痛、麻木、腰痛、性欲减退、月经失调、便秘、视物模糊等。

(二)并发症

1.糖尿病急性并发症

(1)糖尿病酮症酸中毒(DKA):为最常见的糖尿病急症,以高血糖、酮症和酸中毒为主要表现。DKA 最常见的诱因是感染,其他诱因有:胰岛素治疗中断或不适当减量、饮食不当、各种应激及酗酒等。临床表现为早期三多一少症状加重;随后出现食欲缺乏、恶心、呕吐,多尿、口干、头痛、嗜睡,呼吸深快,呼气中有烂苹果味(丙酮);后期严重失水、尿量减少、眼球下陷、皮肤黏膜干燥,血压下降、心率加快,四肢厥冷;晚期不同程度意识障碍。

(2)高渗高血糖综合征(HHS):是糖尿病急性代谢紊乱的另一临床类型,以严重高血糖、高血浆渗透压、脱水为特点,无明显酮症酸中毒,患者常有不同程度的意识障碍或昏迷。本病起病缓慢,最初表现为多尿、多饮,但多食不明显或反而食欲缺乏;随病情进展出现严重脱水和神经精神症状,患者反应迟钝、烦躁或淡漠、嗜睡,逐渐陷入昏迷、出现抽搐,晚期尿少甚至尿闭,但无酸中毒样深大呼吸。与 DKA 相比,失水更为严重、神经精神症状更为突出。

(3)感染性疾病:糖尿病容易并发各种感染,血糖控制差者更易发生,病情也更严重。

(4)低血糖:一般将血糖≤2.8 mmol/L 作为低血糖的诊断标准,而糖尿病患者血糖值≤3.9 mmol/L就属于低血糖范畴。低血糖有两种临床类型,即空腹低血糖和餐后(反应性)低血糖。低血糖的临床表现呈发作性,具体分为两类。①自主(交感)神经过度兴奋表现:多有出汗、颤抖、心悸、紧张、焦虑、饥饿、流涎、软弱无力、面色苍白、心率加快、四肢冰凉、收缩压轻度升高等。②脑功能障碍表现:初期表现为精神不集中、思维和语言迟钝、头晕、嗜睡、视物不清、步态不稳,后可有幻觉、躁动、易怒、性格改变、认知障碍,严重时发生抽搐、昏迷。

2.糖尿病慢性并发症

(1)微血管病变:是糖尿病的特异性并发症。微血管病变主要发生在视网膜、肾、神经和心肌组织,尤以肾脏和视网膜病变最为显著。

(2)大血管病变:是糖尿病最严重、突出的并发症,主要表现为动脉粥样硬化。动脉粥样硬化主要侵犯主动脉、冠状动脉、脑动脉、肾动脉和肢体外周动脉等。

(3)神经系统并发症:以周围神经病变最常见,通常为对称性,下肢较上肢严重,病情进展缓慢。患者常先出现肢端感觉异常,如袜子或手套状分布,伴麻木、烧灼、针刺感或如踏棉垫感,可伴痛觉过敏、疼痛;后期可有运动神经受累,出现肌力减弱甚至肌萎缩和瘫痪。

(4)糖尿病足:指与下肢远端神经异常和不同程度周围血管病变相关的足部溃疡、感染和/或深层组织破坏。主要表现为足部溃疡、坏疽。糖尿病足是糖尿病最严重且需治疗费用最多的慢性并发症之一,是糖尿病非外伤性截肢的最主要原因。

(5)其他:糖尿病还可引起黄斑病、白内障、青光眼、屈光改变、虹膜睫状体病变等。牙周病是最常见的糖尿病口腔并发症。

在我国，糖尿病是导致成人失明、非创伤性截肢的主要原因；心血管疾病是使糖尿病患者致残、致死的主要原因。

四、辅助检查

(一)尿糖测定

尿糖受肾糖阈的影响。尿糖阳性只提示血糖值超过肾糖阈(大约 10 mmol/L)，尿糖阴性不能排除糖尿病可能。

(二)血糖测定

血糖测定的方法有静脉血葡萄糖测定、毛细血管血葡萄糖测定和 24 小时动态血糖测定 3 种。前者用于诊断糖尿病，后两种仅用于糖尿病的监测。

(三)口服葡萄糖耐量试验(OGTT)

当血糖高于正常范围而又未达到诊断糖尿病标准时，须进行 OGTT。OGTT 应在无摄入任何热量8 小时后，清晨空腹进行，成人口服 75 g 无水葡萄糖，溶于 250～300 mL 水中，5～10 分钟饮完，空腹及开始饮葡萄糖水后两小时测静脉血浆葡萄糖。儿童服糖量按每千克体重 1.75 g 计算，总量不超过 75 g。

(四)糖化血红蛋白 A_1($GHbA_1$)测定

$GHbA_1$ 反映患者取血前 8～12 周血糖的总水平，是糖尿病病情控制的监测指标之一，正常值是3%～6%。

(五)血浆胰岛素和 C-肽测定

血浆胰岛素和 C-肽测定主要用于胰岛 β 细胞功能的评价。

(六)其他

根据病情需要选用血脂，肝、肾功能等常规检查，急性严重代谢紊乱时的酮体、电解质、酸碱平衡检查，心、肝、肾、脑、眼科及神经系统的各项辅助检查等。

五、治疗要点

糖尿病管理须遵循早期和长期、积极而理性、综合治疗和全面达标、治疗措施个体化等原则。IDF 提出糖尿病综合管理 5 个要点(有“五驾马车”之称)：糖尿病教育、医学营养治疗、运动治疗、血糖监测和药物治疗。

(一)健康教育

健康教育是重要的基础管理措施，是决定糖尿病管理成败的关键。每位糖尿病患者均应接受全面的糖尿病教育，充分认识糖尿病并掌握自我管理技能。

(二)医学营养治疗

医学营养治疗是糖尿病基础管理措施，是综合管理的重要组成部分。详见饮食护理。

(三)运动治疗

在糖尿病的管理中占重要地位，尤其对肥胖的 T2DM 患者，运动可增加胰岛素敏感性，有助于控制血糖和体重。运动的原则是适量、经常性和个体化。详见运动护理。

(四)药物治疗

1.口服药物治疗

(1)促胰岛素分泌剂。①磺脲类药物：其作用不依赖于血糖浓度。常用的有格列苯脲、格列

吡嗪、格列齐特、格列喹酮和格列苯脲等。②非磺脲类药物：降血糖作用快而短，主要用于控制餐后高血糖。如瑞格列奈和那格列奈。

(2)增加胰岛素敏感性药物。①双胍类：常用的药物有二甲双胍。二甲双胍通常每天剂量500～1 500 mg，分2～3次口服，最大剂量不超过每天2 g。②噻唑烷二酮类：也称格列酮类，有罗格列酮和吡格列酮两种制剂。

(3)α葡萄糖苷酶抑制剂：作为T2DM第一线药物，尤其适用于空腹血糖正常（或偏高）而餐后血糖明显升高者。常用药物有阿卡波糖和伏格列波糖。

(4)GLP-1受体激动剂和DPP-Ⅳ抑制剂：基于肠促胰岛素的降糖药物。①GLP-1受体激动剂：代表药物有艾塞那肽和利拉鲁肽，适用于肥胖个胰岛素抵抗。②DPP-Ⅳ抑制剂：代表药物有西格列汀和沙格列汀。

2.胰岛素治疗

胰岛素治疗是控制高血糖的重要和有效手段。

(1)适应证：①T1DM。②合并各种严重的糖尿病急性或慢性并发症。③处于应激状态，如手术、妊娠和分娩等。④T2DM血糖控制不满意，β细胞功能明显减退者。⑤某些特殊类型糖尿病。

(2)制剂类型：按作用快慢和维持作用时间长短，可分为速效、短效、中效、长效、预混胰岛素5类。根据胰岛素的来源不同，可分为动物胰岛素、人胰岛素和胰岛素类似物。

(3)使用原则：①胰岛素治疗应在综合治疗基础上进行。②胰岛素治疗方案应力求模拟生理性胰岛素分泌模式。③从小剂量开始，根据血糖水平逐渐调整。

六、护理措施

(一)一般护理

1.饮食护理

应帮助患者制订合理、个性化的饮食计划，并鼓励和督促患者坚持执行。

(1)制订总热量。①计算理想体重（简易公式法）：理想体重(kg)＝身高(cm)－105。②计算总热量：成年人休息状态下每天每千克理想体重给予热量25～30 kcal，轻体力劳动30～35 kcal，中度体力劳动35～40 kcal，重体力劳动40 kcal以上。儿童、孕妇、乳母、营养不良和消瘦及伴有消耗性疾病者应酌情增加，肥胖者酌减，使体重逐渐恢复至理想体重的±5%左右。

(2)食物的组成和分配。食物组成：总的原则是高碳水化合物、低脂肪、适量蛋白质和高纤维的膳食。碳水化合物所提供的热量占饮食总热量的50%～60%，蛋白质的摄入量占供能比的10%～15%，脂肪所提供的热量不超过总热量的30%，饱和脂肪酸不应超过总热量的7%，每天胆固醇摄入量宜在300 mg以下。确定每天饮食总热量和碳水化合物、脂肪、蛋白质的组成后，按每克碳水化合物、蛋白质产热4 kcal，每克脂肪产热9 kcal，将热量换算为食品后制订食谱，可按每天三餐分配为1/5、2/5、2/5或1/3、1/3、1/3。

2.运动护理

(1)糖尿病患者运动锻炼的原则：有氧运动、持之以恒、量力而行。

(2)运动方式的选择：有氧运动为主，如散步、慢跑、快走、骑自行车、做广播体操、打太极拳、球类活动等。

(3)运动量的选择：合适的运动强度为活动时患者的心率达到个体60%的最大氧耗量，简易计算方法为:心率=170－年龄。

(4)运动时间的选择:最佳运动时间是餐后1小时(以进食开始计时)。每天安排一定量的运动,至少每周3次。每次运动时间30～40分钟,包括运动前做准备活动和运动结束时的整理运动时间。

(5)运动的注意事项:①不宜空腹时进行,运动过程应补充水分,携带糖果,出现低血糖症状时,立即食用。②运动过程中出现胸闷、胸痛、视物模糊等应立即停止运动,并及时处理。③血糖＞14 mmol/L,应减少活动,增加休息。④随身携带糖尿病卡以备急需。⑤运动时,穿宽松的衣服,棉质的袜子和舒适的鞋子,可以有效排汗和保护双脚。

(二)用药护理

1.口服用药的护理

指导患者正确服用口服降糖药,了解各类降糖药的作用、剂量、用法、不良反应和注意事项。

(1)口服磺脲类药物的护理:①协助患者于早餐前30分钟服用,每天多次服用的磺脲类药物应在餐前30分钟服用。②严密观察药物的不良反应。最主要的不良反应是低血糖,护士应教会患者正确识别低血糖的症状及如何及时应对和选择医疗支持。③注意药物之间的协同与拮抗。水杨酸类、磺胺类、苯基丁氮酮、利舍平、β受体阻滞剂等药物与磺脲类药物合用时会产生协同作用,增强后者的降糖作用;噻嗪类利尿剂、呋塞米、依他尼酸、糖皮质激素等药物与磺脲类药物合用时会产生拮抗作用,降低后者的降糖作用。

(2)口服双胍类药物的护理:①指导患者餐中或餐后服药。②如出现轻微胃肠道反应,给予患者讲解和指导,以减轻患者的紧张或恐惧心理。③用药期间限制饮酒。

(3)口服α葡萄糖苷酶抑制剂类药物的护理:①应与第一口饭同时服用。②本药的不良反应有腹部胀气、排气增多或腹泻等症状,在继续使用或减量后消失。③服用该药时,如果饮食中淀粉类比例太低,而单糖或啤酒过多则疗效不佳。④出现低血糖时,应直接给予葡萄糖口服或静脉注射,进食淀粉类食物无效。

(4)口服噻唑烷二酮类药物的护理:①每天服用一次,可在餐前、餐中、餐后任何时间服用,但服药时间应尽可能固定。②密切观察有无水肿、体重增加等不良反应,缺血性心血管疾病的风险增加,一旦出现应立即停药。③如果发现食欲缺乏等情况,警惕肝功能损害。

2.使用胰岛素的护理

(1)胰岛素的保存:①未开封的胰岛素放于冰箱4～8 ℃冷藏保存,勿放在冰箱门上,以免震荡受损。②正在使用的胰岛素在常温下(不超过28 ℃)可使用28天,无须放入冰箱。③运输过程尽量保持低温,避免过热、光照和剧烈晃动等,否则可因蛋白质凝固变性而失效。

(2)胰岛素的注射途径:包括静脉注射和皮下注射两种。注射工具有胰岛素专用注射器、胰岛素笔和胰岛素泵。

(3)胰岛素的注射部位:皮下注射胰岛素时,宜选择皮肤疏松部位,如上臂三角肌、臀大肌、大腿前侧、腹部等。进行运动锻炼时,不要选择大腿、臂部等要活动的部位注射。注射部位要经常更换,如在同一区域注射,必须与上次注射部位相距1 cm以上,选择无硬结的部位。

(4)胰岛素不良反应的观察与处理:①低血糖反应(见本节“低血糖的治疗和护理”)。②变态反应:表现为注射部位瘙痒,继而出现荨麻疹样皮疹,全身性荨麻疹少见。处理措施包括更换高纯胰岛素,使用抗组胺药及脱敏疗法,严重反应者中断胰岛素治疗。③注射部位皮下脂肪萎缩或增生:采用多点、多部位皮下注射和及时更换针头可预防其发生。若发生则停止注射该部位后可

缓慢自然恢复。④水肿：胰岛素治疗初期可发生轻度水肿，以颜面和四肢多见，可自行缓解。⑤视物模糊：部分患者出现，多为晶状体屈光改变，常于数周内自然恢复。⑥体重增加：以老年T2DM患者多见，多引起腹部肥胖。护士应指导患者配合饮食、运动治疗控制体重。

(5)使用胰岛素的注意事项：①准确执行医嘱，按时注射。对每毫升40 U和100 U两种规格的胰岛素，使用时应注意注射器与胰岛素浓度的匹配。②长、短效或中、短效胰岛素混合使用时，应先抽吸短效胰岛素，再抽吸长效胰岛素，然后混匀，禁忌反向操作。③注射胰岛素时应严格无菌操作，防止发生感染。④胰岛素治疗的患者，应每天监测血糖2～4次，出现血糖波动过大或过高，以及时通知医师。⑤使用胰岛素笔时要注意笔与笔芯是否匹配，每次注射前确认笔内是否有足够的剂量，药液是否变质。每次注射前安置新针头，使用后丢弃。⑥用药期间定期检查血糖，尿常规，肝、肾功能，视力，眼底视网膜血管，血压及心电图等，了解病情及糖尿病并发症的情况。⑦指导患者配合糖尿病饮食和运动治疗。

(三)并发症的护理

1.低血糖的护理

(1)加强预防：①指导患者应用胰岛素和胰岛素促分泌剂，从小剂量开始，逐渐增加剂量，谨慎调整剂量。②指导患者定时定量进餐，如果进餐量较少，应相应减少药物剂量。③指导患者运动量增加时，运动前应增加额外的碳水化合物的摄入。④乙醇能直接导致低血糖，应指导患者避免酗酒和空腹饮酒。⑤容易在后半夜及清晨发生低血糖的患者，晚餐适当增加主食或含蛋白质较高的食物。

(2)症状观察和血糖监测：观察患者有无低血糖的临床表现，尤其是服用胰岛素促分泌剂和注射胰岛素的患者。对老年患者的血糖不宜控制过严，一般空腹血糖不超过7.8 mmol/L，餐后血糖不超过11.1 mmol/L即可。

(3)急救护理：一旦确定患者发生低血糖，应尽快给予糖分补充，解除脑细胞缺糖状态，并帮助患者寻找诱因，给予健康指导，避免再次发生。

2.酮症酸中毒、高渗高血糖综合征的护理

(1)预防措施：定期监测血糖，应激状况时每天监测血糖。合理用药，不要随意减量或停药。保证充足的水分摄入。

(2)病情监测：严密观察患者的生命体征、意识和瞳孔的变化，记录24小时出入液量等。遵医嘱定时监测血糖、血钠和渗透压的变化。

(3)急救配合与护理：①立即开放两条静脉通路，准确执行医嘱，输入胰岛素，按照正确的顺序和速度输入液体。②绝对卧床休息，注意保暖，给予患者持续低流量吸氧。③加强生活护理，尤其是口腔护理、皮肤护理。④昏迷者按昏迷常规护理。

3.糖尿病足的预防与护理

(1)足部观察与检查：①每天检查双足一次，视力不佳者，亲友可代为检查。②了解足部有无感觉减退、麻木、刺痛感；观察足部的皮肤温度、颜色及足背动脉搏动情况。③注意检查趾甲、趾间、足底皮肤有无红肿、破溃、坏死等损伤。④定期做足部保护性感觉的测试，常用尼龙单丝测试。

(2)日常预防措施。

保持足部清洁，避免感染：每天清洗足部一次，10分钟左右；水温适宜，不能烫脚；洗完后用柔软的浅色毛巾擦干，尤其是脚趾间；皮肤干燥者可涂护肤软膏，但不要太油，不能常用。

预防外伤:①指导患者不能赤足走路,外出时不能穿拖鞋和凉鞋,不能光脚穿鞋,禁忌穿高跟鞋和尖头鞋,防止脚受伤。②应帮助视力不好的患者修剪趾甲,趾甲修剪与脚趾平齐,并锉圆边缘尖锐部分。③冬天不要使用热水袋、电热毯或烤灯保暖,防止烫伤,同时应注意预防冻伤。夏天注意避免蚊虫叮咬。④避免足部针灸、修脚等,防止意外感染。

选择合适的鞋袜:①指导患者选择厚底、圆头、宽松、系鞋带的鞋子;鞋子的面料以软皮、帆布或布面、透气性好的面料为佳;购鞋时间最好是下午,需穿袜子试穿,新鞋第一次穿 20～30 分钟,之后再延长穿鞋时间。②袜子选择以浅色、弹性好、吸汗、透气及散热好的棉质袜子为佳,大小适中、无破洞、不粗糙。

促进肢体血液循环:①指导患者步行和进行腿部运动(例如,提脚尖,即脚尖提起、放下、重复 20 次。试着以单脚承受全身力量来做)。②避免盘腿坐或跷二郎腿。

积极控制血糖,说服患者戒烟:足溃疡的教育应从早期指导患者控制和监测血糖开始。同时告知患者戒烟,因吸烟会导致局部血管收缩而促进足溃疡的发生。

及时就诊:如果伤口出现感染或久治不愈,应及时就医,进行专业处理。

(四)心理护理

糖尿病患者常见的心理特征有否定怀疑、恐惧紧张、焦虑烦躁、悲观抑郁、轻视麻痹、愤怒拒绝、内疚混乱等。针对以上特征,护理人员应对患者进行有针对性的心理护理。糖尿病患者的心理护理因人而异,但对每一个患者,护士都要做到以和蔼可亲的态度做耐心细致、科学专业的讲解。

(1)当患者拒绝承认患病事实时,护士应耐心主动地向患者讲解糖尿病相关的知识,使患者消除否定、怀疑、拒绝的心理,并积极主动地配合治疗。

(2)有轻视麻痹心理的患者,应耐心地向患者讲解不重视治疗的后果及各种并发症的严重危害,使患者积极地配合治疗。

(3)指导患者学习糖尿病自我管理的知识,帮助患者树立战胜疾病的信心,使患者逐渐消除上述心理。

(4)寻求社会支持,动员糖尿病患者的亲友学习糖尿病相关知识,理解糖尿病患者的困境,全面支持患者。

(刘　静)

第四节　肥　胖　症

肥胖症是指体内脂肪,尤其是甘油三酯积聚过多和/或分布异常、体重增加,是包括遗传和环境因素在内的多种因素相互作用所引起的慢性代谢性疾病。通常由于食物摄入过多或机体代谢的改变而导致体内脂肪积聚过多,造成体重过度增长,并引起人体病理生理的改变。BMI 是评估肥胖程度的指标。

一、病理生理

引起单纯性肥胖病理改变的主要体现在脂肪细胞的数量增多、体积增大,这种体积增大是细

胞内的脂滴堆积的结果。按照病理改变把单纯性肥胖分为两类：增生性肥胖和肥大性肥胖。增生性的脂肪细胞不仅仅体积变大，而且脂肪细胞的数目也有所增多；肥大性肥胖的脂肪细胞则只有体积变大，而数目变化不大。

二、病因及诱因

（一）遗传因素

人类的流行病学研究表明单纯性肥胖呈一定的家族倾向，往往父母肥胖，子女亦自幼较胖。

（二）中枢神经系统

下丘脑中存在着两对与摄食行为有关的神经核，从而调节食欲、营养物的消化和吸收，如该区域发生病变或手术，可引起肥胖。

（三）内分泌系统

肥胖症患者均可见血中胰岛素升高，提示高胰岛素血症与肥胖症关系密切。女性在产后、绝经期后或长期口服避孕药者肥胖症增多，也提示脂肪合成代谢与雌激素有关。

（四）代谢因素

肥胖症的发生可能并非完全取决于能量摄入的多少，而与能量代谢的个体差异有关。

（五）其他因素

如营养、生长因素等。

三、疾病分类

（一）根据肥胖病因的不同

根据肥胖病因的不同，肥胖可以分为单纯性肥胖和继发性肥胖两大类。单纯性肥胖无明确病因，可能与遗传、饮食和运动习惯等因素有关。医学上也可把它称为原发性肥胖，在所有的肥胖中，99％以上是单纯性肥胖。继发性肥胖是指由于其他疾病所导致的肥胖，仅占肥胖的比例仅为1％。

（二）根据脂肪在身体不同部位的分布

根据脂肪在身体不同部位的分布，肥胖可以分为腹部型肥胖和臀部型肥胖两种。腹部型肥胖又称为向心性肥胖，这种人脂肪主要沉积在腹部的皮下及腹腔内，四肢则相对较细。臀部型肥胖者的脂肪主要沉积在臀部及腿部，又称为非向心性肥胖多。

（三）按照发病年龄的不同

按照发病年龄的不同，可以把肥胖分为幼年起病型、青春期起病型及成人起病型肥胖。

四、临床表现

（一）早期表现

肥胖者的早期表现仅仅是体重增加、外形改变，不同类型的肥胖，脂肪分布也有所不同。随着肥胖严重程度的加重，可能渐渐出现各种临床异常的表现。一般而言可以分为3类。

1.心理表现

肥胖者往往对自己的肥胖自惭形秽，甚至产生自我厌弃的感觉，因而可以导致焦虑、抑郁、负疚感等不良心态，甚至产生对他人的敌意。

2.躯体表现

躯体表现如活动不便、气喘吁吁、肌肉疲乏、关节疼痛及水肿等表现。

3.并发症表现

不同的并发症有各自相应的临床表现。如合并糖尿病出现血糖升高,会有三多一少的症状,即多尿、多饮、多食及体力和体重的下降。合并高血压时则自觉头痛、眩晕、心慌等。情绪激动或劳累时,感到胸前区疼痛,左肩放射性麻木或疼痛;合并睡眠呼吸暂停低通气综合征肥胖患者出现睡眠时响亮而不均匀的呼噜声,睡眠过程出现呼吸暂停或反复夜间憋醒等症状。

(二)原发疾病的表现

对于继发性肥胖患者,还可能出现引起肥胖的原发疾病的表现。

1.皮质醇增多症

皮质醇增多症又叫库欣综合征,是由于皮质醇分泌过多引起的。主要表现是向心性肥胖,也就是肥胖主要集中在躯干部位,而四肢的脂肪相对变少。除了满月脸、水牛背、锁骨上脂肪垫等向心性肥胖的表现外,皮质醇增多症的其他症状还有皮肤紫纹、多毛等。严重的还会有胰岛素抵抗、糖尿病、高血压和骨质疏松。这种疾病大多是由于下丘脑、垂体或肾上腺肿瘤引起的。

2.下丘脑性肥胖

由于下丘脑存在调节食欲的中枢,包括饿感中枢和饱感中枢,所以下丘脑的疾病可能影响这些中枢,从而导致多食性肥胖。引起下丘脑性肥胖的疾病可能有外伤、肿瘤、炎症或是颅内压增高对下丘脑的压迫等。下丘脑性肥胖往往伴有其他症状,如头痛、视力下降、发育迟缓、性功能减退、尿崩症、嗜睡及行为改变等。

3.多囊卵巢综合征

患有这种疾病的多为青年妇女,主要临床表现除了肥胖之外,还有多毛、月经稀发或闭经。患者的卵巢有许多闭锁卵泡,不能排卵。多囊卵巢综合征引起肥胖的机制还不清楚。

4.甲状腺功能减退

甲状腺功能减退也可引起体重明显增加,而大部分患者体重增加的原因是由于水肿导致的组织间积水,只有少数是真正的脂肪增多。

5.其他

肢端肥大症、假性甲状旁腺功能减低、性腺功能减低、胰岛素瘤等。然而必须强调的是,只有不到1%的肥胖是由内分泌疾病引起的。

五、实验室及其他检查

(一)BMI

BMI=体重(kg)/身高(m^2),是较常用的指标。亚洲成年人BMI正常范围为18.5～22.9。<18.5为体重过低;≥23为超重;23～24.9为肥胖前期;25～29.9为Ⅰ度肥胖;≥30为Ⅱ度肥胖。

(二)腰臀比

分别测量肋弓下缘至髂前上棘之间的中点的径线(腰围)与股骨粗隆水平的径线(臀围),再算出比值。

(三)理想体重

理想体重(kg)=身高(cm)－105;或身高(cm)减100后乘以0.9(男性)或0.85(女性)。

六、治疗原则

(一)营养治疗

(1)控制饮食将摄入的能量总量限制在 1 000～1 500 kcal/d,减少脂肪摄入,脂肪摄入量应为总能量的 25%～35%,饮食中富含水果和蔬菜、膳食纤维;以瘦肉和植物蛋白作为蛋白源。

(2)膳食中含有充足的优质蛋白质、必要的维生素、矿物质及充足的水分。

(3)进食时细嚼慢咽,以减慢营养物质吸收,控制能量摄入。

(4)饮食控制目标是每月体重下降 0.5～1 kg,6 个月体重下降 7%～8%。

(二)运动治疗

运动治疗联合控制饮食,减肥效果更好。运动时,肌肉组织对脂肪酸和葡萄糖利用大大增加,使得多余的糖只能用来供能,而无法转变为脂肪而贮存。

(三)行为治疗

通过宣传教育使患者及其家属对肥胖症及其危害性有正确的认识,从而配合治疗、采取健康的生活方式、改变饮食和运动习惯,自觉地长期坚持是肥胖症治疗首位及最重要的措施。

七、药物治疗

目前常用的治疗肥胖症的药物主要有两类。

(一)作用于中枢的食欲抑制剂

此类药物又称厌食性药物,它是通过影响神经递质的活性,减少 5-羟色胺和去甲肾上腺素再摄取,从而抑制食欲来减重。

(二)作用于外周的脂肪酶抑制剂

通过阻断饮食中部分脂肪的吸收达到减肥目的,在胃肠道抑制胃脂肪酶和胰液分泌,从而减少脂肪的吸收。

八、护理评估

(一)一般评估

1.患者主诉

单位时间内体重增加的情况、饮食习惯,每天进餐的次数和量,食后感觉和消化吸收情况等。

2.生命体征

生命体征基本正常。

3.相关记录

体重、饮食、排便习惯等记录结果。

(二)身体评估

注意患者有无伴随症状,如气急、行动困难、腰痛、便秘、怕热、多汗、头晕、心悸等及其程度。

(三)心理-社会评估

患者在疾病治疗过程中的心理反应与需求,家庭及社会支持情况,引导患者正确配合疾病的治疗与护理。

（四）辅助检查结果评估

1.BMI

BMI＜18.50为体重过低；BMI≥23为超重；BMI为23.0～24.90为肥胖前期；BMI为25.00～29.90为Ⅰ度肥胖；BMI≥30为Ⅱ度肥胖。

2.腰臀比

正常成人腰臀比男性≥0.90，女性≥0.85为中央型肥胖。

3.理想体重

实际体重超过理想体重的20％者为肥胖；超过理想体重10％又不到20％者为超重。

九、主要护理诊断/问题

（一）营养失调

高于机体需要量与能量摄入和消耗失衡有关。

（二）自我形象紊乱

自我形象紊乱与肥胖对身体外形影响有关。

（三）活动无耐力

活动无耐力与肥胖导致体力下降有关。

（四）自尊紊乱

自尊紊乱与感到自卑及他人对肥胖的看法有关。

十、护理措施

（一）饮食护理

采用合理饮食方法，每天三餐定时定量，科学安排每天饮食，如饮食不过油腻，不过甜和不过多，宜适当增食蔬菜和粗粮，少食肥腻、多素食、少零食。

（二）休息与活动

1.保持良好而规律的生活习惯

根据年龄不同合理安排自己的睡眠时间，既要满足生理需要，又不能睡眠太多。

2.加强运动锻炼

长期坚持体育锻炼，经常参加慢跑、爬山、打球等户外活动，既能增强体质，使形体健美，又能预防肥胖的发生。

（三）心理护理

保持心情舒畅，良好的情绪能使体内各系统的生理功能保持正常运行，对预防肥胖能起一定作用。

（四）病情观察

（1）定期评估患者的营养状况及实验室检查有关指标的变化。

（2）体重的控制。注意减肥速度：轻度肥胖者可每月减重0.50～1.00 kg，中度以上肥胖可每周减重0.50～1.00 kg。

（五）用药护理

（1）芬特明、安费拉酮应在早餐及晚餐前服用。

（2）服用西布曲明注意观察有无恶心、口干、食欲缺乏、心率快、紧张、便秘和失眠等不良反应。

(3)服用奥利司他肛门常有脂滴溢出，指导患者及时更换内裤，注意肛周清洁。

(六)健康教育

(1)向患者说明体重超重对健康的危害性，鼓励家属共同参与计划的制订。

(2)向患者讲解基本营养知识、饮食卫生，避免不良的饮食习惯。

(3)指导患者坚持运动，告知只有坚持每天运动方能有效减轻体重。

(刘　静)

第五节　痛　　风

痛风是由于单钠尿酸盐沉积在骨关节、肾脏和皮下等部位，引发的急、慢性炎症与组织损伤，与嘌呤代谢紊乱和/或尿酸排泄减少所导致的高尿酸血症直接相关。其临床特点为高尿酸血症、反复发作的痛风性急性关节炎、间质性肾炎和痛风石形成，严重者可导致关节畸形及功能障碍，常伴有尿酸性尿路结石。根据病因可分为原发性及继发性两大类，其中原发性痛风占绝大多数。

一、病因与发病机制

由于地域、民族、饮食习惯的不同，高尿酸血症的发病率也明显不同。其中原发性痛风属遗传性疾病，由先天性嘌呤代谢障碍所致，多数有阳性家族史。继发性痛风可由肾病、血液病、药物及高嘌呤食物等多种原因引起。

(一)高尿酸血症的形成

痛风的生化标志是高尿酸血症。尿酸是嘌呤代谢的终产物，血尿酸的平衡取决于嘌呤的生成和排泄。高尿酸血症的形成原因。①尿酸生成过多：当嘌呤核苷酸代谢酶缺陷和/或功能异常时，引起嘌呤合成增加，尿酸升高，这类患者在原发性痛风中不足20%。②肾对尿酸排泄减少：这是引起高尿酸血症的重要因素，在原发性痛风中80%～90%的个体有尿酸排泄障碍。事实上尿酸的排泄减少和生成增加常是伴发的。

(二)痛风的发生

高尿酸血症只有5%～15%发生痛风，部分患者的高尿酸血症可持续终身但却无痛风性关节炎发作。当血尿酸浓度过高或在酸性环境下，尿酸可析出结晶，沉积在骨关节、肾脏及皮下组织等，引起痛风性关节炎、痛风肾及痛风石等。

二、临床表现

痛风多见于40岁以上的男性，女性多在绝经期后发病，近年发病有年轻化趋势，常有家族遗传史。

(一)无症状期

本期突出的特点为仅有血尿酸持续性或波动性升高，无任何临床表现。一般从无症状的高尿酸血症发展至临床痛风需要数年，有些甚至可以终身不出现症状。

(二)急性关节炎期

该病常于夜间突然起病,并可因疼痛而惊醒。初次发病往往为单一关节受累,继而累及多个关节。以第一跖趾关节为好发部位,其次为足、踝、跟、膝、腕、指和肘。症状一般在数小时内进展至高峰,受累关节及周围软组织呈暗红色,明显肿胀,局部发热,疼痛剧烈,常有关节活动受限,大关节受累时伴有关节腔积液。可伴有体温升高、头痛等症状。

(三)痛风石及慢性关节炎期

痛风石是痛风的特征性临床表现,典型部位在耳郭,也可见于反复发作的关节周围。外观为大小不一、隆起的黄白色赘生物,表面菲薄,破溃后排出白色豆渣样尿酸盐结晶,很少引起继发感染。关节内大量沉积的痛风石可导致骨质破坏、关节周围组织纤维化及继发退行性改变等,临床表现为持续的关节肿痛、畸形、关节功能障碍等。

(四)肾脏改变

肾脏改变主要表现在两个方面。①痛风性肾病:早期表现为尿浓缩功能下降,可出现夜尿增多、低分子蛋白尿和镜下血尿等。晚期发展为慢性肾功能不全、高血压、水肿、贫血等。少数患者表现为急性肾衰竭,出现少尿甚至无尿,尿中可见大量尿酸晶体。②尿酸性肾石病:有10%~25%的痛风患者出现肾尿酸结石。较小者呈细小泥沙样结石并可随尿液排出,较大的结石常引起肾绞痛、血尿、排尿困难及肾盂肾炎等。

三、辅助检查

(一)尿尿酸测定

经过5天限制嘌呤饮食后,24小时尿尿酸排泄量超过3.57 mmol(600 mg),即可认为尿酸生成增多。

(二)血尿酸测定

男性血尿酸正常值为208～416 μmol/L;女性为149～358 μmol/L,绝经后接近男性。男性及绝经期后女性血尿酸>420 μmol/L,绝经前女性>350 μmol/L,可诊断为高尿酸血症。

(三)滑囊液或痛风石内容物检查

偏振光显微镜下可见双折光的针形尿酸盐结晶。

(四)X线检查

急性关节炎期可见非特异性软组织肿胀;慢性关节炎期可见软骨缘破坏,关节面不规则,特征性变化为穿凿样、虫蚀样圆形或弧形的骨质透亮缺损。

(五)CT与MRI检查

CT扫描受损部位可见不均匀的斑点状高密度痛风石影像;MRI的T_1和T_2加权图像呈斑点状低信号。

四、治疗要点

痛风防治原则:控制高尿酸血症,预防尿酸盐沉积;控制急性关节炎发作;预防尿酸结石形成和肾功能损害。

(一)无症状期的处理

一般无须药物治疗,积极寻找病因及相关因素。如一些利尿药、体重增加、饮酒、高血压、血脂异常等。适当调整生活方式,以减低血尿酸水平。此期的患者需定期监测血尿酸水平。

（二）急性关节炎期的治疗

此期治疗目的是迅速终止关节炎发作。①非甾体抗炎药：为急性痛风关节炎的一线药物，代表药物有吲哚美辛、双氯芬酸、依托考昔。②秋水仙碱：为痛风急性关节炎期治疗的传统药物，其机制是抑制致炎因子释放，对控制痛风急性发作具有非常显著的疗效，但不良反应较大。③糖皮质激素：上述两类药无效或禁忌时用，一般尽量不用。

（三）间歇期及慢性关节炎期的治疗

主要治疗目的是降低血尿酸水平。抑制尿酸合成的药物有别嘌醇；促进尿酸排泄的药物有丙磺舒、磺吡酮、苯溴马隆等；碱性药物有碳酸氢钠，目的是碱化尿液。

（四）继发性痛风的治疗

除治疗原发病外，对于痛风的治疗原则同前面阐述。

五、护理措施

（一）一般护理

改变生活方式，饮食应以低嘌呤食物为主，鼓励多饮水，每天饮水量至少在 1 500 mL，最好＞2 000 mL。限制烟酒，坚持运动和控制体重等。

（二）病情观察

观察关节疼痛的部位、性质、间隔时间等。观察受累关节红、肿、热、痛的变化和功能障碍。观察有无过度疲劳、受凉、潮湿、饮酒、饱餐、精神紧张、关节扭伤等诱发因素。有无痛风石体征，结石的部位，有无溃破，有无症状。观察药物疗效及不良反应，以及时反馈给医师，调整用药。卧床患者做好口腔、皮肤护理，预防压疮发生。观察患者体温的变化，有无发热。监测血尿酸、尿尿酸、肾功能的变化。

（三）关节疼痛的护理

急性发作时应卧床休息，抬高患肢，避免受累关节负重。也可在病床上安放支架支托盖被，减少患部受压。也可给予 25％硫酸镁于受累关节处湿敷，消除关节的肿胀和疼痛。如痛风石溃破，则要注意保持受损部位的清洁，避免发生感染。

（四）用药护理

指导患者正确用药，观察药物的疗效，以及时发现不良反应并反馈给医师，给予处理。

1.秋水仙碱

口服给药常有胃肠道反应，若患者一开始口服即出现恶心、呕吐、水样腹泻等严重的消化道反应，可静脉给药。但是静脉给药可能发生严重的不良反应，如肝损害、骨髓抑制、DIC、脱发、肾衰竭、癫痫样发作甚至死亡。应用时要密切观察患者状态，一旦出现不良反应立即停药。此外静脉给药时要特别注意切勿外漏，以免引起组织坏死。

2.非甾体抗炎药

要注意有无活动性消化道溃疡或消化道出血的发生。

3.别嘌醇

除有可能出现皮疹、发热、胃肠道反应外，还可能出现肝损害、骨髓抑制等，要密切关注。对于肾功能不全者，使用别嘌醇宜减量。

4.丙磺舒、磺吡酮、苯溴马隆

可能出现皮疹、发热、胃肠道反应等。

5.糖皮质激素

要观察其疗效,是否出现“反跳”现象。

(五)健康指导

给予患者健康指导及心理指导,讲解疾病相关知识,提高患者防病治病的意识,提高治疗依从性。

(1)培养良好的生活习惯,肥胖的患者要减轻体重,避免劳累、受凉、感染、外伤等诱发因素。

(2)限制进食高嘌呤食物,多饮水,尤其是碱性水,多食碱性食物,有助于尿酸的排出。

(3)适度活动与保护关节:急性期避免运动。运动后疼痛超过1小时,则暂时停止此项运动。不要长时间持续进行重体力劳动或工作,可选择交替完成轻、重不同的工作。不时改变姿势,使受累关节保持舒适,若局部红肿,应尽可能避免活动。

(4)促进局部血液循环,可通过局部按摩、泡热水澡等促进局部血液循环,避免尿酸盐结晶形成。

(5)自我观察病情,如经常用手触摸耳郭及手足关节,检查是否有痛风石形成。

(6)定期复查血尿酸及门诊随访。

(刘　静)

第十四章

传染科疾病护理

第一节　肺　结　核

一、病原学

结核菌在分类学上属于放线菌目、分枝杆菌科、分枝杆菌属，分人型、牛型、非洲型和鼠型4型。对人类致病的主要为人型结核菌，牛型菌很少，非洲分枝杆菌见于赤道非洲，是一种过度类型，西非国家分离菌株倾向于牛型分枝杆菌，而东非国家分离株更类似于人型分枝杆菌。田鼠分枝杆菌对人无致病力。结核菌细长而稍弯，约0.4 μm×4.0 μm，两端微钝，不能运动，无荚膜、鞭毛或芽孢；严格需氧；不易染色，但经品红加热染色后不能被酸性乙醇脱色，故称抗酸杆菌。结核菌对不利环境和某些理化因子有抵抗力。在阴湿处能生存5个月以上，干燥痰标本内可存活6～8个月，－6～－8 ℃下能存活4～5个月。结核菌不耐热，对紫外线亦甚敏感，故常采用加热或紫外线进行消毒，而高压蒸汽(120 ℃)持续30分钟是最佳的灭菌方法。结核菌培养的营养要求较高、生长缓慢，人型菌的增殖周期15～20小时，至少需要2～4周才有可见菌落。菌落多呈粗糙型，光滑型菌落大多表示毒力减低。结核菌细胞壁富含脂质，约占细胞壁的60%，是抗酸着色反应的主要物质基础，具有介导肉芽肿形成和促进细菌在吞噬细胞内存活的作用。细胞壁中尚含脂多糖，其中脂阿拉伯甘露聚糖(lipoarabanmannan，LAM)具有广泛的免疫原性，生长中的结核菌能大量产生，是血清学诊断中应用较多的一类抗原物质。结核菌的菌体主要是蛋白质，占菌体干重的50%。依据蛋白抗原定位结核蛋白可区分为分泌蛋白、胞壁蛋白和热休克蛋白。结核蛋白被认为是变态反应的反应原，已鉴定出数十个蛋白抗原，部分已用于免疫血清学诊断，但迄今尚缺少特异性很高的蛋白抗原。目前结核菌标准菌株H_{37}RV全染色体测序已经完成，全基因组约由4 411 532个碱基对组成，鸟嘌呤/胞嘧啶(G+C)高达65.6%，约含4 000个基因，但病原性的分子基础即病原性基因及其编码的致病因子尚不清楚。

二、流行病学

(一)流行环节

1.传染源

传染性肺结核患者排菌是结核传播的主要来源。带菌牛乳曾是重要传染源,现已很少见。但我国牧区仍需重视牛乳的卫生消毒和管理。

2.传播途径

主要为患者与健康人之间经飞沫传播。排菌量越多,接触时间越长,危害越大;直径1～5 μm大小的飞沫最易在肺泡沉积,情绪激昂的讲话、用力咳嗽,特别是打喷嚏所产生的飞沫直径小、影响大。患者随地吐痰,痰液干燥后结核菌随尘埃飞扬,亦可造成吸入感染。经消化道、胎盘、皮肤伤口感染均属罕见。

3.易感人群

生活贫困、居住拥挤、营养不良等是经济不发达社会中人群结核病高发的原因。婴幼儿、青春后期和成人早期尤其是该年龄期的女性及老年人结核病发病率较高,可能与免疫功能不全或改变有关。某些疾病如糖尿病、硅肺、胃大部分切除后、麻疹、百日咳等常易诱发结核病;免疫抑制者,尤其好发结核病。

(二)流行现状和控制目标

目前估计全球有20亿结核菌感染者,现患结核病例2 000万人,年新发病例800万～900万人,其中半数以上为传染性肺结核,每年约有300万人死于结核病,占各种原因死亡数的7%、各类传染病死亡数的19%。WHO1995年发布《全球结核病紧急状态宣言》,2000年又召开22个结核病高负担国家“结核病控制与可持续发展部长会议”,明确指出结核病对经济和社会发展的威胁,并阻碍人类发展,要求各国政府予以重视并作出承诺。WHO要求2005年达到全球结核病控制目标为发现70%的“涂阳”结核患者,85%的患者得到WHO正式推荐的直接督导下短程化疗(directly observed treatment short-course,DOTS)。据有关调查推算,20世纪20年代末全中国有结核病1 000余万人,每年死于结核病120余万人;1949年结核病患病率为1750/10万,死亡率为200/10万。2000年全国流行病学调查显示,活动性肺结核患病率为367/10万,菌阳患病率为160/10万,涂阳患病率为122/10万,估算全国活动性肺结核患者约500万人,传染性肺结核患者200万人,肺结核病死亡率为8.8/10万。虽然我国结核病控制取得很大成绩,但仍然是世界结核病的高负担国家。目前我国正面临HIV/AIDS流行,与结核病形成双重夹击的严重威胁,加之在管理方面还存在不足,形势非常严峻。我国政府正履行承诺,运用现代控制技术,并实施治疗费用的减免政策,推进全国防治工作。

三、发病机制

(一)结核菌感染的宿主反应及其生物学过程

结核菌入侵宿主体内,从感染、发病到转归均与多数细菌性疾病有显著不同,宿主反应具有特殊意义。结核菌感染引起的宿主反应分为4期。①起始期:入侵呼吸道的结核菌被肺泡巨噬细胞吞噬,因菌量、毒力和巨噬细胞非特异性杀菌能力的不同,被吞噬结核菌的命运各异,若在出现有意义的细菌增殖和宿主细胞反应之前结核菌即被非特异性防御机制清除或杀灭,则不留任何痕迹或感染证据,如果细菌在肺泡巨噬细胞内存活和复制,便扩散至邻近非活化的肺泡巨噬细

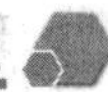

胞，形成早期感染灶。②T 细胞反应期：由 T 细胞介导的细胞免疫（cell mediated immunity，CMI）和迟发型变态反应（delay type hypersensitivity，DTH）在此期形成，从而对结核病发病、演变及转归产生决定性影响。③共生期：生活在流行区的多数感染者发展至 T 细胞反应期，仅少数发生原发性结核病，大部分感染者结核菌可以持续存活，细菌与宿主处于共生状态，纤维包裹的坏死灶干酪样中央部位被认为是结核杆菌持续存在的主要场所，低氧、低 pH 和抑制性脂肪酸的存在使细菌不能增殖。宿主的免疫机制亦是抑制细菌增殖的重要因素，倘若免疫受到损害便可引起受抑制结核菌的重新活动和增殖。④细胞外增殖和传播期：固体干酪灶中包含具有生长能力但不繁殖的结核菌，干酪灶一旦液化便给细菌增殖提供了理想环境，即使免疫功能健全的宿主，从液化干酪灶释放的大量结核杆菌亦足以突破局部免疫防御机制，引起播散。

（二）CMI 和 DTH

CMI 是宿主获得性抗结核保护作用的最主要机制。结核杆菌经 C3 调理作用而被巨噬细胞吞噬，在细胞内酸性环境下其抗原大部分被降解，一部分则与胞体内的 Ⅰa 分子耦联成复合物而被溶酶体酶消化，并被转移至细胞膜和递呈给 Th 细胞，作为第一信号。在这一过程中伴随产生的淋巴细胞激活因子（LAF）即 IL-1 成为第二信号，两者共同启动 T 细胞应答反应。CMI 以 $CD4^+$ 细胞最重要，它产生和释放多种细胞因子放大免疫反应。$CD8^+$ 参与 Th_1/Th_2 调节。与 CMI 相伴的 DTH 是结核病免疫反应另一种形式，长期以来认为两者密不可分，只是表现形式不同。近年来大量的研究表明，DTH 和 CMI 虽然有些过程和现象相似，但两者本质不同：①刺激两种反应的抗原不同，结核菌核糖体 RNA 能激发 CMI，但无 DTH；结核蛋白及脂质 D 仅引起 DTH，而不产生 CMI；②介导两种反应的 T 细胞亚群不同，DTH 是由 TDTH 细胞介导的，而介导 CMI 的主要是 Th 细胞，Tc 在两种反应都可以参与作用；③菌量或抗原负荷差异和 Th_1/Th_2 偏移，感染结核菌后机体同时产生 Th_1+Th_2 介导的免疫反应，在菌量少、毒力低或感染早期 Th_1 型反应起主导作用，表现为 CMI 为主；而菌量大、毒力强或感染后期，则向 Th_2 型反应方向偏移，出现以 DTH 为主的反应；④起调节作用的细胞因子（cytokines，CKs）不同，调节 CMI 效应的 CKs 很多，而 DTH 引起组织坏死的主要是 TNF；⑤对结核菌的作用方式不同，CMI 通过激活巨噬细胞来杀灭细胞内吞噬的结核菌，而 DTH 则通过杀死含菌而未被激活的巨噬细胞及其邻近的细胞组织，以消除十分有利于细菌生长的细胞内环境。关于 DTH 是否对抗结核保护反应负责或参与作用，在很大程度上取决于 DTH 反应的程度。轻度 DTH 可以动员和活化免疫活性细胞，并能直接杀伤靶细胞，使感染有结核菌的宿主细胞死亡而达到杀菌功效。比较剧烈的 DTH 则造成组织溃烂、坏死液化和空洞形成，已被吞噬的结核菌释放至细胞外，取得养料，从而进行复制和增殖，并引起播散。总体上 DTH 的免疫损伤超过免疫保护作用。

四、病理

（一）渗出型病变

表现为组织充血、水肿，随之有中性粒细胞、淋巴细胞、单核细胞浸润和纤维蛋白渗出，可有少量类上皮细胞和多核巨细胞，抗酸染色可见到结核菌。其发展演变取决于 DTH 和 CMI，剧烈 DTH 可导致病变坏死，进而液化，若 CMI 强或经有效治疗，病变可完全吸收，不留痕迹或残留纤维化，或演变为增生型病变。

（二）增生型病变

典型表现为结核结节，其中央为巨噬细胞衍生而来的朗罕巨细胞，周围由巨噬细胞转化来的类上皮细胞成层排列包绕。在类上皮细胞外围还有淋巴细胞和浆细胞散在分布与覆盖。增生型病变另一种表现是结核性肉芽肿,多见于空洞壁、窦道及其周围,以及干酪坏死灶周围,由类上皮细胞和新生毛细血管构成,其中散布有朗罕巨细胞、淋巴细胞及少量中性粒细胞。

(三)干酪样坏死

干酪样坏死为病变恶化的表现。干酪样坏死灶可以多年不变,坏死病变中结核菌很少。倘若局部组织变态反应剧烈,干酪样坏死组织发生液化,经支气管排出即形成空洞,其内壁含有大量代谢活跃、生长旺盛的细胞外结核菌,成为支气管播散的来源。在有效化疗作用下,空洞内结核菌的消灭和病灶的吸收使空洞壁变薄并逐渐缩小,最后空洞完全闭合。有些空洞不能完全关闭,但结核的特异性病变均告消失,支气管上皮细胞向洞壁内伸展,成为净化空洞,亦是空洞愈合的良好形式。有时空洞引流支气管阻塞,其中坏死物浓缩,空气被吸收,周围逐渐为纤维组织所包绕,形成结核球,病灶较前缩小并可以保持稳定,但一旦支气管再通,空洞出现,病灶重新活动。

由于机体反应性、免疫状态、局部组织抵抗力的不同,入侵菌量、毒力、类型和感染方式的差别,以及治疗措施的影响,上述 3 种基本病理改变可以互相转化、交错存在,很少单一病变独立存在,而以某一种改变为主。

五、临床表现

(一)发病过程和临床类型

1.原发型肺结核

原发型肺结核指初次感染即发病的肺结核,又称初染结核。典型病变包括肺部原发灶、引流淋巴管和肺门或纵隔淋巴结的结核性炎症,三者联合称为原发复合征。有时 X 线上仅显示肺门或纵隔淋巴结肿大,也称支气管淋巴结结核。多见于儿童,偶尔见于未受感染的成年人。原发性病灶多好发于胸膜下通气良好的肺区如上叶下部和下叶上部。其时机体尚未形成特异性免疫力,病菌沿所属淋巴管到肺门淋巴结,进而可出现早期菌血症。4 周后免疫力形成,原发灶和肺门淋巴结炎消退,90%以上不治自愈。倘若原发感染机体不能建立足够免疫力或变态反应强烈,则发展为临床原发性肺结核。少数严重者肺内原发灶可成为干酪性肺炎;淋巴结干酪样坏死破入支气管引起支气管结核和沿支气管的播散;肿大淋巴结压迫或大量坏死物破入和阻塞支气管可出现肺不张;早期菌血症或干酪性病变蚀及血管可演进为血行播散性结核病。

2.血行播散型肺结核

大多伴随于原发性肺结核,儿童较多见。在成人,原发感染后隐潜性病灶中的结核菌破溃进入血行,偶尔由于肺或其他脏器继发性活动性结核病灶侵蚀邻近淋巴血道而引起。本型肺结核发生于免疫力极度低下者。急性血行播散型肺结核常伴有结核性脑膜炎和其他脏器结核。

3.继发型肺结核

由于初染后体内潜伏病灶中的结核菌重新活动和释放而发病,少数可以为外源性再感染,特别是 HIV/AIDS 时。本型是成人肺结核的最常见类型。常呈慢性起病和经过,但也有呈急性发病和急性临床过程者。由于免疫和变态反应的相互关系及治疗措施等因素影响,继发型肺结核在病理和 X 线形态上又有渗出浸润型肺结核、增生型肺结核、纤维干酪型肺结核、干酪型肺炎、空洞型肺结核、结核球(瘤)、慢性纤维空洞型肺结核等区分。继发型肺结核好发于两肺上叶尖后段或下叶尖段,肺门淋巴结很少肿大,病灶趋于局限,但易有干酪坏死和空洞形成,排菌较多,在流行病学上更具重要性。

（二）症状和体征

1.全身症状

发热为肺结核最常见的全身性毒性症状，多数为长期低热，每于午后或傍晚开始，次晨降至正常，可伴有倦怠、乏力、夜间盗汗。当病灶急剧进展扩散时则出现高热，呈稽留热或弛张热热型，可以有畏寒，但很少寒战。其他全身症状有食欲减退、体重减轻、妇女月经不调、易激惹、心悸、面颊潮红等轻度毒性和自主神经功能紊乱症状。

2.呼吸系统症状

（1）咳嗽、咳痰：浸润性病灶咳嗽轻微，干咳或仅有少量黏液痰。有空洞形成时痰量增加，若伴继发感染，痰呈脓性。合并支气管结核时则咳嗽加剧，可出现刺激性呛咳，伴局限性哮鸣或喘鸣。

（2）咯血：1/3～1/2 患者在不同病期有咯血。结核性炎症使毛细血管通透性增高，常表现血痰；病变损伤小血管则血量增加；若空洞壁的动脉瘤破裂则引起大咯血，出血可以源自肺动脉，亦可来自支气管动脉。凡合并慢性气道疾患、心肺功能损害、年迈、咳嗽反射抑制、全身衰竭等，使气道清除能力减弱，咯血容易导致窒息。咯血易引起结核播散，特别是中大量咯血时，咯血后的持续高热常是有力提示。

（3）胸痛：部位不定的隐痛为神经反射引起。固定性针刺样痛随呼吸和咳嗽加重，而患侧卧位症状减轻，常是胸膜受累的缘故。

（4）气急：重度毒血症状和高热可引起呼吸频率增加。真正气急仅见于广泛肺组织破坏、胸膜增厚和肺气肿，特别是并发肺心病和心肺功能不全时。

3.体征

取决于病变性质、部位、范围或程度。病灶以渗出型病变为主的肺实变且范围较广或干酪性肺炎时，叩诊浊音，听诊闻及支气管呼吸音和细湿音。继发型肺结核好发于上叶尖后段，于肩胛间区闻及细湿啰音，极大提示有诊断价值。空洞性病变位置浅表而引流支气管通畅时，有支气管呼吸音或伴湿啰音；巨大空洞可出现带金属调的空瓮音，现已很少见。慢性纤维空洞性肺结核的体征有患侧胸廓塌陷、气管和纵隔间向患侧移位、叩诊音浊、听诊呼吸音降低或闻及湿啰音，以及肺气肿征象。支气管结核有局限性哮鸣音，特别是于呼气或咳嗽末。

4.特殊表现

（1）变态反应：多见于青少年女性。临床表现类似风湿热，故有人称其为结核性风湿症。多发性关节痛或关节炎，以四肢大关节较常受累。皮肤损害表现为结节性红斑及环形红斑，前者多见，好发于四肢尤其是四肢伸侧面及踝关节附近，此起彼伏，间歇性地出现。常伴有长期低热。水杨酸制剂治疗无效。其他变态反应表现有类白塞病、滤泡性结膜角膜炎等。

（2）无反应性结核：是一种严重的单核-吞噬细胞系统结核病，亦称结核性败血症。肝、脾、淋巴结或骨髓及肺、肾等呈严重干酪样坏死，其中有大量成簇结核菌，而缺乏类上皮细胞和巨细胞反应，渗出性反应亦极轻微，见于极度免疫抑制的患者。临床表现为持续高热、骨髓抑制或见类白血病反应。呼吸道症状和胸部 X 线表现往往很不明显或者缺如。无反应性结核病易误诊为败血症、白血病、伤寒、结缔组织疾病等。

六、实验室和辅助检查

(一)病原学检查

1.痰涂片显微镜检查

痰标本涂片萋-尼染色找抗酸杆菌具有快速、简便等优点。厚涂片可提高检测阳性率。荧光染色检查不需油镜,视野范围广、敏感性高,但容易有假阳性。抗酸染色直接镜检不能区分结核和非结核分枝杆菌(nontuberculous mycobacteria,NTM),但在我国非结核分枝杆菌病相对较少,涂片找到抗酸杆菌绝大多数为结核杆菌,可以提示诊断。

2.结核菌培养

敏感性和特异性高。培养后可进行药敏测试,随着耐多药结核菌增多,药敏越显重要。结核菌培养传统方法至少1个月,近来应用BactecTB系统进行培养和早期鉴定,可以缩短至两周左右,药敏通常在培养阳性后的4～6天即可完成。

3.分子生物学检测

聚合酶链反应(PCR)技术可以将标本中微量的结核菌DNA加以扩增。一般镜检仅能检测每毫升10^4～10^5条菌,而PCR可检出1～100 fg结核菌DNA(相当于每毫升1～20条菌)。但DNA提取过程遭遇污染等技术原因可以出现假阳性,而且PCR无法区别活菌和死菌,故不能用于结核病的治疗效果评估、流行病学调查等。目前PCR检测仅推荐在非结核分枝杆菌病高发地区涂片抗酸杆菌阳性病例,用来快速区分结核与非结核分枝杆菌。

4.结核菌抗原和抗体检测

采用ELISA方法检测痰标本中结核菌抗原的结果差异甚大,可能与痰标本中结核菌抗原分布不甚均匀有关。采用不同的抗原(如A60、LAM等)检测肺结核患者血标本中结核菌IgG的诊断价值尚不肯定。

5.γ-干扰素释放试验

γ-干扰素释放试验(interferon-gamma release assays,IGRA)采用结核杆菌比较特异性抗原(卡介苗和绝大多数非结核分枝杆菌所不具有),包括早期分泌性抗原靶6(ESAT-6)和培养滤过蛋白-10(CFP-10),在体外刺激血液单核细胞释放干扰素-γ,对后者加以测定。操作过程很少受干扰,报告结果快(24小时)。IGRA敏感性70%左右,虽然尚欠理想,但特异性大多在95%以上。

(二)影像学检查

后前位普通X线胸片是诊断肺结核十分有用的辅助方法。它对了解病变部位、范围、性质及其演变有帮助,典型X线改变有重要诊断参考价值。X线胸片诊断肺结核缺乏特异性,尤其病变在非好发部位及形态不典型时更是如此。胸部CT检查有助于微小或隐蔽性肺结核病灶的发现和结节性病灶的鉴别诊断。耐多药肺结核病考虑外科手术治疗时,需要比较精确地了解病变累及范围,可考虑胸部CT检查。

(三)结核菌素(简称结素)皮肤试验

结素是结核菌的代谢产物,从长出结核菌的液体培养基提炼而成,主要成分为结核蛋白,目前国内均采用国产结素纯蛋白衍生物(purified protein derivative,PPD)。我国推广的试验方法是国际通用的皮内注射法(Mantoux法)。将PPD 5 IU(0.1 mL)注入左前臂内侧上中1/3交界处皮内,使局部形成皮丘。48～96小时(一般为72小时)观察局部硬结大小。判断标准为:硬结

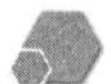

直径＜5 mm 为阴性反应，5～9 mm 为一般阳性反应，10～19 mm 为中度阳性反应，≥20 mm 或不足 20 mm 但有水疱或坏死为强阳性反应。美国则根据不同年龄、免疫状态、本土居民还是移民（来自何地）等对结核菌素皮肤试验（tuberculin skin test，TST）判断有不同标准。TST 的主要用途：①社区结核菌感染的流行病学调查或接触者的随访；②监测阳转者，适用于儿童和易感高危对象；③协助诊断。目前所用结素（抗原）并非高度特异。许多因素可以影响反应结果，如急性病毒感染或疫苗注射、免疫抑制性疾病或药物、营养不良、结节病、肿瘤、其他难治性感染、老年人迟发变态反应衰退者，可以出现假阴性。尚有少数患者已证明活动性结核病，并无前述因素影响，但结素反应阴性，即“无反应性”。尽管 TST 在理论和解释上尚存在困惑，但在流行病学和临床上仍是有用的。阳性反应表示感染，在 3 岁以下婴幼儿按活动性结核病论；成人强阳性反应提示活动性结核病可能，应进一步检查；阴性反应特别是较高浓度试验仍阴性则可排除结核病；菌阴肺结核诊断除典型 X 线征象外，必须辅以结素试验阳性以佐证。

（四）纤维支气管镜检查

经纤支镜对支气管或肺内病灶钳取活组织作病理学检查，同时采取刷检、冲洗或吸引标本用于结核菌涂片和培养，有利于提高肺结核的诊断敏感性和特异性，尤其适用于痰涂阴性等诊断困难患者。纤支镜对于支气管结核的诊断和鉴别诊断尤其具有价值。

七、诊断与鉴别诊断

（一）病史和临床表现

轻症肺结核病例可以无症状而仅在 X 线检查时发现，即使出现症状亦大多缺少特异性，但病史和临床表现仍是诊断的基础，凡遇下列情况者应高度警惕结核病的可能性：①反复发作或迁延不愈的咳嗽咳痰，或呼吸道感染经抗生素治疗 3～4 周仍无改善；②痰中带血或咯血；③长期低热或所谓“发热待查”；④体检肩胛间区有湿啰音或局限性哮鸣音；⑤有结核病诱因或好发因素，尤其是糖尿病、免疫抑制性疾病和接受激素或免疫抑制剂治疗者；⑥有关节疼痛和皮肤结节性红斑、滤泡性结膜角膜炎等变态反应性表现；⑦有渗出性胸膜炎、肛瘘、长期淋巴结肿大既往史，以及婴幼儿和儿童有家庭开放性肺结核密切接触史者。

（二）诊断依据

1.菌阳肺结核

痰涂片和/或培养阳性，并具有相应临床和 X 线表现，确诊肺结核。

2.菌阴肺结核

符合以下 4 项中至少 3 项临床诊断成立：①典型肺结核临床症状和肺部 X 线表现；②临床可排除其他非结核性肺部病患；③PPD（5 IU）阳性或血清抗结核抗体阳性；④诊断性抗结核治疗有效。必要时应作纤维支气管镜采集微生物标本和活检标本通过微生物学和/或组织病理学确诊。

（三）活动性判定

确定肺结核有无活动性对治疗和管理十分重要，是诊断的一个重要内容。活动性判断应综合临床、X 线表现和痰菌决定，而主要依据是痰菌和 X 线。痰菌阳性肯定属活动性。X 线胸片上凡渗出型和渗出增生型病灶、干酪型肺炎、干酪灶和空洞（除净化空洞外）都是活动性的征象；增生型病灶、纤维包裹紧密的干酪硬结灶和纤维钙化灶属非活动性病变。由于肺结核病变多为混合性，在未达到完全性增生或纤维钙化时仍属活动性。在 X 线上非活动性应使病变达到最大限度吸收，这就需要有旧片对比或经随访观察才能确定。初次胸片不能肯定活动性的病例可作为“活动性未定”，给予动态观察。

（四）分类和记录程序

为适应我国目前结核病控制和临床工作的实际，中华医学会结核病学分会《结核病新分类法》将结核病分为原发型肺结核、血行播散型肺结核、继发型肺结核、结核性胸膜炎和其他肺外结核 5 型。在诊断时应按分类书写诊断，并注明范围（左侧、右侧、双侧）、痰菌和初治、复治情况。

（五）鉴别诊断

肺结核临床和 X 线表现可以酷似许多疾病，必须详细搜集临床及实验室和辅助检查资料，综合分析，并根据需要选择侵袭性诊断措施如纤维支气管镜采集微生物标本和活组织检查。不同类型和 X 线表现的肺结核需要鉴别的疾病不同。

1.肺癌

中央型肺癌常有痰中带血，肺门附近有阴影，与肺门淋巴结结核相似。周围型肺癌可呈球状、分叶状块影，需与结核球鉴别。肺癌多见于 40 岁以上嗜烟男性，常无明显毒性症状，多有刺激性咳嗽、胸痛及进行性消瘦。在 X 线胸片上结核球周围可有卫星灶、钙化，而肺癌病灶边缘常有切迹、毛刺。胸部 CT 扫描对鉴别诊断常有帮助。结合痰结核菌、脱落细胞检查及通过纤支镜检查与活检等，常能及时鉴别。肺癌与肺结核可以并存，亦需注意发现。

2.肺炎

原发复合征的肺门淋巴结结核不明显或原发灶周围存在大片渗出，病变波及整个肺叶并将肺门掩盖时，以及继发型肺结核主要表现为渗出性病变或干酪性肺炎时，需与肺炎特别是肺炎链球菌肺炎鉴别。细菌性肺炎起病急骤、高热、寒战、胸痛伴气急，X 线上病变常局限于一个肺叶或肺段，血白细胞总数及中性粒细胞增多，抗生素治疗有效，可资鉴别；肺结核尚需注意与其他病原体肺炎进行鉴别，关键是病原学检测有阳性证据。

3.肺脓肿

肺脓肿空洞多见于肺下叶，脓肿周围的炎症浸润较严重，空洞内常有液平面。肺结核空洞则多发生在肺上叶，空洞壁较薄，洞内很少有液平面或仅见浅液平面。此外，肺脓肿起病较急、高热、大量脓痰，痰中无结核菌，但有多种其他细菌，血白细胞总数及中性粒细胞增多，抗生素治疗有效。慢性纤维空洞合并感染时易与慢性肺脓肿混淆，后者痰结核菌阴性。

4.支气管扩张

有慢性咳嗽、咳脓痰及反复咯血史，需与继发型肺结核鉴别。X 线胸片多无异常发现或仅见局部肺纹理增粗或卷发状阴影，CT 有助确诊。应当警惕的是化脓性支气管扩张症可以并发结核感染，在细菌学检测时应予顾及。

5.慢性支气管炎

症状酷似继发型肺结核。近年来老年人肺结核的发病率增高，与慢性支气管炎的高发年龄趋近，需认真鉴别，以及时 X 线检查和痰检有助确诊。

6.非结核分枝杆菌肺病

非结核分枝杆菌（nontuberculous mycobacteria，NTM）指结核和麻风分枝杆菌以外的所有分枝杆菌，可引起各组织器官病变，其中 NTM 肺病临床和 X 线表现类似肺结核。鉴别诊断依据菌种鉴定。

7.其他发热性疾病

伤寒、败血症、白血病、纵隔淋巴瘤等与结核病有诸多相似之处。伤寒有高热、血白细胞计数减少及肝脾大等临床表现，易与急性血行播散型肺结核混淆。但伤寒热型常呈稽留热，有相对缓脉、皮肤玫瑰疹，血清肥达试验阳性，血、粪便培养伤寒杆菌生长。败血症起病急，有寒战及弛张热型，白细胞及中性粒细胞增多，常有近期皮肤感染，疖疮挤压史或尿路、胆道等感染史，皮肤常见瘀点，病程中出现迁徙病灶或感染性休克，血或骨髓培养可发现致病菌。结核病偶见血常规呈类白血病反应或单核细胞异常增多，需与白血病鉴别。后者多有明显出血倾向，骨髓涂片及动态X线胸片随访有助确立诊断。支气管淋巴结结核表现为发热及肺门淋巴结肿大，应与结节病、纵隔淋巴瘤等鉴别。结节病患者TST阴性，肺门淋巴结肿大常呈对称性，状如“土豆”；而淋巴瘤发展迅速，常有肝脾及浅表淋巴结肿大，确诊需组织活检。

八、治疗

(一)抗结核化学治疗

1.化疗药物

(1)异烟肼(isoniazid，INH)：具有强杀菌作用、价格低廉、不良反应少、可口服等特点，是治疗肺结核病的基本药物之一。INH抑制结核菌叶酸合成，包括3个环节：①INH被结核菌摄取；②INH被结核菌内触酶-过氧化酶活化；③活化的INH阻止结核菌叶酸合成。它对于胞内和胞外代谢活跃、持续繁殖或近乎静止的结核菌均有杀菌作用。INH可渗入全身各组织中，容易通过血-脑屏障，胸腔积液、干酪样病灶中药物浓度很高。成人剂量每天300 mg(或每天4～8 mg/kg)，一次口服；儿童每天5～10 mg/kg(每天不超过300 mg)。急性血行播散型肺结核和结核性脑膜炎，剂量可以加倍。主要不良反应有周围神经炎、中枢神经系统中毒，采用维生素B_6能缓解或消除中毒症状。但维生素B_6可影响INH疗效；常规剂量时神经系统不良反应很少，故无须服用维生素B_6。肝脏损害(血清ALT升高等)与药物的代谢毒性有关，如果ALT高于正常值上限3倍则需停药。通常每月随访一次肝功能，对于肝功能已有异常者应增加随访次数，且需与病毒性肝炎相鉴别。

(2)利福平(rifampin，RFP)：对胞内和胞外代谢旺盛、偶尔繁殖的结核菌均有杀菌作用。它属于利福霉素的半合成衍生物，通过抑制RNA聚合酶，阻止RNA合成发挥杀菌活性。RFP主要在肝脏代谢，胆汁排泄。仅有30%通过肾脏排泄，肾功能损害一般不需减量。RFP能穿透干酪样病灶和进入巨噬细胞内。在正常情况下不通过血-脑屏障，而脑膜炎症可增加其渗透能力。RFP在组织中浓度高，在尿、泪、汗和其他体液中均可检测到。成人剂量空腹450～600 mg，每天1次。主要不良反应有胃肠道不适、肝功能损害(ALT升高、黄疸等)、皮疹和发热等。间歇疗法应用高剂量(600～1 200 mg/d)易产生免疫介导的流感样反应、溶血性贫血、进行肾衰竭和血小板减少症，一旦发生，应予以停药。

(3)吡嗪酰胺(pyrazinamide，PZA)：类似于INH的烟酸衍生物，但与INH之间无交叉耐药性。PZA能杀灭巨噬细胞内尤其酸性环境中的结核菌，已成为结核病短程化疗中不可缺少的主要药物。胃肠道吸收好，全身各部位均可到达，包括中枢神经系统。PZA由肾脏排泄。最常见的不良反应为肝毒性反应(ALT升高和黄疸等)、高尿酸血症，皮疹和胃肠道症状少见。

(4)链霉素(streptomycin，SM)和其他氨基糖苷类：通过抑制蛋白质合成来杀灭结核菌。对于空洞内胞外结核菌作用强，pH中性时起效。尽管链霉素具有很强的组织穿透力，而对于血-脑屏障仅在脑膜炎时才能透入。主要不良反应为不可逆的第Ⅷ对脑神经损害，包括共济失调、眩晕、耳鸣、耳聋等。与其他氨基糖苷类相似，可引起肾脏毒性反应。变态反应少见。成人每天15～20 mg/kg，或每天0.75～1.00 g(50岁以上或肾功能减退者可用0.50～0.75 g)，分1～2次肌内注射。目前已经少用，仅用于怀疑INH初始耐药者。其他氨基糖苷类如阿米卡星(AMK)、卡那霉素(KM)也有一定抗结核作用，但不用作一线药物。

(5)乙胺丁醇(ethambutol，EMB)：通过抑制结核菌RNA合成发挥抗菌作用，与其他抗结核药物无交叉耐药性，且产生耐药性较为缓慢。成人与儿童剂量均为每天15～25 mg/kg，开始时可以每天25 mg/kg，2个月后减至每天15 mg/kg。可与INH、RFP同时一次顿服。常见不良反应有球后视神经炎、变态反应、药物性皮疹、皮肤黏膜损伤等。球后视神经炎可用大剂量维生素B_1和血管扩张药物治疗，必要时可采用烟酰胺球后注射治疗，大多能在6个月内恢复。

(6)对氨基水杨酸(para-aminosalicylic acid，PAS)：对结核菌抑菌作用较弱，仅作为辅助抗结核治疗药物。可能通过与对氨苯甲酸竞争影响叶酸合成，或干扰结核菌生长素合成，使之丧失摄取铁的作用而达到抑菌作用。成人8～12 g/d，分2～3次口服。静脉给药一般用8～12 g，溶于5%葡萄糖液500 mL中滴注。本药需新鲜配制和避光静脉滴注。肾功能不全患者慎用。主要不良反应有胃肠道刺激、肝功能损害、溶血性贫血及变态反应(皮疹、剥脱性皮炎)等。

(7)其他：氨硫脲(thiosemicarbazone，TB_1)、卷曲霉素(capreomycin，CPM)、环丝霉素(cycloserinum，CS)、乙硫异烟胺(ethionamade，1314Th)和丙硫异烟胺(prothionamide，1321Th)为第二线抗结核药物，作用相对较弱，不良反应多，故目前仅用于MDR-TB。氟喹诺酮类抗菌药物(FQs)对结核杆菌有良好的抑制作用。这些药物仅用于MDR-TB的治疗。

2.化疗的理论基础和基本原则

现代化疗的目标不仅是杀菌和防止耐药性产生，而且在于最终灭菌，防止和杜绝复发。结核菌的代谢状态及其同药物的相互作用是影响化疗的重要因素。结核病灶中存在4种不同代谢状态菌群。A群(快速繁殖菌)细菌处于生长繁殖、代谢旺盛期，主要见于pH中性的结核空洞壁和空洞内。INH对快速生长的细菌作用最强，RFP其次。B群为酸性环境中半休眠状态的菌群，PZA能作用于此类菌群，有利于最终消灭细胞内静止菌。由于急性炎症伴缺氧，以及二氧化碳、乳酸蓄积，pH可降至5.00～5.50，PZA对这种环境下的细胞外菌亦有作用。C群是半休眠状态但偶有突发性或短期内旺盛生长的细菌，RFP对此最为有效。D群则为完全休眠菌，药物不起作用，须靠机体免疫机制加以消除。联合用药不仅防止耐药，而且有希望达到灭菌和彻底治愈。结核区别于其他病原菌的重要生物学特性，是它可以长期处于代谢低落的静止或者半休眠状态(B、C组菌群)，一定条件下又重新生长繁殖。因此，药物治疗除联合外尚必须长时间维持相对稳定的血药浓度，使未被杀灭的静止菌在重新转为生长繁殖菌时即暴露在有效药物的控制下，这就需要规则用药并完成全疗程。用药不规则或未完成疗程是化疗失败的最重要原因。从结核病的病理组织学特点来看，以渗出为主的早期病变，血运丰富，药物易于渗入病灶内。而这类病灶中细菌大多处于代谢活跃状态，药物最易发挥作用。相反在纤维干酪样病灶特别是厚壁空洞，药物作用明显削弱。结核病组织学改变的可逆性，或者一定程度上也就是对抗结核药物的治疗反应依渗出、早期干酪灶、包裹性干酪灶和纤维空洞的顺序而递减。虽然现代化疗是一种严格的抗感染治疗，而不以组织复原为主要目标，但不同组织学改变对化疗的反应依然是影响化疗疗效的重要因素，早期治疗无疑事半而功倍。因此，结核病的化疗显著区别于通常细菌性感染的化疗，必须根据其特有规律，掌握正确原则。这些原则概括为早期、联合、规则、适量、全程，其中以联合

和规则用药最为重要。为保证这些原则的有效贯彻，在管理上必须实行督导下化疗。

3.标准化治疗方案

(1)初治：肺结核(包括肺外结核)必须采用标准化治疗方案。对于新病例其方案分两个阶段，即2个月强化(初始)期和4～6个月的巩固期。强化期通常联合用3～4个杀菌药，约在2周之内传染性患者经治疗转为非传染性，症状得以改善。巩固期药物减少，但仍需灭菌药，以清除残余菌并防止复发。

WHO推荐的初治标准化疗方案：2HRZ/4HR(异烟肼、利福平、吡嗪酰胺2个月强化期/异烟肼、利福平4个月巩固期)。

衍生方案全程督导化疗：①2HRZ/$4H_3R_3$(下角阿拉伯数字表示每周服药次数，后同)；②2HRZ/$4H_2R_2$；③$2E_3H_3R_3Z_3/4H_3R_3$；④$2S_3H_3R_3Z_3/4H_3R_3$。

用于高初始耐药地区方案：①2EHRZ/4HR；②2SHRZ/4HR。

我国卫健委推荐的化疗方案，初治菌阳肺结核(含初治菌阴空洞肺结核或粟粒型肺结核)：①2HRZE(S)/4HR；②2HRZE(S)/$4H_3R_3$；③$2H_3R_3Z_3(S_3)/4H_3R_3$。如果第二个月末痰菌仍阳性，则延长1个月强化期，相应缩短1个月巩固期。

初治菌阴肺结核(除外有空洞、粟粒型肺结核)：①2HRZ/4HR；②2HRZ/$4H_3R_3$；③$2H_3R_3Z_3/4H_3R_3$。

(2)复治：①初治失败的患者；②规则用药满疗程后痰菌又转阳的患者；③不规则化疗超过1个月的患者；④慢性排菌患者。获得性耐药是复治中的难题，推荐强化期5药和巩固期3药的联合方案。强化期能够至少有2个仍然有效的药物，疗程亦需适当延长。

(3)MDR-TB的治疗：MDR-TB是被WHO认定的全球结核病疫情回升的第三个主要原因。治疗有赖于通过药敏测定筛选敏感药物。疑有多耐药而无药敏试验条件时可以分析用药史进行估计。强化期选用4～5种药物，其中至少包括3种从未使用过的药物或仍然敏感的药物如PZA、KM、CPM、1321Th、PAS(静脉)、FQs，推荐的药物尚有CS、氯苯酚嗪等。强化期治疗至少3个月。巩固期减至2～3种药物，至少应用18～21个月。

(二)症状治疗

1.发热

随着有效抗结核治疗，肺结核患者的发热大多在1周内消退，少数发热不退者可应用小剂量非甾体类退热剂。急性血行播散型肺结核和浆膜渗出性结核伴有高热等严重毒性症状或高热持续时，激素可能有助于改善症状，亦可促进渗液吸收、减少粘连，但必须在充分有效抗结核药物保护下早期应用，疗程1个月左右即应逐步撤停。

2.大咯血

大咯血是肺结核患者的重要威胁，应特别警惕和尽早发现窒息先兆征象，如咯血过程突然中断，出现呼吸急促、发绀、烦躁不安、精神极度紧张、有濒死感或口中有血块等。抢救窒息的主要措施是畅通气道(体位引流、支气管镜吸引气管插管)。止血药物治疗可以应用神经垂体后叶素。对于药物难以控制而肺结核病变本身具备手术指征且心肺功能可胜任者，手术治疗可以显著降低大咯血病死率。对于不能耐受手术和病变不适宜手术的大咯血，支气管动脉栓塞止血有良效。

九、主要护理诊断及医护合作性问题

(一)活动无耐力

活动无耐力与疲劳、营养不良和慢性低热有关。

(二)营养失调

低于机体需要量与机体消耗增加、食欲减退有关。

(三)知识缺乏

缺乏配合结核病药物治疗的知识。

(四)潜在并发症

大咯血、窒息。

十、护理目标

患者疲乏感减轻,营养得到改善,对结核防病知识有了更多的了解,没有出现窒息。

十一、护理措施

(一)适当休息和活动,增加机体耐力

1.与患者一起讨论

与患者一起讨论预防和减轻疲劳的方法,如指导患者使用全身放松术,解除精神负担和心理压力;协助患者日常活动,减少机体消耗和减轻疲乏感。

2.了解患者的活动能力、方式和活动量,制订合理的休息与活动计划

(1)急性期应取半坐卧位卧床休息,使膈肌下降,胸腔容量扩大,肺活量增加,以改善呼吸困难,还可减轻体力和氧的消耗,避免活动后加重呼吸困难和疲劳感;肺结核进展期或咯血时,以卧床休息为主,适当离床活动;大咯血应绝对卧床休息,保证患侧卧位,以免病灶扩散。

(2)稳定期可适当增加户外活动,如散步、打太极拳、做保健操等,加强体质锻炼,提高机体耐力和抗病能力。呼吸功能的锻炼可减少肺功能受损。

(3)轻症患者在化疗的同时,可进行正常工作,但应避免劳累和重体力劳动。

(二)加强营养,补充机体需要

(1)制订较全面的饮食营养摄入计划。补充蛋白质、维生素等营养物质,如鱼、肉、蛋、牛奶、豆制品等动植物蛋白,成人每天蛋白质总量为90～120 g,以增加机体的抗病能力及修复能力;每天摄入一定量的新鲜蔬菜和水果,满足机体对维生素C、维生素B_1等的需要;注意食物合理搭配,色、香、味俱全,以增加食欲及促进消化液的分泌,保证摄入足够的营养。

(2)患者如无心、肾功能障碍,应补充足够的水分。由于机体代谢增加,盗汗使体内水分的消耗量增加,应鼓励患者多饮水,每天不少于1 500 mL,既保证机体代谢的需要,又有利于体内毒素的排泄。

(3)每周测体重1次并记录,观察患者营养状况的改善情况。

(三)用药护理

(1)掌握早期、联用、适量、规律和全程的抗结核化疗的原则,督促患者按化疗方案用药,不遗漏或中断。加强访视宣传,取得患者合作,才能保证治疗计划的顺利完成。

(2)用药剂量要适当。药量不足,组织内药物达不到有效浓度,影响疗效,还易使细菌产生继

发性耐药;滥用药物或药量过大,非但造成浪费,且使毒副作用增加。

(3)向患者说明用药过程中可能出现的不良反应,并注意观察有无巩膜黄染、肝区疼痛及胃肠道反应等,发现异常随时报告医师并协助处理(表 14-1)。

表 14-1　常用抗结核药的用法、不良反应和注意事项

药名	成人每天用量(g)	间歇疗法一天量(g)	主要不良反应	注意事项
异烟肼	0.30～0.40 空腹顿服	0.60～0.80 2～3 次/周	偶有眩晕,周围神经炎,精神异常,发热,皮疹等	避免与抗酸药同时服用 注意消化道反应,肢体远端感觉及精神状态 定期查肝功能
利福平	0.45～0.60 空腹顿服(或分 3 次饭前一小时服)	0.60～0.90 2～3 次/周	偶有肝功能损害,胃肠道不适,腹泻,血白细胞及血小板减少,流感样综合征	体液及分泌物呈橘黄色,使隐形眼镜永久变色 监测肝脏毒性及变态反应 会加速口服避孕药、口服降糖药、茶碱、 抗凝血等药物的排泄,使药效降低或失效
链霉素	0.75～1.00 一次肌内注射	0.75～1.00 2 次/周	听神经损害,眩晕,听力减退,口周麻木,过敏性皮疹、肾功能损害	进行听力检查,注意听力变化及有无平衡失调(用药前、用药后 1～2 个月复查 1 次) 了解尿常规及肾功能的变化
吡嗪酰胺	1.50～2.00 顿服(或分 3 次)	2～3 次 2～3 次/周	可引起发热、黄疸、肝功能损害及痛风	警惕肝脏毒性 注意关节疼痛、皮疹等反应定期监测 ALT 及血清尿酸避免日光过度照射
乙胺丁醇	0.75～1.00 顿服(或分 3 次)	1.50～2.00 2～3 次/周	视神经损害,视力减退,皮疹	检查视觉灵敏度和颜色的鉴别力(用药前、用药后 1～2 个月复查 1 次)
对氨基水杨酸钠	8～12 分 3 次饭后服用	10～12 3 次/周	胃肠道不适,变态反应,有恶心、呕吐、食欲减退、腹痛、腹泻、皮疹、黄疸及肝功能损害	监测不良反应的症状、体征定期查肝功能

(四)健康指导

1.指导用药、配合治疗

(1)根据患者及家属对结核病知识认识程度及接受知识的能力,进行卫生宣教,使之了解结核病是一种慢性呼吸道感染病,抗结核用药时间至少半年,有时长达一年半之久,患者往往难以坚持,而只有坚持合理、全程化疗,才可完全康复。告知患者,不规则服药或过早停药是治疗失败的主要原因。

(2)帮助住院患者尽快适应环境,消除焦虑、紧张心理,充分调动人体内在的自身康复能力,增进机体免疫功能,树立信心,使患者处于接受治疗的最佳心理状态,积极配合治疗。

2.重视营养

宣传饮食营养与人体健康及疾病痊愈的关系，在坚持药物治疗的同时，辅以营养疗法的意义。使患者了解结核病是一种慢性消耗性疾病，由于体内分解代谢加速和抗结核药物的毒性反应，使胃肠功能障碍、食欲缺乏，导致营养代谢的失衡和机体抵抗力下降，促使疾病恶化，必须高度重视饮食营养疗法。

3.户外活动和锻炼

(1)指导患者进行有利于身心健康和疾病恢复的有益活动，如保健体操、行走、太极拳等，以促进疾病早日康复。

(2)宣传休息、营养、阳光、空气对结核病康复的重要性。有条件的患者可选择在空气新鲜、阳光充足、气候温和、花草茂盛、风景宜人的海滨湖畔疗养。

4.消毒、隔离

宣传结核病的传播途径及消毒、隔离的重要性，指导患者采取有效的消毒、隔离措施，并能自觉遵照执行。

(1)患者单居一室，实行呼吸道隔离，室内保持良好通风，每天用紫外线照射消毒，或用1‰过氧乙酸1～2 mL加入空气清洁剂内做空气喷雾消毒。

(2)注意个人卫生，严禁随地吐痰，痰液须经灭菌处理，如将痰吐在纸上直接焚烧是最简易的灭菌方法；打喷嚏或咳嗽时避免面对他人，并用双层纸巾遮住口鼻，纸巾用后焚烧，以控制感染源；为避免结核菌的传播，外出时应戴口罩。

(3)实行分餐制，同桌共餐时使用公筷；餐具、痰杯煮沸消毒或用消毒液浸泡消毒，以预防结核菌经消化道进入。

(4)不饮未消毒的牛奶，以免肠道结核菌感染。

(5)患者使用的被褥、书籍应在烈日下曝晒，时间不少于6小时。

5.出院指导

指导出院患者定期随诊，接受肝功能和X线胸片检查，以了解病情变化，有利治疗方案的调整，继续巩固治疗至疾病痊愈。

6.预防接种

做好结核病的预防工作和结核患者的登记管理工作。对未受过结核菌感染的新生儿、儿童及青少年及时接种卡介苗，使人体对结核菌产生获得性免疫力。

十二、护理评价

(1)患者身心得到休息，能够维持日常生活和社交活动，乏力等不适症状减轻。

(2)遵循饮食计划，保证营养物质的摄入，维持足够的营养和液体，体重增加。

(3)患者获得有关结核病知识，治疗期间按时服药。

(4)呼吸道通畅，无窒息发生。

(曹桂芬)

第二节　支气管结核

支气管结核是发生在气管、支气管黏膜或黏膜下层的结核病，因此也称支气管内膜结核。

支气管结核在抗结核化疗前时代发病率很高。Auerbach 曾报道对 1 000 例肺结核尸体解剖，发现有 41.0%患者有支气管结核。黄家驷在 1943 年亦曾报道，肺结核患者中 42.7%有支气管结核。但是在抗结核化疗时代，支气管结核的发病率较前明显减少。1984 年有学者报道对 1 000 例结核病患者尸检中发现支气管结核者仅 42 例，占 4.2%。值得指出的是，支气管结核的发病率与病例选择有明显关系。如果对结核患者无选择性地进行支气管镜检查，则支气管结核的发病率低，如选择有支气管结核症状的患者做检查，则发病率高。支气管结核的发病率又与肺结核病情有关，重症结核、有空洞者及痰结核菌阳性的肺结核患者，支气管结核的发病率较轻症、无空洞，痰菌阴性者高了 3 倍。另据国外统计，支气管结核发病率农村高于城郊，城郊高于城市，这可能与农村重症结核患者较多，且治疗不规则有关。

支气管结核女性多于男性，男女比例为 1∶4.2，各年龄组均可发生。多数支气管结核继发于肺结核，以 20～29 岁年龄组占多数，少数继发于支气管淋巴结结核，以儿童及青年为多。近年由于肺结核患病趋向老年化，老年患支气管结核有增加的趋势。

一、发病机制及病理

(一)发病机制

支气管结核均为继发性，多数继发于肺结核，少数继发于支气管淋巴结结核，经淋巴和血行播散引起支气管内膜结核者极少见。

1.结核菌接触感染

此为支气管结核最常见的感染途径。气管、支气管是呼吸通道，结核患者含有大量结核菌的痰液通过气管，或空洞、病灶内的含结核菌的干酪样物质通过引流支气管时，直接侵及支气管黏膜，或经黏液腺管口侵及支气管壁。

2.邻近脏器结核病波及支气管

肺实质结核病进展播散时波及支气管，肺门及纵隔淋巴结发生结核性干酪样坏死时，可浸润穿破邻近支气管壁，形成支气管结核或支气管淋巴瘘，个别脊柱结核患者的椎旁脓肿可波及气管、支气管，形成脓肿支气管瘘。

3.淋巴血行感染

结核菌沿支气管周围的淋巴管、血管侵及支气管，病变首先发生在黏膜下层，然后累及黏膜层，但这种淋巴血行感染的发生机会较少。

(二)病理改变

支气管结核早期组织学改变为黏膜表面充血、水肿，分泌物增加，黏膜下形成结核结节和淋巴细胞浸润。此种改变与一般非特异性炎症不易区别。当病变继续发展，可产生支气管黏膜萎缩及纤维组织增生，当病变发生干酪样坏死时，可形成深浅不一、大小不等的结核性溃疡，底部充满肉芽组织，表面覆以黄白色干酪样物，肉芽组织向管腔内生长，可造成管腔狭窄或阻塞。

通过合理有效的抗结核治疗，随着炎症消退，溃疡愈合，少数狭窄或阻塞的支气管可获得缓解，但多数随着支气管壁弹性组织破坏和纤维组织增生，狭窄或阻塞情况反而加重，引起肺不张、肺气肿、张力性空洞及支气管扩张等并发症。

当气管支气管旁淋巴结干酪样坏死时，淋巴结可发生破溃穿透支气管壁，形成支气管一淋巴瘘，瘘孔多为单发，亦可数个同时或相继发生。干酪样物排空后，淋巴结可形成空洞，成为排菌源泉。

二、临床表现

支气管结核患者的临床症状视病变范围、程度及部位有所不同。

(一)咳嗽

几乎所有的支气管结核患者都有不同程度的咳嗽。典型的支气管结核的咳嗽是剧烈的阵发性干咳。镇咳药物不易制止。

(二)喘鸣

支气管结核时，黏膜可发生充血、水肿、肥厚等改变，常造成局部的管腔狭窄，气流通过狭窄部时，便会发生喘鸣。发生于小支气管狭窄所致的喘鸣，只有用听诊器才能听到，发生于较大支气管的喘鸣，患者自己就能听到。

(三)咯血

气管、支气管黏膜有丰富的血管供血。支气管结核时，黏膜充血，毛细血管扩张，通透性增加。患者剧烈咳嗽时，常有痰中带血或少量咯血，溃疡型支气管结核或支气管淋巴瘘患者可因黏膜上的小血管破溃而发生少量或中等量咯血，个别患者发生大咯血。

(四)阵发性呼吸困难

呼吸困难程度因病情而异。有支气管狭窄的患者，如有黏稠痰液阻塞了狭窄的管腔，患者可发生一时性的呼吸困难。当痰液咯出后，支气管通畅，呼吸困难即可解除。淋巴结内干酪样物质突然大量破入气管内腔时，可导致严重呼吸困难，甚至可发生窒息。

三、各项检查

(一)纤维支气管镜检查

纤维支气管镜检查是诊断支气管结核的主要方法。支气管镜不但能直接窥视支气管黏膜的各种病理改变，而且通过活检、刷检、灌洗等检查手段，可获得病因学诊断的依据。但是支气管镜检查时关于支气管结核的发现率各学者的报道有很大的差别。造成这种情况的原因很多，其中一个很重要的原因是不同学者对纤维支气管镜下支气管结核诊断标准的认识和理解常有很大的不同。例如，同样的支气管黏膜充血、水肿、不同医师可能作出不同的诊断。因此每个进行支气管镜检查的医师应当认真考虑自己在支气管镜检查时所采用的诊断标准，其正确性到底如何？最好的鉴定办法是肺切除标本病理检查和/或支气管黏膜活体组织检查与支气管镜诊断做对照。北京市结核病研究所气管镜室曾对208例患者进行了肺切除标本病理检查与气管镜诊断的对照研究，结果显示，支气管镜诊断正确率为62.9%，诊断不正确者37.1%，其中结核误诊率为4.3%，而结核漏诊率为32.8%。分析漏诊的原因主要为：支气管结核的结核病变位于黏膜下，而黏膜完全正常，因此支气管镜无法发现病变(占有28.9%)；黏膜及黏膜下均有结核病变，但黏膜病变是微小结核结节，而主要病变位于黏膜下层(占13.2%)；仅黏膜有微小、局限的结核结节(占

57.9%)。国内外文献曾有学者称这种支气管镜难以发现的微小黏膜或黏膜下结核病变为“隐性支气管结核”。

支气管结核的纤支镜所见通常可分为以下五种类型。

1.浸润型

浸润型表现为局限性或弥漫性黏膜下浸润。急性期黏膜高度充血、水肿、易出血,慢性期黏膜苍白、粗糙呈颗粒状增厚,软骨环模糊不清,可产生不同程度的狭窄,黏膜下结核结节或斑块常呈黄白色乳头状隆起突入管腔,可破溃坏死,也可痊愈而遗留瘢痕。

2.溃疡型

溃疡型可继发于浸润型支气管结核或由支气管淋巴结核溃破而引起,黏膜表面有散在或孤立的溃疡,溃疡底部有肉芽组织,有时溃疡被一层黄白色干酪样坏死物覆盖,如坏死物质阻塞管腔或溃疡底部肉芽组织增生,常可引起管腔阻塞。

3.增殖型

增殖型主要是增生的肉芽组织呈颗粒状或菜花状向管腔凸出,易出血,可发生支气管阻塞或愈合而形成瘢痕。

4.纤维狭窄型

纤维狭窄型为支气管结核病变的愈合阶段。支气管黏膜纤维性病变,常造成管腔狭窄,严重者管腔完全闭塞。

5.淋巴结支气管瘘

(1)穿孔前期:支气管镜下可见局部支气管因淋巴结管外压迫而管壁膨隆,管腔狭窄,局部黏膜充血、水肿或增厚。

(2)穿孔期:淋巴结溃破入支气管腔,形成瘘孔,支气管腔除有管外压迫外,局部黏膜可见小米粒大小的白色干酪样物质冒出,犹如挤牙膏状,用吸引器吸除干酪样物后,随着咳嗽又不断有干酪样物从此处冒出,瘘孔周围黏膜可有严重的充血水肿。

(3)穿孔后期:原瘘孔处已无干酪样物冒出,呈光滑的凹点,周围黏膜大致正常,有时瘘孔及周围黏膜有黑灰色炭疽样物沉着,呈现“炭疽样”瘘孔,此种陈旧性瘘孔可持续数年不变。

(二)X 线检查

1.直接影像

胸部透视或 X 线平片不易显示气管、支气管结核。断层摄影可能显示支气管内有肉芽、息肉。管腔狭窄等改变。支气管造影术不但可以清晰显示上述改变,有时还可显示溃疡性病变及淋巴结支气管瘘。

2.间接影像

胸部 X 线检查发现张力性空洞、肺不张、局限性阻塞性肺气肿、不规则支气管播散病变,提示可能有支气管结核。

四、诊断

根据病史、症状、体征、X 线胸片及痰结核菌检查,多数患者可以确诊支气管结核。对于尚不能确诊的病例,可作纤维支气管镜检查,必要时通过活检,刷检及支气管灌洗等检查进一步明确诊断。

凡是原因不明的咯血、咳嗽持续 2 周以上或胸部经常出现局限性或一侧性哮鸣音,或胸片上出现肺不张、肺门浸润、肺门肿块影、肺门附近张力性空洞或不规则支气管播散病灶者，应做痰涂片检查和进一步的选择性 X 线检查，除外支气管结核。

原因不明的下列患者应做纤维支气管镜检查以了解有无支气管结核存在：①剧烈干咳或伴有少量黏稠痰超过 1 个月，胸片上无活动性病灶，抗生素、平喘药治疗无效者；②反复咯血超过 1 个月，尤其是肺门有钙化灶者；③经常出现局限性或一侧性哮鸣音者；④反复在肺部同一部位发生炎症者；⑤肺不张者。

五、治疗

(一)全身抗结核治疗

无论是单纯的或并发于肺结核的气管、支气管结核均应进行有效的、合理的全身抗结核药物治疗。

(二)局部治疗

由于支气管黏膜有丰富的血运供应，因此全身治疗时，支气管黏膜多能达到有效的药物浓度，因此局部治疗并不是必需的。但如经一定时期的常规抗结核药物治疗而效果不够理想，病变仍较严重，或临床症状明显时，可并用下述局部治疗。

1.雾化吸入

可选用局部刺激性较小的药物，如异烟肼 0.2 g 和链霉素 0.25～0.50 g 溶于生理盐水 3～5 mL进行雾化吸入，每天 1～2 次，疗程 1～2 个月。

2.支气管镜下治疗

深而广泛的溃疡型和肉芽肿型支气管结核，可在全身化疗的同时配合纤支镜下局部给药治疗，每周1 次，纤支镜下用活检钳或刮匙，分次清除局部干酪样坏死物和部分肉芽组织，局部病灶黏膜下注入利福霉素每次 125 mg，8～12 次为 1 个疗程。

3.其他

近年来，对于瘢痕狭窄型支气管内膜结核，国内外开展安置镍钛合金支气管支架的治疗方法，对于缓解阻塞性炎症及肺不张，改善肺功能有一定疗效。

六、护理

(1)支气管结核患者治疗时间长，应多与患者沟通，讲解支气管内膜结核的治疗护理过程，使患者对疾病有初步的认识，积极配合治疗和护理。

(2)同种患者人住一室，出人戴口罩，室内每天用含氯消毒液消毒一次，紫外线照射 30 分钟。严格探视制度，以免传染。

(3)活动期卧床休息，病室环境保持安静清洁，阳光充足，空气流通。恢复期患者可参加户外活动和适当体育锻炼。

(4)进食高蛋白、高热量、高维生素、富含钙质的食物。如牛奶、鸡蛋、豆腐、鱼、肉、新鲜蔬菜、水果等。

(5)提醒和督促患者按时服药，在解释药物不良反应时强调药物的治疗效果，让患者了解不良反应发生的可能性小，一旦发生只要及时处理，大部分不良反应可以完全消失。

(6)当患者建立起按时服药习惯后应予以鼓励，反复强调为争取痊愈必须坚持规则、全程化疗。

(7)雾化吸入治疗的患者，说明治疗的目的及注意事项，使患者乐意接受治疗。

(8)手术治疗的患者,按外科手术护理常规执行。

七、健康教育

(1)嘱患者咳嗽或打喷嚏时用二层餐巾纸遮住口鼻,然后将餐巾纸放入袋中直接焚毁。或将痰吐人带盖的痰缸内加人含氯消毒液浸泡。接触痰液后用流动水清洗双手。

(2)嘱患者每天开窗通风,早晚刷牙,饭后漱口,勤更衣,勤洗澡。衣物、被褥、书籍等污染物可采取在烈日下曝晒 2～3 小时等方法进行杀菌处理。

(3)督导患者坚持规则、全程化疗,注意药物不良反应。一旦出现反应及时随诊,听从医师的处理。

(4)雾化吸入治疗的患者用药时间长,应教会患者雾化吸入器的正确使用方法、注意事项、故障的处理等。

(5)定期随诊,接受有关检查,追踪时间至少 1 年。

(曹桂芬)

第三节 梅　毒

梅毒是由梅毒螺旋体(treponema pallidum,TP)引起的慢性性传染病,主要通过性接触和血液传播,可侵犯全身各个器官,亦可通过胎盘引起早产和死产等。

梅毒唯一的传染源是梅毒患者,TP 存在于梅毒患者的血液、精液、唾液、受损皮肤和乳汁中。TP 为厌氧微生物,离开人体不易存活,日光、干燥、煮沸和普通消毒剂均可迅速将其灭活,但低温下容易存活,4 ℃可存活 3 天。

TP 主要有 3 种传播途径。①性接触传播:大部分患者通过性接触由微小皮损传播,未经治疗的患者感染 1～2 年时传染性强,病期越长传染性越小,病程 4 年以上的患者基本无传染性;②垂直传播:妊娠4 个月后母体通过胎盘和脐静脉传染给胎儿,导致胎传梅毒、早产、流产和死产;③其他传播:输入冷藏后的血液和/或血制品。

一、病因与发病机制

TP 可通过黏膜或破损的皮肤表面侵入人体,在局部经过数小时的繁殖,大量的螺旋体被引流到近卫淋巴结,数天后进入血液循环,并可能进一步播散至全身。梅毒的发病机制未完全阐明,其表面的黏多糖酶可能与其致病性有关,与 T 细胞介导的免疫反应密切相关。血清抗体仅有部分保护作用。

二、临床表现

(一)获得性梅毒

获得性梅毒一般分为三期。

1.一期梅毒

一般无全身症状,主要表现为硬下疳、硬化性淋巴结炎。硬化性淋巴结炎是指单侧腹股沟或患侧附近淋巴结质地变硬并且隆起。典型的硬下疳是由小片红斑发展为丘疹,再扩大成为硬结,硬结表面坏死形成无痛性溃疡,并伴有浆性分泌物。分泌物内含大量 TP,传染性极强。硬下疳经治疗后 1～2 周消退,未经治疗 3～4 周消退。男性多见于阴茎冠状沟、龟头、包皮,女性多见于大小阴唇、会阴及宫颈等。

2.二期梅毒

一期梅毒未经治疗或治疗不彻底,TP 经血液播散全身,引起皮肤黏膜及系统性损害,称二期梅毒。常发生在硬下疳消退 3 周后。皮肤黏膜损害是指皮肤出现梅毒疹、扁平湿疣、梅毒性秃发,口腔和舌等出现一处或多处糜烂、水肿。另外,还可以引起骨骼、眼、神经、内脏等多系统损害。

3.三期梅毒

早期梅毒未经治疗或治疗不彻底,经过 3～4 年,部分患者发生三期梅毒。主要表现为皮肤黏膜损害,常发生在面部、肩部和背部,四肢伸侧出现结节性梅毒疹,小腿和骨骼上出现梅毒性树胶肿(又称梅毒瘤)。梅毒性树胶肿是三期梅毒的标志。另外,还可以表现为骨梅毒、眼梅毒、神经梅毒、心血管梅毒等多系统损害。

(二)先天梅毒

先天性梅毒分为早期先天梅毒、晚期先天梅毒和先天潜伏梅毒,特点是不发生硬下疳,早期病变较后天性梅毒重,骨骼及感觉器官受累多而心血管受累少。可影响婴儿的生长发育或遗留先天性梅毒的体征。小于 2 岁者称早期先天梅毒,大于 2 岁者称晚期先天梅毒。

早期先天梅毒表现为患儿早产、营养差、躁动不安、口周和肛周的皲裂、鼻黏膜溃疡等。晚期先天梅毒标志性损害是哈钦森齿、神经性耳聋和间质性角膜炎。哈钦森齿是指门齿游离缘呈半月形缺损,表面宽基底窄,牙排列稀疏不齐。

(三)潜伏期梅毒

梅毒血清检查阳性,但无临床症状或临床症状消失。

三、辅助检查

(一)TP 检查

可取病灶组织渗出物、淋巴结穿刺液或组织研磨液,用暗视野显微镜检查,也可经镀银染色、吉姆萨染色或墨汁负染色后用普通光学显微镜检查,或用直接免疫荧光检查。镜检暗视野下查 TP 结果结合临床表现和接触史可以确诊。

(二)梅毒血清试验

结果阳性时结合临床表现,可初步诊断。

(三)脑脊液检查

脑脊液检查是神经梅毒诊断依据。

四、治疗要点

以药物治疗为主,常用药物如下。

(一)青霉素类

青霉素类为首选药物,常用药物有苄星青霉素 G 和普鲁卡因水剂青霉素 G 等。

（二）其他

四环素类、红霉素类和头孢曲松钠，疗效较青霉素差，通常作为青霉素过敏者的替代治疗药物。常用药物有四环素、多西环素、米诺环素、红霉素和阿奇霉素等。

五、护理措施

（一）一般护理

1.饮食

补充充足营养，增强免疫力。

2.运动与休息

患者适当活动与运动，二期梅毒全身症状时需要卧床休息。

（二）病情观察

(1)观察硬下疳和硬化性淋巴结的大小、是否破溃。

(2)观察梅毒疹出现的部位、有无尖锐湿疣和脱发等症状。

(3 腔黏膜是否破溃、水肿，是否有疼痛感，有无出现梅毒瘤。

（三）对症护理

1.隔离

早期梅毒传染性强，应注意隔离治疗。患者用具单独消毒处理；医护人员加强自我防护，防止针刺破皮肤黏膜而感染，严格无菌操作，避免医源性感染。医务工作者进行操作时应严格遵照标准预防原则。

2.用药护理

应用青霉素类药物一定要密切观察患者的变态反应，定期复查血常规，防止吉-海反应发生。吉-海反应是梅毒感染患者接受高效抗 TP 药物治疗后 TP 被迅速杀死并释放出大量异性蛋白，引起机体发生的急性变态反应。多在用药后数小时发生，表现为寒战、发热、头痛、呼吸加快、心动过速、全身不适及原发疾病加重，严重时心血管梅毒患者可发生主动脉破裂。泼尼松可用于预防吉-海反应。

（四）心理护理

从本病发病平均年龄来看，青壮年男性居多，部分人怕失去家庭，有些人由于对性传播疾病的恐怖而出现各种心理障碍，表现为抑郁、焦虑、恐惧等。因此，根据不同患者心理状态予以心理护理。护士要了解患者的社会支持系统，保护患者的隐私，尊重体谅患者。鼓励患者的亲戚、朋友给患者提供精神上的帮助，缓解或解除患者的孤独感、恐惧感。

（五）健康指导

1.疾病知识指导

向患者和家属讲解本病的相关知识，讲解本病及早、足量、规则治疗的重要性。向家属及患者宣教，本病是一种可预防的性传播疾病，它的并发症和后遗症是可以康复的，使患者及家属保持良好的心态，以积极、乐观、健康的生活态度，积极配合治疗。

2.消毒隔离

对患者用过的内衣、毛巾要单独清洗，并进行煮沸消毒。患者不与他人共用浴盆，性伴侣应接受检查。早期梅毒和梅毒治疗时禁止房事，以防传染他人，发生性接触时使用安全套。

3.妊娠及哺乳期妇女指导

女性患者患病期间不宜怀孕，如果已发生妊娠，应尽早治疗，防止病毒传染给胎儿。

（曹桂芬）

第四节 艾 滋 病

艾滋病又称为获得性免疫缺陷综合征（acquired immune deficiency syndrome，AIDS），是由人免疫缺陷病毒（human immunodeficiency virus，HIV）引起的慢性致命性传染病。主要通过性接触和血液传播，HIV 对外界抵抗力不强，56 ℃30 分钟，25％以上浓度的乙醇和漂白粉即可灭活。

近年，HIV 感染呈上升趋势，发病从高危人群（男性同性恋者、多个性伴侣者、静脉药瘾者）向一般人群扩散。HIV 主要存在于血液、精液、子宫、阴道分泌物中，尿液、眼泪、乳汁中也有 HIV。艾滋病患者和 HIV 携带者是本病的传染源，主要有 3 种传播途径。①性接触传播：是艾滋病的主要传播途径，同性恋、异性恋均可传播。②血液传播：输注含 HIV 病毒的血液、血制品、成分血，药瘾者共用针头注射器，应用 HIV 感染者的器官进行器官移植或人工授精，被 HIV 污染的针头刺伤皮肤，或破损皮肤意外感染。③母婴传播：孕妇可通过胎盘、分娩过程及产后分泌物和乳汁将 HIV 传递给婴儿。

一、发病机制与病理

HIV 侵入人体后，侵犯并破坏 T 淋巴细胞及单核-吞噬细胞，使多种免疫细胞受损，致使免疫功能严重缺陷，易发生各种严重的机会性感染和肿瘤。病理变化呈多样性、非特异性病变。①机会性感染：由于免疫缺陷，组织中病原体繁殖多，而炎症反应少。②免疫器官病变：包括淋巴结病变。前者又有反应性病变如滤泡增殖性淋巴结肿瘤性病变，如卡波西肉瘤或其他淋巴瘤。胸腺病变可见萎缩、退行性和炎性病变。③中枢神经系统病变：神经胶质细胞灶性坏死、血管周围炎性浸润、脱髓鞘改变。

二、临床表现

（一）临床分期

1.急性感染期（Ⅰ期）

部分患者出现血清病样症状，全身不适、轻微发热、畏寒、肌肉关节疼痛、颈部及枕部淋巴结肿大等，症状持续 3～14 天，患者在被感染 2 周后，血清 HIV 抗原呈阳性。

2.无症状感染期（Ⅱ期）

此期无任何症状，持续 2～10 年或更久。在 HIV 感染初期，血清中虽有病毒和 p24 抗原存在，但 HIV 抗体未产生，此时抗 HIV 呈阴性，称为窗口期。

3.持续性全身淋巴结肿大期（Ⅲ期）

除腹股沟淋巴结以外，还有两处以上淋巴结肿大。肿大的淋巴结直径大于 1 cm，无压痛，能自由活动，一般持续肿大 3 月以上，无自觉症状，部分淋巴结肿大 1 年以后自然消失，也可出现淋

巴结反复肿大。

4.艾滋病期(Ⅳ期)

艾滋病期是艾滋病毒感染的最终阶段。此期临床反应复杂,可累及全身各个系统和器官,会有多种感染和肿瘤并存。主要临床表现有以下5种。

(1)艾滋病相关综合征:持续1月以上发热、盗汗、乏力、畏食、体重下降超过10%、肝脾大和淋巴结肿大。

(2)神经系统症状:进行性痴呆、癫痫、下肢瘫痪和头痛。

(3)严重机会性感染:真菌、原虫、结核分枝杆菌和病毒感染。

(4)继发肿瘤:卡波西肉瘤和非霍奇金淋巴瘤。

(5)其他:继发其他疾病如慢性淋巴性间质性肺炎。

(二)症状表现

1.肺

肺孢子菌肺炎最常见,并且是艾滋病机会性感染死亡的主要原因,表现为间质性肺炎。其他细菌、病毒、真菌也可侵犯肺部。

2.消化系统

口腔、食管的炎症或溃疡最常见,表现为吞咽疼痛和胸骨后灼烧感。

3.中枢神经系统

头晕、头痛和进行性痴呆。

4.皮肤黏膜

外阴疱疹病毒感染和尖锐湿疣。

5.眼部

巨细胞病毒视网膜炎,卡波西肉瘤。

三、辅助检查

(1)免疫学检查:T细胞绝对值下降,$CD4^+$ T淋巴细胞下降,$CD4^+/CD8^+$的比值小于1.0。

(2)血清学检查:酶联免疫吸附剂测定法(enzyme linked immunosorbent assay,ELIA)连续两次阳性,经免疫印迹法或固相放射免疫沉淀法证实阳性可确诊。

(3)HIV RNA检测:既可用于诊断,也可用于判断治疗效果和预后。

四、治疗要点

早期抗病毒治疗是治疗艾滋病的关键。

(一)抗病毒治疗

现有药物只能抑制病毒复制,首选药物是齐多夫定(zidovudine,ZDV),常用药物还有双脱氧胞苷、双脱氧肌苷、尼维拉平和利托那韦。

(二)抗机会性感染、肿瘤治疗

常用药物有喷他脒、复方磺胺甲噁唑、ZDV与α-干扰素联合,螺旋霉素和更昔洛韦。

(三)支持对症治疗

补充维生素和营养物质,必要时输血。

(四)预防性治疗

针刺或实验室感染可于被感染 2 小时内应用 ZDV,疗程为 4～6 周。

五、护理措施

(一)一般护理

1.饮食

为保证营养供给,应给予高热量、高蛋白、高维生素、易消化饮食。患者如果呕吐,在进餐前 30 分钟给予止吐药。鼓励患者多饮水、果汁,忌食生冷和刺激性食物。

2.休息与运动

患者在急性期和艾滋病期应卧床休息,无症状期可正常工作,避免劳累。

(二)病情观察

密切观察肺、消化系统、中枢神经系统的机会性感染,如咳嗽、发热、呼吸困难、呕吐,以及时发现及时治疗。

(三)对症护理

1.隔离

艾滋病通过体液传播,一般接触不会传染艾滋病,所以艾滋病的患者无须隔离。对艾滋病期的患者应进行保护性隔离。医务工作者预防艾滋病感染时遵照标准预防原则。

2.加强个人卫生

加强口腔、外阴和皮肤护理,预防继发感染。腹泻的患者注意肛周皮肤护理。

3.用药护理

应用 ZDV 治疗者,注意严重的骨髓抑制,应检验血型、做好输血准备,定期复查血常规。

(四)心理护理

由于艾滋病缺乏特效治疗药物,预后不良,患者受到疾病的折磨,又担心受到歧视,容易出现焦虑、抑郁、恐惧等心理,部分患者有自杀、报复等行为。护士要了解患者的社会支持系统,鼓励患者的亲戚、朋友给患者提供精神上的帮助,保护患者的隐私,尊重体谅患者。缓解或解除患者的孤独感、恐惧感。

(五)健康指导

1.疾病知识指导

通过各种途径广泛宣传艾滋病的病因和传播途径,增强自我防护意识。

2.消毒隔离

告知感染艾滋病的患者严禁献血、捐献器官,对患者的分泌物和排泄物应用漂白粉进行消毒,出现症状的患者应住院治疗。

3.妊娠哺乳期妇女指导

已被感染的妇女应避免妊娠、生育,哺乳期妇女应选择人工方式喂养孩子。

(曹桂芬)

第十五章

骨科疾病护理

第一节　关节脱位

一、概述

关节稳态结构受到损伤，使关节面失去正常的对合关系，称为关节脱位。除了骨端对合失常外，其病理表现还有相应的骨端骨折、关节周围软组织损伤、关节腔的血肿及后期关节粘连异位骨化，丧失功能，可并发神经、血管损伤。创伤性脱位最多见，上肢脱位较下肢脱位常见。发生脱位的部位以肩关节、肘关节、髋关节多见。

(一)护理评估

1.健康史

(1)一般情况：如年龄、出生时的情况、对运动的喜好等。

(2)外伤史：评估患者有无突发外伤史，受伤后的症状和疼痛的特点、受伤后的处理方法。

(3)既往史：患者以前有无类似外伤病史、有无关节脱位的习惯、既往脱位后的治疗和回复情况等。

2.身体状况

(1)局部情况：患肢疼痛程度。有无血管和神经受压的表现、皮肤有无受损。

(2)全身情况：生命体征、躯体活动能力、生活自理能力等。

(3)辅助检查：X线检查有无阳性结果发现。

3.心理-社会状况

患者的心理状态，对本次治疗有无信心。患者所具有的疾病知识和对治疗、护理的期望。

(二)常见护理诊断/问题

(1)疼痛：与关节脱位引起局部组织损伤及神经受压有关。

(2)躯体功能障碍：与关节脱位、疼痛、制动有关。

(3)有皮肤完整受损的危险：与外固定压迫局部皮肤有关。

(4)潜在并发症：血管、神经受损。

(三)护理目标

(1)患者疼痛逐渐减轻直至消失,感觉舒适。

(2)患者关节活动能力和舒适度得到改善。

(3)患者皮肤完整,未出现压疮。

(4)患者未出现血管、神经损伤,若发生能被及时发现和处理。

(四)护理措施

1.体位

抬高患肢并保持患肢处于关节的功能位,以利于回流,减轻肿胀。

2.缓解疼痛

(1)局部冷热敷:受伤 24 小时内局部冷敷,达到消肿止痛目的;受伤 24 小时后,局部热敷以减轻肌肉痉挛引起的疼痛。

(2)镇痛:应用心理暗示、转移注意力或放松治疗法等非药物镇痛方法缓解疼痛,必要时遵医嘱给予镇痛剂。

3.病情观察

定时观察患肢远端血运、皮肤颜色、温度、感觉和活动情况等,若发现患肢苍白、发冷、疼痛加剧、感觉麻木等,以及时通知医师。

4.保持皮肤完整性

使用石膏固定或牵引的患者,避免因固定物压迫而损伤皮肤。对皮肤感觉功能障碍的肢体,防止烫伤和冻伤。

5.心理护理

关节脱位多由意外事故造成,患者常焦虑、恐惧。在生活上给予帮助,加强沟通,使之心情舒畅,从而愉快地接受并配合治疗。

(五)护理评价

(1)疼痛得到有效控制。

(2)关节功能得以恢复,满足日常活动需要。

(3)皮肤完整,无压疮或感染发生。

(4)发生血管、神经损伤,若发生能被及时发现和处理。

二、肩关节脱位

肩关节脱位最为常见,约占全身关节脱位的 1/2。肩胛盂关节面小而浅,关节囊和韧带松大薄弱,有利于肩关节活动,但缺乏稳定性,容易脱位。

(一)病因与发病机制

肩关节脱位分为前脱位、后脱位、下脱位、盂上脱位,前脱位又分为喙突下脱位、盂下脱位、锁骨下脱位(见图 15-1),由于肩关节前下方组织薄弱,以前脱位最为多见。

导致肩关节脱位最常见的暴力形式为间接外力。摔倒时肘或手撑地,肩关节处于外展、外旋和后伸位,肱骨头滑出肩胛盂窝,位于喙突的下方,发生最常见的喙突下脱位。当肩关节极度外展、外旋和后伸,以肩峰作为支点通过上肢的杠杆作用发生盂下脱位。前脱位除了前关节囊损伤外,可有前缘的盂缘软骨撕脱,称 Bankart 损伤。也可造成肩胛下肌近止点处肌腱损伤,造成关节不稳定,成为脱位复发的潜在因素。肱骨头后上骨软骨塌陷骨折称 Hill-Saehs 损伤,肩关节脱

位还常合并肱骨大结节撕脱骨折和肩袖损伤。

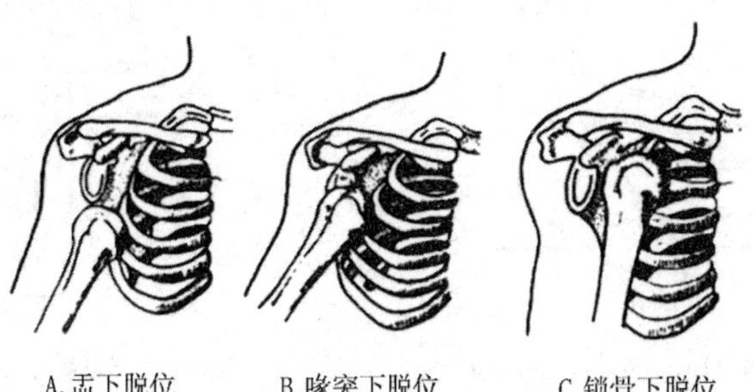

图 15-1　脱位类型

(二)临床表现

1.一般表现

外伤性肩关节前脱位主要表现为肩关节疼痛、周围软组织肿胀、关节活动受限。健侧手常用以扶持患肢前臂，头倾向患肩，以减少活动及肌牵拉，减轻疼痛。

2.局部特异体征

(1)弹性固定：上臂保持固定在轻度外展前屈位，任何方向上的活动都导致疼痛。

(2)Dugas 征阳性：患肢肘部贴近胸壁，患手不能触及对侧肩部，反之，患手放到对侧肩，患肘不能贴近胸壁。

(3)畸形：从前方观察患者，患肩失去正常饱满圆钝的外形，呈“方肩”畸形，患肢较健侧长，是肱骨头脱出于喙突下所致。

(4)关节窝空虚：除方肩畸形外，触诊肩峰下有空虚感，可在肩关节盂外触到脱位肱骨头。

(三)诊断要点

结合外伤病史，如跌倒时手掌撑地，肩部出现外展外旋，或肩关节后方直接受到剧烈撞击，就诊时患者特有的体态和临床表现，以及 X 线检查可以确诊。

(四)实验室及其他检查

影像学检查 X 线检查可以了解脱位的类型，还能明确是否合并骨折。必要时行 MRI 检查，可进一步了解关节囊、韧带及肩袖损伤。

(五)治疗要点

包括急性期的复位、固定和恢复期的功能锻炼。

1.复位

(1)手法复位：新鲜脱位应尽早进行复位，以便早期解除病痛。切忌暴力强行手法复位，以免损伤神经、血管、肌肉，甚至造成骨折。经典方法：①Hippocrates 法，医师站于患者的患侧，沿患肢畸形方向缓慢持续牵引的同时以足蹬于患侧腋窝，逐渐增加牵引力量，轻柔旋转上臂，借用足作为支点，内收上臂，完成复位(见图 15-2)。②Stimson 法，患者俯卧于床，患肢垂于床旁，用布带将 2.3～4.5 kg 重物悬系患肢手腕自然牵拉为10～15 分钟，肱骨头可在持续牵引中自动复位。该法安全、有效(见图 15-3)。

(2)切开复位：如手法正确仍不能完成复位者，可采用切开复位。切开复位指征：软组织阻挡、肩胛盂骨折移位、合并大结节骨折、肱骨头移位明显，影响复位和稳定者。

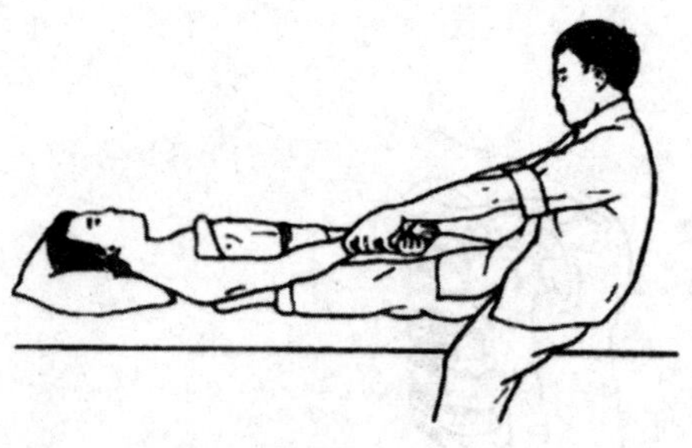

图 15-2 肩关节前脱位 Hippocrates 法复位

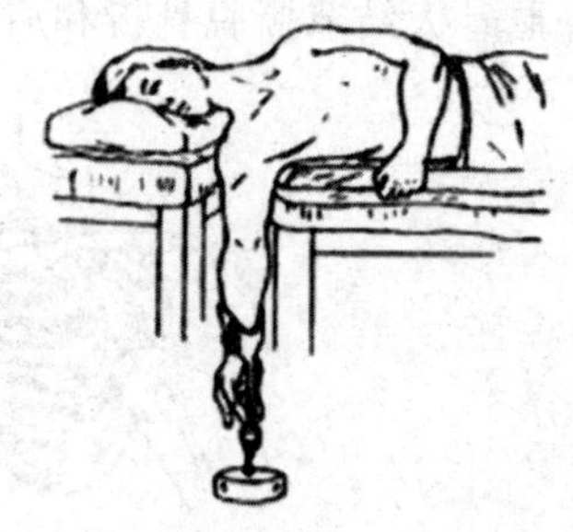

图 15-3 肩关节脱位 Stimson 法复位

2.固定

复位成功后，损伤的关节囊、韧带、肌腱、骨与软骨必须通过制动来修复。应使患肢内旋肘关节屈曲 90°于胸前，腋窝垫棉垫，以三角巾悬吊或将上肢以绷带与胸壁固定。关节囊破损明显或仍有肩关节半脱位者，将患侧手置于对侧肩上，上肢贴胸壁，腋窝垫棉垫，用绷带固定于胸壁前。40 岁以下患者宜制动3～4 周；40 岁以上患者，制动时间可相应缩短，因为年长者复发性肩关节脱位发生率相对较低，而肩关节僵硬却常有发生。

3.功能锻炼

肩关节的活动锻炼应开始于制动解除以后，而且应循序渐进，切忌操之过急。固定期间，活动腕部和手指，症状缓解后指导患者用健手被动外展和内收患肢。3 周后指导患者锻炼患肢。方法：弯腰 90°，患肢自然下垂，以肩为顶点做圆锥环转，范围逐渐增大。4 周后，指导患者手指爬墙外展、举手摸头顶、借力臂上举等，使肩关节功能恢复。

（六）护理要点

1.心理护理

给予患者生活上的照顾，以及时解决困难，精神安慰，缓解紧张心理。

2.病情观察

移位的骨端可压迫临近的血管和神经，引起患肢缺血、感觉、运动障碍。对皮肤感觉功能障碍的肢体要防止烫伤。定时检查患肢末端的血液循环状况，若发现患肢苍白、发冷、大动脉搏动消失，提示有大动脉损伤的可能，应及时处理。动态观察患肢的感觉和运动，以了解患肢神经损伤的程度和恢复情况。

3.复位

做好复位前的身体与心理准备。复位前给予适当的麻醉，以减轻疼痛，同时使用肌肉松弛剂，利于复位。复位成功后被动活动。

4.固定

向患者及家属讲解复位后固定的目的、方法、意义、注意事项。使之充分了解关节脱位后复位固定的重要性。固定期间，要保持固定有效，经常观察患者肢体位置是否正确；固定时间不宜过长，固定时间过长易发生关节僵硬；固定时间过短，损伤得不到充分修复，易发生再脱位。一般固定 3 周左右，若合并骨折、陈旧性脱位、习惯性脱位，应适当延长固定的时间。由于肩关节脱位患肢固定于胸壁，注意腋窝下要垫棉垫以保护腋窝胸壁皮肤。40 岁以上患者可适当缩短制动时间，注意肩关节僵硬的发生。

5.缓解疼痛

早期正确复位固定可使疼痛缓解或消失。移动患者时，帮患者托扶固定患肢，动作轻柔，避免因活动患肢加重疼痛。指导患者和家属应用心理暗示、松弛疗法等转移注意力而缓解疼痛。遵医嘱应用镇痛剂，促进患者舒适与睡眠。

6.健康指导

向患者及家属讲解关节脱位治疗和康复知识，讲述功能锻炼的重要性和必要性，指导并使患者能自觉地按计划进行正确的功能锻炼，减少盲目性。

三、肘关节脱位

全身大关节中，肘关节脱位的发生率相对低，约占总发病数的1/5。脱位后如不及时复位，容易导致前臂缺血性痉挛。

(一)病因与脱位机制

肘关节脱位可有后脱位、外侧方脱位、内侧方脱位和前脱位，其中后脱位最常见(见图15-4)，多为间接暴力所致。摔倒时前臂旋后位手掌撑地，由于肱骨滑车横轴线向外倾斜，使所传达的暴力达到肘部时转成肘外翻及前臂旋后过伸的应力，尺骨鹰嘴突在鹰嘴窝内呈杠杆作用，导致尺桡骨近端同时被推向后外侧，产生后脱位。肘前关节囊及肱前肌撕裂，后关节囊及内侧副韧带损伤，可合并肱骨内上髁骨折、正中神经和尺神经损伤。晚期可发生骨化性肌炎。

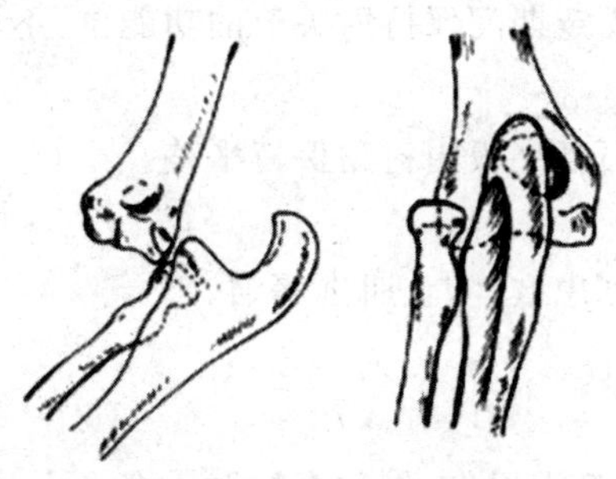

图15-4　肘关节后脱位

(二)临床表现

1.一般表现

伤后局部疼痛、肿胀、功能和活动受限。

2.特异体征

(1)畸形：肘后突，前臂短缩，肘后三角相互关系改变，鹰嘴突出内外髁，肘前皮下可触及肱骨下端。

(2)弹性固定：肘处于半屈近于伸直位，屈伸活动有阻力。

(3)关节窝空虚：肘后侧可触及鹰嘴的半月切迹。

3.并发症

脱位后，由于肿胀而压迫周围神经、血管。后脱位时可伤及正中神经、尺神经、肱动脉。

(1)正中神经损伤：呈“猿手”畸形，拇指、示指、中指感觉迟钝或消失，不能屈曲，拇指不能外展和对掌。

(2)尺神经损伤：呈“爪状手”畸形，表现为手部尺侧皮肤感觉消失，小鱼际及骨间肌萎缩，掌指关节过伸，拇指不能内收其他四指不能外展及内收。

(3)动脉受压:患肢血液循环障碍,表现为患肢苍白、发冷、大动脉搏动减弱或消失。

(三)实验室及其他检查

X线检查用以证实脱位及发现合并的骨折。

(四)诊断要点

有外伤史,以跌倒手掌撑地最常见,根据临床表现和X线检查可明确诊断。

(五)治疗要点

1.复位

一般均能通过闭合方法完成复位。助手沿畸形关节方向对前臂和上臂做牵引和反牵引,术者从肘后用双手握住肘关节,以指推压尺骨鹰嘴向前下,同时矫正侧方移位,助手在复位过程中配合维持牵引并逐渐屈肘,出现弹跳感则表示复位成功。

2.固定

用长臂石膏或超关节夹板固定肘关节于功能位,3周后去除固定。

3.功能锻炼

要求主动渐进活动关节,避免超限和被动牵拉关节。固定期间,可主动伸掌、握拳、屈伸手指等,去除固定后练习肘关节屈伸旋转以利功能恢复。

(六)护理要点

1.固定

注意观察固定的正确有效,固定期间保持肘关节的功能位,不可随意放松。

2.保持清洁、平整

肘关节周围皮肤保持清洁,石膏夹板内衬物保持平整。

3.指导活动

指导患者活动患侧掌指,按摩患肢,防止肌肉萎缩。

四、桡骨头半脱位

桡骨头半脱位是小儿多见的日常损伤,俗称牵拉肘。多发生在5岁以内,以2～3岁最常见。

(一)损伤机制与病理

患儿肘关节处于伸直位,前臂旋前时突然受到牵拉致伤。前臂旋前时,桡骨头容易从环状韧带的撕裂处脱出,使环状韧带嵌于肱桡关节间隙内。一般环状韧带滑脱不到桡骨头周径的一半,所以屈肘和前臂旋后容易复位。5岁以后,环状韧带增厚,附着力渐强,不易发生半脱位。

(二)临床表现

患儿被牵拉受伤后,因疼痛哭闹,不让触动患部,不肯使用患肢,特别是举起前臂。检查发现前臂多呈旋前位,半屈;桡骨头处可有压痛,但无肿胀和畸形;肘关节活动受限。

(三)辅助检查与诊断

X线检查无阳性发现。诊断主要依靠牵拉病史、症状和体征。

(四)治疗要点

1.复位

闭合复位多能成功。方法是一手握住患儿的前臂和腕部,另一手握住肘关节,拇指压住桡骨头,使前臂旋后多能获得复位。

2.固定

复位后无须特殊固定，用三角巾或布带悬吊患肢于功能位1周即可。

(五)护理要点

嘱患儿家属勿强力牵拉患儿手臂，复位后症状不能立即消除者，要密切观察一段时间来明确复位是否成功。

五、髋关节脱位

髋关节是身体最大的杵臼关节，结构稳固，周围有强大韧带和肌肉附着，只有高能暴力才能导致脱位，如车祸中高速暴力撞击。按股骨头的移位方向，髋关节脱位分为前脱位、后脱位和中心脱位，其中后脱位最多见，占85%～90%。以髋关节后脱位为例详细阐述。

(一)病因、病理与分类

1.脱位机制

髋关节后脱位一般发生于交通事故时，患者处于髋关节屈曲内收和屈膝体位，强力使大腿急剧内收、内旋时，迫使股骨颈前缘抵于髋臼前缘形成支点，因杠杆作用股骨头冲破后关节囊，滑向髋臼后方形成后脱位。如暴力自前方作用于屈曲的膝，沿股骨纵轴传达到髋，也可使股骨头向后方脱位。

2.分类

临床上按有无合并骨折分型。①Ⅰ型：无骨折伴发，复位后无临床不稳定。②Ⅱ型：闭合手法不可复位，无股骨头或髋臼骨折。③Ⅲ型：不稳定，合并关节面、软骨或骨碎片骨折。④Ⅳ型：脱位合并髋臼骨折，须重建，恢复稳定和外形。⑤Ⅴ型：合并股骨头或股骨颈骨折。

(二)临床表现

脱位后出现髋部疼痛，髋关节活动受限。患肢呈屈曲、内收、内旋及短缩畸形，臀部可触及向后上突出移位的股骨头。可合并坐骨神经损伤，表现为大腿后侧、小腿后侧及外侧和足部全部感觉消失，膝关节屈曲，小腿和足部全部肌瘫痪，足部出现神经营养性瘫痪。

(三)实验室及其他检查

X线检查 X线正位、侧位和斜位像可明确诊断。应注意是否合并骨折，特别是容易漏诊的股骨干骨折。CT可清楚显示髋臼后缘及关节内骨折情况。

(四)诊断要点

根据明显暴力外伤史，临床表现有疼痛、髋关节不能活动等确定诊断。

(五)治疗要点

对于Ⅰ型损伤可采取24小时内闭合复位治疗。对于Ⅱ～Ⅴ型损伤，多主张早期切开复位和对并发的骨折进行内固定。

1.闭合复位方法

应充分麻醉，使肌肉松弛。

(1)Allis法(见图15-5)：患者仰卧于地面垫上，助手双手向下按压两侧髂前上棘以固定骨盆。术者一手握住患肢踝部，另一前臂置于小腿上端近腘窝处，使髋、膝关节屈曲90°，再向上用力提拉持续牵引。待肌松弛后，再缓慢内旋、外旋，当听到或感到弹响，表示股骨头滑入髋臼，然后伸直患肢。若局部畸形消失、关节活动恢复，表示复位成功。

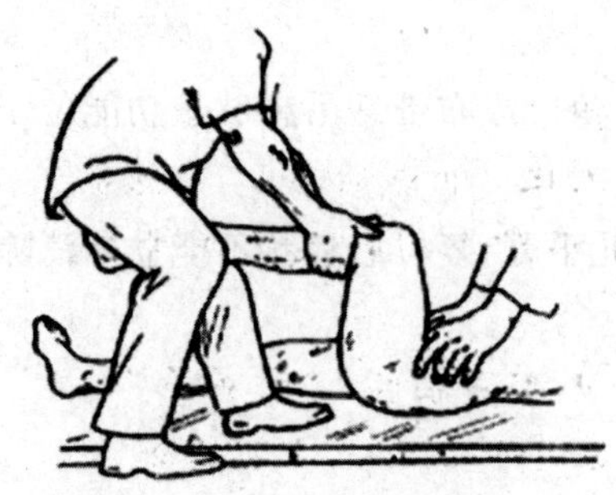

图 15-5　Allis 法复位

(2)Stimson 法:患者俯卧于检查床上,患侧下肢悬空,髋及膝各屈曲 90°。助手固定骨盆,术者一手握住患者的踝部,另一手置于小腿近侧,靠近腘窝部,沿股骨纵轴向下牵拉,即可复位(见图 15-6)。

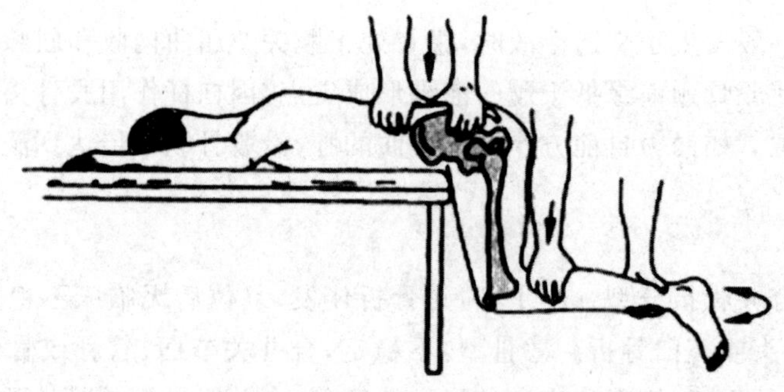

图 15-6　Stimson 法复位

2.切开复位术

当有梨状肌阻挡、关节囊嵌闭或骨软骨碎片卷入关节时,手法复位多失败。合并髋臼骨折片较大,影响关节稳定时,应手术切开复位,同时将骨折复位内固定。

3.固定

复位后患肢皮牵引 3 周。4 周后可持腋杖下地活动,3 个月后可负重活动。

4.功能锻炼

固定期间进行股四头肌收缩训练、未固定关节的活动。3 周后,活动关节。4 周后,皮牵引去除,指导患者拄双拐下地活动。3 个月内患肢不负重,以防股骨头缺血坏死及受压变形。3 个月后,经 X 线证实股骨头血供良好者,尝试去拐步行。

(六)护理要点

1.指导活动

髋关节脱位后常需皮牵引,牵引期间指导患者行股四头肌收缩训练,防止肌肉萎缩。

2.预防压疮

需长期卧床者注意做好皮肤护理预防压疮。

3.饮食护理

注意合理膳食,保持排便规律,预防便秘。

(张明秀)

第二节　半月板损伤

一、概述

半月板是位于股骨胫骨内髁及股骨胫骨外髁之间的一种纤维软骨组织，其横截面呈半月形，外侧呈“O”形，内侧呈“C”形。主要功能是传导载荷，维持关节稳定。半月板损伤是指半月板组织的连续性或完整性的破坏和中断。主要症状、体征：膝关节疼痛、打软腿、关节绞索或弹响、股四头肌萎缩，急性期可有关节肿胀。

二、治疗原则

（一）非手术治疗

石膏固定、手法复位、针灸推拿治疗、药物治疗。

（二）手术治疗

半月板修补、半月板成形、半月板切除、关节镜微创治疗。

三、护理措施

（一）休息

卧床休息，下床时指导其正确扶拐，避免关节活动时出现绞索，造成摔倒。

（二）石膏固定的护理

石膏固定适用于14岁以下急性稳定性半月板撕裂，保持膝关节伸直位固定，石膏固定常规护理，观察石膏松紧度和患肢血液循环活动。卧床制动4～6周。

（三）关节绞索复位时注意事项

关节绞索时，手法复位动作应轻，避免暴力，以免加重损伤。

（四）术前准备

手术治疗时，协助做好术前准备及各项检查，指导患者练习床上大小便，掌握股四头肌锻炼方法。

（五）术后病情观察

密切观察生命体征，并做好记录。抬高患肢，观察伤口渗血及关节肿胀情况；伤口包扎松紧适宜，防止过紧影响血液循环或过松出现滑脱。

四、功能锻炼

根据筋骨并用原则，早期指导患者加强足踝部的屈伸活动和股四头肌的收缩锻炼，防止髌股关节粘连，每天2次，每次5～10分钟。

五、出院指导

(1)告知患者坚持锻炼的重要性，并能按要求循序渐进功能锻炼。

(2)保护膝关节。6 个月内,不做跑步、下蹲、剧烈活动。

(3)关节镜下半月板部分切除术后患者,2 周后可骑自行车、游泳、散步等活动。缝合术后患者,4 周可带限制型支具屈伸活动,6 周后去掉支具进行膝关节康复锻炼。

(张明秀)

第三节 脊髓损伤

一、疾病概述

(一)概念

脊髓损伤是脊柱骨折最严重的并发症,由于椎体的移位或碎骨片突出于椎管内,是脊髓或马尾神经产生不同程度的损伤,多发生于颈椎下部和胸腰段。

(二)相关病理生理

按脊髓损伤和马尾损伤的程度可有不同的病理生理变化。

1.脊髓震荡

脊髓震荡属最轻微的脊髓损伤,损伤后脊髓有暂时性功能抑制,呈弛缓性瘫痪,损伤平面以下的感觉、运动、反射及括约肌功能全部丧失,常在数分钟或数小时内逐渐恢复,最后可完全恢复。无组织形态学病理变化。

2.脊髓挫伤和出血

脊髓挫伤为脊髓的实质性破坏,脊髓外观完整,但内部可有出血、水肿、神经细胞破坏和神经传导纤维束的中断。脊髓挫伤的程度很大,轻者少量点状出血、水肿,重者有成片脊髓挫伤和出血,导致脊髓软化及瘢痕形成,预后差。

3.脊髓断裂

脊髓的连续性中断可为完全性或不完全性。不完全性常伴挫伤,又称挫裂伤,脊髓断裂者预后极差。

4.脊髓受压

骨折移位或破碎的椎间盘和碎骨片挤入椎管可直接压迫脊髓,而后方皱褶的黄韧带与血肿便可压迫脊髓,产生一系列病理变化,若能及时解除脊髓压迫,脊髓功能可望得到部分或完全恢复;若压迫时间过久可发生脊髓软化,萎缩或瘢痕形成,瘫痪难以恢复。

5.马尾神经损伤

马尾神经起自 L_2 的骶脊髓,一般终止于 S_1 下缘。L_2 以下的骨折脱位可引起马尾神经损伤,受伤平面以下出现弛缓性瘫痪。

除上述各种病理生理变化外,在各种较重的脊髓损伤后均可立即发生损伤平面以下的弛缓性瘫痪,属失去高级中枢控制的一种病理生理现象,称为脊髓休克。2 周后,随脊髓实质性损伤程度不同而发生损伤平面以下不同程度的痉挛性瘫痪。

(三)病因与诱因

脊髓损伤常见于各种外伤(如交通事故、高空坠落等)所致的椎体移位或碎骨片突出于椎管

内，使脊髓或马尾神经产生不同程度的损伤。

（四）临床表现

脊髓损伤可因损伤部位和程度不同而有不同表现。

1.脊髓损伤

主要表现为受伤平面以下单侧或双侧感觉、运动、反射的全部或部分丧失，可出现随意运动功能丧失。因膀胱平滑肌麻痹和排尿反射消失，可有尿潴留或充盈性尿失禁。C_8 以上水平损伤者可出现四肢瘫，C_8 以下水平损伤可出现截瘫。弛缓性瘫痪患者为肌张力降低和反射减弱；痉挛性瘫痪患者为肌张力增强和反射亢进，瘫痪的早期呈弛缓性瘫痪，胸髓及颈髓损伤患者常在伤后 3～6 周逐渐转变为痉挛性瘫痪。

2.脊髓半横切损伤

损伤平面以下同侧肢体的运动和深感觉消失，对侧肢体的痛觉和温觉消失，称脊髓半切征。

3.脊髓圆锥损伤

L_1 骨折可造成脊髓圆锥损伤。表现为会阴部皮肤鞍状感觉缺失，括约肌功能丧失，大小便不能控制，性功能障碍。两下肢的感觉、运动正常。

4.马尾神经损伤

L_2 以下骨折脱位可马尾神经损伤，表现为受伤平面以下弛缓性瘫痪，感觉和运动障碍，括约肌功能丧失，腱反射消失。

（五）辅助检查

1.影像学检查

(1)X 线检查：有助于明确骨折的部位、类型和移位情况。

(2)CT 检查：用于检查椎体的骨折情况，椎管内有无出血及碎骨片。

(3)MRI 检查：有助于观察及确定脊髓损伤的程度和范围。

2.肌电图

测量肌的电传导情况，鉴别脊髓完整性的水平。

3.实验室检查

除常规检查外，血气分析检查可判断有通气不足危险患者的呼吸状况。

（六）治疗原则

1.非手术治疗

(1)固定和制动：一般先采用枕颌带牵引或持续颅骨牵引，以防因损伤部位移位而产生脊髓再损伤。

(2)减轻脊髓水肿和继发性损害：①激素治疗，地塞米松 10～20 mg 静脉滴注，连续 5 天后，改为口服，每次 0.75 mg，每天 3 次，维持 2 周左右。②脱水，20%甘露醇 250 mL 静脉滴注，每天 2 次，连续 5～7 天。③甲泼尼龙冲击治疗，只适用于受伤 8 小时内者。每公斤体重 30 mg 剂量 1 次给药，15 分钟内静脉注射完毕，休息 45 分钟，在以后 23 小时内以 5.4 mg/(kg・h)剂量持续静脉滴注。④高压氧治疗，一般在伤后4～6 小时应用。

2.手术治疗

目前在于尽早解除对脊髓的压迫和稳定脊柱，手术方式和途径需视骨折的类型和受压部位而定。手术指征：①脊柱骨折/脱位有关节交锁者。②脊柱骨折复位后不满意或仍有不稳定因素存在者。③影像学显示有碎骨片突至椎管内压迫脊髓者。④截瘫平面不断上升，提示椎管内有活动性出血者。

二、护理评估

(一)一般评估

1.健康史

(1)一般情况:了解患者的年龄、职业特点、运动爱好、日常饮食结构、有无酗酒等。

(2)受伤情况:了解患者受伤的原因、部位和时间,受伤时的体位、症状和体征,搬运方式、现场及急诊室急救情况,有无昏迷史和其他部位复合伤等。

(3)既往史与服药史:有无脊柱受伤或手术史,近期是否因其他疾病而服用激素类药物,以及应用的剂量、时间和疗程。

2.生命体征与意识

评估患者的呼吸、血压、脉搏、体温及意识情况。包括呼吸形态、节律、频率、深浅,呼吸道是否通畅,患者能否有效咳嗽和排除分泌物;有无心动过缓和低血压;有无出汗,患者皮肤的颜色、温度;有无体温调节障碍。对伴有颅脑损伤的患者,可用格拉斯昏迷量表评估患者的意识情况。排尿和排便情况,患者有无尿潴留或充盈性尿失禁;尿液颜色、量和比重;有无便秘或大便失禁。

3.患者主诉

受伤的时间、原因和部位,受伤时的体位、症状和体征、搬运方式、现场及急诊室急救的情况,有无昏迷史和其他部位的合并伤。

4.相关记录

疼痛评分、全身皮肤及其他外伤情况。

(二)身体评估

1.视诊

受伤部位有无皮肤组织破损,局部肤色和温度,有无活动性出血及其他复合性损伤的迹象。

2.触诊

评估感觉和运动情况:患者的痛、温、触及位置觉的丧失平面及程度。

3.叩诊

患肢神经反射是否正常。

4.动诊

肢体感觉,活动和肌力的变化,双侧有无差异,有无腹胀和麻痹性肠梗阻征象。

5.神经系统检查

(1)躯体痛觉、温度觉、触觉及位置觉的丧失平面及程度,肢体运动、反射和括约肌功能损伤情况。

(2)脊髓功能丧失程度评估:可以用截瘫指数来表示。“0”代表功能完全或接近正常;“1”代表功能部分丧失;“2”代表完全或者接近完全瘫痪。一般记录肢体的自主运动,感觉及两便的三项功能情况,相加即为该患者的截瘫指数,范围在 0～6。

(三)心理-社会评估

评估患者有无恐惧、紧张心理;评估患者和亲属对疾病的心理承受能力和对相关康复知识的认知程度,家庭及社会支持情况。

(四)辅助检查阳性结果评估

评估患者的影像学检查和实验室检查结果有无异常,以帮助判断病情和预后。

(五)治疗效果的评估

(1)患者躯体感觉、运动和各项生理功能康复情况。

(2)患者有无呼吸系统或泌尿系统功能障碍、压疮等并发症发生。

(3)患者是否按计划进行功能锻炼,有无活动障碍引起的并发症。

三、主要护理诊断

(一)低效性呼吸形态

低效性呼吸形态与脊髓损伤、呼吸肌无力、呼吸道分泌物存留有关。

(二)体温过高或体温过低

体温过高或体温过低与脊髓损伤、自主神经系统功能紊乱有关。

(三)尿潴留

尿潴留与脊髓损伤、逼尿肌无力有关。

(四)便秘

便秘与脊髓神经损伤、液体摄入不足、饮食和活动受限有关。

(五)有皮肤完整性受损的危险

皮肤完整性受损与肢体感觉及活动障碍有关。

(六)体象紊乱

体象紊乱与受伤后躯体运动障碍或肢体萎缩变形有关。

四、护理措施

(一)甲泼尼龙冲击治疗的护理

1.适应证

甲泼尼龙冲击治疗只适用于受伤 8 小时内者。

2.用法及用量

每公斤体重 30 mg 剂量,1 次给药,15 分钟内静脉注射完毕,休息 45 分钟,在以后 23 小时内以5.4 mg/(kg・h)剂量持续静脉滴注。

3.注意事项

严格遵医嘱按要求输液,同时必须使用心电监护仪和输液泵,密切观察患者的生命体征变化,同时观察患者有无消化道出血、心律失常等并发症。

(二)术后护理

1.体位

瘫痪肢体保持关节于功能位,防止关节屈曲、过伸或过展。用矫正鞋或支足板固定足部,以防足下垂。

2.观察感觉与运动功能

脊髓受手术刺激易出现水肿反应,术后严密观察躯体及肢体感觉、运动情况,当出现瘫痪平面上升、肢体麻木、肌力减弱或不能活动时,应立即通知医师,以及时处理。

3.引流管护理

观察引流量与引流液颜色,保持引流通畅,以防积血压迫脊髓。

4.活动

对于瘫痪肢体每天被动的全范围关节活动和肌肉按摩,以防止肌萎缩和关节僵硬,减少截瘫后并发症。对于未瘫痪部位,可以通过举哑铃和拉拉力器等方法增强上肢力量,通过挺胸和俯卧撑等增加背部力量,为今后的自理活动准备,增强患者的信心和对生活的热爱。

(三)并发症的预防与护理

1.呼吸衰竭与呼吸道感染

(1)病情观察:观察患者的呼吸功能,如呼吸频率、节律、深浅,有无异常呼吸音、呼吸困难等。若患者呼吸>22次/分、鼻翼翕动、摇头挣扎、嘴唇发绀等,则立即吸氧,寻找和解除原因,必要时协助医师气管插管、气管切开或呼吸机辅助呼吸等。

(2)给氧:给予氧气吸入,根据血气分析结果调整给氧浓度、流量和持续时间,改善机体的缺氧状态。及时处理肠胀气、便秘,不用沉重的棉被压盖胸腹,以免影响患者呼吸。

(3)减轻脊髓水肿:遵医嘱给予地塞米松、甘露醇、甲泼尼龙等治疗,以避免因进一步脊髓损伤而抑制呼吸功能。

(4)保持呼吸道通畅:预防因气道分泌物阻塞而并发坠积性肺炎和肺不张。指导患者深呼吸和咳嗽咳痰,每2小时协助翻身叩背1次,遵医嘱雾化吸入,经常做深呼吸和上肢外展运动,以促进肺膨胀和有效排痰。对不能自行咳嗽咳痰或有肺不张者及时吸痰。对气管插管或气管切开者做好相应护理。

(5)控制感染:已经发生肺部感染者应遵医嘱选用合适的抗生素,注意保暖。

2.高热和低温

颈脊髓损伤后,自主神经系统功能紊乱,受伤平面以下毛细血管网舒张而无法收缩,皮肤不能出汗,对气温的变化丧失了调解和适应能力。室温>32 ℃时,闭汗使患者容易出现高热(>40 ℃);若未有效保暖,大量散热也可使患者出现低温(<35 ℃),这些都是病情危险的征兆。

患者体温升高时,以物理降温为主,如冰敷、乙醇或温水擦浴、冰盐水灌肠等,必要时给予输液和冬眠药物。夏季将患者安置在阴凉或设有空调的房间。对低温患者以物理复温为主,如使用电热毯、热水袋或电烤架等逐渐复温,但要防止烫伤,同时注意保暖。

3.泌尿系统感染和结石

(1)留置导尿管或间歇导尿:在脊髓休克期间应留置导尿管,持续引流尿液并记录尿量,以防膀胱过度膨胀。2周后改为每4~6小时开放1次尿管,或白天每4小时导尿1次,晚间6小时导尿1次,以防膀胱萎缩。

(2)排尿训练:根据脊髓损伤部位和程度不同,3周后部分患者排尿功能可逐渐恢复,但是脊髓完全损伤者则需要进行排尿功能训练。当膀胱胀满时,鼓励患者增加腹压,用右手由外向内按摩下腹部,待膀胱缩成球状,紧按膀胱底向前下方挤压,在膀胱排尿后用左手按在右手背上加压,待尿不再排出时,可松手再加压1次,待尿排尽,训练自主性膀胱排尿,争取早日拔去导尿管,这种方法对马尾神经损伤者特别有效。同时,根据患者病情训练膀胱的反射排尿功能。

(3)预防感染:鼓励患者每天饮水量最好达3 000 mL以上,以稀释尿液;尽量排尽尿液,减少

残余尿;每天清洁会阴部;根据需要更换尿袋及导尿管;必要时做膀胱冲洗,以冲出膀胱中积存的沉渣;定期检查残余尿量、尿常规和中段尿培养,以及时发现泌尿系统感染征象。一旦发生感染,抬高床头,增加饮水或输液量,持续开放导尿管,遵医嘱使用广谱抗生素。需长期留置尿管而又无法控制泌尿系统感染者,教会患者遵循无菌操作方法进行间歇导尿,也可做永久性耻骨上膀胱造瘘术。

4.便秘

指导患者多食富含膳食纤维的食物、新鲜水果和蔬菜,多饮水。在餐后 30 分钟做腹部按摩,从左到右,沿大肠行走的方向,以刺激肠蠕动。对顽固性便秘者可遵医嘱给予灌肠或缓泻剂。部分患者通过持续的训练可逐渐建立起反射性排便,方法为用手指按压肛门周围或者扩张肛门,刺激括约肌,反射性引起肠蠕动。当反射建立后用手指按压肛门时即可有大便排出。

5.压疮预防

(1)定时翻身:间歇性解除压迫是有效预防压疮的关键,故在卧床期间应每 2～3 小时翻身 1 次。翻身时采用轴线翻身法。

(2)合适的床铺:床单清洁干燥和舒适,有条件的可使用特制翻身床、明胶床垫、充气床垫、波纹气垫等。注意保护骨突出部位,使用气垫或棉圈等使骨突部位悬空,定时对受压的骨突部位进行按摩。保持个人清洁卫生和床单清洁干燥。

(3)增加营养:保证足够的营养素摄入,提高机体抵抗力。

(四)心理护理

帮助患者掌握正确的应对技巧,提高其自我护理能力,发挥其最大潜能。家庭成员和医务人员相信并认真倾听患者的诉说。可让患者和家属参与制订护理计划,帮助患者建立有效的社会支持系统,包括家庭成员、亲属、朋友、医务人员和同事等。

(五)健康教育

(1)指导患者出院后继续康复锻炼,并预防并发症的发生。

(2)指导患者练习床上坐起,使用轮椅、拐杖或助行器等移动工具,练习上下床和行走方法。

(3)指导患者和家属应用清洁导尿术进行间歇导尿,预防长期留置导尿管而引起泌尿系统感染。

(4)告知患者需定期返院检查,进行理疗有助于刺激肌肉收缩和功能恢复。

五、护理效果评估

(1)患者能否保持呼吸道通畅,维持正常呼吸功能。

(2)患者的体温能否维持在正常范围。

(3)患者是否能有效排尿或建立膀胱的反射性排尿功能。

(4)患者是否能有效排便。

(5)患者的皮肤是否清洁、完整,未发生压疮。

(6)患者是否能接受身体及生活改变的现实。

(张明秀)

第四节　四肢骨折

一、概述

四肢骨折包括上肢骨折、下肢骨折，常见的有锁骨骨折、肱骨干骨折、肱骨髁上骨折、尺桡骨骨折、股骨颈骨折、股骨干骨折、胫腓骨骨折等。

(一)护理评估

1.术前评估

(1)健康史。①一般情况：患者的年龄、职业特点、运动爱好、日常饮食结构、有无酗酒等。②受伤情况：了解患者受伤的原因、部位和时间、受伤时的体位和环境，外力作用的方式、方向和性质，伤后患者功能障碍及伤情发展情况、急救处理经过等。③既往史：重点了解与骨折愈合有关的因素，如患者有无骨质疏松、骨折、骨肿瘤病史或手术史。④服药史：患者近期有无服用激素类药物及药物过敏史等。

(2)身体状况。①全身：评估患者有无威胁生命的严重并发症；观察意识和生命体征；观察有无低血容量性休克的症状。②局部：评估患者骨折部位活动及关节活动范围，有无骨折局部特有特征和一般表现；皮肤是否完整，开放性损伤的范围、程度和污染情况；有无其他并发症。

(3)心理及社会因素：患者的心理状态取决于损伤的范围和程度。多发性损伤患者多需住院和手术治疗，由此形成的压力影响患者和家庭成员的心理状态和相互关系。故应评估患者和家属的心理状态、家庭经济情况及社会支持系统。

(4)辅助检查：评估患者的影像学和实验室检查结果，以帮助判断病情和预后。

2.术后评估

(1)固定情况：评估切开复位固定术是否维持有效状态。

(2)并发症：评估术后是否出现并发症。

(3)康复程度：患者是否按照计划进行功能锻炼，功能恢复情况及有无活动功能障碍引起的并发症。

(4)心理状态和认知程度：评估患者对康复训练和早期活动是否配合，对出院后的继续治疗是否了解。

(二)常见护理诊断/问题

(1)有周围神经、血管功能障碍的危险：与骨和软组织创伤、石膏固定不当有关。

(2)疼痛：与骨折、软组织损伤、肌痉挛和水肿有关。

(3)有感染的危险：与组织损伤、开放性骨折、牵引或应用外固定架有关。

(4)潜在并发症：休克、肌萎缩、关节僵硬、骨筋膜室综合征、深静脉血栓形成等。

(三)护理目标

(1)维持正常的组织灌注，皮肤温度和颜色保持正常，末梢动脉搏动有力。

(2)患者疼痛逐渐减轻直至消失，感觉舒适。

(3)患者未发生骨或软组织感染等并发症。

(4)患者能独立行走或借助助行器行走，能自我护理并掌握功能锻炼和康复知识。

(四)护理措施

1.现场急救

(1)抢救生命：骨折患者，尤其是严重骨折者，往往合并其他组织和器官的损伤。应检查患者全身情况，首先处理休克、昏迷、呼吸困难、窒息或大出血等可能威胁患者生命的紧急情况。

(2)包扎止血：绝大多数伤口出血可用加压包扎止血。大出血时可用止血带止血，最好使用充气止血带，并应记录所用压力和时间。止血带应每40～60分钟放松1次，放松时间以局部血流恢复、组织略有新鲜渗血为宜。若骨折端已戳出伤口并已污染，又未压迫重要血管或神经，则不应现场复位，以免将污染物带到伤口深处。若在包扎时骨折端自行滑入伤口内，应做好记录，以便入院后清创时进一步处理。

(3)妥善固定：凡疑有骨折者均应按骨折处理。对闭合性骨折者在急救时不必脱去患肢的衣裤和鞋袜，肿胀严重者可用剪刀剪开衣袖和裤脚。骨折有明显畸形，并有穿破软组织或损伤附近重要血管、神经的危险时，可适当牵引患肢，使之变直后再行固定。

(4)迅速转运：患者经初步处理后，应尽快转运至就近医院进行治疗。

2.一般护理

(1)疼痛护理：根据疼痛原因进行对症处理。若因创伤骨折引起的疼痛，现场急救中给予临时固定可缓解疼痛。若因伤口感染引起，应及时清创并应用抗生素治疗。疼痛较轻时可鼓励患者听音乐或看电视转移注意力。疼痛严重时遵医嘱给予止痛药。

(2)患肢缺血护理：骨折局部内出血、包扎过紧、不正确使用止血带或患肢严重肿胀等原因均可导致患肢血液循环障碍。应严密观察肢端有无剧痛、麻木、皮温降低、皮肤苍白或青紫、脉搏减弱或消失等血液灌注不足的表现。一旦出现应对因、对症处理。

(3)并发症的观察和预防：观察患者意识和生命体征、患肢远端感觉、运动和末梢血液循环等，若发现骨折早期和晚期并发症，应及时报告医师，采取相应处理措施。

(4)心理护理：向患者及家属解释骨折的愈合是一个循序渐进的过程，充分固定能为骨折断端连接提供良好的条件，正确的功能锻炼可以促进断端生长愈合和患肢功能恢复。对骨折可能遗留残疾的患者，应鼓励患者表达自己的思想，减轻患者及家属的心理负担。

(5)生活护理：指导患者在患肢固定期间进行力所能及的活动，为其提供必要的帮助，如协助进食、进水和翻身等。

(6)加强营养：指导患者进食高蛋白、高维生素、高热量的食物，多饮水。

(五)健康教育

1.安全指导

指导患者及家属评估家庭环境的安全，妥善放置可能影响患者活动的障碍物，如散放的家具。指导患者安全使用步行辅助器械或轮椅。行走练习时需有人陪伴，以防跌倒。

2.功能锻炼

告知患者出院后坚持功能锻炼的意义和方法。指导家属如何协助患者完成各种活动。

3.复查

告知患者若骨折远端肢体肿胀或疼痛明显加重，肢体感觉麻木、肢端发凉，夹板、石膏或外固定器松动等，立即到医院复查并评估功能恢复情况。

(六)护理评价

(1)主诉骨折部位疼痛减轻或消失,感觉舒适。

(2)肢端维持正常的组织灌注,皮肤温度和颜色正常,末梢动脉搏动有力。

(3)出现并发症时被及时发现和处理。

二、锁骨骨折

锁骨是上肢与躯干的连接和支撑装置,呈S形。中外1/3是锁骨的力学薄弱部,骨折时容易受损。锁骨后方有锁骨下血管、臂丛神经,骨折可损伤这些血管、神经。

(一)病因与发病机制

锁骨骨折多数病例由间接暴力引起。多见于侧方摔倒时,肩、手或肘部着地,力传导至锁骨,发生斜形或横形骨折。直接暴力可由胸上方撞击锁骨,导致粉碎性骨折,较少见。骨折后若移位明显,可引起臂丛神经及锁骨下血管的损伤。

(二)临床表现

锁骨骨折后,出现肿胀、瘀斑和局部压痛,为减少肩部活动导致的疼痛,患者常用健手托住肘部,头部偏向患侧,以减轻胸锁乳突肌牵拉骨折近端而导致疼痛。查体时,常有局限性压痛和骨摩擦感。

(三)实验室及其他检查

上胸部的正位和45°斜位X线检查可发现骨折移位情况。CT扫描可查锁骨外端关节面。

(四)诊断要点

根据物理学检查和临床症状,可对锁骨骨折作出诊断。在无移位或儿童的青枝骨折时,单靠物理检查有时难以作出正确诊断,须经X线或CT进一步检查。

(五)治疗要点

1.非手术治疗

儿童的青枝骨折及成人的无移位骨折可不做特殊治疗。采用三角巾悬吊患肢3～6周。成人有移位的中段骨折,采用手法复位后横形“8”字绷带固定6～8周。

2.手术治疗

当骨折移位明显,手法复位困难,有骨片刺入深部组织手法复位可能造成严重后果,手法复位失败,对肩部活动要求高者,多采取手术治疗。切开复位时,根据骨折部位、类型及移位情况选择钢板、螺钉或克氏针进行固定。

(六)护理要点

1.保持有效的护理

横形“8”字绷带或锁骨带固定者,宜睡硬板床,采取平卧或半卧位,使两肩外展后伸。同时要观察皮肤的颜色,如皮肤苍白发绀,温度降低,感觉麻木,提示绷带固定较紧。要尽量使双肩后伸外展,并双手叉腰,症状一般能缓解,不缓解则调整绷带。

2.健康指导

(1)功能锻炼:骨折复位2天后可开始做掌指关节、腕肘关节的旋转舒缩等主动活动。受伤4周后,外固定被解除,此期功能锻炼的常用方法有关节牵伸活动,肩的内外摆动,手握小杠铃做肩部的前上举、侧后举和体后上举。

(2)出院指导:告知患者有效固定的重要意义,横形“8”字绷带或锁骨带固定后,经常做挺胸、提肩、双手叉腰动作，缓解对腋下神经、血管的压迫。强调坚持功能锻炼的重要性，循序渐进地进行肩关节的锻炼。定期复查、监测骨折愈合情况。

三、肱骨干骨折

肱骨外科颈下 1～2 cm 至肱骨髁上 2 cm 段内的骨折称为肱骨干骨折。常见于青年和中年人。

(一)病因与发病机制

肱骨干骨折可由直接暴力或间接暴力所致。直接暴力指暴力从外侧肱骨干中段打击，致横形或粉碎性骨折，多为开放骨折。间接暴力多见于手或肘部着地，向上传导的力加上身体倾倒时产生的剪式应力，可致肱骨中下 1/3 的斜形或螺旋形骨折。骨折后是否移位取决于外力作用的大小、方向、骨折的部位和肌肉牵拉方向等。可引起骨折端分离或旋转畸形。大多数有成角、短缩及旋转畸形。

(二)临床表现

骨折后，出现上臂疼痛、肿胀、畸形、皮下瘀斑和功能障碍。肱骨干可有假关节活动、骨摩擦感、骨传导音减弱或消失和患肢缩短。合并桡神经损伤时，可出现垂腕、拇指不能外展、手指掌指关节不能背伸、前臂不能旋后、手背桡侧皮肤感觉障碍等。

(三)实验室及其他检查

正、侧位 X 线片可确定骨折类型、移位方向。应包括骨折的近端及肩关节，或远端及肘关节。

(四)诊断要点

根据伤后患者的症状和体征，以及 X 线正侧位片可明确骨折的类型和移位方向。

(五)治疗要点

1.手法复位外固定

在局麻或臂丛神经阻滞麻醉的基础上，沿肱骨干纵轴持续牵引，按骨折移位的相反方向行手法复位，X 线摄片确认复位成功后，减少牵引力，小夹板或石膏固定维持复位。成人固定 6～8 周，儿童固定4～6 周。

2.切开复位内固定

手术可以在臂丛阻滞麻醉或高位硬膜外麻醉下进行。在直视下达到解剖对位后，并用加压钢板螺钉内固定。也可用带锁髓内针或 Ender 针固定。

3.康复治疗

复位后均应早期进行功能锻炼。术后抬高患肢，进行手指主动屈伸活动。2 周后，即可做腕、肘、肩关节的主动活动。

(六)护理要点

1.固定的患者护理

可平卧，要保持固定不移位，悬垂石膏固定患者取坐位或半卧位，以保证下垂牵引作用。内固定术后宜取半卧位，患肢下垫枕，减轻肿胀。伴有桡神经损伤者，注意观察神经恢复情况。石膏或夹板固定者，密切观察患肢血运。术后观察伤口渗血情况。

2.功能锻炼

骨折 1 周内，做患侧上臂肌肉的主动舒缩活动，握拳、伸曲腕关节、小幅度的耸肩运动。伴桡神经损伤者,可被动进行手指的屈曲活动。2周后可做肩关节内收外展活动。4周后可做肩部外展、外旋、内旋、后伸,手爬墙等运动以恢复患肢功能。

3.健康指导

向患者解释,肱骨干骨折复位后可遗留20°以内向前成角,30°以内向外成角,不影响功能。伴桡神经损伤者伸指伸腕功能障碍,要鼓励坚持功能锻炼。嘱其分别在术后第1、第3、第6个月复查X线,伴桡神经损伤者,应定期复查肌电图。

四、肱骨髁上骨折

肱骨髁上骨折指在肱骨干与肱骨髁交界处发生的骨折。多发生于10岁以下儿童。易损伤神经和血管,导致前臂缺血性肌挛缩,引起爪形手畸形。

(一)病因与发病机制

1.伸直型骨折

肘关节处于过伸位跌倒时,手掌着地,暴力经前臂向上,加上身体前倾,向下产生剪式应力,尺骨鹰嘴向前的杠杆力,使肱骨干与肱骨髁交界处发生骨折。骨折远端向后上移位,近折端向前下移位,尺神经、桡神经可因肱骨髁上骨折的侧方移位受伤。

2.屈曲型骨折

此型较少见,由间接暴力引起。跌倒时,肘关节屈曲,肘后方着地,暴力向上传导至肱骨下端,导致髁上屈曲型骨折。较少合并血管和神经损伤。

(二)临床表现

肘部明显疼痛、肿胀、皮下瘀斑和功能障碍,伸直型骨折肘部向后突出,近折端向前移,并处于半屈位。局部明显压痛,有骨摩擦音及假关节活动,与肘关节脱位相比较肘后三角关系正常。如果合并有正中神经、尺神经、桡神经、肱动脉损伤,则出现前臂和手相应的神经支配区的感觉减弱或消失,以及相应的功能障碍。如复位不当可致肘内翻畸形。

(三)实验室及其他检查

肘部正、侧位X线摄片可以明确骨折部位、类型、移位方向,为选择治疗方法提供依据。

(四)诊断要点

根据X线片和受伤病史可以明确诊断。

(五)治疗要点

1.手法复位外固定

若受伤时间短、血循环良好、局部肿胀不明显者,可行手法复位后外固定。给予局部麻醉或臂丛神经阻滞麻醉。在持续牵引下行手法复位,使患肢肘关节屈曲60°～90°,给予后侧石膏托固定4～5周,X线摄片证实骨折愈合良好,即可拆除石膏。

2.持续牵引

对于手法复位不成功、受伤时间较长、肢体肿胀明显者,可行尺骨鹰嘴牵引,牵引重量1～2 kg,牵引时间控制在4～6周。

3.手术复位

对于骨折移位严重,手法复位失败,有神经、血管损伤者,采取手术复位。复位方法有经皮穿针内固定、切开复位内固定。

（六）护理要点

1.保持有效的固定

观察固定的屈曲角度，离床活动时要用三角巾悬吊患肢于胸前。发现固定体位改变时，要及时给予纠正。

2.严密观察

重点观察患肢的血液循环、感觉、活动情况，以利于及时发现外伤后肱动脉、正中神经、尺桡神经的损伤。

3.康复锻炼

复位固定后当天可做握拳、屈伸手指练习，1 周后可做肩部主动活动，并逐渐加大运动幅度。3 周后去除外固定，可做腕、肘、肩部的屈伸练习。伸直型骨折注意恢复屈曲活动，屈曲型骨折注意恢复增加伸展活动。

五、尺桡骨干双骨折

尺、桡骨干骨折可由直接暴力、间接暴力、扭转暴力引起，青少年多见，占各类骨折的 6%。

（一）病因与发病机制

1.直接暴力

由重物打击、机器或车轮的直接碾压，导致同一平面的横形或粉碎性骨折。

2.间接暴力

跌倒时手掌着地，暴力通过腕关节向上传导，暴力作用首先使桡骨骨折。若暴力较强，则通过骨间膜向内下方传导，可引起低位尺骨斜形骨折。

3.扭转暴力

跌倒时前臂旋转、手掌着地，或手遭受机器扭转暴力，导致不同平面的尺桡骨螺旋形骨折或斜形骨折。可并发软组织撕裂，神经、血管损伤，或合并他处骨折。

（二）临床表现

伤侧前臂出现疼痛、肿胀、成角畸形及功能障碍，主要不能进行旋转活动。局部明显压痛，严重者出现剧痛、患肢肿胀、手指屈曲。可扪及骨折端、骨摩擦感及假关节活动。听诊骨传导音减弱或消失。严重者可发生骨筋膜室综合征。

（三）实验室及其他检查

正位及侧位 X 线片可见骨折的部位、类型及移位方向，以及是否合并有桡骨头脱位或尺骨小头脱位。

（四）诊断要点

可依据临床检查、X 线正侧位片确诊。

（五）治疗要点

1.手法复位外固定

可在局部麻醉或臂丛神经阻滞麻醉下进行，重点是矫正旋转移位，恢复骨膜紧张度，紧张的骨间膜牵动骨折端复位。复位成功后，用小夹板或石膏托固定。

2.切开复位内固定

不稳定骨折或手法复位失败者倾向于切开复位，螺钉钢板或髓内针内固定术治疗。

(六)护理要点

1.保持有效的固定

注意观察石膏或夹板是否有松动和移位。

2.维持患肢良好血液循环

术后抬高患肢,观察患肢皮肤的颜色、温度、有无肿胀及桡动脉搏动情况。如出现剧痛,手部皮肤苍白、发凉、麻木,被动伸指疼痛,桡动脉搏动减弱或消失等表现时,提示骨筋膜室综合征的发生。如有缺血表现,立即通知医师处理。

3.康复锻炼

术后 2 周开始练习手指屈伸活动和腕关节活动。4 周后开始练习肘、肩关节活动。8 周后 X 线片证实骨折愈合后,可进行前臂旋转活动。

六、桡骨远端骨折

桡骨远端骨折(Colles 骨折)指距桡骨远端关节面 3 cm 内的骨折,占全身骨折的6.7%~11.0%,多见于有骨质疏松的中老年人。

(一)病因与发病机制

桡骨远端骨折多由间接暴力引起,通常跌倒时腕关节处于背伸位、手掌着地、前臂旋前,应力由手掌传导到桡骨下端发生骨折。骨折远端向背侧及桡侧移位。

(二)临床表现

骨折部疼痛、肿胀,可出现典型畸形,由于骨折远端向背侧移位,侧面看呈“银叉”畸形,骨折远端向桡侧移位,并有缩短桡骨茎突上移畸形,正面看呈“枪刺刀样”畸形(见图 15-7)。检查局部压痛明显,腕关节活动障碍,皮下出现瘀斑。

(三)实验室及其他检查

X 线片可见骨折端移位表现:桡骨远骨折端向背侧移位,远端向桡侧移位,骨折端向掌侧成角。可同时有下尺桡关节脱位及尺骨茎突撕脱骨折。

(四)诊断要点

根据 X 线检查结果和受伤史可明确诊断。

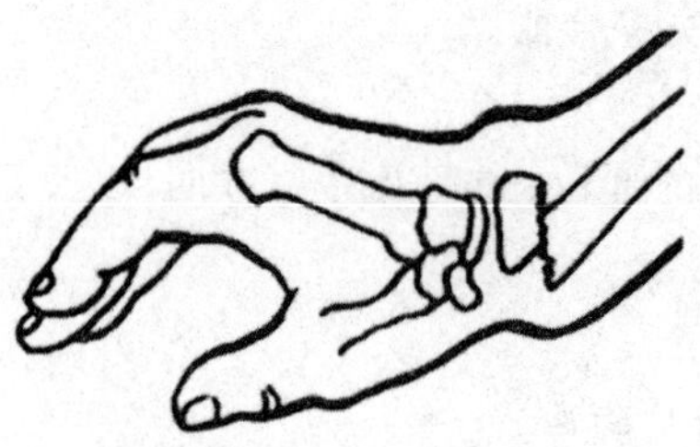

图 15-7　骨折后典型移位

(五)治疗要点

1.手法复位外固定

局部麻醉下手法复位后,用超过腕关节的小夹板固定或石膏夹板在屈腕、尺偏位固定 2 周,消肿后,腕关节中立位继续用小夹板或改用前臂管型石膏固定。

2.切开复位内固定

严重粉碎性骨折有明显移位者，桡骨下端关节面破坏；手法复位失败，或复位后不能维持固定者，应切开复位，用松质骨螺钉或钢针固定。

(六)护理要点

1.保持有效的固定

骨折复位固定后不可随意移动位置，注意维持骨折远端旋前、掌曲、尺偏位。避免腕关节旋后或旋前。肿胀消除后要及时调整石膏或夹板的松紧度。

2.密切观察患肢血液循环情况

如有无腕部肿胀、疼痛、颜色异常、皮温降低等。

3.康复锻炼

复位当天或手术后次日可做肩部的前后摆动练习，2 天后可做肩肘部的主动活动。2 周后可进行手和腕部的抗阻力练习。后期做腕部的主动屈伸练习和前臂的旋前、旋后牵引练习。

七、股骨颈骨折

股骨颈骨折指由股骨头下到股骨颈基底的骨折，多见于中、老年人，女性多于男性。由于局部血供特点，骨折治疗中易发生骨折不愈合，并且常出现股骨头坏死，老年易发生严重的全身并发症。

(一)病因与发病机制

股骨颈骨折是在站立或行走时跌倒发生，属间接暴力、低能损伤，老年人多有骨质疏松，轻微扭转暴力即可造成骨折。青壮年在受到高能暴力时可发生股骨颈骨折。

1.按骨折线走行和部位分类

分为股骨头下骨折、股骨颈骨折、股骨颈基底骨折。

2.按骨折线的倾斜角分类

分为外展骨折、中间型骨折、内收型骨折。

3.按骨折移位程度分类

分为不完全骨折和完全骨折。不完全骨折是指骨的完整性有部分中断，股骨颈部分出现裂纹。完全骨折是指骨折线贯穿股骨颈，骨结构完全破坏，包括无移位的完全骨折，部分移位的完全骨折，完全移位的完全骨折，最后一型的关节囊和滑膜破坏严重。

(二)临床表现

患侧髋部疼痛，内收型疼痛更明显，不能站立。患肢呈典型的外展、外旋、缩短畸形，大转子明显突出。嵌插骨折患者，有时仍能行走或骑自行车，易漏诊。

(三)实验室及其他检查

1.X 线检查

髋部正侧位 X 线摄片显示骨折的部位、类型和方向。

2.CT 或 MRI 检查

骨折线不清楚或隐匿时进行，或卧床休息 2 周后再行 X 线检查。

(四)诊断要点

有移位的股骨颈骨折诊断不难。外伤史不明显，仅有局部微痛或不适，而且髋关节可屈伸，甚至可以步行，X 线检查不易发现骨折线，应进一步进行 CT 或 MRI 检查，以明确诊断。

(五)治疗要点

1.非手术治疗

非手术治疗适用于年老体弱或外展、嵌插稳定型骨折。①持续皮牵引、骨牵引或石膏固定患肢于轻度外展位,牵引治疗后卧硬板床6～8周。②手法复位。

2.手术治疗

对于内收型骨折和有移位的骨折在给予皮牵引或骨牵引复位后,经皮多枚骨圆针或加压螺纹钉内固定术。内收型有移位的骨折,手法、牵引难以复位的,应采取切开复位内固定治疗。青少年股骨颈骨折应尽量达到解剖复位,采用切开复位内固定治疗。

3.人工股骨头或全髋关节置换术

人工股骨头或全髋关节置换术适用于60岁以上老年人,全身情况较好,有明显移位或股骨头旋转,陈旧性骨折股骨头缺血坏死者。

(六)护理要点

1.维持正确的体位

正确的体位是治疗股骨颈骨折的重要措施,应解释清楚,取得配合。平卧硬板床,保持患肢外展30°中立位,并用牵引维持,防止外旋、内收。尽量避免搬动髋部。

2.保持确实有效的牵引

患肢做皮牵引或骨牵引时,应保持患肢和牵引力在同一轴线上。不能随意加减重量。牵引时间一般为8～12周。

3.密切观察病情变化

股骨头骨折患者多为老年人,要密切观察病情变化。

4.预防并发症

股骨头骨折患者行非手术治疗时需长期卧床,易发生坠积性肺炎、泌尿系统感染、压疮等。因此要鼓励深呼吸、有效咳嗽,嘱患者多喝水,骨隆突处垫软垫。

5.功能锻炼

非手术者早期可在床上做股四头肌的静力收缩,去掉牵引后,可做直腿抬高运动。3个月后可依拐杖行走,6个月后可不依靠拐杖行走。对于术后内固定者,2天后可扶患者床上坐起,3周后可扶拐行走,3个月后可稍负重行走,6个月后可负重行走。

八、股骨干骨折

股骨干骨折是指由小转子下至股骨髁上部位骨干的骨折。

(一)病因与发病机制

由强大的直接暴力或间接暴力所致,多见于30岁以下的男性。直接暴力可引起横形或粉碎性骨折,间接暴力多为坠落伤,可引起斜形骨折或螺旋形骨折。

(二)临床表现

股骨干骨折后出血多,当高能损伤时,软组织破坏,出血和液体外渗,肢体明显肿胀。常导致低血容量性休克。患侧肢体短缩、成角、旋转和功能障碍,可有骨擦感。如果损伤腘窝血管和神经,可出现远端肢体的血液循环、感觉、运动功能障碍。常见的并发症有低血容量性休克、脂肪栓塞综合征、深静脉血栓、创伤性关节炎等。

(三)实验室及其他检查

X线正侧位摄片应包括其近端的髋关节和远端的膝关节。骨折早期进行血气监测,可监测脂肪栓塞的发生。

(四)诊断要点

根据受伤史及受伤后患肢缩短、外旋畸形,X线正侧位片可明确骨折的部位和类型。

(五)治疗要点

1.儿童股骨干骨折的治疗

3岁以下儿童股骨干骨折常用Bryant架行双下肢垂直悬吊牵引。牵引重量以臀部稍悬空为宜。牵引时间为3～4周。由于儿童骨骼愈合塑形能力强,骨折断端即使重叠1～2 cm,轻度向前、外成角是可以自行纠正的。但不能有旋转畸形。

2.成人股骨干骨折的治疗

一般采用骨牵引,持续股骨髁上或胫骨结节骨牵引,直到骨折临床愈合,一般需6～8周。牵引过程中要复查X线,了解复位情况。非手术治疗失败或合并有神经、血管损伤或伴有多发性损伤不宜卧床过久的老年人可采用切开复位内固定,钢板、螺钉、带锁髓内针固定。

(六)护理要点

1.牵引的护理

小儿垂直悬吊牵引时,经常检查患儿足部温度、颜色及足背动脉的搏动情况,以防血液循环障碍及皮肤破损。为有效产生反牵引力,注意牵引时臀部要离开床面,两腿牵引重量要相等。成人牵引时要抬高床尾,保持牵引力方向与股骨干纵轴成直线。定期测量下肢长度和力线以保持有效牵引。骨牵引针处每天消毒,严禁去除血痂。注意检查足背伸肌功能。腓骨头处加垫软垫,以防腓总神经受损伤。防止发生压疮。

2.功能锻炼

(1)小儿骨折:炎性期卧床进行股四头肌的静力收缩。骨痂形成期,患儿从不负重行走过渡到负重行走。骨痂成熟期,由部分负重行走过渡到完全负重行走。

(2)成人骨折:除疼痛减轻后进行股四头肌等长收缩外,还要练习踝关节、足关节等小关节的活动。去除外固定后,可进行行走训练,适应下床行走后,逐渐进行负重行走。

九、胫腓骨干骨折

胫腓骨干骨折指胫骨平台以下到踝上的部分发生的骨折。在长骨骨折中最多见,双骨折、粉碎性骨折及开放性骨折居多。

(一)病因与发病机制

1.直接暴力

主要的致病因素,如重物撞击、直接暴力打击、车轮碾轧等,胫腓骨骨折线在同一平面,呈横形、短斜形,高能损伤有严重肢体软组织损伤,骨高度粉碎。常见开放性骨折。

2.间接暴力

常见于弯曲和扭转暴力,如高处坠落足着地、滑倒等。局部软组织损伤轻,可发生长斜形、螺旋形骨折,双骨折时腓骨的骨折线高于胫骨骨折线,亦可造成开放性骨折。

3.胫骨骨折分类

胫骨骨折可分为三类,胫骨上1/3骨折,骨折远端向上移位,腘动脉分叉处受压,可造成小腿缺血或坏疽，易损伤腓总神经。胫骨中 1/3 骨折，可导致骨筋膜室综合征。胫骨下 1/3 骨折，由于血运差，软组织覆盖少，影响骨折愈合。

（二）临床表现

疼痛、肿胀、畸形和功能障碍。伴有腓总神经、胫神经损伤时，出现足下垂。如果继发有骨筋膜室综合征，远端肢体出现疼痛、肿胀、麻木、肢体苍白、感觉消失。但儿童青枝骨折及成人腓骨骨折后可负重行走。

（三）实验室及其他检查

正侧位的 X 线检查可明确骨折的部位、类型、移位情况。

（四）诊断要点

根据受伤史，膝、踝关节和胫腓骨 X 线片，对小腿肿胀明显者，警惕有无骨筋膜室综合征。

（五）治疗要点

1.非手术治疗

适合于稳定性骨折。熟悉骨折软组织损伤情况，包括可能的重要血管、神经损伤，可按逆创伤机制实施手法复位，复位后长腿石膏外固定，利用石膏塑形维持骨折的对位、对线。对于骨折手法复位失败、软组织损伤严重、合并骨筋膜室综合征者，可行跟骨骨牵引。

2.手术治疗

切开复位内固定适用于不稳定骨折，多段骨折及污染不重、受伤时间较短的开放性骨折。切开复位后，螺丝钉或加压钢板、带锁髓内钉内固定。

（六）护理要点

1.牵引和固定的护理

石膏固定要密切观察患肢的疼痛程度和足趾背伸、跖屈及末梢循环情况。如怀疑神经受压，应立即减压。保持有效的牵引，做好皮肤护理，预防压疮。外固定后要把小腿抬高置于中立位。每天 2 次消毒固定针针眼周围皮肤，预防固定针感染。内固定时要观察伤口渗血渗液，以防感染。采用螺丝钉或钢板固定后，要注意预防关节僵硬。

2.功能锻炼

早期进行股四头肌的等长收缩，足趾和髌骨的被动及主动活动。跟骨牵引者，要进行髌骨被动活动和抬臀运动，以防跟腱挛缩。内固定早期做膝关节屈曲活动。除去外固定后，逐渐负重活动。

（张明秀）

第五节　骨 盆 骨 折

一、基础知识

在多发性损伤中，骨盆骨折多见。除颅脑损伤外，骨盆骨折也是常见的致死原因，其病死率可高达 20%。主要致死原因是由血管损伤引起的难以控制的大出血，以及并发的脂肪栓塞，或由于腹内脏器、泌尿生殖道损伤和腹膜血肿继发感染所产生的严重败血症和毒血症。骨盆骨折合并神经损伤，日后也可能影响患者的肢体、膀胱、直肠功能和性功能。故骨折脱位的早期复位

固定，辅以正确的护理不仅有助于控制出血，减少并发症，也有利于功能康复。

(一)解剖生理

1.骨盆

骨盆是由骶骨、尾骨和两侧髋骨(髂骨、耻骨和坐骨)连接而成的坚强骨环，形如漏斗。两髂骨与骶骨构成骶髂关节，髋臼与股骨头构成髋关节，两侧耻骨借纤维软骨构成耻骨联合，三者均有坚强的韧带附着。骨盆是躯干与下肢连接的桥梁，有承上启下、保护盆腔脏器和传递重力的功能。骨盆分为前后两部，后方有两个负重的主弓，一是在站立位时由两侧髋臼斜行向上通过髂骨增厚部到达骶髂关节与对侧相交而成，称骶股弓(见图 15-8)，此弓站立时支持体重；二是由两侧坐骨结节向上经髋骨后部至骶髂关节与对侧相交而成，称骶坐弓(见图 15-9)，在直立位或坐位时承受体重。此二弓较坚固，不易骨折。前方上下各有1个起约束稳定作用的副弓，称连接弓，由双侧耻骨相连合，上束弓经耻骨体及耻骨上支，防止骶股弓分离；下束弓经耻骨下支及坐骨下支，支持骶坐弓，防止骨盆向两侧分开。副弓远不如主弓坚强有力，受外伤时副弓必先分离或骨折。当负重主弓骨折时，副弓大多同时骨折(耻骨联合分离时可无骨折)。

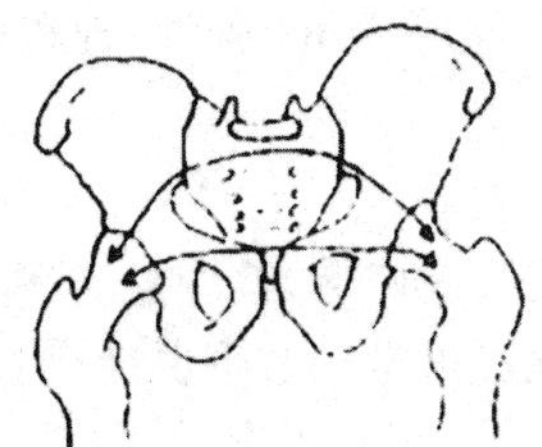

图 15-8　**骶股弓**

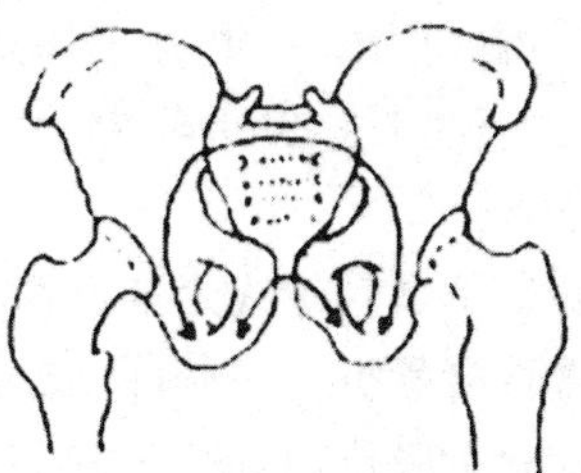

图 15-9　**骶坐弓**

2.骨盆外围

骨盆外围是上身与下肢各肌肉的起止处，如后方有臀部肌肉附着(臀大、中、小肌)；坐骨结节处有二头肌、半腱肌、半膜肌附着；缝匠肌起于髂前上棘，股直肌抵止于髂前下棘；在耻骨支、坐骨支及坐骨结节处有内收肌群附着。骨盆的上方，在前侧有腹直肌、腹内斜肌、腹横肌分别止于耻骨联合及耻骨结节和髂嵴上；在后侧有腰方肌抵止于髂嵴。这些肌肉的急骤收缩均可引起附着点的撕脱骨折，同时也是骨盆骨折发生移位的因素之一。

3.盆腔内

盆腔内的主要血管与骨盆的关系密切，耻骨上支前后方各有髂外动、静脉及闭孔动、静脉经过，耻骨下支，坐骨支内缘有阴部内动、静脉经过，当耻骨、坐骨骨折或耻骨联合分离时，上述血管由于贴近骨面易受损伤；髋臼窝处有闭孔动、静脉经过，髋臼骨折或中心型脱位时可伤及此血管；骨盆后段的骶髂关节周围有髂内动、静脉及其主要分支，如臀上动、静脉经坐骨切迹到髂骨后面，骶外侧动脉走在骶骨前面，髂腹动、静脉越过骶髂关节到髂骨前面，髂内动、静脉壁支紧靠盆壁行走，此段血管排列稠密，骨折时常引起损伤，如伴骶髂关节脱位则髂腰动、静脉的分支最易撕裂。骨盆对盆腔内的内脏器官和组织(如膀胱、直肠、输尿管、性器、血管和神经)有保护作用，严重的骨盆骨折除影响负重功能外，常引起血管神经的损伤，尤其是大量出血会造成休克，盆腔脏器破裂可造成腹膜炎而危及生命。

(二)病因

骨盆骨折多由强大的外力所致，也可通过骨盆环传达暴力而发生他处骨折，如车轮碾轧碰撞、房屋倒塌、矿井塌方、机械挤压等外伤所造成。由于暴力的性质、大小和方向的不同常可引起各种形式的骨折或骨折脱位。

(1)前后方向的暴力主要作用于骶骨和耻骨，在外力作用下，骨盆前倾，既增加了负重弓前份的宽度，骶髂关节接触面又更加紧密，加之其后部有非常坚强的韧带，故常造成耻骨下支双侧骨折、耻骨联合分离，并发骶髂关节脱位、骶骨骨折和髂骨骨折等，引起膀胱和尿道损伤。

(2)侧方暴力挤压骨盆，可造成耻骨单侧上下支骨折或坐骨上下支骨折、耻骨联合分离，骶髂关节分离、骶骨纵形骨折、髂骨翼骨折。

(3)间接传导暴力经股骨头作用于髋臼时，还可引起髋臼骨折，甚至发生髋关节中心型脱位，与骶髂关节平行的剪式应力则可导致该关节的后上脱位。

(4)牵拉伤，如急剧的跑跳，肌肉强力收缩，则会引起肌肉附着点撕脱性骨折，常发生在髂前上棘和坐骨结节处。

(5)直接暴力，如由高处坠落，滑倒臀部着地可引起尾骨骨折或脱位、骶骨横断骨折。

(三)分类

骨盆骨折的严重性，取决于骨盆环的破坏程度及是否伴有盆腔内脏、血管、神经的损伤。因此，在临床上可将骨盆骨折分为两大类：即稳定型和不稳定型。

1.稳定型骨折

稳定型骨折指骨折线走向不影响负重，骨盆整个环形结构未遭破坏，其中包括不累及骨盆环的骨折如髂骨翼骨折，一侧耻骨支或坐骨支骨折，髂前上、下棘或坐骨结节处撕脱骨折、骶骨裂纹骨折或尾骨骨折脱位(见图 15-10)。

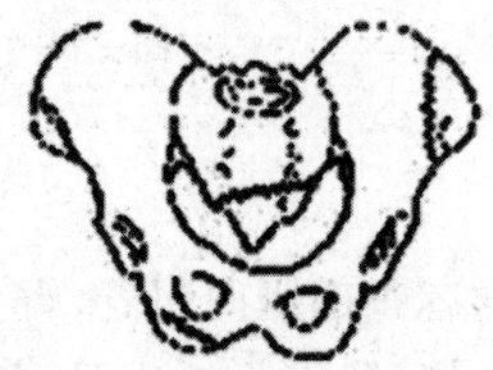
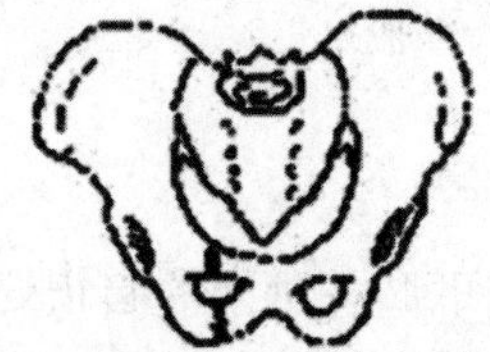

图 15-10 **稳定性骨折**

2.不稳定型骨折与脱位

不稳定型骨折与脱位指骨盆环的连接性遭到破坏，至少有前后两处骨折或骶髂关节松弛、脱位、骨折错位、骨盆变形，如耻骨或坐骨上、下支骨折伴耻骨联合分离，耻骨或坐骨上、下支骨折伴骶髂关节错位，耻骨联合分离并骶髂关节错位等(见图 15-11)。上述骨折共同的特点是不稳定性。骨折同时发生在耻骨及髂骨部，将骨盆纵向分裂为两半，半侧骨盆连同下肢向后上移位，造成畸形和肢体短缩，导致晚期活动和负重功能严重障碍，而且常伴有其他骨折或内脏损伤，尤以尿道、膀胱损伤多见。也可发生盆腔大血管或肠道损伤，产生严重后果，治疗时需要针对不同情况进行处理。

(四)临床表现

有明显的外伤史，伤后局部疼痛、肿胀、瘀斑。骨盆骨折多由强大暴力造成，可合并有膀胱、尿道、直肠及血管神经损伤而造成大出血。因此，常有不同程度的休克表现。单处骨折骨盆环保持完整者，除局部有压痛外，多无明显症状，其他较重的骨折，如骨盆环的完整性被破坏，患者多不能翻身、坐起或站立，下肢移动时疼痛加重。局部肿胀、皮下瘀斑及压痛明显。在骶髂关节脱位时，患侧髂后上棘较健侧明显凸起，并较健侧为高，与棘突侧间距离也较健侧缩短，从脐到内踝的长度患侧缩短。交叉量诊对比测量两侧肩峰至对侧髂前上棘之间的距离，可发现变短的一侧

骶髂关节错位或耻骨联合分离，或骨折向上移位。骨盆挤压试验和分离试验时在骨折处出现疼痛。尾骨骨折或脱位可有异常活动和纵向挤压痛，肛门指诊能摸到向前移位的尾骨。X 线检查可显示骨折类型和移位情况，可摄左、右 45°斜位片及标准前后位片，必要时做 CT 检查。

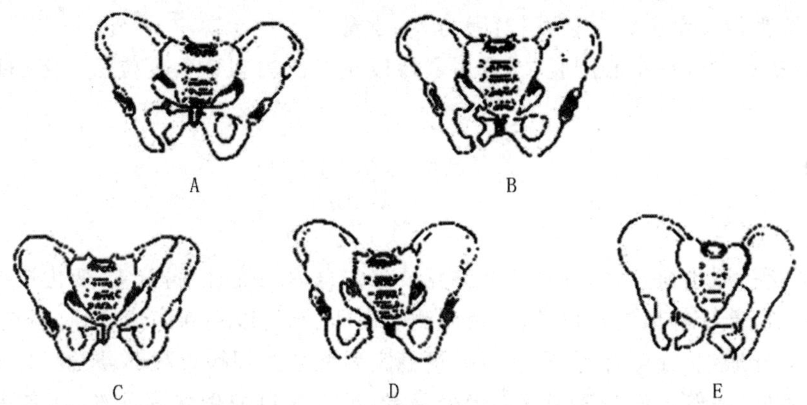

图 15-11 骨盆不稳定型骨折与脱位

A.一侧耻骨上下支骨折合并耻骨联合分离；B.一侧耻骨上下支骨折合并同侧骶髂关节脱位；C.髂骨翼骨折合并耻骨联合分离；D.单侧骶髂关节脱位合并耻骨联合分离；E.双侧耻骨上下支骨折合并骶髂关节脱位。

二、治疗原则

（一）稳定性骨盆骨折的治疗

1.单纯前环耻骨支、坐骨支骨折

不论是单侧或双侧，除个别骨折块游离突出于会阴部皮下，需手法推挤到原位，以免影响坐骑之外，一般不需整复。卧硬板床休息，对症治疗，3～4 周即可下床活动。

2.撕脱性骨折

需改变体位，松弛牵拉骨折块的肌肉，有利于骨折块的稳定和愈合。如髂前上棘、髂前下棘撕脱骨折，可在屈膝屈髋位休息 3～4 周即可下床活动；坐骨结节骨折，可在伸髋屈膝位休息 4～6 周下床锻炼。

3.尾骨骨折移位

可通过肛门内整复，如遗留疼痛或影响排便者，可行切除术。

（二）不稳定性骨折的治疗

对不稳定性骨折的治疗，关键在于整复骶髂关节脱位和骨盆骨折的变位，最大限度地恢复骨盆环的原状。治疗方法应根据骨折脱位的不同类型，采取相应手法，配合单相或双相牵引，或用外固定架、石膏短裤、沙袋垫挤等综合措施来保证复位后的稳定和愈合。

（1）单纯耻骨联合分离，分离轻者用侧方对挤法使之复位，两侧髂骨翼外侧放置沙袋保持固定。分离宽者，用上法复位后再用布兜悬吊以维持对位，或用多头带固定即可。

（2）骶髂关节脱位合并骶骨骨折或髂骨翼骨折，半侧骨盆向上移位而无髂翼内、外翻者，可在牵拉下手法复位，并配合同侧髁上牵引或皮牵引，重量 10～15 kg。维持牵引重量不宜过早减轻，以免错位。8 周拆除牵引，下床锻炼。

（3）骶髂关节脱位并髂翼骨折外翻变位者，手法复位后给单向下肢牵引即可。

(4)髂翼骨折外翻变位并耻骨联合分离,骶髂关节无后上脱位者,可用骨盆夹固定;耻骨上、下支或坐骨上、下支骨折伴同侧骶髂关节错位,或耻骨联合分离并一侧骶髂关节错位者,复位后多不稳定,除用多头带固定外,患肢需用皮牵引或骨牵引,床尾抬高:如错位严重行骨牵引者,健侧需用一长石膏裤做反牵引,一般牵引时间为6～8周。

(5)髋臼骨折并股骨头中心型脱位,采用牵伸扳拉复位法和牵引复位法。牵引固定6～8周方可解除。

三、护理

(一)护理要点

(1)骨盆骨折一般出血较多,且多伴有休克征象。急诊入院时,病情急,变化快。接诊人员首先应迅速、敏捷、沉着冷静地配合抢救,以及时测量血压、脉搏以判断病情,同时输氧、建立静脉通道,并备好手套、导尿包、穿刺针等,以便待病情稳定后配合医师检查腹部、尿道、会阴及肛门。若有膀胱、尿道、直肠、血管损伤需要紧急手术处理者,护士应迅速做好术前准备:备皮、留置尿管、配血、抗休克、补充血容量、做各种药物过敏试验。操作时动作要轻柔,以免加重损伤,同时要给患者以心理安慰,解除其紧张恐惧情绪。对病情较轻者,除密切观察生命体征的变化外,还要注意腹部、排尿、排便等情况,警惕隐匿性内脏损伤发生。

(2)牵引治疗期间,要观察患者的体位、牵引重量和肢体外展角度,保证牵引效果,要将患者躯干、骨盆、患肢的体位联系起来观察。要求躯干要放直,骨盆要摆正,脊柱与骨盆要垂直。同时要注意倾听患者的主诉,如牵引针眼疼痛、牵引肢体麻木、足部背伸无力等,警惕因循环障碍而导致的缺血性痉挛,或因腓总神经受压而致的足下垂发生。

(3)预防并发症,长期卧床患者要加强基础护理,预防压疮及呼吸、泌尿系统并发症发生。尤其是年老体弱者,长期卧床,呼吸变浅,分泌物不易排出,容易引起坠积性肺炎及排尿不全,尿渣沉淀。要鼓励患者加强深呼吸,促进血液循环。病情允许者,利用牵引架向上牵拉抬起上身,有助于排净膀胱中尿液。

(二)护理问题

(1)有腹胀、排便困难或便秘的可能。

(2)有发生卧床并发症的可能。

(3)活动受限,自理能力下降。

(4)有骨折再移位的可能。

(5)患者体质下降。

(6)不了解功能锻炼方法。

(三)护理措施

(1)由于腹膜后血肿的刺激,造成肠麻痹或自主神经功能紊乱,可导致腹胀、排便困难或便秘,加之患者长期卧床,肠蠕动减弱,也可引起便秘。①鼓励患者多食富含粗纤维的蔬菜、水果,必要时服用麻仁润肠丸、果导片等缓泻剂。②在排除内出血情况下,可行腹部热敷,并做环形按摩,以促进肠蠕动。按摩时动作要轻柔,不可用力过猛过重。③通过暂禁食,肛管排气,必要时行胃肠减压以减轻肠胀气,逐步恢复胃肠功能。

(2)骨盆骨折后需要牵引、固定,卧床时间长,易发生压疮、肺部及泌尿系统感染等并发症,应予以积极预防。

(3)由于骨折的疼痛或因牵引固定，患者活动功能明显受到限制，给生活起居带来诸多不便。①对于轻患者或有急躁情绪者，应讲明卧床制动的重要性和必要性，以及早期活动的危害，取得患者的配合。②主动关心患者，帮助患者解决饮食、生活起居所需，鼓励患者要安心养病。

(4)预防骨折再移位的发生。①每天晨晚间护理时检查患者的卧位与牵引装置，以及时调整患者因重力牵引而滑动的体位、外展角度，保持脊柱放直，骨盆摆正，肢体符合牵引力线。②指导并教会患者床上排便的方法，避免因抬臀坐便盆而致骨折错位。③告知患者保持正确卧位的重要性，以及扭动、倾斜上身的危害，取得配合。

(5)因出血量多，卧床时间长，气虚食少、营养不足而致患者体质下降。①做好饮食指导，给高热量、高营养饮食，早期宜食清淡之牛奶、豆腐、大枣米汤，水果和蔬菜，后期给鸡汤、排骨汤、牛羊肉、核桃、桂圆等。②每天做口腔护理 2 次，以增进食欲。③病情稳定后可指导患者床上练功活动，如扩胸、举臂等上肢活动，以促进血液运行，增强心肺功能；每天清晨醒后做叩齿、鼓漱、咽津，以刺激胃肠蠕动。

(6)指导功能锻炼。①无移位骨折。单纯耻骨支或髂骨无移位骨折又无合并伤，仅需卧床休息者，取仰卧与侧卧交替（健侧在下），早期可在床上做股四头肌舒缩和提肛训练及患侧踝关节跖屈背伸活动。伤后 1～2 周可指导患者练习半坐位，做屈膝屈髋活动。3 周后可根据患者情况下床站立、行走，并逐渐加大活动量。四周后经拍片证明临床愈合者可练习正常行走及下蹲。②对耻骨上、下支骨折合并骶髂关节脱位，髂骨翼骨折或骶髂关节脱位合并耻骨联合分离者，仰卧硬板床。早期可根据情况活动上肢，忌盘腿、侧卧，以防骨盆变形。2 周后可进行股四头肌等长收缩及踝关节的跖屈背伸活动，每天 2 次推拿髌骨，以防关节强直。4 周后可做膝、髋关节的被动伸屈活动，动作要缓慢，幅度由小到大，逐渐过渡到主动活动。6～8 周去除固定后，可先试行扶拐不负重活动，经 X 线摄片显示骨折愈合后，可逐渐练习扶拐行走。

(四)出院指导

(1)轻症无移位骨折回家疗养者，要告知患者卧床休息的重要性，禁止早期下床活动，防止发生移位。

(2)对耻骨联合分离而要求回家休养的患者，要教会其家属正确使用骨盆兜，或掌握沙袋对挤的方法及皮肤护理和会阴部清洁的方法，防止压疮和感染，禁止侧卧。

(3)临床愈合后出院的患者，要继续坚持功能锻炼。

(4)加强营养，以补虚弱之躯，促进早日康复。

（张明秀）

第六节　脊柱骨折

一、疾病概述

(一)概念

脊柱骨折又称脊椎骨折，占全身各类骨折的 5%～6%。脊柱骨折可以并发脊髓或马尾神经损伤，特别是颈椎骨折-脱位合并有脊髓损伤时能严重致残甚至丧失生命。

(二)相关病理生理

脊柱分为前中后三柱。中柱和后柱包裹了脊髓和马尾神经,该区的损伤可以累及神经系统,特别是中柱损伤,碎骨片和髓核组织可以突入椎管的前半部而损伤脊髓。胸腰段脊柱($T_{10}\sim L_2$)处于两个生理弧度的交汇处,是应力集中之处,也是常见骨折之处。

(三)病因与诱因

主要原因是暴力,多数由间接暴力引起,少数因直接暴力所致。当从高处坠落时,头、肩、臀部或足部着地,地面对身体的阻挡,使身体猛烈屈曲,所产生的垂直分力可导致椎体压缩性骨折,水平分力较大时则可同时发生脊椎脱位。直接暴力所致的脊椎骨折,多见于战伤、爆炸伤、直接撞伤等。

1.病理和分类

暴力的方向可以通过 X、Y、Z 轴,牵拉和旋转;在 X 轴上有屈、伸和侧方移动;在 Z 轴上则有侧屈和前后方向移动。因此,胸腰椎骨折和颈椎骨折分别可以有六种类型损伤。

2.胸、腰椎骨折的分类

(1)单纯性楔形压缩性骨折:脊柱前柱损伤,椎体成楔形,脊柱仍保持稳定。

(2)稳定性爆破型:前柱、中柱损伤。通常是高处坠落时,脊柱保持正直,胸腰段脊柱的椎体因受力、挤压而破碎;后柱不损伤,脊柱稳定。但破碎的椎体与椎间盘可突出于椎管前方,损伤脊髓而产生神经症状。

(3)不稳定性爆破型:前柱、中柱、后柱同时损伤。由于脊柱不稳定,可出现创伤后脊柱后突和进行性神经症状。

(4)Chance 骨折:椎体水平状撕裂性损伤。如从高空仰面落下,背部被物体阻挡,脊柱过伸,椎体横形裂开;脊柱不稳定。

(5)屈曲-牵拉型:前柱部分因受压缩力而损伤,而中柱、后柱同时因牵拉的引力而损伤,造成后纵韧带断裂,脊椎关节囊破裂,关节突脱位,半脱位或骨折;是潜在性不稳定型骨折。

(6)脊柱骨折-脱位:又名移动性损伤。脊柱沿横面移位,脱位程度重于骨折。此类损伤较严重,伴脊髓损伤,预后差。

3.颈椎骨折的分类

(1)屈曲型损伤:前柱因受压缩力而损伤,而后柱因牵拉的张力而损伤。前方半脱位(过屈型扭伤),后柱韧带完全或不完全性破裂。完全性者可有棘突上韧带、棘间韧带、脊椎关节囊破裂和横韧带撕裂。不完全性者仅有棘上韧带和部分棘间韧带撕裂。双侧脊椎间关节脱位,因过度屈曲,中后柱韧带断裂,脱位的关节突超越至下一个节段小关节的前方与上方。大多数患者伴有脊髓损伤。单纯椎体楔形(压缩性)骨折,较常见,除椎体压缩性骨折外,还不同程度的后方韧带结构破裂。

(2)垂直压缩损伤:多数发生在高空坠落或高台跳水者。第一颈椎双侧前、后弓骨折,也称 Jefferson 骨折。爆破型骨折,颈椎椎体粉碎骨折,多见于第 C_5、C_6 椎体。破碎的骨折片可凸向椎管内,瘫痪发生率高达 80%。

(3)过伸损伤:过伸性脱位,前纵韧带破裂,椎体横行裂开,椎体向后脱位。损伤性枢椎椎弓骨折,暴力来自颏部,使颈椎过度仰伸,枢椎椎弓垂直状骨折。

(4)齿状突骨折:机制不清,暴力可能来自水平方向,从前向后经颅骨至齿状突。

(四)临床表现

有严重的外伤史，如高空坠落、重物撞击腰背部、塌方事件被泥土、矿石掩埋等。胸腰椎损伤后，主要症状为局部疼痛，站立及翻身困难。腹膜后血肿刺激了腹腔神经节，合并肠蠕动减慢，常出现腹痛、腹胀甚至肠麻痹症状。

检查时要详细询问病史、受伤方式、受伤时姿势、伤后有无感觉及运动障碍。注意多发伤，多发伤患者往往合并有颅脑、胸、腹脏器的损伤。要先处理紧急情况，抢救生命。检查脊柱时暴露面应足够，必须用手指从上至下逐个按压棘突，如发现位于中线部位局部肿胀和明显的局部压痛，提示后柱已有损伤；胸腰段脊柱骨折常可摸到后凸畸形。

(五)辅助检查

1.影像学检查

(1)X 线检查：有助于明确脊椎骨折的部位、类型和移位情况。

(2)CT 检查：用于检查椎体的骨折情况，椎管内有无出血及碎骨片。

(3)MRI 检查：有助于观察及确定脊髓损伤的程度和范围。

2.肌电图

测量肌的电传导情况，鉴别脊髓完整性的水平。

3.实验室检查

除常规检查外，血气分析检查可判断有通气不足危险患者的呼吸状况。

(六)治疗原则

1.抢救生命

脊柱损伤患者伴有颅脑、胸、腹脏器损伤或并发休克时，首先处理紧急问题，抢救生命。

2.卧硬板床

胸腰椎骨折和脱位，单纯压缩骨折椎体压缩不超过 1/3 者，可仰卧于木板床，在骨折部加枕垫，使脊柱过伸。

3.复位固定

较轻的颈椎骨折和脱位者用枕颌带做卧位牵引复位；明显压缩移位者做持续颅骨牵引复位。牵引重量 3～5 kg，复位后用头颈胸支具固定 3 个月。胸腰椎复位后用腰围支具固定。也可用两桌法或双踝悬吊法复位，复位后不稳定或关节交锁者，可手术治疗，做植骨和内固定。

4.腰背肌锻炼

胸腰椎单纯压缩骨折，椎体压缩不超过 1/3 者，在受伤后 1～2 天开始进行，利用背伸肌的肌力及背伸姿势，使脊柱过伸，借椎体前方的前纵韧带和椎间盘纤维环的张力，使压缩的椎体自行复位，恢复原形状。严重的胸、腰椎骨折和骨折脱位，可通过腰背肌功能锻炼，使骨折获一定程度的复位。

二、护理评估

(一)一般评估

1.健康史

(1)一般情况：了解患者的年龄、职业特点、运动爱好、日常饮食结构、有无酗酒等。

(2)受伤情况：了解患者受伤的原因、部位和时间，受伤时的体位、症状和体征，搬运方式、现场及急诊室急救情况，有无昏迷史和其他部位复合伤等。

(3)既往史与服药史:有无脊柱受伤或手术史。

2.生命体征与意识

评估患者的呼吸、血压、脉搏、体温及意识情况。包括呼吸形态、节律、频率、深浅、呼吸道是否通畅、患者能否有效咳嗽和排除分泌物;有无心动过缓和低血压;有无出汗,患者皮肤的颜色、温度;有无体温调节障碍。对伴有颅脑损伤的患者,可用格拉斯昏迷量表评估患者的意识情况。排尿和排便情况,患者有无尿潴留或充盈性尿失禁;尿液颜色、量和比重;有无便秘或大便失禁。

3.患者主诉

受伤的时间、原因和部位,受伤时的体位、症状和体征,搬运方式,现场及急诊室急救的情况,有无昏迷史和其他部位的合并伤。患者既往健康情况,有无脊柱受伤或手术史,近期有无因其他疾病而服用药物,应用剂量、时间和疗程。

4.相关记录

疼痛评分、全身皮肤及其他外伤情况。

(二)身体评估

1.视诊

受伤部位有无皮肤组织破损,局部肤色和温度,有无活动性出血及其他复合性损伤的迹象。

2.触诊

评估感觉和运动情况,患者的痛、温、触及位置觉的丧失平面及程度。

3.叩诊

叩诊患肢神经反射是否正常。

4.动诊

肢体感觉,活动和肌力的变化,双侧有无差异,有无腹胀和麻痹性肠梗阻征象。

(三)心理-社会评估

评估患者有无恐惧、紧张心理;评估患者和亲属对疾病的心理承受能力和对相关康复知识的认知程度,家庭及社会支持情况。

(四)辅助检查阳性结果评估

评估患者的影像学检查和实验室检查结果有无异常,以帮助判断病情和预后。

(五)治疗效果的评估

1.术前评估要点

(1)术前实验室检查结果评估:血常规及血生化、腰椎片、心电图等。

(2)术前术区皮肤、饮食、肠道、用药准备情况。

(3)患者准备:评估患者对手术过程的了解程度,有无过度焦虑或者担忧;对预后的期望值等。

2.术后评估要点

(1)生命体征的评估:术后 24 小时内,密切观察生命体征的变化,进行床边心电监护,每 30 分钟至1 小时记录 1 次,观察有无因术中出血、麻醉等引起血压下降。

(2)体位评估:是否采取正确的体位,以保持脊柱功能位及舒适为标准。

(3)术后感觉,运动和各项功能恢复情况。

(4)功能锻炼情况,如患者是否按计划进行功能锻炼及有无活动障碍引起的并发症出现。

三、主要护理诊断

(一)有皮肤完整性受损的危险

皮肤受损与活动障碍和长期卧床有关。

(二)潜在并发症

如脊髓损伤。

(三)有失用综合征的危险

失用综合征与脊柱骨折长期卧床有关。

四、护理措施

(一)病情观察与并发症预防

1.脊髓损伤的观察和预防

观察患者肢体感觉、运动、反射和括约肌功能是否随着病情发展而变化，以及时发现脊髓损伤征象，报告医师并协助处理。尽量减少搬动患者，搬运时保持患者的脊柱中立位，以免造成或加重脊髓损伤。对已发生脊髓损伤者做好相应护理。

2.疼痛护理

及时评估患者疼痛程度，遵医嘱给予止痛药物。

3.预防压疮

(1)定时翻身：间歇性解除压迫是有效预防压疮的关键，故在卧床期间应每 2～3 小时翻身 1 次。翻身时采用轴线翻身法，胸腰段骨折者双臂交叉放于胸前，两护士分别托扶患者肩背部和腰腿部翻至侧卧位；颈段骨折者还需 1 人托扶头部，使其与肩同时翻动。患者自行翻身时，应先挺直腰背部再翻身，以利用绷紧的躯干肌肉形成天然内固定夹板。侧卧时，患者背后从肩到臀用枕头抵住以免腰胸部脊柱扭转，上腿屈髋屈膝而下腿伸直。两腿间垫枕以防髋内收。颈椎骨折患者不可随意低头、抬头或转动颈部，遵医嘱决定是否垫枕及枕头放置位置。避免在床上拖拽患者，以减少局部皮肤剪切力。

(2)合适的床铺：床单清洁干燥和舒适，有条件的可使用特制翻身床、明胶床垫、充气床垫、波纹气垫等。注意保护骨突出部位，使用垫枕将各肢体保持良肢位并使骨突部位悬空，定时对受压的骨突部位进行按摩。保持个人清洁卫生和床单清洁干燥。

(3)增加营养：保证足够的营养素摄入，提高机体抵抗力。

4.牵引护理

(1)颅骨牵引时，每班检查牵引，并拧紧螺母，防止牵引弓脱落。

(2)牵引重锤保持悬空，不可随意增减或移去牵引重量，定期测量下肢的长度和力线，以免造成过度牵引和骨端旋转。

(3)注意牵引针是否有移位，若有移位应消毒后调整。

(4)保持对抗牵引力：颅骨牵引时，应抬高床头，若身体移位，抵住了床头，以及时调整，以免失去反牵引作用。

(5)告知患者和家属牵引期间牵引方向与肢体方向应成直线，以达到有效牵引。

(二)饮食

给予患者高热量、高蛋白、高纤维素、高钙、富含维生素及果胶成分饮食。如牛奶、鸡蛋、海米、虾皮、鱼汤、骨头汤、新鲜蔬菜和水果等。

(三)用药护理

了解药物不良反应,对症处理用药时观察其用药后效果。根据疼痛程度使用止痛药,并评估不良反应。

(四)心理护理

向患者和家属解释骨折的愈合是一个循序渐进的过程,充分固定能为骨折断端连接提供良好的条件。正确的功能锻炼可以促进断端生长愈合和患肢功能恢复。鼓励患者表达自己的思想,减轻患者及其家属的心理负担。

(五)健康教育

1.指导功能锻炼

脊柱损伤后长期卧床可导致失用综合征,故应根据骨折部位、程度和康复治疗计划,指导和鼓励患者早期活动和功能锻炼。单纯压缩骨折患者卧床 3 天后开始腰背部肌肉锻炼,开始臀部左右活动,然后要求做背伸动作,使臀部离开床面,随着腰背肌力量的增加,臀部离开床面的高度也逐渐增高。2 个月后骨折基本愈合,第 3 个月可以下地少量活动,但仍以卧床休息为主。3 个月后逐渐增加下地活动时间。除了腰背肌锻炼,还应定时进行全身各个关节的全范围被动或主动活动,每天数次,以促进血液循环,预防关节僵硬和肌萎缩。鼓励患者适当进行日常活动能力的训练,以满足其生活需要。

2.复查

告知患者及家属局部疼痛明显加重,或不能活动,应立即到医院复查并评估功能恢复情况。

3.安全指导

指导患者及家属评估家庭环境的安全性,妥善放置可能影响患者活动的障碍物。

五、护理效果评估

(1)患者是否主诉骨折部位疼痛减轻或消失,感觉舒适。

(2)患者皮肤是否保持完整,能否避免压疮发生。

(3)能否避免脊髓损伤等并发症的发生,一旦发生,能否及时发现和处理。

(4)患者在指导下能否按计划进行有效的功能锻炼,能否避免失用综合征的发生。

(张明秀)

第七节 颈椎间盘突出症

颈椎间盘突出症是指颈椎间盘的髓核和相应破裂的纤维环突向椎管内,而引起的颈髓后神经根受压的一系列临床表现,致压物是单纯的椎间盘组织。它与颈椎病属于不同病理变化的颈椎疾病。颈椎间盘突出症临床上并不少见,是较为常见的脊柱疾病之一,发病率仅次于腰椎间盘突出。严重时可发生高位截瘫危及生命。

颈椎间盘突出症临床多见于 20～40 岁的青壮年,约占患者人数的 80%,有一定的职业倾向性,长期保持固定姿势的人群较易发生,例如,办公室职员、教师、手术室护士、长期观看显微镜者、油漆工等。颈椎间盘突出症男性明显多于女性，农村多于城市。女性多发于孕产后，往往是突然发生的腰痛异常剧烈，活动有障碍。另外，长期生活、工作在潮湿及寒冷环境中的人也较易发生。

一、分类

(一)根据病程分类

1.急性颈椎间盘突出症

有明确的外伤史，伤前无临床症状，伤后出现。影像学检查证实有椎间盘破裂或突出而无颈椎骨折或脱位，并有相应临床表现。

2.慢性颈椎间盘突出症

无明显诱因缓慢发病或因为颈部姿势长期处于非生理位置，如长期持续低头工作者，不良嗜睡姿势者或强迫性屈曲头颈者等。

(二)根据症状分类

1.神经根型

颈神经受累所致。

2.脊髓型

脊髓型是椎间盘突出压迫脊髓引起的一系列症状，临床此类型多见。

3.混合型

混合型同时表现以上两种症状。

(三)根据颈椎间盘向椎管内突出的位置不同分类

1.侧方突出型

突出部位在后纵韧带的外侧，钩椎关节的内侧。该处是颈脊神经经过的地方，因此突出的椎间盘可压迫脊神经根而产生根性症状。

2.旁中央突出型

突出部位偏向一侧而在脊髓与脊神经之间，因此可以同时压迫二者而产生单侧脊髓及神经根症状。

3.中央突出型

突出部位在椎管中央，因此可压迫脊髓双侧腹面而产生双侧症状。

二、病因机制

椎间盘是人体各组织中最早最易随年龄发生退行性改变的组织，椎间盘的退变多开始于20岁以后，随着年龄的增长退变程度不断加重，以 $C_{5\sim6}$ 的退变最常见，其次是 $C_{6\sim7}$，两者占颈椎间盘突出症的90%。颈椎间盘突出症常由颈部创伤、退行性变等因素导致。致伤原因主要是突然遭受到意外力量作用或颈椎突然快速屈伸旋转运动，使髓核突破纤维环，造成脊髓或神经根受压，出现急性发病，多见于交通事故或体育运动。临床还有部分患者呈慢性发病。

三、临床表现

颈椎间盘前部较高较厚，正常髓核位置偏后，且纤维环后方薄弱，故髓核容易向后方突出或脱出，而椎间盘的后方有脊髓、神经根等重要结构，因此突出的髓核容易刺激或压迫脊髓或神经根，产生临床症状。

（一）症状

症状呈现多样性：颈部不适、疼痛，并肩部酸痛、疲劳。单侧上肢及手部放射性疼痛、麻木、无力。双侧手麻木无力，跨步无力，步态不稳，腿有打软踩棉花感，容易跌倒，病重者可出现瘫痪等。

（二）一般体征

当椎间盘突出压迫颈神经根时，颈部可出现颈肌痉挛，颈发僵，生理前凸减小或消失，部分节段棘突有压痛，上肢可查出受压神经根分布区的痛觉过敏或麻木，肌肉力量减弱，肌萎缩，肌腱反射减退或消失。压迫脊髓时可表现为四肢肌张力增高，腹壁反射、提睾反射减退或消失，病理反射多呈阳性。当脊髓半侧受压时可出现典型 Brown-Sequard 征（即末梢性麻痹、与病变脊髓分节相应的皮肤区域感觉消失）。

（三）特殊体检

1.颈椎间孔挤压试验

颈椎间孔挤压试验为患者取坐位，头颈后仰并向侧方旋转，检查者立于背后，用双手按压患者额头顶部，出现上肢放射痛或麻木者为阳性。对症状轻者可采用头顶叩击法检查。

2.神经根牵拉试验

神经根牵拉试验为患者端坐，检查者一手轻推患侧头颈部，另一手握住患侧腕部，对抗牵拉，可诱发上肢放射痛或麻木。

四、治疗

对颈椎间盘突出症诊断明确；对保守治疗无效、顽固性疼痛、神经根或脊髓压迫症状严重者应采取手术治疗。

（一）前路椎间盘切除融合

前路椎间盘切除融合适用于中央型和旁中央型椎间盘突出症患者，对原有退变者应同时去除增生的骨赘，以免残留可能的致压物。

（二）后路椎间盘切除术

后路椎间盘切除术适用于侧方型颈椎间盘突出症或多节段受累、伴椎管狭窄或后纵韧带骨化者。单纯的椎间盘突出可采用半椎板及部分关节突切除术，通过减压孔摘除压迫神经根的椎间盘组织。若伴有椎管狭窄或后纵韧带骨化则可采用全椎板减压术。

（三）经皮椎间盘切除术

经皮椎间盘切除术具有创伤小，出血少等优点，国内尚未广泛开展。

（四）经皮激光椎间盘减压术

经皮激光椎间盘减压术首先用于治疗腰椎间盘突出症，近年来国内外学者将其用于颈椎间盘突出症的治疗。

（五）融核术

年轻患者，经非手术治疗数周无效则可选用此法。虽有不少学者报道该法疗效不亚于外科手术治疗，但诸多因素限制其广泛应用：①该法采用颈前路穿刺途径，而颈前方解剖结构密集，如血管神经束、气管食管束等，增加了穿刺的难度和危险性；②使用木瓜凝乳蛋白酶有损伤脊髓的潜在危险性。

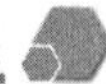

五、护理措施

(一)术前护理

1.术前健康宣教

为保证患者术前训练质量和有一个良好的状态，积极配合治疗并安全渡过围术期，减少术后并发症，护理人员须做好患者的术前健康教育，以配合手术治疗的顺利开展，内容应包括以下几点。

(1)首先护理人员要有一个认真的工作态度、良好的精神面貌和熟练的操作技术；在对待患者及家属时要热情和蔼，以取得他们的信任。

(2)对术前准备的具体内容、术后需要进行监测的设备、管道，以及术后可能出现的一些状况(如切口疼痛、渗血，因麻醉、插管造成的咽喉部疼痛，痰多，痰中带血，以及恶心、呕吐等情况)仔细向患者和家属进行交代，消除因未知带来的恐惧、不安情绪，使在精神上、心理上都有所准备，以良好的心态迎接手术。

(3)护士应在医护观点一致的前提下进行健康教育。在进行术前健康教育时，不可将该手术治疗效果绝对化，避免引起患者的误解，成为引发医疗纠纷的隐患。另外，患者也经常通过护理人员来了解手术医师的情况，患者非常注重主刀医师的技术与经验，担心人为因素增加手术的危险性。提示在进行术前健康教育时，可将同病种术后效果好的患者介绍给术前患者，让其现身说法，增加患者对术者的信赖。

2.心理护理

颈椎手术部位特殊，靠近脊髓，危险性大，患者对手术抱有恐惧心理，顾虑大，思想负担重。因此满足其心理需求是必要的，要通过细心观察，与患者及时沟通，缓解心理压力。

3.指导训练

术前训练项目较为重要且不易掌握动作要领，医护人员要在患者训练过程中给予指导，并对训练效果给予评价，以减少患者自行训练所致效果偏差而影响手术。

(1)气管食管推移训练：主要用于颈前路手术。要求在术前 3～5 天即开始进行。方法是患者自己或护理人员用手的 2～4 指插入一侧颈部的内脏鞘与血管鞘间隙，持续向对侧牵拉；或用大拇指推移，循序渐进，开始时每次持续 1～2 分钟，逐渐增加至 15～30 分钟，每天 2～3 次。要求每次推拉气管过中线，以适应手术时对气管的牵拉，减轻不适感，注意要保护皮肤，勿损伤。

(2)有效咳嗽排痰训练：嘱患者先缓慢吸气，同时上身向前倾，咳嗽时将腹壁内收，一次吸气连续咳三声，停止咳嗽将余气尽量呼出，再缓慢吸气，或平静呼吸片刻后，再次进行咳嗽练习。时间一般控制在 5 分钟以内，避免餐后、饮水后进行，以免引起恶心。患者无力咳痰时，可用右手示指和中指按压气管，以刺激咳嗽，或用双手压迫患者上腹部或下腹部，增加膈肌反弹力，帮助患者咳嗽咳痰。同时要向患者解释通过有效咳嗽可预防肺部感染，并告知患者术后咳嗽可能会有些不舒服或疼痛，但不影响伤口愈合。对于接受能力较弱的老年患者和儿童，可通过指导其进行吹气球的练习方法来达到增加肺活量的目的。具体方法：准备一些普通气球，练习时每次将气球吹得尽可能大，然后放松 5～10 秒，重复以上动作，每次 10～15 分钟，每天 3 次。

(3)体位训练：颈椎前路手术时患者的体位是仰卧时颈部稍稍地过伸，因此术前患者需要练习去枕平卧或颈部稍稍地处于过伸仰卧位，以坚持 2～3 小时为宜，以免术中长期处于这一固定体位而产生不适感；俯卧位的练习，主要用于颈后路手术患者，患者俯卧在床上，胸部用高枕头或叠好的被子垫高 20～30 cm，额部垫一硬的东西，如书本等，以保持颈部屈曲的姿势，坚持时间应超过手术所需的时间，一般以能坚持 3～4 个小时为宜。

(4)床上大小便及肢体功能锻炼：强调其对手术及术后康复的积极意义，使患者在术前两天学会床上解大小便；教会患者术后如何在床上进行四肢的主动活动；讲解轴线翻身的配合要点和重要性。

4.感染的预防

住院患者要保持口腔清洁，经常用含漱液含漱；有吸烟习惯的患者应在入院时即劝其停止吸烟，以减少呼吸道的刺激及分泌物，对痰多黏稠者应给以雾化吸入，或使用祛痰药。指导患者训练深呼吸运动，可增加肺通气量，也有利于排痰，避免发生坠积性肺炎。

5.手术前一天准备

(1)药敏试验：包括抗生素试验、碘过敏试验(手术中拟行造影者)。如过敏试验呈阳性者，以及时通知医师，并做好标记。

(2)交叉配血：及时抽取血标本，送血库，做好血型鉴定和交叉配血试验。

(3)皮肤准备：按照手术要求常规备皮，范围分别为：颈椎前路包括下颌部、颈部、上胸部；颈椎后路要理光头，包括颈项部、肩胛区；若需要取自体移植，供骨区(多为髂骨区)同时准备。另外，还要修剪指甲、沐浴、更换清洁衣裤。

(4)选配颈托：为达到充分减压的目的术中需切除椎间盘组织及部分椎体骨质，并进行植骨，颈椎稳定性受到一定影响，因此术后需佩戴颈托进行保护。目前多采用前后两片式颈托，松紧可自由调节，根据患者个体选择不同的型号，术前试戴一段时间，达到既能控制颈部活动，又无特别不适为宜。让患者立、卧位试戴均合适，便于术后佩戴，预防术后并发症，因此要求护士应详细讲解颈托的佩戴、脱取、使用、保养等方法，并要求患者及家属能正确复述且能在护士指导下正确操作。佩戴颈托松紧适宜，维持颈椎的生理曲度，过松影响制动效果，过紧颈托边缘易压伤枕骨处皮肤，并影响呼吸；颈托勿直接与患者皮肤接触，因其材料为优质泡沫，吸汗性能差，故颈托内应垫棉质软衬垫，有利于汗液吸收，每天更换内衬垫 1～2 次，确保颈部舒适、清洁；佩戴期间，保持颈托清洁，必要时用软刷蘸洗洁精清洗干净，毛巾擦干，置阴凉处晾干；加强颈部皮肤护理，向患者及家属详细讲解佩戴颈托期间皮肤护理的重要性，指导、协助并教会家属定时检查颈托边缘及枕部皮肤情况，并定时按摩。

(5)胃肠道准备：术前一天以半流质或流质为佳，对于择期手术患者、大便功能障碍导致便秘及排便困难的患者，为了防止麻醉后肛门松弛，不能控制粪便的排出，增加污染的机会或避免术后腹胀及术后排便的痛苦，易在术前晚及术日晨用 0.1%～0.2%的肥皂水各清洁灌肠一次。

6.手术当天的护理

(1)观察：夜班护士要观察患者的情绪，精神状况、生命体征、禁食禁饮情况；若患者体温突然升高、女性患者月经来潮及其他异常情况要及时与医师联系，择期手术的患者应推迟手术日期。

(2)饮食：术日晨患者禁食禁水，术前禁食 12 小时以上，禁饮 4～6 小时，防止麻醉或手术过程中呕吐而致窒息或吸入性肺炎。但抗结核药、降糖药、降血压药应根据情况服用。

(3)用物准备：准备好带往手术室的各种用物，包括颈托、术中用药、影像学资料、病历等并全面检查术前各项准备工作是否完善，应确认所有术前医嘱、操作及医疗文书均已完成。

(4)着装准备：要求患者仅穿病员服，里面不穿任何内衣。告知患者不要化妆、涂口红、指甲油，以免影响术中对皮肤颜色的观察。请患者取下佩戴的饰物、义齿、手表、隐形眼镜等，贵重物品交由家属保管。

(5)交接患者:向接患者的手术室工作人员交点术中用物、病历等,扶患者上平车,转运期间把患者的安全放在首位。并仔细核对确认患者为拟行手术的患者。

(6)病床准备:患者进入手术室后,病床更换清洁床单、被套等物,准备输液架、氧气装置、吸引器、气管切开包、监护仪、两个沙袋及其他必需用物。

(二)术后护理

1.体位

患者术后返回病房,搬运时至少有 3～4 人参与,当班护士应协助将患者抬上病床,手术医师负责头颈部,搬运时必须保持脊柱水平位,头颈部置于自然中立位,局部不弯曲,不扭转,动作轻稳,步调一致,尽量减少震动,注意保护伤口,如有引流管、输液管要防止牵拉脱出。因术后均戴有颈托,将患者放置适当体位后,需摘下颈托,头颈部两侧各放一沙袋以固定并制动,局部制动不仅可减少出血,还可以防止植骨块或内固定的移位。交接输血、输液及引流管情况。

2.密切观察病情变化

术后进行心电监护,术后 6 小时内监测血压、脉搏、呼吸、血氧饱和度每 15～30 分钟 1 次,病情平稳后改为 1～2 小时 1 次。因手术过程中刺激脊髓导致脊髓、神经根水肿,可造成呼吸肌麻痹;牵拉气管、食管、喉上、喉返神经可出现呼吸道分泌物增多、声嘶、呛咳、吞咽和呼吸困难等异常情况,应重点观察呼吸的频率、节律、深浅、面色的变化,以及四肢皮肤感觉、运动和肌力情况。低流量给氧 12～24 小时。用醋酸地塞米松、硫酸庆大霉素或盐酸氨溴索加入生理盐水行超声雾化每天 2～3 次。鼓励患者咳嗽,促进排痰,必要时使用吸痰器,保持呼吸道通畅。如出现憋气、呼吸表浅、口唇及四肢末梢发绀,血氧饱和度降低,应立即报告医师并协助处理。

3.观察伤口敷料情况有无渗出

如有渗出及时更换潮湿的敷料,并观察渗出液的量和色;妥善固定引流管并保持通畅,一般术后 24～48 小时,引流量＜50 mL,且色淡即可拔管。并注意观察有无脑脊液漏。

4.皮肤护理

避免皮肤长时间受压,注意保持床单位清洁、平整,协助翻身,拍背每 2 小时 1 次。更换体位时脊柱保持中立位,防止颈部过屈、过伸及旋转。

5.预防肺部、泌尿系统感染

卧床期间给予口腔护理每天 2 次,术后第 2 天即可嘱患者做深呼吸及扩胸运动。每天 1∶5 000呋喃西林或生理盐水 500 mL 密闭式冲洗膀胱 2 次,会阴擦洗 2 次,每天更换尿袋,定时放尿,并嘱其多饮水,每天不少于 2 500 mL。

6.活动护理

下床时先坐起,逐渐移至床边,双足垂于床下,适应片刻,无头晕、眼花等感觉时,再站立行走,防止因长时间卧床后突然站立导致直立性低血压而摔倒。

7.加强锻炼

术后第一天协助患者做肢体抬高、关节被动活动及肌肉按摩等,第二天嘱患者练习握拳、抬臂,伸、曲髋、膝、肘各关节,每天 2～3 次,每天 15～30 分钟,循序渐进,以患者不疲劳为主。

(三)出院指导

(1)嘱患者术后 3 个月内继续佩戴颈托保护颈部,避免颈部屈伸和旋转运动。

(2)术后继续佩戴颈托 3 个月,保持颈托清洁,松紧适中,内垫小毛巾或软布确保舒适,防止皮肤压伤；始终保持颈部置中立位，平视前方，卧位时去枕平卧或仅垫小薄枕，保持颈椎正常曲度；禁止做低头、仰头、旋转动作；避免长时间看电视、电脑、看书报、防颈部过度疲劳；避免用高枕，保持颈部功能位，有利于康复，特殊情况遵医嘱。

(3)继续加强功能锻炼，保持正常肌力，加大关节活动度。持之以恒，促进颈部肌肉血液循环，防止颈背肌失用性萎缩。

(4)术后3个月门诊复查随访。若颈部出现剧烈疼痛或吞咽困难，有梗塞感，应及时来院复查，可能为植骨块、内固定松动、移位、脱落。

(5)6个月后可恢复工作，工作中注意不能长时间持续屈颈，保持颈椎正常曲度防复发；术后3个月内禁抬重物。

(6)营养神经药物应用1～3个月。

（张　楠）

第八节　腰椎间盘突出症

腰椎间盘突出症是指因腰椎间盘变性、破裂后髓核组织向后方或突至椎板内，致使相邻组织遭受刺激或压迫而出现的一系列临床症状。腰椎间盘突出症为临床上最为常见的疾病之一，多见于青壮年，虽然腰椎各节段均可发生，但以 $L_{4\sim5}$、$L_5 \sim S_1$ 最为多见。

一、病因

(一)退行性变

腰椎间盘突出症的危险因素有很多，其中腰椎间盘退行性变是根本原因。椎间盘的生理退变从20岁即开始，30岁时退变已很明显。此时，在组织学方面可见到软骨终板柱状排列的生长层消失，其关节层逐渐钙化，并伴有骨形成和血管的侵入。

(二)职业特性

腰椎间盘突出有明显的职业特性。从业有反复举重物、垂直震动、扭转等特点者，腰椎间盘突出症的发病率高。腰椎间盘长期受颠簸震荡，产生慢性压应力，使椎间盘退变和突出。长期弯腰工作者，尤其是蹲位或坐位如铸工和伏案工作者，髓核长期被挤向后侧，纤维环后部长期受到较大的张应力，再加之腰椎间盘后方纤维环较薄弱，易发生突出，所以并非重体力劳动者是腰椎间盘突出的高危人群。

(三)外伤

外伤是腰椎间盘突出的重要因素，特别是儿童与青少年的发病与之关系密切。

(四)遗传因素

腰椎间盘突出有家族性发病的报道，而有些人种的发病率较低。

(五)腰骶先天异常

腰骶椎畸形可使发病率增高，包括腰椎骶化、骶椎腰化、半椎体畸形等。

(六)体育运动

很多体育活动虽能强身健体，但也可增加腰椎间盘突出发生的可能性，如跳高、跳远、高山滑雪、体操、足球、投掷等，这些活动都能使椎间盘在瞬间受到巨大的压应力和旋转应力，纤维环受损的可能性大大增加。

（七）其他因素

寒冷、酗酒、腹肌无力、肥胖、多产妇和某些不良站、坐姿，也是腰椎间盘突出症的危险因素。

二、临床表现

（一）疼痛

腰痛是最早的症状。由于腰椎间盘突出是在腰椎间盘退行性变的基础上发展起来的，所以在突出以前的椎间盘退行性变即可出现腰腿痛。腰部的疼痛多数是由慢性肌肉失衡、姿势不当或情绪紧张引起。椎间关节引起的牵涉性疼痛是由椎旁肌肉、韧带、关节突关节囊、椎间盘或硬膜囊受损引起，疼痛在腰骶部或患侧下肢。若是腰部的肌肉慢性劳损，其疼痛一般局限于腰骶部，不向下肢放射。神经根引起的牵涉性疼痛，其支配的皮节易出现刺痛、麻木感，若前根的运动神经受压，可出现支配肌肉的力量下降和萎缩。

（二）下肢放射痛、麻木

下肢放射痛、麻木主要是因为突出的椎间盘对脊神经根造成化学性和机械性刺激，表现为腰部至大腿及小腿后侧的放射性疼痛或麻木感。肢体麻木多与下肢放射痛伴发。麻木是突出的椎间盘压迫本体感觉和触觉纤维引起的。有少数患者自觉下肢发凉、无汗或出现下肢水肿，这与腰部交感神经根受到刺激有关。中央型巨大突出者，可出现会阴部麻木、刺痛、排便及排尿困难，男性阳痿，双下肢坐骨神经疼痛。

（三）肌肉萎缩

腰椎间盘突出较重者，常伴有患下肢的肌萎缩，以踇趾背屈肌力减弱多见。

（四）活动范围减小

腰椎间盘突出常引起腰椎的活动度受限，前屈受限病变多在上腰椎，侧屈受限有神经根受刺激的情况存在，伸展受限多有关节突关节的病损。

（五）马尾神经症状

马尾神经症状主要表现为会阴部麻木和刺痛感，排便和排尿困难。

（六）体格检查

体格检查可发现腰椎生理曲度改变，腰背部压痛和叩痛，步态异常，直腿抬高试验阳性等。

三、辅助检查

摄腰椎正侧位、斜位片，CT、MRI 检查，对有马尾神经损伤者行肌电图检查。

四、治疗

（一）非手术治疗

首次发病者、较轻者、诊断不清者，以及全身和局部情况不宜手术者。方法包括卧床休息，卧床休息加牵引，支具固定，推拿、理疗、按摩，封闭、髓核溶解术。

（二）手术治疗

（1）诊断明确，病史超过半年，经过严格保守治疗至少 6 周无效；或保守治疗有效，经常复发且疼痛较重者影响工作和生活者。

(2)首次发作的腰椎间盘突出症疼痛剧烈,尤以下肢症状者,患者因疼痛难以行动及睡眠,被迫处于屈髋屈膝侧卧位,甚至跪位。

(3)出现单根神经麻痹或马尾神经受压麻痹,表现为肌肉瘫痪或出现直肠、膀胱症状。

(4)病史虽不典型,经脊髓造影或其他影像学检查,显示硬脊膜明显充盈缺损或神经根压迫征象,或示巨大突出。

(5)椎间盘突出并有腰椎管狭窄。

五、护理措施

(一)术前护理

1.心理护理

腰椎间盘突出症患者大多病程长,反复发作、痛苦大,给生活及工作带来极大不便,心理负担重,故深入病房与患者交流谈心,了解患者所思所虑,给予正确疏导解除患者各种疑虑。针对自身疾病转归不了解的患者,护理人员应根据患者的年龄、性别、文化背景、职业、性格特点,耐心向患者介绍疾病的病因、解剖知识、临床症状、体征,使患者对自己和疾病有一概括的了解,且能正确描述自己的症状,掌握本病的基本知识,能配合治疗及护理。对担心手术不成功及预后的患者,要向患者介绍主管医师技术水平及可靠性,简明扼要介绍手术过程、注意事项及体位的要求,介绍本病区同种疾病成功患者现身说法,增强患者对手术信心,使患者身心处于最佳状态接受手术。

2.术前检查

本病患者年龄一般较大,故术前应认真协助患者做好各项检查,了解患者全身情况,是否有心脏病、高血压、糖尿病等严重全身疾病,如有异常给予相应的治疗,使各项指标接近正常,减少术后并发症的发生。

3.体位准备

术前 3~5 天,指导患者在床上练习大小便,防止术后卧床期间因体位改变而发生尿潴留或便秘。

4.皮肤准备

术前 3 天嘱患者洗澡清洁全身,活动不便的患者认真擦洗手术部位,术前1 天备皮、消毒,注意勿损伤皮肤。

(二)术后护理

1.生命体征观察

术后监测体温、脉搏、血压、呼吸及面色等情况,持续心电监护,每 1 小时记录 1 次,发现异常立即报告医师。观察患者双下肢运动、感觉情况及大小便有无异常,以及时询问患者腰腿痛和麻木的改善情况。如发现患者体温升高同时伴有腰部剧烈疼痛是椎间隙感染的征兆,应及时给予处理。

2.切口引流管的护理

观察伤口敷料外观有无渗血及脱落或移位,伤口有无红肿、缝线周围情况。术后一般需在硬膜外放置负压引流管,观察并准确记录引出液的色、质、量。保持引流通畅,防止引流管扭曲、受压、滑出。第 1 天引流量应<400 mL,第 3 天应<50 mL,此时即可拔除引流管,一般术后 48~72 小时拔管。若引流量大,色淡,且患者出现恶心、呕吐、头痛等症状,应警惕脑脊液漏,以及时

报告医师。有资料报道腰椎间盘突出症术后并发脑脊液漏的发生率为2.65%。

3.体位护理

术后仰卧硬板床4～6小时，以减轻切口疼痛和术后出血，以后则以手术方法不同可以侧卧或俯卧位。翻身按摩受压部位，必要时加铺气垫床，避免压疮发生，翻身时保持脊柱平直勿屈曲、扭转，避免拖、拉、推等动作。

4.饮食护理

术后给予清淡易消化富有营养的食物，如蔬菜、水果、米粥、汤类。禁食辛辣油腻易产气的豆类食品及含糖较高食物，待大便通畅后可逐步增加肉类及营养丰富的食物。

5.尿潴留及便秘的护理

了解患者产生尿潴留的原因，给予必要的解释和心理安慰，给患者创造良好排便环境，让患者听流水声及用温水冲洗会阴部，必要时用穴位按摩排尿或导尿解除尿潴留。指导患者掌握床上大便方法，术后3天禁食辛辣及含糖较高的食物，多食富含粗纤维蔬菜、水果。按结肠走向按摩腹部，每天早晨空腹饮淡盐水1杯。必要时用缓泻剂灌肠解除便秘。

6.并发症的护理

(1)脑脊液漏：由多种原因引起，如锐利的骨刺、手术时硬膜损伤。表现为恶心、呕吐和头痛等，伤口负压引流量大，色淡。给予去枕平卧，伤口局部用1 kg沙袋压迫，同时减轻引流球负压。遵医嘱静脉输注林格液。必要时探查伤口，行裂口缝合或修补硬膜。

(2)椎间隙感染：椎节深部的感染，多见于椎间盘造影、髓核化学溶解或经皮椎间盘切除术后。表现为背部疼痛和肌肉痉挛，并伴有体温升高，MRI检查是可靠的检查手段。一般采用抗生素治疗。

六、健康教育

(1)向患者说明术后功能锻炼对恢复腰背肌的功能及防止神经根粘连的重要性。因为虽然手术摘除了突出的髓核，解除了对神经根的压迫和粘连，但受压后(尤其是病程较长者)所出现的神经根症状及腰腿部功能恢复，仍需一个较长的过程，而手术又不可避免地引起不同程度的神经根粘连；进行功能锻炼对防止神经根粘连，增加疗效起着重要作用，科学合理的功能锻炼，可促进损伤组织的修复，使肌肉恢复平衡状态，改善肌肉萎缩，肌力下降等病理现象，有利于纠正不良姿势。功能锻炼的原则：先少量活动，以后逐渐增加运动量，以锻炼后身体无明显不适为度、持之以恒。

(2)直腿抬高锻炼：术后2～3天，指导患者做双下肢直腿抬高锻炼，每次抬高应超过40°，持续30秒～1分钟，每天2～3次，每次15～30分钟，高度逐渐增加，以能耐受为限。

(3)腰背肌功能锻炼：术后应尽早锻炼以恢复腰背肌的功能，缩短康复过程。腰背肌功能锻炼时应严格掌握锻炼时间及强度，遵循循序渐进、持之以恒的原则。一般开窗减压，半椎板切除术患者术后1周，全椎板切除术3～4周，植骨融合术后6～8周开始。具体锻炼方法为：五点支撑法，患者先仰卧位，屈肘伸肩，然后屈膝伸髋，同时收缩背伸肌，以双脚双肘及头部为支点，使腰部离开床面，每天坚持锻炼数十次。1周后改为三点支撑法，患者双肘屈曲贴胸，以双脚及头枕为三支点，使整个身体离开床面，每天坚持数十次，最少持续4～6周。飞燕法：先俯卧位，颈部向后伸，稍用力抬起胸部离开床面，两上肢向背后伸，两膝伸直，再从床上抬起双腿，以腹部为支撑点，身体上下两头翘起，3～4次/天，20～30分钟/次。功能锻炼应坚持锻炼半年以上。

（张明秀）

第九节 骨 肿 瘤

骨肿瘤指发生于骨内或起源于各种骨组织成分的肿瘤，无论是原发性、继发性还是转移性肿瘤统称为骨肿瘤。分为原发性和继发性两种。原发性骨肿瘤源自骨及其附近组织，发病率为2/10万～3/10万人，占全部肿瘤的2%左右，其本身又可分为良性和恶性，其中以良性肿瘤居多。继发性骨肿瘤是由身体其他组织或器官的肿瘤转移而来，发病率为原发性骨肿瘤的35～40倍，属于恶性肿瘤。男性比女性稍多。

骨肿瘤的发病与年龄和解剖部位有关，如骨肉瘤多发生于儿童和青少年(10～30岁)，骨巨细胞瘤多见于20～40岁的成年人。骨肿瘤好发于长骨生长活跃的干骺端，如股骨下端、胫骨上端和肱骨上端。

一、病因与发病机制

(一)遗传因素

研究表明骨肉瘤的形成与病灶粘连激酶、抑癌基因(如视网膜母细胞瘤及肿瘤蛋白TP53基因)有关，如骨肉瘤患者中15%～35%伴有视网膜母细胞癌基因改变，28%～65%患者伴有TP53基因突变。

(二)骨骼生长迅速

骨肿瘤在儿童及青少年中发病率高，尤其是骨骼生长较快的干骺端，支持骨肿瘤发病与骨骼生长迅速的关系。

(三)延迟生长或超刺激代谢

骨肿瘤的形成与延迟生长或超刺激代谢存在一定的相关性，如Paget病与骨巨细胞瘤、骨肉瘤的形成；甲状旁腺功能亢进与棕色肿瘤等。

(四)骨结构异常压应力

骨肿瘤发病以股骨下端、胫骨上端的膝关节为主，而膝关节是人体骨关节在直立体位时承受压力最大的部位，此部位的高发病率说明异常压应力是骨肿瘤发病的一个重要影响因素。

(五)环境因素

辐射、感染与骨肿瘤的形成有关。如放疗后骨肿瘤多发生于放疗部位的骨骼，多见于放疗强度大的患者。感染因素，如肉瘤病毒与肿瘤形成已在其他生物试验中获得证实，但在人类尚待进一步验证。

二、分类及外科分期

(一)骨肿瘤分类

根据肿瘤组织学分化将其分为原发于骨的良恶性肿瘤及各种瘤样病变，不包括转移瘤。常见骨肿瘤：软骨肿瘤(良性如骨软骨瘤、软骨瘤；恶性如软骨肉瘤)、成骨性肿瘤(良性如骨样肿瘤、成骨细胞瘤；恶性如骨肉瘤)、成纤维性肿瘤(恶性如纤维肉瘤)和组织来源不明肿瘤(良性如骨巨细胞瘤，恶性如尤为肉瘤)。

1.良性骨肿瘤

(1)骨软骨瘤：一种多发于长骨干骺端的骨性突起，又称外生骨疣。其发病率约占良性骨肿瘤的40%，多见于未成年男性。单发或多发，以单发多见，多发性患者常有家族史，常合并骨骼发育异常。单发骨软骨瘤的恶变率小于1%，而多发遗传性骨软骨瘤其单个瘤体恶变率达5%～10%。该肿瘤多见于四肢长骨的干骺端，当骨骺线闭合后，骨软骨瘤的生长也停止。

患者长期自觉无症状，多因发现骨性肿块而就诊，肿块多见于股骨下端、胫骨上端及肱骨上端。当肿块增长到一定程度时，即压迫肌腱、血管、神经等，可产生疼痛。X线检查特点为长骨干骺端有骨性突起，由骨皮质和骨松质构成，分为有蒂和无蒂两种(见图15-12)。

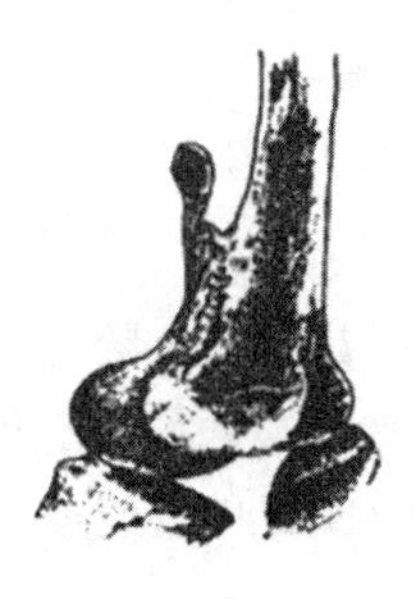
A

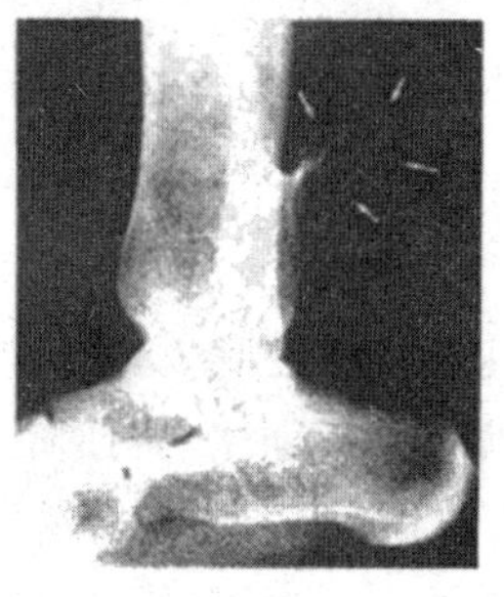
B

图15-12　骨软骨瘤

A.股骨下端骨软骨瘤；B.踝部骨软骨瘤

(2)软骨瘤：软骨瘤是以透明软骨病变为主的良性肿瘤。任何年龄、男女均可发病，可累及任何骨骼，如肋骨、胸骨、脊柱等，但好发于手或足部管状骨。其中位于骨干中心(如髓腔)的肿瘤，称为内生软骨瘤，较多见，其占原发良性骨肿瘤的15%，仅次于骨软骨瘤和骨巨细胞瘤。如果肿瘤偏心向外突出，称骨膜下软骨瘤，少见。

软骨瘤生长较慢，患者常因无痛性肿块或病理性骨折就诊。X线检查特征：内生软骨瘤可见髓腔内出现椭圆形透亮点，溶骨区内有点状或条纹状钙化斑(见图15-13)。

(3)骨巨细胞瘤：骨巨细胞瘤是一种侵袭性强，起源不明的介于良恶性之间的溶骨性肿瘤，WHO将其定位为侵袭性潜在恶性肿瘤。好发年龄为20～40岁，女性多于男性，好发部位为股骨下端、胫骨上端等。

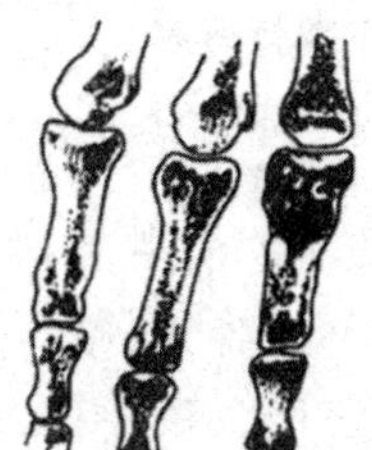

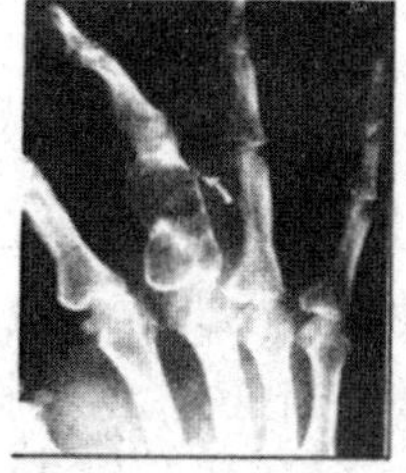

图15-13　指骨的内生性软骨瘤

患者以进行性加重性疼痛为主要症状，增大的肿瘤使局部触诊呈乒乓球样感觉，可使关节活动受限。可发生肺部转移。X线检查特征为骨端偏心溶骨性破坏而无骨膜反应，骨皮质膨胀变薄，可见“肥皂泡”样(见图15-14)。

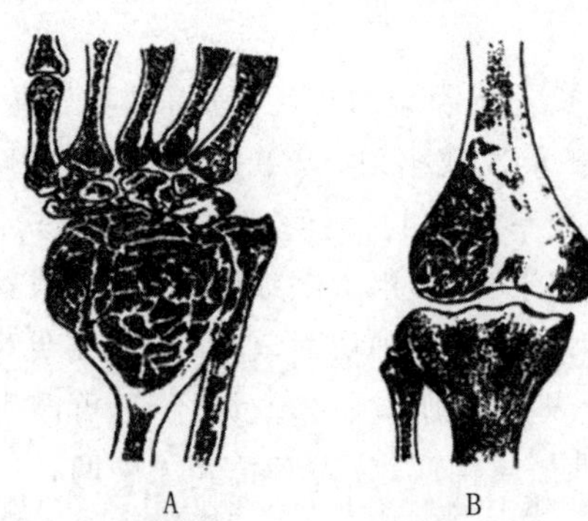

图 15-14 骨巨细胞瘤

A.桡骨远端骨巨细胞瘤;B.股骨下端骨巨细胞瘤

2.恶性骨肿瘤

(1)骨肉瘤:骨肉瘤是最常见的原发性恶性骨肿瘤。其好发年龄为10～30岁,其中男女患病比例为(1.5～2.0):1。好发部位依次为,股骨远端、胫骨近端和肱骨近侧干骺端。

骨肉瘤恶性程度高,病损较大,表现为瘤细胞直接形成骨样组织或未成熟骨。骨密质或髓腔中有成骨性、溶骨性或混合性骨质破坏,骨膜反应明显。当新生骨与长骨纵轴呈直角时,可见Codman三角或呈“日光射线”状(图15-15)。患者主要表现为疼痛,逐渐加剧,尤以夜间为甚。肿瘤表面皮温升高,静脉怒张,可导致病理性骨折。肺转移是患者死亡的主要原因。

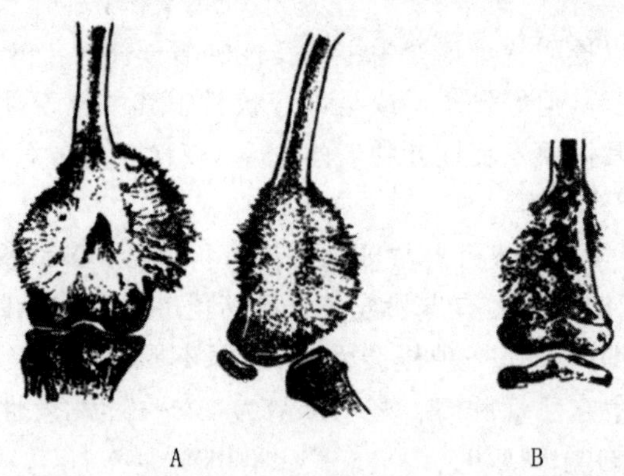

图 15-15 股骨下端骨肉瘤

A.日光放射现象;B.可见骨破坏和骨膜增生

(2)尤文肉瘤:尤文肉瘤是一种高度恶性且来源不明骨肿瘤,仅次于骨肉瘤的青少年好发原发恶性骨肿瘤,男性多于女性。好发部位为股骨、胫骨、腓骨、髂骨等。患者除常见疼痛、肿胀外,部分患者可出现全身症状,如间断低热、白细胞计数升高、核左移、贫血等。由于较广泛的溶骨性浸润性骨破坏,骨皮质呈现虫蛀样,新生骨沿骨膜长轴生长,呈现“板层状”或“葱皮状”骨膜反应(图15-16)。晚期通过血行播散或直接侵犯骨骼其他部位,90%患者在一年内肺转移而致死。

(3)转移性骨肿瘤:转移性骨肿瘤是指原发于骨外器官或组织的恶性肿瘤,通过血行或淋巴转移至骨骼,形成子瘤。好发年龄为40～60岁,好发于躯干骨。成人转移肿瘤的来源多为乳腺癌、肺癌、肾癌、直肠癌等;儿童多由神经细胞瘤转移。患者主要症状为疼痛、病理性骨折和脊髓压迫,尤以疼痛常见。

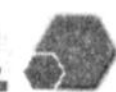

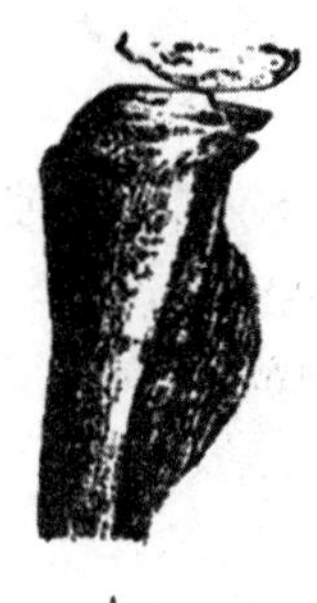
A

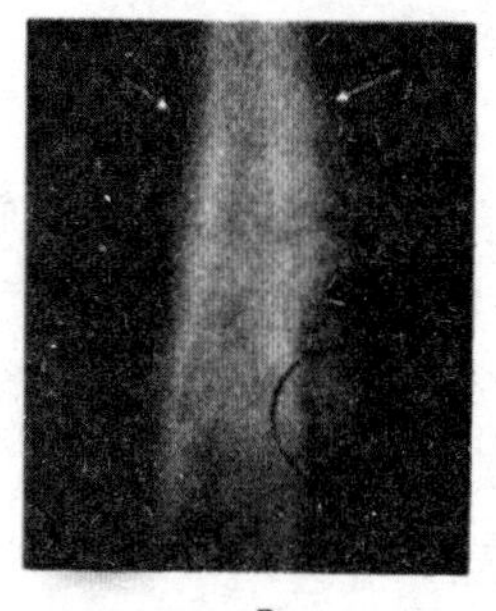
B

图 15-16　尤文肉瘤

A.日光放射现象;B.可见骨破坏和骨膜增生

(二)骨肿瘤外科分期

目前骨肿瘤外科分期多采用 Ennecking 的 G-T-M 分期体系,包括:①肿瘤病理分级 G(grade):分为3 级,即 G_0 为良性、G_1 为低度恶性及 G_2 为高度恶性。②肿瘤解剖定位 T:T_0 囊内、T_1 间室内及 T_{02} 间室外。③远处转移 M:M_0 无远处转移及 M_1 有远处转移。

三、临床表现

骨肿瘤的临床表现与肿瘤类型、疾病进程等有关。

(一)疼痛

疼痛是恶性肿瘤的早期症状,随着病程进展可表现为持续性剧痛,局部压痛明显,常影响患者休息、睡眠和工作。夜间痛是骨肿瘤疼痛的一个重要特征。疼痛多由肿瘤破坏骨组织或肿瘤对周围组织刺激引起。良性肿瘤多无疼痛,但骨样肿瘤则可表现为持续性剧烈疼痛;良性肿瘤疼痛加剧,应考虑病理性骨折及恶变的可能。

(二)肿胀及压迫症状

良性肿瘤生长缓慢,多以肿块为首发症状,质硬而无压痛。恶性肿瘤生长迅速,局部皮温增高和静脉怒张。当肿块巨大时,可压迫长骨干骺端、关节周围组织而引起相应症状,如位于盆腔肿瘤可引起便秘和排尿困难。同时,由于疼痛、肿胀及压迫,可致患者相关关节功能障碍。

(三)病理性骨折

病理性骨折是骨肿瘤、骨转移瘤的常见并发症,与单纯外伤骨折症状体征相似。临床上如果患者因轻微外伤导致骨折,要考虑骨肿瘤致病理性骨折的可能。

(四)复发及转移

晚期恶性肿瘤多发生远处转移,以血行转移常见,偶见淋巴转移。患者可出现贫血、消瘦、食欲缺乏、体重下降、发热等。良性肿瘤复发后,有恶变的可能,恶性肿瘤治疗后可复发。

四、实验室及其他检查

(一)影像学检查

X 线检查显示肿瘤的位置、大小、形态及骨与软组织的病变。良性肿瘤生长缓慢,以形成界限清楚、密度均匀的膨胀性骨病损为特点。恶性肿瘤则病灶多不规则、密度不均、边界不清,骨破坏区可呈虫蛀样或筛孔样,可见骨膜反应阴影,如骨肉瘤呈现“Codman 三角”或“日光射线”现象,尤文肉瘤表现为“葱皮”现象。CT 检查有助于识别肿瘤对周围软组织的浸润程度及与邻近器官组织的关系。MRI 对判断骨肿瘤与血管、脊髓的关系有一定的帮助。

(二)实验室检查

除常规血常规检查外，恶性肿瘤患者可有血钙增高，提示骨质迅速破坏并持续进行。血清碱性磷酸酶(ALP)升高是骨肉瘤患者肿瘤活动度的重要标记，提示机体新骨形成活跃。肿瘤相关因子检查，如Bence-Jones蛋白为浆细胞骨髓瘤的实验室依据。肿瘤抑制基因(如 Rb 基因、P53 基因)等与肿瘤的形成相关。

(三)组织病理学检查

组织病理学检查是确诊骨肿瘤的可靠手段。

(四)其他检查

免疫组化技术、流式细胞学、电子显微镜技术等在提高骨肿瘤诊断、治疗中很有前景。

五、诊断要点

骨肿瘤诊断主要根据临床表现，如疼痛、肿胀、病理性骨折等，结合影像学、实验室及病理学检查，患者存在的病因进行诊断。

六、治疗要点

根据骨肿瘤的外科分期，选择不同的治疗方法。尽量达到既切除肿瘤，又可保全肢体。对于良性肿瘤以手术切除为主，恶性肿瘤则采用手术、放疗、化疗等综合治疗手段。

(一)手术治疗

1.良性骨肿瘤

手术方式主要包括刮除植骨术和单纯性骨肿瘤切除术。若瘤体较小，可采用保守治疗并观察；若肿瘤生长较快或较大时，应手术切除以缓解压迫症状及由其引起的功能障碍。对于刮除术患者，可填充自体骨、生物活性骨修复材料，重建受损骨质。单纯性骨肿瘤切除术后应防止复发。

2.恶性骨肿瘤

(1)保肢术：大量病例对照实验表明，保肢术和截肢术的 3 年、5 年生存率和复发率相同，这奠定了保肢术在恶性骨肿瘤患者治疗中的重要地位。通过采用合理的手术方式，在正常组织中完整切除肿瘤，包括瘤体、包膜、反应区及周围部分正常组织。对由于瘤段骨切除而导致的骨缺损，可通过肢体功能重建术，如肿瘤骨灭活重建术、人工假体置换术等完成保肢。

(2)截肢术：对晚期骨质破坏严重且治疗无效，已失去保肢条件的患者，则考虑截肢。

(二)化学治疗

目前骨肉瘤的 5 年生存率可达 70%～80%。化疗可单独使用，亦可结合手术或放疗，多采用联合化疗的方法。常用骨肿瘤化疗的药物包括烷化剂(环磷酰胺、丙氨酸氮芥)、抗代谢药物(甲氨蝶呤、氟尿嘧啶)、抗生素(多柔比星、博来霉素)、植物生物碱(长春新碱、足叶乙苷)、激素类(雌激素、雄激素)及其他类(顺铂、卡铂)。

(三)放射疗法

放射疗法适用于对其敏感的肿瘤，如尤文肉瘤；也适用于术前治疗，使瘤体缩小，为保肢及肢体重建术创造条件。对于恶性肿瘤广泛切除后，局部可以辅助放疗。需要注意放疗在治疗肿瘤的同时，也可对骨及其周围软组织带来损害。

(四)其他免疫治疗

如肿瘤疫苗治疗、细胞因子治疗等，对骨肿瘤治疗仍有一定前景。

七、护理要点

(一)疼痛护理

对于骨肿瘤患病的“人群”特性，护理人员可以采用“症状管理模式”对患者的疼痛进行管理，即了解患者疼痛的感受，并以“7W”的方式采取恰当的护理措施，最后对疼痛干预效果进行评价。

1.疼痛评估

疼痛评估常用自我描述疼痛评估工具，如 NRS、VAS、Wong-Baker 疼痛量表等。

2.药物性疼痛管理

根据 WHO 推荐的癌症 3 阶段疼痛疗法来缓解患者的疼痛。护理人员应对疼痛症状的控制进行连续监测。

3.非药物性疼痛管理

教会患者及家属配合非药物疼痛管理措施来缓解疼痛，如听音乐、指导性意念疗法、放松技巧(呼吸练习、肌肉放松等)、按摩和针灸等疗法。

(二)化疗、放疗患者的护理

1.化疗患者的护理

护理人员应做好健康宣教工作，增加患者的用药依从性。密切观察药物的毒性作用，严密监测患者的相关身体状况，如体重、营养饮食特点、实验室检查等。尤其须注意化疗患者常见不良反应的观察及护理。①胃肠道反应：主张联合用药，增强止吐效果。指导患者在餐后服用化疗药。②骨髓抑制及严重感染：若白细胞计数降至 $3\times10^9/L$，血小板计数降至 $80\times10^9/L$，应停止用药。密切观察有无感染征象，严格无菌操作规程。③心、肝及肾损害：定期监测心电图及肝肾功能。④皮肤及黏膜损害：化疗药物对血管、皮肤等刺激性较大，静脉给药最好行中心静脉置管，如经外国中心静脉置管(PICC)。避免化疗药物外渗，一旦外渗，立即停药，局部 50%硫酸镁湿敷。

2.放疗患者的护理

(1)护理人员应向患者及其家属解释放疗作用的原理、作用目的及可能的不良反应。提供心理支持，缓解其对放疗的不确定感。

(2)护理人员应按时观察患者的皮肤、黏膜情况。指导患者注意皮肤清洁干燥，保护照射部位皮肤。

(3)护理人员应告知患者定期复诊的重要性，指导患者对轻微症状进行处理，必要时联系医护人员。

(三)围手术期护理

1.术前护理

(1)心理准备：护理人员应向患者提供疾病治疗、护理相关知识；同时，医护人员应鼓励患者表达其感受，给予与疾病相关的咨询和支持，为手术做好准备。

(2)全面评估：完善患者的健康史采集、全身健康评估、相关实验室及影像学等检查。护理人员要告诉患者全面健康评估的重要性，以增加配合。

(3)健康指导：教会患者如何使用拐、助行器、轮椅等辅助术后康复训练。

2.术后护理

(1)了解患者麻醉、手术情况,监测生命体征,观察全身情况。

(2)抬高患肢,减轻患肢肿胀,注意观察肢体末梢血液循环,有无包扎固定过紧及神经损伤等。

(3)疼痛护理:对于应用自控性镇痛泵者,观察有无恶心、呕吐、呼吸功能异常等;对于中重度疼痛者,遵医嘱联合使用其他镇痛药,如吗啡、双氯芬酸钠等。

(4)改善营养状况:鼓励患者摄入蛋白、能量及维生素丰富的食物,尽量经口进食;同时可据医嘱提供肠内或肠外营养,增强身体抵抗力。

(5)制订功能锻炼计划:麻醉清醒后,患者即可做患处肌肉的等长收缩,活动正常关节,促进血液循环,增强肌力,防止失用性肌萎缩。持续性被动运动(CPM)可借助 CPM 机于术后数天进行,根据医嘱执行,循序渐进,逐渐增大角度。术后 2 周后开始患处远侧和近侧关节的活动。患者下床活动时,护理人员应辅助患者使用拐、助行器等。

3.截肢患者护理

(1)体位:术后患肢抬高,预防肿胀。

(2)残端观察:观察截肢残端渗血、渗液情况,伤口引流液的性质、量等。

(3)疼痛:大多数患者在截肢术后一段时间内主观感觉已切除的肢体仍然存在,并有不同程度、不同性质疼痛的幻觉现象,称为幻肢痛,对于此类患者护士应该指导患者面对现实,可采用各种非药物镇痛来减轻疼痛。

(4)早期功能锻炼:一般术后 1 周开始协助患者坐起活动,2 周拆线后指导患者开始下床活动。残端可用弹性绷带包扎,按摩、拍打及踩蹬,增加其负重能力,为使用假肢做准备。

(四)恶性骨肿瘤临终前护理

(1)护理人员主要是预防各种并发症的发生,如呼吸道(常见为坠积性肺炎)、泌尿道感染、压疮。

(2)有效地缓解患者的疼痛。

(3)护理人员应采取措施缓解家属悲哀、压抑的情绪。和家属一起做好患者晚期的护理,如翻身、清洁,尽力帮助患者达成最后的心愿,使其安详、舒适地离开人世。

(张明秀)

第十六章

儿科疾病护理

第一节　小儿反流性食管炎

一、概念

反流性食管炎是因食管下端抗反流屏障作用异常导致病理性酸性胃液反流，使食管的鳞状上皮受胃酸和胃蛋白酶的消化作用而引起的炎症。生理情况下，食管下端括约肌张力、食管廓清能力、腹腔内食管长度等是阻止胃食管反流最重要的屏障，当其发育不全，或因各种原因如剧烈呕吐、插胃管等破坏了此功能时，均可导致反流性食管炎发生。

二、临床表现

(1)呕吐：新生儿和婴幼儿以呕吐为主要表现。多数发生在进食后，有时在夜间或空腹时，严重者呈喷射状。呕吐物为乳汁或奶块，少数为黄色液体或咖啡色液体。平卧或头低仰卧易诱发。

(2)年长儿可有胸骨下烧灼痛、胸闷饱胀感，在炎症发作期吞咽困难、反酸，餐后或卧床睡觉时，有酸性液体反流至口咽部。

(3)反复的呼吸道感染，在新生儿及婴幼儿易合并吸入性肺炎，年长儿可有支气管哮喘发作。

(4)生长发育迟缓、出血、贫血、消瘦。当食管炎严重、黏膜糜烂，长期少量失血导致缺铁性贫血，并影响生长发育。

三、辅助检查

(一)实验室检查

1.食管 pH 动态测定

将 pH 电极置于食管下括约肌上方 1～5 cm 处，测定食管的 pH，当 pH＜4 时提示有反流。病理性反流标准为：睡眠时间有反流，总反流时间＞4％监测时间，平均反流持续时间＞5 分钟，平均消除时间＞15 分钟。

2.食管腔压力测定

正常人静止时 LES 压力＞2.0 kPa(15 mmHg)，LES 压力/胃内压＞1.0。当 LES 压力＜1.3 kPa(10 mmHg)，或 LES 压力/胃内压＜0.8，提示反流。

(二)影像学检查

1.食管钡剂造影

食入钡剂后，贲门持续或间歇性开放，正常腹压下见钡剂反流入食管，在新生儿可见钡剂反流至食管上段，食管黏膜增粗、紊乱或食管壁有毛刷状、锯齿状改变。

2.放射性核素扫描

口服或胃管滴入放射性标记液^{99m}Tc-DAPA 果汁饮料，仰卧位时，用 γ 闪烁照相机探测胃及食管下部，并用腹部加压连续照相，观察胃内放射性向食管反流情况，食管内有放射性者即可诊断胃食管反流。

(三)内镜检查

食管炎在内镜下表现为充血、水肿、糜烂和溃疡。内镜诊断标准：轻度，红色条纹和红斑，累及食管下 1/3。中度，糜烂＜1/2 食管圆周，仅累及食管中、下段。重度，Ⅰ级：糜烂累及＞1/2 食管圆周，或已累及上段，或形成溃疡＜1/3 食管圆周，在食管任何部分；Ⅱ级：溃疡累及＞1/3 食管圆周，任何部位。

四、治疗

治疗原则：改善食管下括约肌功能，减少胃食管反流，降低反流液的酸度，增加食管清除能力和保护食管黏膜。

(一)非手术治疗

1.体位疗法

新生儿和小婴儿的最好体位为前倾俯卧位，上身抬高 30°。儿童在清醒状态下最佳体位为直立位和坐位，睡眠时保持右侧卧位，将床抬高 20～30 cm，以促进胃排空，减少反流频率。

2.饮食疗法

以稠厚饮食为主，少量多餐，婴儿增加喂奶次数，缩短喂奶间隔时间。年长儿亦少量多餐，以高蛋白低脂肪饮食为主，睡前 2 小时不进食，避免食用酸性饮料、高脂食物、巧克力和辛辣食物。

3.药物疗法

(1)促胃动力药：吗丁啉每次 0.3 mg/kg，每天 3～4 次，甲氧氯普胺每次 0.1 mg/kg，西沙比利每次0.2 mg/kg，每天 3 次，饭前 15 分钟口服。

(2)抗酸和抑酸剂：西咪替丁每天 25～35 mg/kg，分 2 次口服，雷尼替丁每天 6～8 mg/kg，奥美拉唑每天 0.6～0.8 mg/kg。

(3)胃黏膜保护剂：蒙脱石散每次 1～3 g，以 10～20 mL 温开水调服，饭后口服，服药后半卧位 15～30 分钟，以及铝碳酸镁每次 0.3～0.5 g，咀嚼服入，口服硫糖铝等。

(二)手术治疗

手术指征包括以下几点。

(1)内科治疗 6～8 周无效，有严重并发症(消化道出血、营养不良、生长发育迟缓)。

(2)严重食管炎伴溃疡、狭窄或发现食管裂孔疝者。

(3)有严重的呼吸道并发症，如呼吸道梗阻、反复发作吸入性肺炎或窒息、伴支气管肺发育不良者。

(4)合并严重神经系统疾病。抗反流手术方式有 Boerema 胃前壁固定术、Hill 胃后壁固定术、BelsyⅣ型手术及 Nissen 胃底折叠术等。

五、护理措施

(一)一般护理

忌酒戒烟:由于烟草中含尼古丁,可降低食管下段括约肌压力,使其处于松弛状态,加重反流;酒的主要成分为乙醇,不仅能刺激胃酸分泌,还能使食管下段括约肌松弛,是引起胃食管反流的原因之一。尽量减少增加腹压的活动,如过度弯腰、穿紧身衣裤、扎紧腰带等。就寝时床头整体宜抬高 10～15 cm,对减轻夜间反流是个行之有效的办法。保持心情舒畅,增加适宜的体育锻炼。肥胖者应该减轻体重。因为过度肥胖者腹腔压力增高,可促进胃液反流,特别是平卧位更严重,应积极减轻体重以改善反流症状。

(二)饮食护理

注意少量多餐,吃低脂饮食,可减少进食后反流症状的频率。相反,高脂肪饮食可促进小肠黏膜释放缩胆囊素,易导致胃肠内容物反流。晚餐不宜吃得过饱,避免餐后立刻平卧。

(三)用药护理

应在医师指导下用药,避免乱服药物产生不良反应。

(陈惠萍)

第二节　小儿病毒性心肌炎

一、概念

病毒性心肌炎是病毒侵犯心脏,以心肌炎性病变为主要表现的疾病,有的可伴有心包或心内膜炎症改变。本病临床表现轻重不一,预后大多良好,但少数患者可发生心力衰竭、心源性休克,甚至猝死。

二、临床表现

(一)症状

(1)多有轻重不等的前驱症状,如发热、乏力、全身不适、咳嗽、咽痛、肌痛、腹泻、皮疹等表现。

(2)病前曾患流行性感冒、流行性腮腺炎、肝炎、水痘等病毒性感染。

(3)可有心悸、胸闷、心前区不适、气急、头晕、晕厥及抽搐史。

(4)排除中毒性心肌炎、先天性心脏病、风湿热、心包疾病、代谢性疾病、结缔组织病、原发性心肌病等疾病。

(二)查体

(1)心脏大小正常或增大。

(2)心音低钝,可出现奔马律。

(3)心率增快，偶有心动过缓，常有心律不齐。

(4)心尖部可有轻度柔和的收缩期杂音，有心包炎时可有心包摩擦音。

(5)重症病例可出现充血性心力衰竭或心源性休克体征。

三、辅助检查

(一)特殊检查

1.心电图

ST 段下移，T 波低平或倒置，低电压，窦房、房室或室内传导阻滞，期前收缩或其他异位心律，Q-T 间期延长，异常 Q 波等，也可有房室肥大表现。

2.酶学检查

血清 ALT、AST、CK-MB 和 LDH 活性增高，$LDH_1 > LDH_2$，$LDH_1 > 40\%$，心肌 cTnI 或 cTnT 阳性。

3.X 线检查

心影大小正常或增大，可有少量胸腔积液。

4.超声波检查

可有房室增大，左心室收缩功能和舒张功能减低或有心包积液。

5.病原学检查

以咽拭子、尿、粪、血液、心包液进行病毒分离，或在恢复期做血清补体结合试验、中和试验等，可有特异性病毒抗体明显升高。

(二)诊断标准

1.临床诊断依据

(1)心功能不全、心源性休克或心脑综合征。

(2)心脏扩大(X 线、超声心动图检查具有表现之一)。

(3)心电图改变：以 R 波为主的两个或两个以上主要导联(Ⅰ、Ⅱ、aVF、V_5)的 ST-T 改变持续 4 天以上伴动态变化，窦房、房室传导阻滞，完全性右或左束支传导阻滞，成联律、多形、多源、成对或并行期前收缩，非房室结及房室折反引起的异位性心动过速，低电压(新生儿除外)及异常 Q 波。

(4)CK-MB 升高或心肌 cTnI 或 cTnT 阳性。

2.病原学诊断依据

(1)确诊指标：自心内膜、心肌、心包(活检、病理)或心包穿刺液检查发现以下之一者可确诊。①分离到病毒；②用病毒核酸探针查到病毒核酸；③特异性病毒抗体阳性。

(2)参考依据：有以下之一者结合临床表现可考虑心肌炎由病毒引起。①自粪便、咽拭子或血液中分离到病毒，且恢复期血清同型抗体滴度较第一份血清升高或降低 4 倍以上。②病程早期血中特异性 IgM 抗体阳性。③用病毒核酸探针从患儿血中查到病毒核酸。

(3)确诊依据：具备临床诊断依据两项，可作出临床诊断。发病同时或发病前 1～3 周有病毒感染的证据，则支持病毒性心肌炎诊断。①如具备临床诊断依据两项，可作出心肌炎临床诊断。发病同时或发病前1～3 周有病毒感染的证据，则支持病毒性心肌炎诊断。②同时具备病原学确诊依据之一者，可确诊为病毒性心肌炎。③具备病原学参考依据之一者，可临床诊断为病毒性心肌炎。④凡不具备确诊依据，应给予必要的治疗或随诊，根据病情变化，确诊或除外病毒性心肌炎。⑤应除外风湿性心肌炎、中毒性心肌炎、先天性心脏病、结缔组织病，以及代谢性疾病的心肌损害、甲状腺功能亢进症、原发性心肌病、原发性心内膜弹力纤维增生症、先天性房室传导阻滞、心脏自主神经功能异常、β受体功能亢进及药物等引起的心电图改变。

四、治疗

(一)休息

急性期应卧床休息，一般3～4周，有心脏扩大和心力衰竭时，一般应休息3～6个月，随后逐渐恢复至正常活动。

(二)防治诱因

控制继发细菌感染

(三)改善心肌代谢、增进心肌营养

(1)维生素C：每次100～200 mg/kg，稀释成10.0%～12.5%溶液，静脉注射，每天1次，疗程1/2～1个月。

(2)辅酶Q_{10}：剂量10～30 mg/d，分次服用，疗程1～3个月。

(3)1,6-二磷酸果糖：剂量每次1.0～2.5 mL/kg，每天1次，静脉缓慢滴注，每10～15天为1个疗程。

(四)肾上腺皮质激素

重症可用地塞米松静脉滴注，或泼尼松口服1～1.5 mg/(kg・d)，分次口服，用3～4周，症状缓解后逐渐减量停药。

(五)对症治疗

(1)控制心力衰竭：应用强心药、利尿药和血管扩张药。对洋地黄类药物较敏感，剂量宜小，一般总量减少1/3～1/2，首次剂量不超过总量1/3。

(2)纠正心律失常：根据心律失常种类选用不同的抗心律失常药物。

(3)抢救心源性休克：用地塞米松每次0.5～1.0 mg/kg静脉注射或静脉滴注，大剂量维生素C每次2～5 g，静脉注射，每2～6小时1次，病情好转后改为每天1～2次，多巴胺和/或多巴酚丁胺静脉滴注，5～15 μg/(kg・min)，根据血压调节滴注速度，可并用硝普钠静脉滴注，0.5～5.0 μg/(kg・min)。

五、护理措施

(一)病情观察

密切观察并记录心率、脉搏的强弱和节律，注意血压、体温、呼吸及精神状态的变化，如突然发现面色苍白、恶心、呕吐、烦躁不安、气急、脉搏异常，应立即通知医师，进行抢救。

(二)饮食护理

给予高热量、高维生素、低脂肪饮食，适当增加水果，少量多餐，切忌饱餐。心功能不全时应适当限制食盐和水分的摄入。

(三)用药护理

静脉给药速度宜慢，有条件者可用输液泵。应用洋地黄类药物治疗心力衰竭时应注意由于心肌炎导致对洋地黄制剂较敏感，容易中毒，在用药期间应密切观察心率、心律。若心率过缓或其他不良反应出现时，应立即报告医师妥善处理。

(四)活动与休息

急性期患儿绝对卧床休息，至热退后 3～4 周基本恢复正常时逐渐增加活动量。恢复期继续限制活动量，一般总休息时间不少于 3～6 个月。重症患儿心脏扩大者、有心力衰竭者，应延长卧床时间，待心力衰竭控制、心脏情况好转后再逐渐开始活动。

(五)健康教育

适量的体育锻炼，注意劳逸结合，积极预防病毒性感冒，加强营养，增强抵抗力。嘱咐患儿及家长出院后定期到门诊复查。

(魏　巍)

第三节　小儿感染性心内膜炎

一、概念

感染性心内膜炎指心脏的瓣膜、心内膜或血管内膜的炎症，多发生在有先天或后天心脏病的患儿，但亦可发生在心脏正常者。

二、临床表现

(一)症状

持续发热、寒战、疲乏、出汗、头痛、肌痛、关节疼痛等。小儿常有明显食欲缺乏。如为金黄色葡萄球菌感染，起病多急剧，病势凶险。

(二)查体

(1)苍白，精神不振。

(2)原有心脏杂音改变或出现新的杂音，可有心脏扩大。

(3)广泛的栓塞表现，如皮肤瘀点，眼底出血点，以及肺、肾、脑、脾等实质脏器梗死。

(4)有脾大及压痛，杵状指(趾)。

三、辅助检查

(一)血液学检查

进行性贫血和白细胞增高且以中性粒细胞为主，亦可有血小板减少，红细胞沉降率增快，血清球 α_2 蛋白增高，C 反应蛋白阳性，部分病例类风湿因子阳性，C_3 减低。常有血尿、蛋白尿及管型尿。

(二)血培养

血培养对诊断治疗至关重要。80%～85%可阳性。早期 1～2 天多次血培养的阳性率较分散，在数天内做培养为高。在血培养标本留置完成前勿用抗生素。如患儿最近已用过抗生素，则需停药至少 48～72 小时，万不得已时应避开血药浓度高峰时期采血。

(三)超声心动图

应用二维超声可准确探测赘生物的部位、数量、形态、大小，心瓣膜损伤情况，心脏大小和心

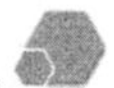

功能状况，有助于判断药物疗效和预后。

四、治疗

(一)支持疗法

卧床休息。保持水、电解质平衡及足够的热量供应。必要时给予输血、血浆或静脉注射免疫球蛋白等。

(二)抗生素治疗

根据血培养选用敏感、有效的抗生素，血培养阴性时选用广谱抗生素。坚持足量及较长期疗程，疗程 4～6 周，需体温正常、急相期蛋白试验正常，血培养连续两次培养阴性后方可逐渐停用。

(三)手术疗法

先天性心脏病缺损修补及切除赘生物、脓肿或更换病变的瓣膜等，手术适应证有以下几点。

(1)瓣膜破坏所致的进行性或不能控制的心力衰竭。

(2)顽固感染经 1～2 个月治疗未控制者。

(3)脱落的赘生物栓塞动脉必须取出时。

(4)人工瓣膜感染或扩展至瓣膜外感染时。

(5)心内赘生物经抗生素治疗后不消失，且发生体循环或肺循环栓塞者。

五、预后

预后取决于下列因素。

(1)治疗越早，治愈率越高。

(2)致病菌的毒性及破坏性。

(3)免疫功能低下或经治疗后免疫复合物滴度不下降者预后差。

(4)抗生素治疗未能控制病情者预后差。

六、护理措施

(一)休息

高热患儿应卧床休息，心脏超声可见巨大赘生物的患儿，应绝对卧床休息，防止赘生物脱落。

(二)饮食护理

发热患儿，给予清淡、高蛋白、高热量、高维生素、易消化的半流质或软食，以补充机体消耗。鼓励患儿多饮水(有心力衰竭征象者除外)。贫血者，遵医嘱服用铁剂。

(三)用药护理

遵医嘱应用抗生素治疗，观察药物疗效及不良反应，并及时告知医师。告知患儿抗生素治疗是本病的关键，需坚持大剂量、长疗程的治疗。严格时间用药，以确保维持有效地血药浓度。应用静脉留置针，以保护静脉血管，减轻患儿痛苦。

(四)发热护理

(1)观察体温及皮肤黏膜变化，发热时每 4 小时测体温 1 次，注意患儿有无皮肤瘀点、指甲下线状出血、Osler 结节和 Janeway 损害等及消退情况。

(2)正确采集血标本：未经治疗亚急性患儿，第一天采血每 1 小时 1 次，共 3 次，次日未见细菌重复采血 3 次后开始治疗。已用抗生素者，停药 7 天后采血。急性患儿入院后立即采血每

1小时1次,共3次。每次采血10～20 mL,同时做需氧和厌氧培养。

(3)环境温湿度适宜,高热者给予物理降温,以及时更换衣物,促进舒适。

(五)潜在并发症:栓塞

(1)重点观察瞳孔、神志、肢体活动及皮肤温度。

(2)突然胸痛、气急、发绀、咯血,考虑肺栓塞。

(3)出现腰痛、血尿考虑肾栓塞。

(4)神志和精神改变、失语、吞咽困难、肢体功能障碍、瞳孔大小不对称,甚至抽搐和昏迷,考虑脑血管栓塞。

(5)肢体突然剧烈疼痛、皮肤温度下降,动脉搏动减弱,考虑外周动脉栓塞。

(六)健康指导

(1)告知患儿本病的病因、发病机制,坚持足量、长疗程应用抗生素。

(2)在进行口腔手术、内镜检查、导尿等操作前告知医师心内膜炎史,以预防性应用抗生素。

(3)注意防寒保暖,避免感冒,加强营养,增强机体抵抗力,合理休息。保持口腔和皮肤清洁,少去公共场所。勿挤压痤疮、疖、痈等感染灶,减少病原体入侵机会。教会患儿自测体温,观察栓塞表现,定期门诊随访。

(魏　巍)

第四节　小儿急性上呼吸道感染

一、概念

急性上呼吸道感染简称上感,俗称"感冒",是小儿时期最常见的疾病。主要侵犯鼻、咽和鼻咽部,常诊断为"急性鼻咽炎、急性咽炎、急性扁桃体炎"等,也可统称为上呼吸道感染。冬春季多发,各种病毒和细菌均可引起,以病毒为多见,约占90%以上,主要有鼻病毒、流感病毒、副流感病毒、呼吸道合胞病毒、腺病毒,以及冠状病毒、柯萨奇病毒、埃可病毒等。其次为细菌感染,如链球菌、流感嗜血杆菌等,肺炎支原体亦可引起。

二、临床表现

(一)一般类型的上感

(1)年长儿症状较轻,常于受凉后1～3天出现鼻塞、喷嚏、流涕、干咳、咽痛、发热等;婴幼儿局部症状不显著而全身症状重,可骤然起病,高热、咳嗽、食欲差、烦躁,甚至高热惊厥。

(2)有些患儿可伴有呕吐、腹泻、阵发性脐周疼痛。

(3)查体:咽部充血,扁桃体肿大,颌下淋巴结肿大、触痛等,肺部呼吸音正常;部分患儿可有不同形态的皮疹。

(4)可伴有中耳炎、鼻窦炎、咽后壁脓肿、颈淋巴结炎、喉炎、气管炎、支气管肺炎等。年长儿若患链球菌性上感可引起急性肾炎、风湿热等。

(5)血常规:病毒性感染时白细胞总数正常或偏低,分类以淋巴细胞增多为主。如为细菌感

染或合并细菌感染，白细胞总数大多升高，分类以中性粒细胞增多为主。

(6)C 反应蛋白：取微量血样送检，可辅助鉴别感染源。细菌性感染早期可升高，单纯病毒性感染时正常。

(二)特殊类型的上感

1.疱疹性咽峡炎

疱疹性咽峡炎是柯萨奇 A 组病毒所致，好发于夏秋季。表现为急起高热、咽痛，流涎、厌食、呕吐等；咽部充血，咽腭弓、悬雍垂、软腭等处有 2～4 mm 大小的疱疹，周围有红晕，疱疹破溃后形成小溃疡，病程 1 周左右。

2.咽-结合膜热

咽-结合膜热由腺病毒 3、7 型所致，常发生于春夏季，可在儿童集体机构中流行。以发热、咽炎、结膜炎为特征；咽部充血，一侧或两侧滤泡性眼结膜炎；颈部、耳后淋巴结肿大，有时伴胃肠道症状。病程 1～2 周。

三、鉴别诊断

(一)流行性感冒

流行性感冒是流感病毒、副流感病毒所致，有明显的流行病史。全身症状重，如发热、头痛、咽痛、肌肉酸痛等。上呼吸道卡他症状可不明显。

(二)急性传染病早期

上感常为各种传染病的前驱症状，如麻疹、流行性脑脊髓膜炎、百日咳、猩红热、脊髓灰质炎等，应结合流行病史、临床表现及实验室资料等综合分析，并观察病情演变加以鉴别。

(三)急性阑尾炎

上感伴腹痛者应与本病鉴别。本病腹痛常先于发热，腹痛部位以右下腹为主，呈持续性，有腹肌紧张和固定压痛点；白细胞及中性粒细胞增高。

四、治疗

(一)一般治疗

休息、多饮水；保持室内通风，适宜的温湿度(室内温度 20 ℃，相对湿度 60%)；注意呼吸道隔离；预防并发症。

(二)对症治疗

1.发热

低热可给物理降温；体温≥38.5 ℃可口服对乙酰氨基酚或布洛芬(如百服宁糖浆、泰诺林滴剂或美林糖浆、滴剂)；如发生高热惊厥可给予镇静、止惊等处理；如既往有复杂性惊厥史，体温≥38 ℃即可给予药物退热治疗。常用退热药：泰诺林混悬滴剂口服。

2.鼻塞

严重者可给予小儿呋麻液滴鼻。

3.其他

复方锌布颗粒剂，具有迅速解热、镇痛、消炎、抗过敏及缓解全身症状的作用。用法：小于 3 岁半包或酌减；3～5 岁半包/次；6～14 岁 1 包/次；>14 岁 1～2 包/次，每天 3 次。儿童每天最大量不超过 3 包。

(三)病因治疗

常用抗病毒药物

1.利巴韦林

广谱抗病毒作用,疗程5～7天。剂量为10～15 mg/(kg·d),分3～4次口服。

2.中药

可选用小儿感冒冲剂、小儿热速清口服液、柴胡饮冲剂、双黄连口服液等。

如病情严重、有继发细菌感染或有并发症者可选用抗生素,常用者有青霉素类、头孢一代、头孢二代抗生素,疗程3～5天。如证实为链球菌感染、化脓性扁桃体炎,或既往有风湿热、肾炎史者,青霉素疗程应为10～14天。病毒性结膜炎可用0.1%阿昔洛韦滴眼。

五、护理措施

(一)一般护理

保持口腔清洁,避免口唇干燥,以及时清除鼻腔及咽喉部分泌物和干痂,并用凡士林、液状石蜡等涂抹鼻翼部的黏膜及鼻下皮肤,以减轻分泌物的刺激。适当休息,减少活动。

(二)病情观察与护理

(1)体温、脉搏、呼吸及精神状态的观察。

(2)有无恶心、呕吐、烦躁等某些传染病的先兆症状。

(3)有可能发生高热惊厥的患儿,备好急救物品和药品,加强巡视,以及时发现、及时处理、及时记录,并密切监测体温变化,采取有效措施维持正常体温。

(三)去除和避免诱发因素护理

积极治疗原发病,避免二重感染。

(四)饮食护理

给予富含营养、易消化的饮食,保证水分的供给。根据患儿的年龄,采取适宜的喂养方式,避免饮食用力或呛咳,加重病情。

(五)用药护理

应用解热药后注意补充水分,并观察降温效果。高热惊厥者应用镇静药应观察镇静的效果及药物的不良反应。抗感染药物,注意观察有无变态反应,并及时处理。

(六)心理护理

强化沟通效果,解除患儿及其家长的焦虑情绪。

(贾　丽)

第五节　小儿急性支气管炎

一、概念

急性支气管炎是由病毒、细菌或混合感染引起的气管、支气管黏膜发生炎症。常继发于上呼吸道感染后,或为急性传染病的一种临床表现。婴幼儿多见。常见的诱发因素有免疫功能失调、

营养不良、佝偻病、特异性体质、鼻炎、鼻窦炎等。

二、临床表现

(一)症状

大多先有上呼吸道感染症状，咳嗽为主要症状，开始为干咳，以后有痰。发热可有可无、体温可高可低。婴幼儿常有呕吐、腹泻等症状；年长儿常述头痛、胸痛。

(二)查体

双肺呼吸音粗，可有不固定的、散在的干湿啰音；一般无气促、发绀。

(三)胸片

显示正常，或肺纹理增粗，肺门阴影增深。

(四)特殊类型的支气管炎-哮喘性支气管炎

特殊类型的支气管炎-哮喘性支气管炎是指婴幼儿时期有哮喘表现的支气管炎。除上述临床表现外，其特点如下。

(1)多见于3岁以下，有湿疹或其他过敏史者。

(2)有类似哮喘的症状，如呼气性呼吸困难，肺部叩诊呈鼓音，听诊两肺布满哮鸣音及少量粗湿啰音。

(3)有反复发作倾向。一般随年龄增长而发作逐渐减少，多数痊愈，少数于数年后发展为支气管哮喘。

三、治疗

(一)一般治疗

同上呼吸道感染，经常变换体位，多饮水，使呼吸道分泌物易于咳出。

(二)控制感染

由于病原体多为病毒，一般不采用抗生素；对婴幼儿有发热、脓痰、白细胞计数增多者、病毒性感染病程≥7天者或考虑有细菌感染时可适当选用抗生素(如青霉素类、头孢类)。青霉素类首选，如青霉素过敏可选大环内酯类等广谱抗生素。疗程7～10天。病原为肺炎支原体、衣原体者平均疗程常需2周以上。

(三)对症治疗

(1)化痰止咳：痰稠者可选用棕色合剂(每岁1 mL)、乙酰半胱氨酸、氨溴索等；刺激干咳为主者，可用愈美甲麻敏糖浆、右美沙芬；如干咳严重、影响休息者可短期选用复方可待因(可愈糖浆)。

(2)止喘：对喘憋严重者可口服特布他林每次0.10 mg/kg或雾化吸入硫酸沙丁胺醇溶液或复方异丙托溴铵溶液，剂量见表16-1。

表16-1　雾化吸入药物用量表

年龄	5%吸入用硫酸沙丁胺醇溶液(mL)	0.025%吸入用异丙托溴铵溶液(mL)	NS(mL)	总量(mL)	吸入用复方异丙托溴铵溶液每支2.5 mL
1～4岁	0.25	0.50	1.25	2	每次1.25 mL＋NS2 mL稀释
4～7岁	0.50	0.75	1.75	3	
≥8岁	0.75	1.00	1.25	3	

(3)喘息严重时可加用泼尼松,1 mg/(kg·d),或静脉滴注氢化可的松,共1～3天。

四、护理措施

(一)一般护理

卧床休息,减少活动,卧床时需经常变换体位,以便于排除呼吸道分泌物。保持口腔清洁;保持呼吸道通畅,指导并鼓励患儿有效咳嗽、咳痰,加强体位引流,必要时吸痰。

(二)病情观察与护理

观察生命体征的变化,尤其注意体温及呼吸,体温升高者按发热护理常规护理,有呼吸困难、喘憋、发绀者,遵医嘱及时给予适宜的吸氧方式吸氧,并协助医师积极处理。

(三)去除和避免诱发因素护理

积极治疗原发病,避免二重感染。

(四)饮食护理

给予富含营养、易消化的饮食,保证水分的供给。根据患儿的年龄,采取适宜的营养供给方式,应少食多餐,以免因咳嗽引起呕吐,严重者导致误吸。

(五)用药护理

应用解热药后注意补充水分,口服止咳糖浆后不能立即饮水,镇咳药不应常规应用,支气管扩张药应用时观察患儿心率变化,抗感染药物应用时观察有无变态反应等,经常巡视观察用药效果及不良反应,以便及时处理。

(六)心理护理

根据各年龄段患儿及其家长心理特点,采取个性化的沟通技巧,解除患儿及其家长的焦虑情绪。

(贾　丽)

第十七章

神经重症护理

第一节 神经重症患者的电生理监测

神经重症监护室(neurosurgical intensive care unit,NSICU)中继发性脑损伤在急性重型脑损伤患者中十分常见。颅内压增高所致深部脑中线结构改变或病变组织周围术后水肿、再出血等情况均会导致患者病情恶化。因此,监测中早期发现并及时治疗这些并发症显得尤为重要,更是 NSICU 的重要中心工作。在一般神经系统检查有阳性发现之前,大脑功能或结构已经发生明显变化,而此时脑功能监测可以在神经功能紊乱的可逆期内提供诸多有效信息,能够帮助临床医师早期诊断、及时干预并阻止持续的脑损害,还可通过动态连续监测对治疗效果作实时评估。此外,神经电生理检查与动态监测也是生命中枢与广泛脑损害程度的客观评判指标,对于指导合理医疗投入及脑死亡鉴定、器官移植也具有重要意义。目前用于脑功能监测的主要技术有连续脑电图(continuous EEG,CEEG)、诱发电位(evoked potential,EP)、经颅多普勒(transcranial doppler,TCD)等。

一、神经重症监护中的脑电图监测

(一)脑电图监测基本原理

脑电图(EEG)与脑生物代谢密切相关,当脑血流量(cerebral blood flow,CBF)下降时,大脑皮质神经细胞突轴后电位发生改变,从而引起头皮脑电图的变化。因此,脑电图可先于临床检查发现处于可逆阶段的神经元功能障碍,早期预告低碳酸血症缺血和即将发生的血管痉挛。此外,EEG 还可探测脑损伤或癫痫患者痫样放电。

(二)EEG 在神经重症监护中的应用

CEEG 监测对于评价大脑功能、指导治疗剂量、评价治疗效果有重要意义,其作用主要有以下几方面。

1.协助脑死亡的诊断

除了临床指标外,脑死亡的确认试验还包括:脑电活动消失(平坦)、经颅脑多普勒超声呈脑死亡图形、体感诱发电位 P14 以上波形消失。

2.昏迷的诊断及预后评估

引起昏迷的原因依据神经学定位诊断的观点:①幕上器质性或占位性病变,直接或间接地破坏或压迫中线深部结构;②幕下器质性或占位性病变,直接或间接地破坏或压迫脑干上部的上行激活系统;③代谢、中毒性疾病引起双侧半球和/或脑干弥漫性功能或器质性损伤。

对昏迷患者行EEG检查,其作用主要体现在以下几方面:①可提供客观评价脑功能障碍的指标;②有助于鉴别中毒-代谢因素与结构性损伤所致的昏迷,如α昏迷、θ昏迷多见于广泛的缺血损害,提示缺血缺氧性脑病;阵发性广泛的θ、δ活动,尤其伴随三相波活动,常提示代谢性脑病;③协助判断昏迷深度,预测临床转归,如EEG对外源性刺激缺乏反应性,EEG无自发性改变,脑电活动普遍抑制等均提示预后不良。

3.在癫痫诊断与治疗中的应用

癫痫是大脑神经元突发异常放电所致的短暂、反复发生的脑功能障碍的慢性临床综合征。这种异常放电可通过EEG描记到,故临床中CEEG可用于癫痫及癫痫发作类型的诊断。此外,对于难以控制的癫痫持续状态,CEEG还可用于指导正确的麻醉治疗,即在CEEG监测下判断大脑功能受抑制的程度,使药物在最低的剂量下达到最好的控制效果。

4.在脑血管病中的应用

EEG对于脑血管病的检测一般无特异性改变,但仍有着CT等影像学检查无法替代的作用。急性局灶性脑缺血时,EEG检查在发病后即呈现脑波异常,早期发现即将出现的缺血可以为溶栓治疗争取时间。有研究表明蛛网膜下腔出血时,CEEG显示持续弥漫的慢波为血管痉挛前兆,α波明显减少也发生在血管痉挛的患者中,且早于TCD发现,当血管痉挛解除后α波可恢复正常。

5.在颅内压监护中的应用

研究发现伴有颅内压增高的患者,EEG常表现为持续的慢波活动,而在使用甘露醇等脱水剂后EEG可显著改善。因此,CEEG监测可间接反映脱水剂治疗脑水肿的脱水降颅压过程,提供药物治疗的早期效果。

(三)注意事项

EEG检查时需注意:①EEG表现必须与临床资料如病因学、年龄、神经系统检查等结合才能作出正确判断;②检查中EEG易受外界因素的影响,如各种电磁干扰、患者躁动不安或有颅骨损伤、软组织肿胀积液、安置颅内引流管等,故判定时需排除可能的干扰后综合分析结果。

二、诱发电位与事件相关电位

在神经科重症监护病房通常需要医师对昏迷患者在发病早期即作出预后判断。Glasgow昏迷量表(GCS)是在NSICU临床中应用最广泛的评估手段,但其对预后的判断主要停留在临床观察水平,对植物状态和死亡的预后评估早期缺乏特异性。此时,神经诱发电位的监测和其他监测手段一同成为预后评估的重要工具。

(一)脑干听觉诱发电位

脑干听觉诱发电位(brainstem auditory evoked potential,BAEP)是在听觉短声刺激后10毫秒内发生的神经反应,由6～7个正相和负相的峰组成。Ⅰ波产生于靠近耳蜗的第8对脑神经,Ⅲ波主要产生于同侧的耳蜗神经核和同侧上橄榄复合体,Ⅴ波产生于脑桥上部或下丘部。因此,BAEP监测可反映听觉传导通路功能,同时也是脑干功能的客观监测指标,广泛应用于术中与 NSICU 电生理监测。

由于 BAEP 受巴比妥类等安眠镇静药物的影响较小，可对昏迷的病因（药物中毒或脑干器质性损伤）有一定的鉴别作用，检查前需注意了解患者有无耳科疾病，以排除因听觉传导通路异常所致的 BAEP 变化。

BAEP 对昏迷患者预后的预测也有一定价值。研究表明，BAEP 图形分化差，缺少Ⅲ至Ⅴ波或Ⅳ、Ⅴ波的昏迷患者常最终死亡或处于不可逆的植物状态。需要注意的是，BAEP 监测只能反映部分脑区的功能，如病变局限于大脑半球而未影响脑干听觉传导通路，BAEP 可完全正常。此外，如出现 BAEP 各波均消失需检查设备以排除技术问题影响。

综上所述，监测中提倡连续 BAEP 监测，重复 BAEP 记录可获得稳定数据，所有进行临床判断时需要与其他检查（如其他神经电生理检查、临床症状体征、颅内压测定、头颅 CT 或 MRI）联合，进行综合分析，才可能做出更为准确的评判。

（二）事件相关电位

事件相关电位（event-related potential，ERP）是由皮质下-皮质和皮质-皮质环路产生的长潜伏期电位（在刺激后 70～500 毫秒），它比短潜伏期依赖更多的皮质和广泛的神经网络连接，可提供一种客观评估高水平认知功能的方法（如记忆和语言），主要包括 P300、失配性负波（mismatch negativity，MMN）等。

P300 是一个正相 ERP 成分，波峰约在刺激之后 300 毫秒，这种刺激随机出现在序列标准听觉刺激之中，通常与注意、决策、记忆和认知片段的终止有关。引出 P300 的传统方法需要受试者主动参与，必须对靶刺激做出相应的反应（如计数或按按钮）。然而，研究显示 P300 也能在被动注意状态中记录，因此使它有可能用于研究昏迷患者的认知功能。P300 的出现是 GCS 高得分非外伤性昏迷患者预后的可靠评价指标。

MMN 为偏离刺激后 100～250 毫秒的负相成分，是受试者接受听觉刺激后对刺激物间差异变化的反应。研究发现，MMN 的引出无需受试者主动配合辨认偏差刺激。因此，在昏迷患者中存在 MMN，可表明某些前注意感觉记忆过程在这些患者中是活跃的。虽然 MMN 的存在并不能提供有关功能恢复及全面认知能力的信息，但对于交流功能显著减弱的患者仍有着重要价值。

P300 和 MMN 的常见局限性是易受到药理学因素的影响。多巴胺受体激动剂、拮抗剂和巴比妥类药物可以严重影响 P300 的潜伏期，镇静剂和巴比妥类药物可影响 MMN 波幅。因此，ERP 结果的解释必须在紧密联系患者临床评估和当前的治疗情况基础上进行。

（三）体感诱发电位

短潜伏期体感诱发电位（somatosensory evoked potential，SSEP）来源于躯体感觉皮质原发反应，可客观反映皮质及皮质下感觉传导通路的功能状态。Goldie 等首先报道正中神经 SSEP 双侧原发皮质反应（BLCR）缺失可以准确地预测昏迷患者死亡或植物状态存活的预后。也有部分病例显示，BLCR 缺失并非总是提示伴随结构损伤的广泛而不可逆的神经功能丧失。此外，SSEP 检测会遗漏从丘脑到额叶皮质的感觉传导通路。因此，使用 SSEP 进行早期预测时，为保证记录的可靠性最好在多次检测后再作出决定，同时应保证 SSEP 来自 Erb′s 点（在臂丛神经之上）和高颈位感觉通路记录的电位（即 N9 和 N14）存在。

三、经颅多普勒超声（TCD）

TCD 监测中常用的参数有搏动指数（pulsatility index，PI）、脑血管阻力系数（resistance

index,RI)、收缩峰值血流速度(V_s)、平均血流速度(V_m)、舒张期末血流速度(V_d)及频谱形态等。其中 $PI=(V_s-V_d)/V_m$,主要反映脑血管的顺应性。当颅内压(intracranial pressure,ICP)增高时,PI、RI 增大;而 V_s 主要受收缩期血压影响,V_d 主要受血管阻力影响,脑血管阻力又取决于脑血管管径和颅内压,因此,这些参数可反映脑血流动力学的变化。

(一)TCD 对脑血管痉挛的评价

脑血管痉挛是指颅内局部或全部动脉在一段时间内呈异常的(非生理供血调节)收缩状态,是蛛网膜下腔出血后严重并发症之一,常发生于发病后 4~12 天。其显著特点是血管管径收缩变细,为维持脑组织一定的血流量,通过这一狭窄节段的血流速度增快。研究表明,当血管狭窄使其管腔截面积缩小至原管腔面积 80%以上时,血流量及血流速度均会下降。

对于蛛网膜下腔出血患者,可通过 TCD 观察 Willis 环及其分支的血流动力学变化,动态观察脑血管痉挛的变化过程,对临床血管造影、手术治疗时机选择具有一定意义。此外,颅脑外伤后,大脑神经元对缺血、缺氧和代谢紊乱耐受程度明显降低。此时,早期发现颅内血管痉挛,以及时纠正脑组织缺血,对防止继发性脑损害尤为重要。对重型颅脑损伤(GCS 评分:3~8 分)搏动指数增高的患者,尤其应注意颅内压增高时可能发生的血管痉挛,此时连续动态监测 TCD 中搏动指数及脑血流速度等血流动力学指标,有利于预防继发性损害的发生,防止病情恶化。

由于大脑中动脉是颈内动脉的主要直接延续,血管直径较大,走形变异较少,容易定位,而且能够反映颈内动脉系统的脑血流情况,通常将大脑中动脉作为监测目标血管。一般认为:MCA 的平均流速>90 cm/s 为血管痉挛的临界状态,流速<120 cm/s 为轻度痉挛,120~200 cm/s 为中度痉挛,>200 cm/s 为重度痉挛。

(二)判断颅内压增高及脑死亡

颅内压增高可影响脑的血液循环,使血管阻力增加,血流量减少。当脑血管自动调节功能存在时,伴随颅内压的升高,脑小动脉扩张,以保持脑血供恒定,此时舒张压比收缩压下降明显,导致脉压增大,搏动指数增高。因此,TCD 可间接无创监测患者颅内压的动态变化,有助于病情评估及预后判断。因颅内高压出现 TCD 异常的频谱常有以下表现:①搏动指数增高;②下降支的末端出现一显著的重搏波;③收缩峰高耸,可呈脉冲样;④舒张期及平均血流速度均降低或在正常值低限。

脑死亡是指包括脑干在内的全脑功能丧失的不可逆转的状态。其重要的病理生理机制是严重的颅内压增高。当颅内压接近全身动脉压时,脑内血液循环停止,大量代谢产物堆积,从而引起一系列的病理变化。TCD 是根据脑死亡时颅内、外血液循环的改变来诊断脑死亡的,其特征性频谱为:心脏的收缩期呈正向波和在舒张期呈负向波,表现为振荡波形。用 TCD 来诊断脑死亡时,必须由操作熟练及经验丰富的检查者进行,以防由于操作者的偏差而失误。此外,少数患者可因 TCD 不能穿透颅骨而得不到信号,需注意排除。

(陈亭亭)

第二节　神经重症患者感染的预防

神经重症患者感染泛指因神经危重症疾病入院治疗或神经外科术后重症患者由于自身抵抗

力降低或者其他相关的原因所致的院内获得性感染(hospital-acquired infection,HAI)。

神经重症患者感染后往往会在原有神经疾病的基础上增加新的负担,严重的会因为各种不同程度的感染导致病情急剧恶化,甚至死亡。因此,加强神经重症患者感染的预防是临床工作的重要内容。常见的神经重症感染包括呼吸系统感染、泌尿系统感染、菌血症,以及神经外科操作相关的中枢神经系统感染。

一、总体预防原则

(1)加强手卫生的管理策略:洗手是预防院内感染的重要和主要手段,尤其是近年来耐甲氧西林金黄色葡萄球菌(MRSA)和万古霉素耐药肠球菌(VRE)等多种耐药菌株的出现,更对医务人员的手卫生管理提出了更高的要求。手消毒以含酒精凝胶制剂使用最为方便且有效,但有些细菌如梭形艰难杆菌感染,酒精凝胶并无抗梭形杆菌芽孢作用,应仔细用肥皂水清洗。手消毒应该按医院感染控制的规范步骤进行操作。监护单元的适当位置及每个床单位周围均应设置相关的手消毒制剂或者洗手设施。

(2)加强营养支持治疗:稳定重症患者的机体内环境,控制患者尤其是糖尿病患者的血糖水平,提高患者的免疫力。

(3)定期消毒重症单元内的相关设施及设备:定期消毒床单位,建立医院感染防治的一整套操作规程及医院感染警示和防控预案。

(4)尽量缩短手术前住院时间,减少院内获得性细菌定植、感染的机会。

(5)严格无菌管理:严格管理中心深静脉及动脉导管,呼吸道管理及留置尿管的管理,防止因以上管理不善所致的菌血症。

二、呼吸系统感染的预防

(一)减少或消除口咽部和胃肠病原菌的定植和吸入

加强口腔护理,可使用氯己定口腔护理液,充分引流气管内分泌物及口鼻腔分泌物。控制胃内容物的反流,防止并避免肺误吸。

(二)加强气道管理

抬高床头30°,合理吸痰和适当雾化吸入。合理管理人工气道及机械通气,使用消毒的一次性导管;如遇分泌物黏稠,可使用化痰药物并加强气道的湿化;冲洗液及盛装容器应及时更换;肺部痰液不易吸出时可经纤维支气管镜指导下吸痰;吸痰时严格无菌操作;遵循先气道后口腔的原则;重症患者预估短期内不能清醒或者需要长期呼吸支持患者可早期气管切开。

(三)合理使用抗生素

没有充分感染证据情况下,切忌无原则地使用抗生素预防呼吸道感染。

三、中枢神经系统感染的预防

(一)术前准备

开颅术前1天充分清洗头颅,可使用抗菌药皂;术前2小时内或在手术室备皮;不使用刮刀,建议使用电动备皮器或化学脱毛剂去除毛发;经鼻腔及经口腔手术,术前应充分进行清洁准备。

(二)根据手术类型可适当预防使用抗菌药物

(1)可选择安全、价格低廉且广谱的抗菌药物。①清洁手术:以一代或二代头孢菌素为首选;

头孢菌素过敏者,可选用克林霉素。②其他类型手术,宜根据相应危险因素和常见致病菌特点选择用药。③当病区内发生 MRS 株细菌感染流行时(如病区 MRS 株分离率超过 20%时),应选择万古霉素作为预防用药。如选择万古霉素,则应在术前 2 小时进行输注。④经口咽部或者鼻腔的手术多有厌氧菌污染,须同时覆盖厌氧菌,可加用针对厌氧菌的甲硝唑。

(2)给药时机:在手术切开皮肤(黏膜)前 30 分钟(麻醉诱导期),静脉给药,30 分钟内滴完。如手术延长到 3 小时以上,或失血量超过 1 500 mL,儿童患者失血量超过体重的 25%,可术中补充一次剂量。

(三)手术规范

严格遵守“外科手消毒技术规范”的要求,严格刷手,严格消毒,严格遵守手术中的无菌原则,细致操作,爱护组织,彻底止血。

(四)术后引流

除非必需,否则尽量不放置引流物;尽量采用密闭式引流袋或者负压吸引装置,减少引流皮片的使用;各类引流管均须经过皮下潜行引出后固定;一般脑内、硬膜下或者硬膜外引流物应 48 小时内尽早拔除;腰大池引流及脑室外引流要注意无菌维护,防止可能的医源性污染,留置时间不宜过久,必要时更换新管。

(五)其他

手术操作中如放置有创颅内压监测、脑微透析探头、脑氧及脑温探头等监测设备时应严格无菌操作,皮下潜行引出、固定并封闭出口(绝对避免脑脊液漏)。

(六)换药

术后严格按照无菌原则定期换药。

四、泌尿系统感染的预防

尿路感染,特别是 CA-UTI,也是常见的院内感染,占 ICU 所有 HAI 的 20%~50%。长时导尿管留置(>5 天)和导尿管处置不当,与院内获得性尿路感染明显相关。

(1)首先要尽量避免不适当导尿,不合理拔除导尿管后所致的重复性插管等。

(2)导尿操作时严格的无菌方法,并保证器械的无菌标准。

(3)使用尽可能小的导尿管,并与引流袋相匹配,从而最大程度减少尿道损伤。

(4)确保对留置导尿管的适当管理,尿道口局部的日常清洁,维持无菌的、持续封闭的引流系统。

(陈亭亭)

第三节　神经重症患者的营养支持

神经重症患者的营养状况与临床预后密切相关,营养不足可使并发症增加、呼吸机撤机困难、病情恶化、ICU 住院时间延长及死亡率增加等。颅脑创伤患者如果没有充足的营养支持,每周体内的氮丢失可达 15%。加强营养支持可以改善患者预后已成共识。营养支持的观念已经由传统意义上的能量补充向营养治疗转化。合理的营养支持不仅能提供机体必需的能量,还可

以起到减轻应激反应、防止氧化性细胞损伤和调节免疫系统的作用。神经重症患者营养支持应注意以下几项主要原则。

一、营养评估

传统的评估指标(体重等人体测量学指标、白蛋白、前白蛋白)不能有效全面的评估神经重症患者营养状况。应结合临床进行全面评估,包括体重减轻、疾病严重程度、既往营养摄入、并发疾病、胃肠功能等,临床常用的营养风险筛查与评估可选择营养风险筛查表等工具,根据营养风险程度决定营养支持策略。

二、营养支持途径

肠内营养与肠外营养是可选择的营养支持途径。经胃肠道的营养补充符合生理需求,是优选的途径。应尽早对患者进行吞咽功能检查,洼田饮水试验简单易行。但是,对需要长时间肠内营养的患者(>4 周),营养途径推荐使用经皮内镜下胃造瘘,长时间经胃管肠内营养的患者需要定时更换胃管。早期进行肠内营养支持治疗可以减轻疾病严重程度、减少并发症的发生、缩短 ICU 住院时间,改善患者预后。耐受肠内营养的患者应首选肠内营养。

颅脑外伤合并严重胃肠应激性溃疡及不耐受肠内营养患者选择肠外营养。如果肠内营养支持不能达到能量需求目标,可采用肠内营养与肠外营养结合的方式联合提供营养。脑卒中、动脉瘤患者清醒后的 24 小时内,在没有对其吞咽功能进行评估的情况下,不能让患者进食,包括口服药物。颅脑损伤患者应该在伤后 1 周内达到营养支持目标。在患者病情有任何变化的时候,需要重新进行吞咽功能评估。对于伴有吞咽功能受损的患者,推荐接受吞咽障碍康复训练等相关治疗。

三、开始营养支持的时间

建议早期开始营养支持。应在发病后 24～48 小时开始肠内营养,争取在 48 小时后到达能量需求目标。重型脑外伤患者 72 小时内给予足够的营养支持可以改善预后。对那些不能靠饮食满足营养需求的脑卒中患者,需要考虑在入院后 7 天内进行肠内营养支持。开始肠外营养支持时要考虑患者既往营养状况及胃肠功能。如果入院时存在营养不良,患者不能进行肠内营养,应及早开始肠外营养。此外,如果在 5～7 天肠内营养支持还不能达标,应联合肠外营养支持。

四、能量供给目标

重症神经外科疾病患者急性应激期代谢变化剧烈,能量供给或基本底物比例不适当可能加重代谢紊乱和脏器功能障碍,导致不良结局。重症患者应激期应降低能量供应,减轻代谢负担,同时选择合适的热氮比与糖脂比,并根据病情及并发症情况进行调整,通常重症应激期患者可采用 20～25 kcal/(kg・d)作为能量供应目标,肠内营养蛋白质提供能量比例 16%,脂肪提供 20%～35%,其余是碳水化合物,热氮比在 130∶1 左右。肠外营养糖脂比 5∶5,热氮比 100∶1;肠外营养时碳水化合物最低需求为 2 g/(kg・d),以维持血糖在合适的水平,静脉脂肪混乳剂 1.5 g/(kg・d),混合氨基酸 1.3～1.5 g/(kg・d)。

五、营养配方选择

肠内营养支持时应根据患者胃肠功能(胃肠功能正常、消化吸收障碍及胃肠动力紊乱等)、并发疾病(如糖尿病、高脂血症、低蛋白血症等)选择营养配方。可选用整蛋白均衡配方、短肽型或氨基酸型配方、糖尿病适用型配方及高蛋白配方等。某些患者可选择特殊配方制剂(如补充精氨酸、谷氨酰胺、核酸、ω-3 脂肪酸和抗氧化剂等成分的免疫调节营养配方)。但是,目前证据不支持免疫调节营养配方可以改善外伤性脑损伤的预后;促动力药对于改善喂养耐受性来说没有作用。肠外营养制剂应兼顾营养整体、必需、均衡及个体化的原则,制剂成分通常包括大分子营养素(碳水化合物、脂质及氨基酸)、电解质、小分子营养素(微量元素、维生素)及其他添加成分(如谷氨酰胺、胰岛素等)。

六、营养支持速度

肠内和肠外营养,要求 24 小时匀速输入,最好采用营养泵控制速度。开始一般输注速度为 20～50 mL/h,能耐受则增加速度,以每 8～12 小时递增 25 mL/h 速度增加用量。需结合血糖、血脂、渗透压、心力衰竭、肺水肿等监测结果调整速度。另外,胃内供给营养也可采取间断喂养的方式,每次 100～480 mL,每天次数 3～8 次,以重力滴注 30 分钟以上为佳,大多数不适与速度过快有关。

七、营养支持的监测及调整

为达到营养支持的目的,提高营养支持效率,避免并发症及不良反应,在营养支持治疗的同时应加强监测,如营养供给速度、营养支持是否满足患者需求、患者是否出现不良反应(如呕吐、腹泻、感染)等,决定是否需要调整营养支持方案。

营养支持的过程中需做如下监测:① 24 小时观察患者的反应;② 血糖一定要 <11.1 mmol/L,最佳为 5.6～8.3 mmol/L;③液体平衡情况;④心力衰竭、肺水肿症状体征;⑤其他实验室检查,包括肝肾功能、血尿渗透压、尿糖、血气分析、电解质、微量元素、血脂等。感染、栓塞、代谢紊乱是监测的重点。

(陈亭亭)

第四节　神经重症患者的体位与约束护理

一、神经重症患者的体位护理

(一)体位护理的概念

体位护理是根据患者病情和舒适度的要求,协助患者采取主动、被动或强制体位,以达到不同治疗或减少相应并发症的目的。适当的体位对治疗疾病,减轻症状,进行各种检查,预防并发症,减少疲劳均有良好的作用。

(二)体位护理的临床意义及作用

1.体位与颅内压(ICP)、脑灌注压(CPP)

颅内压与体位关系密切,不恰当的体位可以通过影响颅内静脉回流、增加胸腹腔压力等因素导致 ICP 升高,CPP 下降。对颅内压增高患者,抬高床头 30°～45°,保持头部正中位,避免扭曲或压迫颈部,以利于颅内静脉回流,可达到降低颅内压的效果。此外,对通气使用呼气末正压机械通气(positive end-expiratory pressure,PEEP)治疗的患者,也可明显减轻 PEEP 对颅内压的影响。

2.体位与呼吸系统并发症

神经重症患者是呼吸系统并发症的高危人群,发病危险因素包括意识障碍、气道保护性反射降低、气道机械性梗阻、中枢性呼吸肌无力等。此外,食物反流引起误吸是吸入性肺炎的重要危险因素。

对于肠内营养的患者,合理的体位护理可以减少吸入性肺炎的发生。经胃肠内进食时,需抬高床头至少 30°,对于气管切开患者可抬高至 45°,进食后继续保持半卧位 30～60 分钟,此体位借重力的作用有利于食物通过幽门进入小肠,减少胃内容物潴留,从而有效减少胃内容物反流,避免口咽部分泌物误吸,同时为了防止误吸、反流,在鼻饲前要清理气道内痰液,以免鼻饲后吸痰引起呛咳、憋气使腹压增高引起反流。鼻饲后禁止立即翻身、叩背或外出检查,以避免因搬动患者使胃肠受到机械刺激而引起反流。半卧位还可借助重力使膈肌下降,胸腔容积相对增大,患者肺活量增加,有利于气体交换,降低肺部并发症的发生率。

同样,对于机械通气(mechanical ventilation,MV)的患者,体位护理是预防呼吸机相关肺炎(ventilator associated pneumonia,VAP)的重要措施。抬高床头 30°～45°(半卧位或斜坡卧位)能有效减少反流和误吸,预防 VAP 的发生。

(三)神经重症患者的体位护理

1.颅内占位性病变患者的体位护理

(1)全麻手术尚未清醒的患者应取去枕平卧位,头偏向健侧,以便于呼吸道分泌物排出;清醒后血压平稳者将床头抬高 15°～30°,以利于颅内静脉回流,减轻脑水肿,降低颅内压,改善脑循环代谢。

(2)幕上肿瘤切除术后的患者应取仰卧位或健侧卧位,抬高床头 15°～30°或斜坡卧位,有利于颅内静脉回流。①脑叶体积较大的肿瘤切除术后,24 小时内禁止患侧卧位,防止脑组织局部受压及移位。②侧脑室肿瘤术前取患侧卧位,头颈部避免过度活动,以免脑室内肿瘤移位阻塞室间孔,引起剧烈头痛。③经口鼻蝶入路垂体瘤切除术后,24 小时内严格保持仰卧位,翻身等变换体位时嘱患者头部向两侧转动的角度不应＞45°,以便促进术区软组织及伤口愈合,防止脑脊液鼻漏,如已合并脑脊液鼻漏,须适当延长仰卧位时间,一般术后第 2～3 天可酌情抬高床头,防止脑脊液逆流引起颅内感染。

(3)幕下肿瘤切除术后的患者应取侧卧位,手术当天枕下垫一软枕,保持头、颈、肩在一条水平线上,防止颈部扭曲。24 小时后给予抬高床头 15°～30°,翻身时应注意保护头颈部,避免头颈扭转角度过大,防止脑干和枕部受压,引起枕骨大孔疝。①肿瘤切除后残腔较大的患者术后 24 小时内要避免患侧卧位,以免发生脑干移位。②枕大孔区畸形颅后窝减压术后,搬动患者要固定好头部,不能过度屈伸,做到轴线翻身,以防发生寰枢椎脱位,出现呼吸骤停。③对有脑脊液鼻漏、耳漏患者应取患侧卧位,抬高床头 15°～30°避免脑脊液逆流引起颅内感染,同时借助重力作用使脑组织移向颅底贴附在硬膜漏孔区，促进伤口愈合，为此抬高床头患侧卧位要维持到脑脊液耳、鼻漏停止后 2～3 天。

2.颅脑外伤患者的体位护理

(1)开颅血肿清除术后，如术后患者已清醒，生命体征平稳时，为降低颅压，采用床头抬高 15°～30°的斜坡卧位，有利颅内静脉回流，减少脑组织的耗氧量，减少颅内充血及脑水肿的发生，降低颅内压。患者在急性期如无血容量不足，取头高足低仰卧位，以防止颅内压增高，对呕吐或昏迷患者多采用仰卧位，头偏向一侧，防止引起窒息或吸入性肺炎。

(2)颅底骨折合并脑脊液鼻漏的患者应抬高床头 15°～30°，耳漏患者应取患侧卧位，有利于引流，避免引起逆行性颅内感染，并有利于脑脊液漏口愈合。

(3)慢性硬膜下血肿行硬膜下钻孔引流术后应取去枕平卧位，直到拔出引流管，有利于淤血引出，也有利于防止引流液逆流造成颅内感染或颅内积气。

(4)颅脑外伤合并颈椎损伤的体位，对由于受到加速型或减速型损伤造成的颈椎骨折或由于受到挥鞭样损伤引起的脊髓震荡的患者，护理时宜给患者采取仰卧位，急性期或术后 24 小时内取平卧位，不给患者翻身，必要时带颈托保护，24 小时后头、颈、躯干轴线翻身，侧卧时加一棉垫垫在患者头部，高度大约为一侧肩峰至同侧颈部的距离，以防止颈部扭曲、脱位。

(5)去骨瓣减压术后患者应取健侧卧位，禁止患侧卧位，避免骨窗处受压，引起局部水肿或坏死，增高颅内压力。

3.脑血管疾病术后患者的体位护理

(1)介入手术后，经股动脉穿刺者，应取平卧位，穿刺点加压 6 小时，穿刺侧下肢制动 24 小时。若使用缝合器或封堵器，穿刺侧肢体制动时间为 3～8 小时。

(2)颈动脉内膜剥脱术后患者宜采取健侧卧位，床头抬高 15°～30°，防止术后患者头颈过度活动引起血管扭曲、牵拉及吻合口出血。

4.脊髓疾病术后患者的体位护理

手术麻醉清醒后 6 小时内取去枕平卧位，以利于压迫止血，防止过早翻身活动引起伤口活动性出血。若因术中脑脊液丢失过多，导致颅内压降低，为防止出现头痛、头晕，术后 24 小时内保持平卧位或将床尾垫高 8～12 cm。协助患者翻身时要保持头颈与脊柱在同一水平位，给予轴线翻身，且动作稳妥轻柔，特别是高颈段手术患者应颈部制动，颈托固定，注意颈部不能过伸过屈，以免加重脊髓损伤。在卧床期间应注意卧位的舒适度与肢体的功能位，并给予被动活动，预防压疮。

5.其他重症患者的体位护理

(1)合并气管切开、昏迷患者的体位护理：对于气管切开的患者，气管切开手术当天不宜过多变换体位，以防套管脱出，术后应注意头部位置与气管套管方向的成角，头不宜前屈，翻身时注意患者的头部与气管平行转动，如有异常应及时改变患者的体位，保持气道通畅。对于昏迷患者，因长期卧床，易采取抬高床头 15°～30°，并定时翻身、叩背，防止肺炎发生，定时变换体位，防止肢体发生挛缩、变形、压疮。

(2)行颅内压监测术患者的体位护理：当术后连续颅内压监护时，观察 ICP 应在患者无躁动，无咳嗽，不吸痰、翻身，无其他外界刺激的情况下进行，以免影响数据的准确性，当观察患者有颅内压增高时，为减轻脑水肿，可将床头抬高 30°。

(3)腰椎穿刺术后患者的体位护理：腰穿术后 6 小时内可采取平卧位，如释放脑脊液过多，可采取头低脚高位，可预防或减轻腰穿后低颅压性头痛。

正确有效的体位对神经重症患者的颅内压、脑灌注压、平均动脉压、相关并发症都有着直接的影响，结合临床病理生理变化及循证医学认证，在没有特殊要求或禁忌情况下一般将床头抬高30°或斜坡卧位（不要在急性期降低床头高度）是神经重症患者较为适宜的体位，既能显著降低颅内压，又能较好避免低血压和脑部供血不足等不良后果的发生。也作为临床上常规的体位护理。不正确的体位可能会导致严重的、甚至致命的后果。

体位护理是临床护理中一项不可忽视的护理措施，对一些传统的体位护理方法，将通过临床护理实践不断更新与扩展。

（四）体位护理的注意事项

（1）患者体位要求根据手术部位及病情而有所不同，在实施体位护理时必须遵循病情需要，了解患者的诊断、治疗及护理要求给予适合的体位。必要时遵照医师医嘱实施体位护理。

（2）体位变换前后必须评估患者体征，了解患者病情及生命体征变化。必要时向患者说明变换体位或限制体位的目的，取得患者或家属的配合。

（3）选择适宜的护理用具，借助两摇床、三摇床、电动床、靠背垫、体位垫、手脚圈、气垫、水袋、耳枕等辅助用具，协助患者摆放适合及舒适的体位。

（4）按医嘱定时更换体位，一般每两小时变换体位一次，而且要连续实施，避免因患者体位不当而引起病情加重或并发症的发生。

（5）注意评估患者体位是否舒适，被动体位患者应使用辅助用具支撑保持其躯体稳定、肢体和关节处于功能位。颈椎或颅骨牵引患者，翻身时不可放松牵引。

（6）对进行机械通气患者，将相关机器及管路放置在患者头侧，注意勿使呼吸机的回路或导管脱落、打折。在保持患者半卧位或斜坡卧位的同时，注意患者卧位的舒适度及安全。

（7）协助患者体位改变时，不要拖拉，注意节力。同时护士应站在患者的患侧，变换体位时使患者尽量靠近自己，以利于病情观察与患者安全。

（8）翻身或体位改变后注意评估受压部位皮肤情况，检查各种引流管（如动、静脉置管，尿管等）是否扭曲、受压、牵拉。如有异常及时处理，防止因实施体位护理而使治疗效果受到影响。

总之，体位护理是神经外科护理工作中的重要部分，加强体位护理的科学性和整体性管理，是促进患者全面康复的基础，是提高专科护理技术水平的重要途径。

二、神经重症患者的约束护理

神经重症患者常伴有意识模糊、躁动不安，不配合治疗护理，很容易发生意外拔管、坠床、自伤等严重后果而影响治疗、预后甚至威胁生命。因此，为确保患者安全，保证治疗护理顺利进行，常对重症患者实施身体约束。

（一）概念

身体约束（约束）通常定义为使用任何物理或机械性设备、材料或工具附加于患者的身体，限制患者的自由活动，阻止患者自由移动身体、体位改变等。在治疗护理活动中身体约束被视为限制躁动患者的身体或肢体活动，预防和减少其干扰治疗及维持安全的临床保护性措施，也称为保护性约束。

（二）适应证与禁忌证

1.适应证

意识障碍、谵妄、躁动、烦躁、自伤或全麻未醒的患者通过约束限制其身体或肢体活动，防止患者出现坠床、撞伤、抓伤、拔管等意外而采取的一种保护性措施。

2.禁忌证

水肿、压力溃疡(皮肤损伤)、吸气和呼吸困难、肢体挛缩、骨折、麻痹,最重要的是未取得患者或家属的知情同意。

(三)应用原则

(1)目的是确保患者的安全,保证患者被约束时的安全、舒适、尊严和身体需求。

(2)约束应仅在其他方法都不能达到有效结果时才能实施,不可作为弥补人力资源不足而使用。

(3)应制订身体约束的工作流程与要求,并使医护人员严格掌握。

(4)约束前应告知患者、家属或监护人约束使用的原因、必要性、注意事项及可能的不利因素,使用后及时与家属沟通,共同评价效果。

(5)应严密观察并定时评估被约束者,正确记录约束部位、时间等情况。

(6)约束的使用应为限制最小,时间最短,尽量减少约束的使用。当患者病情趋于好转时,护士考虑应尽早停止使用约束。任何限制患者活动自由度的力量或程度应该符合患者的基本生理需求,并使其肢体保持功能位。

(四)部位与方法

最常见的为腕关节约束、踝关节约束、胸部约束及腰部约束。常采用约束带、拳击手套、连指手套等用具,它可以把手裹起来防止手指自由活动,防止患者拖拽管路及输液针。成人使用最多的为约束带,给予手及肢体约束。

(五)评估与护理

(1)护士评估患者约束的需要,在约束前评估患者年龄、病情、意识状态、配合程度、肢体活动情况和肢端循环等。只有当患者或他人安全及健康受到威胁时,才使用约束措施。

(2)在应用约束前,护士与患者和其家庭成员解释约束相关的需要、注意事宜及利弊因素。取得患者及家属的理解和知情同意,并得到家属的配合。

(3)护士遵守使用约束流程及要求,按照医师医嘱及主管护师的建议为患者做适当的约束。

(4)使用限制最小的、合理的、正确的约束方法,确保使用肢体约束的安全。注意保护患者身体薄弱的部位,约束松紧度以能容纳 1 个手指为宜,预留适当的活动空间。不宜过紧或过松,以免影响局部血液循环或约束效果,并在约束部位,特别是骨突处垫软垫,预防因约束造成皮肤损伤。

(5)约束期间加强巡视严密观察,特别注意其安全、舒适、尊严、隐私及身体精神状态。任何迹象如皮肤水肿、苍白、青紫、发冷,患者主诉刺痛、麻木、疼痛或破损,立即解开约束带给予肢体活动。使用胸带约束者应观察患者的呼吸、心率、血压、血氧饱和度等情况,如出现呼吸急促或减慢、血氧饱和度下降等,立即停止约束,遵医嘱给予相应的处理或改用药物镇静。因此要动态评估患者病情,以及时调整约束方案,并能保持肢体功能位。

(6)应用约束后护理人员应及时做好约束记录,包括患者姓名、约束原因、约束带数目、约束部位及时间,建立相应的护理记录,认真落实床头交接班,重视患者感受和反应,做好基础护理,避免患者肢体受伤。

(7)对于意识清醒但不能完全配合且又须行保护性约束的患者,可用普通约束带约束双上肢或下肢。对情绪不稳、躁动及不配合治疗的患者进行持续约束,至少每两小时松解约束一次,时间 15～20 分钟。并评估约束部位局部血循环及皮肤完整性，至少每 8 小时重新评估是否需要继续使用约束。

(8)应用约束的患者，当抬高床头时，约束带应固定在床沿。不要将约束带系在床挡或其他部分，以免病床角度改变时约束效果受影响。

(9)患者约束的并发症：身体约束的患者失去肢体力量，易发生应激溃疡、失禁及绞窄(窒息)、严重不安、沮丧、愤怒、恐惧、困惑、惊慌失措、情绪改变、睡眠障碍、角色缺失、身体不适、行为混乱，血液的化学变化导致认知和行为问题，失去自信和自尊等。

(10)探索干预、实施及检索约束使用的替代方法，如严密评估患者，改善环境，开展临床工作经验分享交流。同时学会恰当、正确的约束方法，使实施效果良好，不断掌握保护性约束的最新知识与技术。

(六)身体约束的伦理学思考

护理应用约束涉及限制患者的自由。患者把这种干预看成一种攻击、殴打甚至是错误的囚禁。但是，众所周知，约束有时是必要的，是关系神经重症患者安全和有效治疗的重要问题之一。在患者法律观念和维权意识日益增强的形式下，约束措施的使用不当还将带来护患纠纷。鉴于其潜在的危害性及风险，临床上应尽量寻找其他替代手段，将身体约束作为防止身体伤害或保护患者安全的最后选择。在重视循证护理、人性化护理服务的临床护理实践中，道德与伦理的理念越来越被关注，因此，亟待展开约束的相关性研究，充分认识其对神经重症患者治疗和健康的影响。对患者的身体约束主要是保护性约束也称(行为约束治疗)，其实质是限制患者的行为自由，以保障患者的安全，并保证治疗、护理工作的顺利进行，因此应明确规定应用身体约束的适应证，防止约束使用的盲目性、随意性。约束措施的应用会对患者的生理和社会心理方面带来许多负面影响，作为护理管理者更要关注并重新审视约束使用的正确性、合理性。同时形成相关护理模式和约束管理策略，为神经重症监护病房患者及医护人员创建一个相对安全的医疗环境。

(王红燕)

第五节　神经重症患者的术前护理

一、护理评估

(一)健康史

1.现病史

本次发病的诱因、主诉、主要病情、症状及体征(生命体征和专科体征)等。

2.既往史

详细了解有关内分泌、心血管、呼吸、消化、血液等系统疾病史，创伤史、手术史、过敏史、家族史、遗传史、用药史、个人史，女性患者了解月经史和婚育史。

(二)身体状况(生理状况)

1.年龄

婴幼儿及老年人对手术的耐受力比成年人差。婴幼儿术前应重点评估生命体征、出入液量和体重的变化等。老年人术前应全面评估生理状态，包括呼吸、循环、消化、内分泌、泌尿等各个系统，掌握其病理生理变化。

2.营养状态

根据患者身高、体重、肱三头肌皮肤褶襞厚度、上臂肌周径及食欲、精神面貌、劳动能力等，结合病情和实验室检查结果，如血浆蛋白含量及氮平衡等，全面评判患者的营养状况。

3.体液平衡状况

手术前应全面评估患者有无脱水及脱水程度、类型，有无电解质代谢紊乱和酸碱平衡失调。常规监测血电解质水平包括 Na^+、K^+、Mg^{2+}、Ca^{2+} 等，有助于及时发现并纠正水、电解质失衡。

4.有无感染

评估患者是否有上呼吸道感染，并观察皮肤，特别是手术区域的皮肤有无损伤及感染现象。

5.重要器官功能

(1)心血管功能：应评估患者的血压、脉搏、心率及四肢末梢循环状况，如有无水肿、皮肤颜色和温度等。术前作常规心电图检查，必要时行动态心电图监测。

(2)肺功能：术前加强患者呼吸节律和频率的观察，了解有无吸烟嗜好、有无哮喘、咳嗽、咳痰，观察痰液性质、颜色等，必要时行肺功能检查，以协助评估。

(3)肾功能：评估患者有无排尿困难、尿频、尿急、少尿或无尿等症状，通过尿常规检查，观察尿液颜色、比重和有无红、白细胞，了解有无尿路感染，通过尿液分析、血尿素氮或肌酐排出量等，评估肾功能情况。

(4)肝功能：评估患者有无酒精中毒、黄疸、腹水、肝掌、蜘蛛痣、呕血、黑便等。对既往有肝炎、肝硬化、血吸虫病或长期饮酒者，更应了解肝功能情况，并注意有无乙型肝炎病史。

(5)血液功能：应询问患者及家族成员有无出血和血栓栓塞史；是否曾输血，有无出血倾向的表现，如手术和月经有无严重出血，是否容易发生皮下瘀斑、鼻出血或牙龈出血等；是否同时存在肝、肾疾病。

(6)内分泌功能：评估糖尿病患者慢性并发症(如心血管、肾疾病)和血糖控制情况，监测饮食、空腹血糖和尿糖等。甲状腺功能亢进患者手术前应了解基础血压、脉搏率、体温、基础代谢率的变化。

(三)神经系统功能评估

1.意识评估

意识障碍是中枢神经系统疾病的常见表现，且随病情变化而波动，有时意识状态的恶化是出现颅内并发症时唯一可以发现的临床表现。意识与脑皮质和脑干网状结构的功能状态有关，可表现为嗜睡、朦胧、半昏迷和昏迷。意识障碍的有无及深浅程度、时间长短和演变过程，是分析病情的重要指标。

这种意识障碍主观描述的主要缺点是缺乏确切的分级，由不同的评价者操作，可能得出截然不同的结果。为此，结合意识中觉醒和知晓两部分内容，创立了相应的意识评价量表系统，目的在于对意识障碍进行更为确切的分级。其中临床应用最为广泛的是 GCS。GCS 由睁眼(E)、体动(M)和语言(V)三部分组成，每项包含了不同等级，评为不同分值。总分为 15 分，代表完全清醒，最低为 3 分，代表觉醒和知晓功能完全丧失。护理相关的要点：①在护理记录时应分项计分，可表述为 E/M/V。这样，除可评价意识状态外，还便于提示患者是否存在一些特征性的病理状态，如去皮质强直和去大脑强直；②应建立定时 GCS 评估的护理常规，常定为每小时评估一次，

整合在护理记录单上，便于评价病情的动态变化。

2.瞳孔的观察

瞳孔的观察也是神经危重症患者重要的临床检测项目。瞳孔变化对判断病情和及时发现颅内压增高危象——小脑幕切迹疝非常重要。要观察双侧瞳孔的对光反射、瞳孔的大小、两侧是否对称、等圆，并应连续观察其动态变化。检查瞳孔应分别检查左右两侧，并注意直接对光反应与间接对光反应，这些对鉴别脑内病变与视神经或动眼神经损伤所致的瞳孔改变有参考意义。观察瞳孔的护理要点：在临床工作中，神经系统疾病变化迅速。因此对瞳孔的观察要做到“及时准确、前后对照、全面观察、综合分析”。

(1)及时准确：对瞳孔的观察要及时准确，特别是昏迷或脑出血的患者。一般15～30分钟观察一次，并做好记录。

(2)前后对照、双眼对比：瞳孔的动态观察，对病情的判断和预后更有价值。如果患者初时瞳孔正常，在观察过程中逐渐出现瞳孔变化，则更有意义。一般说来，病侧瞳孔短时间内缩小是动眼神经受刺激的表现，瞳孔散大则为动眼神经麻痹的表现。如果一个患者短时间内瞳孔发生变化，常常是脑出血或脑疝刺激或压迫动眼神经所致。

(3)全面观察：对于神经危重患者，严密观察瞳孔是十分重要的，但瞳孔观察不是唯一的，还应包括意识、神经体征和生命体征的全面观察。必要时做一些辅助检查，才能作出正确的判断，有利于正确的治疗。

(4)综合分析：对于一个不正常的瞳孔，除考虑神经系统的疾病外，还要排除药物对瞳孔的影响，以及眼科疾病引起的瞳孔变化。不可只根据瞳孔这一项指标，要仔细询问病史，结合临床，全面分析，才能作出正确的判断。

(四)心理-社会状况

1.心理状况

最常见的心理反应有手术焦虑、恐惧和睡眠障碍。焦虑、恐惧表现为对手术担心、紧张不安、害怕、乏力疲倦等，似有大祸临头之感。身体上也表现有相应的一些症状，如心慌、手发抖、坐立不安、食欲减退、小便次数增加、行为被动或依赖、脉搏呼吸增快、手掌湿冷等。睡眠障碍的患者表现为入睡困难、早醒、噩梦等。导致患者心理反应的主要原因：①对手术效果担忧；②对麻醉和手术的不解；③以往手术经验；④医务人员的形象效应；⑤对机体损毁的担忧。因此.手术前应全面评估患者的心理状况，正确引导和及时纠正不良的心理反应，保证各项医疗护理措施的顺利实施。

2.社会状况

了解亲属对患者的关心程度，心理支持是否有力，家庭经济状况，医疗费用承受能力。

(五)手术耐受性

1.耐受良好

全身情况较好，外科疾病对全身影响较小，重要器官无器质性病变或其功能处于代偿阶段，稍做准备便可接受任何手术。

2.耐受不良

全身情况欠佳，外科疾病已对全身影响明显，或重要器官有器质性病变，功能已濒临失代偿，需经积极、全面的特殊准备后方可进行手术。通过对手术耐受的评估，可以对手术危险性作出估计，为降低危险性做好针对性的术前准备。

二、护理措施

(一)生理准备

1.呼吸道准备

有吸烟嗜好者,术前2周戒烟。有肺部感染者,术前3～5天起应用抗生素;痰液黏稠者,可用抗生素加糜蛋白酶或沐舒坦雾化吸入,每天2～3次,并配合拍背或体位引流排痰;哮喘发作者,术前1天地塞米松或布地奈德雾化吸入,每天2～3次,以减轻支气管黏膜水肿,促进痰液排出。根据患者不同的手术部位进行深呼吸和有效排痰法的训练。深呼吸训练:先从鼻慢慢深吸气,使腹部隆起,呼气时腹肌收缩,由口慢慢呼出。有效排痰法训练:患者先轻咳数次,使痰液松动,而后深吸气后用力咳嗽。

2.胃肠道准备

择期手术患者术前12小时起禁食,4小时起禁水。

3.排便练习

绝大多数患者不习惯在床上大小便,容易发生尿潴留和便秘,尤其老年男性患者,因此术前必须进行排便练习。

4.手术区皮肤准备

术前两小时充分清洁手术野皮肤和剃除毛发,若切口不涉及头、面部、腋毛、阴毛,且切口周围毛发比较短少,不影响手术操作,可不必剃除毛发。如毛发影响手术操作,则应全部剃除。手术前1天协助患者沐浴、洗头、修剪指甲,更换清洁衣服。备皮操作步骤:①做好解释工作,将患者接到治疗室(如在病室内备皮应用床帘或屏风遮挡),注意保暖及照明;②铺橡胶单及治疗巾,暴露备皮部位;③用持物钳夹取皂液棉球涂擦备皮区域,一手绷紧皮肤,一手持剃毛刀,分区剃净毛发;④剃毕用手电筒照射,仔细检查是否剃净毛发;⑤用毛巾浸热水洗去局部毛发和皂液。

5.休息

充足的休息对患者的康复起着不容忽视的作用。促进睡眠的有效措施包括:①消除引起不良睡眠的诱因;②创造良好的休息环境,保持病室安静,避免强光刺激,定时通风,保持空气新鲜,温、湿度适宜;③提供放松技术,如缓慢深呼吸、全身肌肉放松、听音乐等自我调节方法;④在病情允许下,尽量减少患者白天睡眠的时间和次数,适当增加白天的活动量;⑤必要时遵医嘱使用镇静安眠药,如地西泮、水合氯醛等,但呼吸衰竭者应慎用。

6.特殊准备,包括各类疾病的治疗

(1)营养不良:术前血清白蛋白在30～35 g/L时应补充富含蛋白质的饮食。根据病情及饮食习惯,与患者、家属共同商讨制定富含蛋白、能量和维生素的饮食计划。若血清白蛋白<30 g/L,则需静脉输注血浆、人体白蛋白及营养支持,以改善患者的营养状况。

(2)脱水、电解质紊乱和酸碱平衡失调:脱水患者遵医嘱由静脉途径补充液体,记录24小时出入液量,测体重,纠正低钾、低镁、低钙及酸中毒。

(3)心血管疾病:血压过高者,给予适宜的降压药物,使血压平稳在一定的水平,但不要求降至正常后才手术。对心律失常者,遵医嘱给予抗心律失常药,治疗期间观察药物的疗效和不良反应;对贫血者,因携氧能力差、影响心肌供氧,手术前应少量多次输血纠正;对长期低盐饮食和服用利尿剂者,加强水、电解质监测,发现异常及时纠正;急性心肌梗死者6个月内不行择期手术,6个月以上且无心绞痛发作者,在严密监测下可施行手术;心力衰竭者最好在心力衰竭控制3～

4周后再进行手术。

(4)肝疾病:轻度肝功能损害不影响手术耐受性;但肝功能损害较严重或濒临失代偿者,必须经长时间严格准备,必要时静脉输注葡萄糖以增加肝糖原储备;输注人体白蛋白液,以改善全身营养状况;少量多次输注新鲜血液,或直接输注凝血酶原复合物,以改善凝血功能;有胸腔积液、腹水者,在限制钠盐摄入的基础上,使用利尿剂。

(5)肾疾病:凡有肾病者,应做肾功能检查,合理控制饮食中蛋白质和盐的摄入量及观察出入量,如需透析,应在计划24小时以内进行,最大限度地改善肾功能。

(6)糖尿病:糖尿病患者对手术耐受性差,手术前应控制血糖于5.6～11.2 mmol/L、尿糖(＋)～(＋＋)。原接受口服降糖药治疗者,应继续服用至手术前1天晚上;如果服用长效降糖药如氯磺丙,应在术前2～3天停服;禁食患者静脉输注葡萄糖加胰岛素维持血糖轻度升高状态(5.6～11.2 mmol/L)较为适宜;平时用胰岛素者,术前应以葡萄糖和胰岛素维持正常糖代谢,在手术日晨停用胰岛素。糖尿病患者在术中应根据血糖监测结果,静脉滴注胰岛素控制血糖。

(7)皮肤护理:预防压疮发生。

(二)心理护理和社会支持

1.心理护理

护士热情、主动迎接患者入院,根据其性别、年龄、职业、文化程度、性格、宗教信仰等个体特点,用通俗易懂的语言,从关怀、鼓励出发,就病情、施行手术治疗的必要性和重要性、术前准备、术中配合和术后注意点作适度的解释,建立良好的护患关系,缓解和消除患者及家属焦虑、恐惧的心理,使患者以积极的心态配合手术和手术后治疗。NCCU护士在术前到病房访视患者,对患者进行一对一交流,进行针对性的心理护理,有助于术后更加安全有效的实施监测治疗。探视时应鼓励患者倾诉术前的心理感受,全面地向患者及家属解释病情,向患者说明颅脑实施手术的必要性,保守治疗的局限性。术后疼痛是很多患者最担心的问题,可以告知患者,术后镇痛措施已较成熟,对于各种原因引起的、各种程度的、不同敏感程度的人群术后疼痛均有相应应对方法,其镇痛效果是令人满意的。

2.社会支持

术前安排患者与手术成功者同住一室;安排家属及时探视;领导、同事和朋友要安慰、鼓励患者,只要有可能,应允许患者的家庭成员在场,这样可降低患者的心理焦虑反应。但要注意家庭成员的负性示范作用。因此患者和家属同时接受术前教育是非常重要的,只有这样才能起到社会支持作用。

(许家芳)

第六节　神经重症患者的术后护理

一、护理评估

(一)健康史

了解麻醉种类、手术方式、术中出血量、补液输血量、尿量、用药情况;引流管安置的部位、名称及作用。

(二)身体状况

1.麻醉恢复情况

评估患者神志、呼吸和循环功能、肢体运动及感觉和皮肤色泽等,综合判断麻醉是否苏醒及苏醒程度。

2.呼吸

观察呼吸频率、深浅度和节律性;注意呼吸道是否通畅,舌后坠堵住呼吸道时常有鼾声,喉痉挛时可有吸气困难伴喘鸣音,支气管痉挛表现为喘息、呼气困难及呼气时相延长。

3.循环

监测血压的变化,脉搏的频率、强弱及节律性;评估皮肤颜色及温度,观察患者肢端血液循环情况。

4.体温

一般术后 24 小时内,每 4 小时测体温 1 次,以后根据病情延长测量间隔时间。由于机体对手术创伤的反应,术后患者体温可略升高,一般不超过 38 ℃,1 天后逐渐恢复正常。

5.疼痛

评估疼痛部位、性质、程度、持续时间、患者的面部表情、活动、睡眠及饮食情况,用国际常用的疼痛评估法对疼痛作出正确的评估。

6.排便情况

评估患者有无尿潴留,观察尿量、性质、颜色和气味等有无异常。评估肠蠕动恢复情况,询问患者有无肛门排气,观察患者有无恶心、呕吐、腹胀、便秘等症状。

7.切口状况

评估切口有无渗血、渗液、感染及愈合不良等并发症。

8.引流管与引流物

评估术后引流是否通畅,引流量、颜色、性质等。

(三)心理-社会状况

手术后是患者心理反应比较集中、强烈的阶段,随原发病的解除和安全渡过麻醉及手术,患者心理上会有一定程度的解脱感;但继之又会有新的心理变化,如担忧疾病的病理性质、病变程度等;手术致正常生理结构和功能改变者,则担忧手术对今后生活、工作及社交带来的不利影响;此外,切口疼痛、不舒适的折磨或对并发症的担忧,可使患者再次出现焦虑,甚至将正常的术后反应视为手术不成功或并发症,加重对疾病预后不客观的猜疑,以致少数患者长期遗留心理障碍而不能恢复正常生活。

二、护理措施

(一)体位

根据麻醉及患者的全身状况、术式、疾病的性质等选择卧位,使患者处于舒适和便于活动的体位。麻醉未清醒前,应去枕平卧,头偏向一侧,以防呕吐物误入气道造成误吸;意识清醒血压平稳后,宜采用头高位,抬高床头 15°～30°,以利于颅内静脉回流,降低颅内压;椎管脊髓手术后,不论仰卧位或侧卧位都必须使头颈和脊柱的轴线保持一致,翻身时要防止脊柱屈曲或扭转;脑脊膜膨出修补术后,切口应保持在高位以减轻张力并避免切口被大小便所污染造成感染。

(二)维持呼吸与循环功能

1.生命体征的观察

根据手术大小,定时监测体温、脉搏、呼吸、血压。病情不稳定或特殊手术者,应送入重症监护病房,随时监测心、肺等生理指标,以及时发现呼吸道梗阻、伤口、胸腹腔及胃肠道出血和休克等的早期表现,并对症处理。

(1)血压:手术后或有内出血倾向者,必要时可每15～30分钟测血压1次,病情稳定后改为每1～2小时1次,并做好记录。

(2)体温:体温变化是人体对各种物理、化学、生物刺激的防御反应。术后24小时内,每4小时测体温1次,随后每8小时1次,直至体温正常后改为1天2次。

(3)脉搏:随体温而变化。失血、失液导致循环容量不足时,脉搏可增快、细弱、血压下降、脉压变小。但脉搏增快、呼吸急促,也可为心力衰竭的表现。

(4)呼吸:随体温升高而加快,有时可因胸、腹带包扎过紧而受影响。若术后患者出现呼吸困难或急促,应警惕肺部感染和急性呼吸窘迫综合征的发生。

2.保持呼吸道通畅

(1)防止舌后坠:一般全麻术后,患者口腔内常留置口咽通气管,避免舌后坠,同时可用于抽吸清除分泌物。患者麻醉清醒喉反射恢复后,应去除口咽通气管,以免刺激诱发呕吐及喉痉挛。舌后坠者将下颌部向前上托起,或用舌钳将舌拉出。

(2)促进排痰和肺扩张:①麻醉清醒后,鼓励患者每小时深呼吸运动5～10次,每2小时有效咳嗽1次;②根据病情每2～3小时协助翻身1次,同时叩击背部,促进痰液排出;③使用深呼吸运动器的患者,指导正确的使用方法,促进患者行最大的深吸气,使肺泡扩张,并能增加呼吸肌的力量;④痰液黏稠患者可用超声雾化吸入(生理盐水20 mL加沐舒坦30 mg),每天4～6次,每次15～20分钟,使痰液稀薄,易咳出;⑤呼吸道分泌物较多,体弱不能有效咳嗽排痰者。给予导管吸痰,必要时可采用纤维支气管镜吸痰或气管切开吸痰;⑥吸氧:根据病情适当给氧,以提高动脉血氧分压。

(三)静脉补液

补充患者禁食期间所需的液体和电解质,若禁食时间较长,需提供肠外营养支持,以促进合成代谢。

(四)增进患者的舒适度

1.疼痛

麻醉作用消失后,患者可出现疼痛。术后24小时内疼痛最为剧烈,2天后逐渐缓解。若疼痛呈持续性或减轻后又加剧,需警惕切口感染的可能。疼痛除造成患者痛苦外,还可影响各器官的生理功能。首先,妥善固定各类引流管,防止其移动所致切口牵拉痛;其次,指导患者在翻身、深呼吸或咳嗽时,用手按压伤口部位,减少因切口张力增加或震动引起的疼痛;指导患者利用非药物措施,如听音乐、数数字等分散注意力的方法减轻疼痛;医护人员在进行使疼痛加重的操作,如较大创面的换药前,适量应用止痛剂,以增强患者对疼痛的耐受性。小手术后口服止痛片对皮肤和肌性疼痛有较好的效果。大手术后12天内,常需哌替啶肌内或皮下注射(婴儿禁用),必要时可4～6小时重复使用或术后使用镇痛泵。使用止痛泵应注意:①使用前向患者讲明止痛泵的目的和按钮的正确使用,以便患者按照自己的意愿注药镇痛;②根据镇痛效果调整预定的单次剂量和锁定时间;③保持管道通畅,以及时处理报警;④观察镇痛泵应用中患者的反应。

2.发热

手术后患者的体温可略升高，幅度在 0.5～1.0 ℃，一般不超过 38.5 ℃，临床称为外科手术热。但若术后 3～6 天仍持续发热，则提示存在感染或其他不良反应。术后留置导尿容易并发尿路感染，若持续高热，应警惕是否存在严重的并发症如颅内感染等。高热者，物理降温，如冰袋降温、乙醇擦浴等；必要时可应用解热镇痛药物；保证患者有足够的液体摄入；及时更换潮湿的床单或衣裤。

3.恶心、呕吐

常见原因是麻醉反应，待麻醉作用消失后自然停止。其他引起恶心、呕吐的原因如颅内压升高、糖尿病酮症酸中毒、尿毒症、低钾、低钠等。护士应观察患者出现恶心、呕吐的时间，以及呕吐物的量、色、质并做好记录，以利诊断和鉴别诊断；稳定患者情绪，协助其取合适体位，头偏向一侧，防止发生吸入性肺炎或窒息；遵医嘱，使用镇静、镇吐药物，如阿托品、奋乃静或氯丙嗪等。

4.腹胀

随着胃肠蠕动功能恢复、肛门排气后，症状可自行缓解。若术后数天仍未排气，且伴严重腹胀，肠鸣音消失，可能为腹腔内炎症或其他原因所致肠麻痹；若腹胀伴阵发性绞痛，肠鸣音亢进，甚至有气过水音或金属音，警惕机械性肠梗阻。严重腹胀可使膈肌抬高，影响呼吸功能，使下腔静脉受压影响血液回流。可应用持续性胃肠减压、放置肛管等；鼓励患者早期下床活动；乳糖不耐受者，不宜进食含乳糖的奶制品；非胃肠道手术者，使用促进肠蠕动的药物，直至肛门排气。

5.呃逆

手术后早期发生者，可经压迫眶上缘、抽吸胃内积气和积液、给予镇静或解痉药物等措施得以缓解。

6.尿潴留

若患者术后 6～8 小时尚未排尿或者虽有排尿，但尿量甚少，次数频繁，耻骨上区叩诊有浊音区，基本可确诊为尿潴留，应及时处理。其次帮助患者建立排尿反射，如听流水声、下腹部热敷、轻柔按摩，用镇静止痛药解除切口疼痛，或用氨甲酸等胆碱药，有利于患者自行排尿；上述措施均无效时，在严格无菌技术下导尿，第 1 次导尿量超过 500 mL 者，应留置导尿管 1～2 天，有利于膀胱逼尿肌收缩功能的恢复。有器质性病变，如骶前神经损伤、前列腺肥大者也需留置导尿。

(五)切口及引流管护理

1.切口护理

观察切口有无出血、渗血、渗液、敷料脱落及局部红、肿、热、痛等征象。若切口有渗血、渗液或敷料被大小便污染，应及时更换，以防切口感染。

切口的愈合分为三级，分别用“甲、乙、丙”表示。①甲级愈合：切口愈合优良，无不良反应；②乙级愈合：切口处有炎症反应，如红肿、硬结、血肿、积液等，但未化脓；③丙级愈合：切口化脓需切开引流处理。

2.引流管护理

各种引流管要妥善固定好，防止脱出，翻身时注意引流管不要扭曲、打折，应低于头部。交接班时要有标记，不可随意调整引流袋的高度，如发现引流不通畅及时报告医师处理。颅脑术后常见的引流有 4 种，即脑室引流、创腔引流、囊腔引流及硬膜下引流。

(1)脑室引流：脑室引流是经颅骨钻孔侧脑室穿刺后，放置引流管，将脑脊液引流至体外。开颅术后放置引流管，引出血性脑脊液，减轻脑膜刺激征，防止脑膜粘连和蛛网膜颗粒的闭塞，早期

起到控制颅内压的作用，特别是在术后脑水肿的高峰期，可以降低颅内压，防止脑疝发生。护理要点：①严格在无菌条件下连接引流袋，并将引流袋悬挂于床头，高度为 10～15 cm，以维持正常的颅内压。当颅内压增高超过 1.5 kPa(15 cmH_2O)时，脑脊液即经引流管引流到瓶中，从而使颅内压得以降低。②对于脑室引流，早期要特别注意引流速度，禁忌流速过快。术后早期为减低流速，可适当将引流瓶抬高，待颅内各部的压力平衡后，再放低引流瓶置于正常高度。③注意控制脑脊液引流量。脑脊液由脑室内经脉络丛分泌，每天分泌 400～500 mL，引流量不超过 500 mL 为宜。如有颅内感染，脑脊液分泌过多，则引流量可以相应增加。应注意水盐平衡，因脑脊液中尚含有钾、钠、氯等电解质，引流量过多，易发生电解质紊乱，故应适量补液。同时将引流瓶抬高于距侧脑室高20 cm高度，即维持颅内压于正常范围的最高水平。④注意观察脑脊液的性状。正常脑脊液无色透明，无沉淀。术后 1～2 天脑脊液可以略带血性，以后转为橙黄色。若术后脑脊液中有大量鲜血或术后血性脑脊液颜色逐渐加深，常提示脑室内出血。脑室内出血多时，应紧急行手术止血。脑室引流时间较长时，有可能发生颅内感染。感染后脑脊液浑浊，呈毛玻璃状或有絮状物，为颅内感染征象。此时应放低引流瓶，距侧脑室 7 cm，持续引流感染脑脊液并定时送检脑脊液标本。⑤保持引流通畅。引流管切不可受压、扭曲、成角。术后患者的头部活动范围应适当限制。翻身等护理操作时，应避免牵拉引流管。引流管如无脑脊液流出，应查明原因。在排除引流管不通畅后，可能有以下原因：确实是低颅压，可依然将引流瓶放置于正常高度；引流管放入脑室过深过长，致使在脑室内歪曲成角，可对照影像学检查结果，将引流管缓慢向外抽出至有脑脊液流出，然后重新固定；管口吸附于脑室壁，可将引流管轻旋转，使管口离开脑室壁；如怀疑为小血凝块或脑组织堵塞，可在严格消毒后，用无菌注射器轻轻向外抽吸，不可盲目注入生理盐水，以免管内堵塞物被冲至脑室系统狭窄处，引起日后脑脊液循环梗阻。上述处理后，如无脑脊液流出，应告知医师，必要时更换引流管。⑥每天定时更换引流瓶，记录引流量，操作时严格遵守无菌原则，夹紧引流管，以免管内脑脊液逆流入脑室。接头处严密消毒后应无菌纱布包裹以保持无菌，如需行开颅手术，备皮时应尽量避免污染钻孔切口，剃刀需经消毒，头发剃去后，切口周围立即重新消毒然后覆盖无菌辅料。⑦开颅术后脑室引流一般不超过 3～4 天，因脑水肿高峰期已过，颅内压开始降低。拔除前 1 天，可尝试抬高引流袋或夹闭引流管，以便了解脑脊液循环是否通畅，颅内压是否又再次升高。夹闭引流管后应密切观察，如患者出现头痛、呕吐等颅内压增高症状，应立即放低引流袋或开放夹闭的引流管，并告知医师。拔管前后切口处如有脑脊液漏出，应通知医师加以缝合，以免引起颅内感染。

(2)创腔引流：创腔是指颅内占位病变，如颅内肿瘤手术摘除后，在颅内留下的腔隙。在腔隙内置入引流管，称创腔引流。引流填充于腔内的气体及血性液体，使腔隙逐渐闭合，减少局部积液或形成假性囊肿的机会。护理要点：①术后 24 小时或 48 小时内，创腔引流瓶放置于与头部创腔一致的位置(通常放在头旁枕上或枕边)，以保持创腔内一定的液体压力，避免脑组织移位，特别是位于顶层枕边的创腔。术后 48 小时内，绝不可随意放低引流瓶，否则腔内液体被引出后，脑组织将迅速移位，有可能撕裂大脑上静脉，引起颅内血肿。另外，创腔内暂时积聚的液体可以稀释渗血，防止渗血形成血肿。创腔内压力高时，血性液体可自行流出。②术后 24 小时或48 小时后，可将引流瓶逐渐降低，以期较快的速度引流出创腔内液体。此时脑水肿已进入高峰期，引流不良将影响脑组织膨起，局部无效腔也不能消失，同时局部积液的占位性又可加重颅内高压。③与脑室相通的创腔引流，如术后早期引流量高，适当抬高引流袋。在血性脑脊液转为正常时，应及时拔除引流管，以免形成脑脊液漏。一般情况下，创腔引流于手术3～4 天拔除。

(3)硬膜下引流:放置硬膜下引流的目的在于解除脑受压和脑疝,术后排空囊内血性积液和血凝块,使脑组织膨起,消灭无效腔。慢性硬膜下积液或硬膜下血肿,因已形成完整的包膜,包膜内血肿机化,临床可采用颅骨钻孔、血肿钻孔冲洗引流术。术后应放引流管于包膜内连续引流,以及时排空囊内血性液或血凝块,使脑组织膨起以消灭无效腔,必要时可行冲洗。术后患者采取平卧或头低脚高位,注意体位引流,引流瓶低于无效腔 30 cm。低颅内压会使硬膜下腔隙不易闭合,术后一般不使用脱水剂,不限制水分摄入。通畅引流管于术后 3 天拔除。

(4)硬膜外引流:硬膜外引流的目的在于减轻头部疼痛,降低颅内压,清除血肿。护理特点:术后将患者置于平卧位,引流管放置低于头部 20 cm,注意使头部偏向患侧,便于引流彻底。通常引流管于术后2～3 天拔除。

(六)心理护理

对于术后进入 ICU 的患者,以及在 ICU 接受治疗的其他危重患者,仍可表现为焦虑、恐惧不安、烦躁、抑郁等情绪的,应进行相应的护理。这时应加强心理生理支持,耐心解释插管造成不适的必然性,使患者积极配合,防止因患者不理解插管构造及极度不适应而自行拔管造成喉头水肿,严重的可引起呼吸困难。应建议以人为本,关爱患者的理念。身体上的不适暂时缓解后,随之而来的是清醒后的“情感饥饿”,护士应充分体现爱心、耐心、同情心、责任心,以及时告诉患者手术已顺利完成,使其放心。术后患者切口疼痛在所难免,患者如果注意力过度集中、情绪过度紧张,就会加剧疼痛,意志力薄弱、烦躁和疲倦等也会加剧疼痛。护士不仅要关注监护仪上的数据,还要主动与患者交谈或边进行床边操作边询问患者有何不适或要求,为患者讲解,安慰患者,消除患者的孤独感,鼓励患者积极对待人生。必要时应进行认知行为干预。患者在罹患疾病后,一般无心理准备,对手术预后期望值过高。如果手术后监护时间超过预期值,患者往往会产生抑郁心理,认为术后恢复健康可能性小。长时间不与家属见面交流,认为家属将其遗弃,产生失落感和放弃心理。此时,护士应鼓励患者表达心声,适当满足其心理需求,可给家属短暂的探视时间,通过其亲人鼓励患者重树恢复健康的信心。同时,护士可为患者讲解相关疾病知识,提供相关的治疗及预后的信息,消除患者因认知障碍导致的心理障碍。同时,在日常工作中,应注重维护患者自尊心。有些患者文化背景深厚,地位、层次高,对护士对其约束不能接受,直接理解为住院还要受捆绑之苦。另外,操作时隐私部位不可避免的暴露,都是很多患者在全麻清醒后很不理解的事情。因此,护士应耐心解释原因并在涉及隐私部位操作时注意遮挡,维护患者自尊心,使其积极配合治疗。

(许家芳)

第七节　神经重症患者术后并发症的预防与护理

术后常见的并发症有出血、切口感染、尿路感染、肺不张、深静脉血栓形成等。

一、术后出血

(一)检查

当伤口敷料被血液渗湿时,就应疑为手术切口出血。应及时打开、检查伤口,以及时处理,严密观察意识、瞳孔、生命体征、肢体活动变化，以及时发现有无颅内出血发生。

(二)预防

预防措施:①手术时严格止血。确认手术野无活动性出血点;②术中渗血较多者，必要时术后可应用止血药物;③凝血机制异常者，可于围术期输注新鲜全血、凝血因子或凝血酶原复合物等。

(三)护理

一旦确诊为术后出血，以及时通知医师，完善术前准备，再次手术止血。

二、切口感染

(一)感染

术后常见的感染有切口感染、颅内感染。①切口感染:多在术后3～5天发生，患者感切口再度疼痛，局部有明显的红肿、压痛及脓性分泌物;②颅内感染:表现为外科热消退后，再次出现高热或术后体温持续升高，伴有头痛、呕吐、意识障碍，甚至出现抽搐等，严重者发生脑疝。对术后感染的患者，除给予有效的抗生素外，应加强营养、降温、保持呼吸道通畅及基础护理等。

(二)预防

预防措施:①术前完善皮肤和肠道准备;②注意手术操作技术的精细，严格止血，避免切口渗血、血肿;③加强手术前、后处理，改善患者营养状况，增强抗感染能力;④保持切口敷料的清洁、干燥、无污染;⑤正确、合理应用抗生素;⑥医护人员在接触患者前、后，严格执行洗手制度，更换敷料时严格遵守无菌技术，防止医源性交叉感染。

(三)护理

切口已出现早期感染症状时，采取有效措施加以控制，如勤换敷料、局部理疗、有效应用抗生素等;已形成脓肿者，以及时切开引流，争取二期愈合。必要时可拆除部分缝线或置引流管引流脓液，并观察引流液的性状和量。

三、肺部感染

(一)检查

肺部感染表现为术后早期发热、呼吸和心率加快，继发感染时，体温升高明显，血白细胞和中性粒细胞计数增加。患侧的胸部叩诊呈浊音或实音，听诊有局限性湿啰音，呼吸音减弱、消失或为管样呼吸音，常位于后肺底部。血气分析示氧分压下降和二氧化碳分压升高。胸部X射线检查见典型肺不张征象。

(二)预防

预防措施:①术前锻炼深呼吸;②有吸烟嗜好者，术前2周停止吸烟，以减少气道内分泌物;③术前积极治疗原有的支气管炎或慢性肺部感染;④全麻手术拔管前吸净支气管内分泌物，术后取头侧位平卧，防止呕吐物和口腔分泌物的误吸;⑤鼓励患者深呼吸咳嗽、体位排痰或给予药物化痰，以利于支气管内分泌物排出;⑥注意口腔卫生;⑦注意保暖，防止呼吸道感染。

(三)护理

护理措施:①协助患者翻身、拍背及体位排痰，以解除支气管阻塞。②鼓励患者自行咳嗽排痰，对咳嗽无力或不敢用力咳嗽者，可在胸骨切迹上方用手指按压刺激气管，促使咳嗽;若痰液黏稠不易咳出，可使用蒸汽、超声雾化吸入或使用糜蛋白酶、沐舒坦等化痰药物，使痰液稀薄，利于咳出;痰量持续增多,可进行吸痰或支气管镜吸痰,必要时行气管切开。③保证摄入足够的水分。④全身或局部抗生素治疗。

四、尿路感染

(一)检查

尿路感染可分为上尿路和下尿路感染。前者主要为肾盂肾炎,后者为膀胱炎。急性肾盂肾炎以女性患者多见,主要表现为畏寒、发热、肾区疼痛,白细胞计数增高,中段尿镜检有大量白细胞和细菌,细菌培养可明确菌种,大多为革兰染色阴性的肠源性细菌。急性膀胱炎主要表现为尿频、尿急、尿痛、排尿困难,一般无全身症状;尿常规检查有较多红细胞和脓细胞。

(二)预防

术后指导患者尽量自主排尿,预防和及时处理尿潴留是预防尿路感染的主要措施。

(三)护理

护理措施:①保持排尿通畅,鼓励患者多饮水,保持尿量在 1 500 mL 以上;②根据细菌药敏试验结果,合理选用抗生素;③残余尿在 500 mL 以上者,应留置导尿管,并严格遵守无菌技术,防止继发二重感染。

五、深静脉血栓形成

(一)查体

患者主诉小腿轻度疼痛和压痛或腹股沟区疼痛和压痛,体检示患肢凹陷性水肿,腓肠肌挤压试验或足背屈曲试验阳性。

(二)预防

预防措施:①鼓励患者术后早期离床活动;卧床期间进行肢体主动和被动运动,如每小时 10 次腿部自主伸、屈活动,或被动按摩腿部肌、屈腿和伸腿等,每天 4 次,每次 10 分钟,以促进静脉血回流,防止血栓形成;②高危患者,下肢使用抗血栓压力带或血栓泵治疗以促进血液回流;③血液高凝状态者,可口服小剂量阿司匹林、复方丹参片或用小剂量肝素;也可用右旋糖酐-40 静脉滴注,以抑制血小板凝集。

(三)护理

护理措施:①抬高患肢、制动;②忌经患肢静脉输液;③严禁局部按摩,以防血栓脱落。

六、消化道出血

(一)病因

消化道出血是足以威胁患者生命的并发症,多见于重型颅脑损伤,严重高血压脑出血,鞍区、三脑室、四脑室及脑干附近手术后,因下丘脑及脑干受损后反射性引起胃黏膜糜烂、溃疡。患者呕吐咖啡色物质,伴有呃逆、腹胀及黑便等,出血量多时,可发生休克。

(二)护理

护理措施:①应密切观察血压、脉搏,呕吐物的颜色、量,大便的颜色及量等以判断病情;②立即安置胃管,行胃肠减压;③遵医嘱给予冰盐水加止血药胃管注入,全身应用止血剂,并根据出血量补充足量的全血。

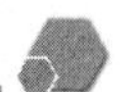

七、尿崩症

(一)表现

尿崩症常见于第三脑室前部的肿瘤，尤其是蝶鞍区附近手术。患者表现为口渴、多饮、多尿，一般尿量 24 小时内在 4 000 mL 以上。

(二)护理

护理措施：①应严格记录 24 小时出入量及每小时尿量，并观察尿的性质及颜色；②密切观察患者意识、生命体征的变化，配合医师监测钾、钠、氯及尿比重情况，以及时判断有无电解质紊乱；③指导患者饮含钾高的饮料和含钾盐水，并多吃一些含钾、钠高的食物，预防低钾、低钠血症；④遵医嘱按时按量补充各种电解质；⑤按医嘱正确使用抗利尿药物，并注意观察用药的效果。

八、中枢性高热

(一)表现

下丘脑、脑干及高颈髓病变或损害，均可引起中枢性体温调节失常，临床以高热多见，偶有体温过低。常伴有意识障碍，脉搏快速，呼吸急促等自主神经紊乱的表现。中枢性高热不宜控制，一般采取物理降温如冰袋降温、温水擦浴、冰毯、冰帽降温，必要时采用冬眠、低温疗法。

(二)护理

护理措施：①严密观察病情，加强监护：对患者进行心率、呼吸、血压和血氧饱和度的动态监测，严密观察意识、瞳孔变化及中枢神经系统的阳性体征等；②保持呼吸道通畅：及时吸痰，以减少肺部并发症的发生；持续有效吸氧；掌握正确的吸痰方法和吸痰时机，加强气道湿化和雾化，防止痰痂形成和气道干燥出血，必要时行气管切开；③加强基础护理，预防并发症，每天两次口腔护理；按时翻身、叩背，防压疮、冻伤、坠积性肺炎的发生；保持大小便通畅，必要时进行灌肠或使用缓泻剂；做好鼻饲护理，鼻饲前应吸净痰液，鼻饲 1 小时内暂缓吸痰，必要时抬高患者头部或摇高床头，防止食物逆流入呼吸道引起或加重肺部感染。

九、顽固性呃逆

顽固性呃逆常见于第三脑室、第四脑室和脑干附近的手术。对发生呃逆的患者，应先检查上腹部，如有胃胀气或胃潴留，应先置胃管抽空胃内容物。在排除因膈肌激惹所致的呃逆后，可采用压迫眼球、眶上神经，刺激患者有效咳嗽，捏鼻，还可指导患者做深大呼吸等，有时可以获得暂时缓解，还可遵医嘱使用氯丙嗪 50 mg 或利他灵 10～20 mg，肌内注射或穴位注射。

（王红燕）

第十八章

社区护理

第一节　社区护理理论

一、概述

(一)医学模式与基本卫生保健

1.医学模式的概念

医学模式是人们观察、解决健康和疾病问题的指导,是以科学发展观和思维方式去研究医学的属性、功能和规律,对健康和疾病总体特征及其本质的哲学的概括,是人类防治疾病和获取健康的态度和方式。

医学模式的发展经历了神灵主义医学模式、自然哲学的医学模式、机械论的医学模式、生物医学模式、生物-心理-社会医学模式五个历程。其中生物-心理-社会医学模式的主要特征是强调健康和疾病中生物、心理、社会因素的相互作用,并强调三者之间的相互关联,心理因素和社会因素是通过人体内的中介机制,即神经系统、内分泌系统和免疫系统对生物机体起作用,从而影响到人群的健康状况。所以,该模式为人们提供了更为广阔的健康观和疾病观,因而得到世界卫生组织(WHO)和国际社会医学界的认可。

2.基本卫生保健概念

1978 年,WHO 和联合国儿童基金会在阿拉木图召开了国际基本卫生保健会议。会议发表的《阿拉木图宣言》中指出:基本卫生保健是最基本的,人人都能得到的,体现社会平等权利的,人民群众和政府都能负担得起的卫生保健服务。推行基本卫生保健是实现“2000 年人人享有卫生保健”的战略目标的关键和基本途径。20 世纪 50 年代,在新中国成立初期,一直加强基层医疗卫生体系建设,把卫生工作重点放到农村。组织城市卫生人员下乡巡回医疗,加强人民公社卫生工作,以预防为主、以农村为重点,开展群众性爱国卫生运动,取得了一定成效,得到国际专家的好评,为国际基本卫生保健提供了实证经验和理论基础。WHO 倡导基本卫生保健后,1983 年我国政府承诺响应并努力实现 WHO 提出的“2000 年人人享有卫生保健”战略目标,1988 年,再次把“2000 年人人享有卫生保健”纳入社会经济发展总体目标,使卫生事业与经济发展同步增

长。1990 年，5 个部委发布《我国农村实现“2000 年人人享有卫生保健”的规划目标》，要求 2000 年全面达标。2009 年，我国启动新一轮医改，在《中共中央国务院关于深化医药卫生体制改革的意见》提出：“有效减轻居民就医费用负担，切实缓解‘看病难、看病贵’”的近期目标，以及“建立健全覆盖城乡居民的基本医疗卫生制度，为群众提供安全、有效、方便、价廉的医疗卫生服务”的长远目标。到 2020 年，要基本建立覆盖城乡居民的基本医疗卫生制度。基本医疗卫生制度的建立，将使基本卫生保健得到进一步深化。2007 年全国卫生工作会议上提出的基本卫生保健制度，就是一种由政府组织，向全体居民提供安全、有效、方便、价廉的公共卫生和基本医疗服务的保障制度。这项制度的实质是加强公共卫生体系、农村卫生体系和城市社区卫生体系建设，并健全财政经费保障机制，完善公共卫生机构和城乡基层卫生机构的公共服务职能。这项制度以“人人享有基本卫生保健”为目标，以公共卫生机构、农村卫生机构和城市社区卫生机构为服务主体，采用适宜医疗技术和基本药物，由政府承担人员经费和业务经费。这项制度坚持预防为主，防治结合，注重公平和效率，有利于缩小群众的基本卫生保健服务差距。

主要包括以下几方面内容。

(1)四大方面。①健康促进：包括健康教育、保护环境、合理营养、饮用安全卫生水、改善卫生设施、开展体育锻炼、促进心理卫生、养成良好生活方式等。②预防保健：采取有效措施，预防各种疾病的发生、发展和流行。③合理治疗：及早发现疾病，以及时提供有效的治疗，防止疾病恶化，争取早日痊愈。④社区康复：对丧失了正常功能或功能上有缺陷的残疾者，提供医学的、教育的、职业的和社会的综合帮助，尽量恢复其功能，使他们重新获得生活、社会活动的能力。

(2)八项要素。①针对当前主要卫生问题及预防和控制方法的健康教育。②改善食品供应与合理营养。③供应足够的安全饮用水和基本的环境卫生设施。④妇幼保健和计划生育。⑤主要传染病的免疫接种。⑥预防和控制地方病。⑦常见病和外伤的合理治疗。⑧提供基本的药物。

1981 年第 34 届世界卫生组织大会上又增加一项内容：“使用一切可能的办法，通过影响生活方式和控制自然及社会心理环境来预防控制慢性非传染性疾病和促进精神卫生。”

3.基本卫生保健的基本原则

(1)政府主导：包括立法、筹资、组织、监督，保证公平性。

(2)合理布局：人们接受卫生服务的机会必须是均等的，不能忽视乡村和某一地区的人口或城郊居民。

(3)社区参与：社区主动参与有关本地区卫生保健的决策，政府各部门的协调行动。

(4)预防为主：卫生保健的主要工作应是预防疾病和促进健康，以寻找和消除各种致病因素为核心。

(5)适宜技术：卫生系统中使用的方法和技术是能被接受和适用的。

(6)综合途径：卫生服务仅仅是所有保健工作的一部分，应与营养、教育、饮用水供给、住房同属于人类生活中最基本的需要。

(7)合理转诊：健全双向转诊制度，积极引导居民合理利用卫生保健服务资源，形成小病在社区，大病在医院，康复回社区的卫生保健服务格局。

(二)社区卫生服务的概念和特点

1.社区卫生服务概念

社区卫生服务是以人群健康为中心、家庭为单位、社区为范围、需求为导向，以妇女、儿童、老年人、慢性患者、残疾人、贫困居民等为服务重点，以解决社区主要卫生问题、满足基本卫生需求为目的，融预防、医疗、保健、康复、健康教育、计划生育技术服务等为一体，有效、经济、方便、综合、连续的基层卫生服务。

2.社区卫生服务原则

(1)坚持社区卫生服务的公益性质，注重卫生服务的公平性、效率性和可及性。

(2)坚持政府主导，鼓励社会参与，多渠道发展社区卫生服务。

(3)坚持区域卫生规划，调整现有卫生资源、健全社区卫生网络。

(4)坚持公共卫生和基本医疗并重，中西医并重，防治结合。

(5)坚持以地方为主，因地制宜，探索创新，积极推进。

3.社区卫生服务特点

(1)公益性：社区卫生服务承担基本医疗，公共卫生服务等为公益性质服务。

(2)主动性：以家庭为单位，以主动性服务、上门服务为主要方式服务于社区所有居民。

(3)全面性：以社区居民为服务对象，包括健康人群、亚健康人群及患者群。

(4)综合性：除基本医疗服务外，社区卫生服务的内容还包括预防、保健、康复、健康教育及计划生育技术指导等服务。

(5)连续性：社区卫生服务内容和对象决定了其服务的连续性。自生命孕育期至生命结束，社区卫生服务人员将对社区居民生命全周期提供相应的健康管理等服务。

(6)可及性：社区卫生服务从服务的内容、时间、价格及地点等方面更加贴近社区居民的需求。

4.在医药卫生体制改革中，社区卫生的地位和作用

《中共中央国务院关于深化医药卫生体制改革的意见》及《医药卫生体制改革近期重点实施方案(2009—2011年)》中提出："建立健全覆盖城乡居民的基本医疗卫生制度，为群众提供安全、有效、方便、价廉的医疗卫生服务"的目标。社区卫生服务的持续、健康发展，是医药卫生体制改革成功与否的关键所在。

(1)发展社区卫生服务是适应医学模式转变的具体体现。随着经济社会的不断发展，疾病谱逐步改变，慢性病成为当前主要卫生问题。而医学模式随之发生转变，从生物医学模式向生物-心理-社会医学模式转变，不仅要从生物医学角度治疗疾病，还要针对心理、社会因素进行干预，对个体进行系统、全面的健康维护。社区卫生服务正是运用生物-心理-社会医学模式，对健康、亚健康和患者群提供预防、保健、医疗、康复等综合、连续的基本医疗和公共卫生服务，社区卫生服务的发展符合当前医学发展规律，是医学模式转变的具体体现。

(2)发展社区卫生服务是建立基本医疗卫生制度的重要内容。要实现建立基本医疗卫生制度的目标，将建立公共卫生服务体系、医疗服务体系、医疗保障体系、药品供应保障体系四大体系。社区卫生服务机构是城市医疗服务体系和公共卫生服务体系的双重基础。社区卫生服务机构通过开展健康教育、传染病防治、慢性病管理、妇幼保健、康复等公共卫生服务，普及健康知识，提高群众自我保健水平。社区卫生服务采取适宜医疗技术、使用基本药物，为社区居民提供基本、有效、价廉的医疗服务，广泛开展常见病、多发病和诊断明确的慢性病的诊疗服务，根据病情及时将患者转诊到上级医院，从而实现轻症在社区、重症到医院、康复回社区的合理就医格局，满足群众基本医疗卫生需求，减轻个人、家庭和社会的负担。社区卫生服务的良性发展，对于建立基本医疗卫生制度将起到至关重要的作用。

(3)发展社区卫生服务是医药卫生改革中四大体系的重要交汇点。《中共中央国务院关于深化医药卫生体制改革的意见》中明确提出，建设覆盖城乡居民的公共卫生服务、医疗服务、医疗保障、药品供应保障四大体系。社区卫生服务机构是公共卫生和基本医疗服务体系的双重网底，构建以社区卫生服务中心为主体的社区卫生服务网络，有利于夯实城市公共卫生和医疗服务体系的基础。加强社区卫生服务体系建设和提高社区卫生服务水平，也是缓解“看病难、看病贵”问题的重要手段。社区卫生服务机构也是城市医疗保障体系的重要支撑，充分发挥社区卫生服务在城镇职工、居民基本医疗保险及医疗救助中的作用，有利于方便参保人群就近就医，同时也可以有效节约医疗保险费用。社区卫生服务机构是城市实行国家基本药物制度的重要载体，社区卫生服务机构将全部配备和使用基本药物，实行零差率销售，保障群众基本用药，这不仅大大减轻居民的医药费用负担，而且必将促进社区卫生服务机构公益性的回归。因此，社区卫生服务是医药卫生体制改革的一个重要交汇点和突破口。

(4)发展社区卫生是解决医疗服务公平性的必由之路。三级综合医院需要在“高、精、尖”的项目上开展工作，由于资源有限，难以满足所有人的需要，社区卫生服务可以解决广大居民的基本健康问题。因此，落实预防为主的卫生工作方针，有利于节约卫生资源。而发展社区卫生服务，可以合理配置卫生资源，有效地调整社区卫生服务体系的机构、功能、布局，提高效率，降低成本，形成以社区卫生服务机构为基础，大中型医院为区域医疗中心，合理引导社区居民到社区卫生服务机构就诊，从而提高医疗服务的公平性，真正形成分级医疗现代医学模式的格局。

5.社区卫生服务功能

根据国务院下发的《关于发展城市社区卫生服务的指导意见》及卫健委和国家中医药管理局颁布的《城市社区卫生服务机构管理办法(试行)》的文件，社区卫生服务涵盖了医疗、预防、保健、健康教育、计划生育技术指导、康复等领域，社区卫生服务的功能特点明显区别于医院服务，是医疗卫生服务体系中的重要组成部分。

(1)公共卫生服务：①城乡居民健康档案管理；②健康教育；③预防接种；④0～6 岁儿童健康管理；⑤孕产妇健康管理；⑥老年人健康管理；⑦高血压患者健康管理；⑧2 型糖尿病患者健康管理；⑨重性精神疾病患者健康管理；⑩传染病及突发公共卫生事件报告和处理；⑪卫生监督协管服务。

(2)基本医疗服务：①运用适宜的中西医药及技术，开展常见病、多发病、慢性病管理；②急诊、院前急救服务；③出诊、家庭病床和家庭护理等家庭卫生服务；④临终关怀服务；⑤与综合医院和专科医院建立定点协作关系，提供会诊及双向转诊服务，开展康复服务；⑥政府卫生行政部门批准的其他适宜医疗服务。

二、社区护理

(一)社区护理的概念与特点

社区护理作为社区卫生服务工作的重要组成部分，是医院护理工作的延伸，为社区全人群提供健康服务，有其特定的理论、概念、工作内容和方法。

1.社区护理的概念

美国护理学会将社区护理定义为：“社区护理是将护理学与公共卫生学理论相结合，用以促进和维护人群健康的一门综合学科。以健康为中心，以社区人群为对象，以促进和维护社区人群健康为目标。”

2.社区护理工作范围

(1)社区慢性身心疾病患者的管理:包括社区慢性病患者、传染病及精神病患者,为他们提供所需要的护理及健康管理。

(2)社区保健服务:向社区各类人群提供不同的保健服务,主要人群是儿童、妇女、老年人。

(3)社区急、重症患者的转诊服务:协助医师,将急、重症患者安全、顺利转入上级医疗机构,使之得到及时、必要的救治。

(4)社区康复服务:向社区残障者提供康复护理服务,帮助他们改善健康状况,恢复功能,提高生活质量,包括康复期患者的健康服务。

(5)社区临终服务:为临终患者及家属提供他们所需要的各类身心服务,以帮助患者走完人生的最后一步,同时尽量减少对家庭其他成员的影响。

(6)社区健康教育:是指以促进和维护居民健康为目标,向社区各类人群提供有计划、有组织、有评价的健康教育活动,使居民养成健康的生活方式及行为,最终提高其健康水平。

(7)其他:家庭护理和指导、急救服务、机构内部管理、社区协调等。

3.社区护理的特点

社区护理来源于公共卫生护理,因此它具有公共卫生学的特点,又具有护理学的特征。

(1)以社区人群健康为中心:社区护理主要目标是促进和维护社区人群的健康,以社区人群为主要服务对象。因此,需要社区护士在社区护理工作中,收集和分析社区人群的健康状况,发现和解决健康问题,而不是简单的照顾者。

(2)社区护理服务内容综合性:社区护理服务的对象是全部人群,在健康问题上存在着很大的差异,要求社区护士从整体全面的观点出发,对社区人群、家庭、个人提供集卫生管理、社会支持、家庭护理、个人防护、心理健康于一体的综合性服务。

(3)社区护士具备较高的自主性:社区护士提供上门的主动服务居多,通过独立的判断、决策,对服务区域较为分散的场所提供综合的护理服务,因此社区护士比医院护士具备更高的自主性。

(4)社区护士必须和团队成员密切合作:在社区护理工作中,社区护士要与社区医疗卫生相关人员、社区居民、社区管理者等相关人员密切合作。

4.社区护士角色

社区卫生服务的性质决定了社区护士角色的多样性,要求社区护士扮演不同角色。

(1)健康照顾者:是护士基本角色。要为社区有需求的人群提供各种照顾,包括医疗照顾和生活照顾。

(2)健康计划者:在护理活动中,社区护士应运用专业的护理知识对患者的资料进行收集,评估患者的健康状况,提出护理问题,并及时为患者制订相应的护理计划,采取有效的护理措施。

(3)健康协调者:社区卫生服务是团队合作的工作模式,社区护士与社区人群接触最多,熟悉辖区内各种资源,因此,社区护士将协调社区内各类人群的关系,包括本机构人员之间及与外部人员之间的关系,如与社区居民、辖区内的单位、社区管理者之间的关系。

(4)健康教育者:社区护士运用各种方法,将健康教育贯穿于工作中,促使人们提高健康意识,改变不良生活方式,预防疾病,提高居民健康水平。

(5)组织管理者:社区护士要充分利用社区资源,根据社区的主要健康问题及居民需求,设计、组织各种健康教育和健康促进活动。

(6)护理研究者:社区护士在工作中,针对遇到的问题,用科学的方法解决问题,为护理学科的发展及社区护理的不断完善提供依据。

(7)社区卫生代言人:社区护士要了解相关的卫生政策及法律,以及时将社区居民健康监测的相关问题上报有关部门,以便政府的相关部门有效地解决,维护社区居民的健康利益。

5.社区护理和医院护理的区别

(1)工作定位不同:社区护理工作以基本卫生保健为主体,健康为中心,家庭为单位,社区为范围,社区护理需求为导向,开展社区"预防、保健、健康教育、计划生育和常见病、多发病、诊断明确的慢性病的治疗和康复"工作中,提供相关的护理服务。医院护理工作中要贯穿"以患者为中心"的服务理念,为患者提供基础护理和护理专业技术服务。

(2)工作范围不同:社区护士工作范围广泛,按照生命全周期的特点,为社区各类人群,包括健康人群、亚健康人群、患者群的健康管理;社区急、重症患者的院前急救与转诊;社区康复护理;社区临终关怀护理。医院护理以专科护理为主。

(3)护理对象不同:社区护理对象包括个人、家庭乃至全人群,社区护士不仅要了解服务对象的家庭、社会文化,还要对其健康进行评估,提供个性化的健康管理,而不是单纯地治疗护理患者;医院护理对象是患者群,多以恢复患者健康为主,护士只负责在院期间的需要。

(4)工作地点不同:社区护理服务地点在社区卫生机构和家庭,社区护士在进行居家访视时,对其所工作的环境需要作出判断和评估;医院护理地点相对固定,主要工作发生在医院内,护士对环境比较熟悉。

(5)工作特点不同:社区护士具有高度的自主性和独立性,提供上门的主动服务居多,需要通过独立的判断、决策,进行各种护理服务;医院护理工作范围局限,工作流程化、制度化,可以按照计划完成。

(6)合作伙伴不同:社区护士不但与医务人员密切合作,还需要与社区居民及家属、当地政府机关、辖区单位的各类人群联系;医院护理工作主要是与护患之间,与医务人员的密切合作。

6.社区护理在社区卫生服务中的意义

(1)社区护理是社区卫生服务的重要部分:社区护理融在基本公共卫生服务及基本医疗服务的发展之中,社区护理以临床理论知识和技能为基础,以整体观为指导,结合社区的特点,通过健康管理和连续性照顾,对社区内的个体、家庭和群体进行护理管理,帮助人们实现健康的生活方式,最佳地发挥机体的潜能,促进全面健康水平的提高。

(2)社区护理是人口老龄化和医学模式转变的需要:随着我国人口结构变化,健康老龄化观念的提出,带来了许多相应的社区保健需求;而疾病谱的变化,慢性病社区护理的需求量增加,也是在现代的生物-心理-社会医学模式下开展工作的重要保证。可见,社区护理是提高社区人群保健意识和能力的有效途径。

(3)社区护理是确保社区卫生服务质量的关键环节:为实现我国社区卫生服务目标,社区卫生服务的多项基本公共卫生工作,需要社区护理人员实施完成,社区护理质量,直接影响到社区卫生服务的质量。

(二)社区护理程序

社区护理程序是社区护士应用护理程序的步骤,对社区中的个人、家庭及社区健康进行护理时使用的方法。

1.社区护理程序的概念

社区护理程序是社区护士为护理对象提供护理照顾时所应用的程序，是应用基础理论中的系统理论、人的基本需要理论、信息交流理论和解决问题理论，通过评估、诊断、计划、干预和评价五个步骤，系统、科学地解决护理问题的一种工作方法。

2.社区护理程序的步骤

(1)社区护理评估：社区护理评估是指有计划、有步骤地收集社区存在或潜在健康问题有关资料的过程，并对所收集资料进行整理和分析，以判断服务对象的健康问题，帮助社区护士作出正确的分析和诊断。社区护理评估是社区护理程序的第一步，也是社区护理过程的基础和核心，评估的质量直接影响社区护理诊断。包括资料收集、整理和分析资料。

(2)社区护理诊断：社区护理诊断是对个人、家庭或社区存在的或潜在的健康问题的反应及其相关因素的陈述，并且这些反应通过护理干预得以改变，从而导向健康的方向。社区护理诊断反映的是社区或社区人群的健康状况，为社区护士选择有效的护理措施提供基础。

在社区护理工作中，常采用北美护理诊断协会提出的护理诊断系统和 OMAHA 护理诊断系统。北美护理诊断协会提出的护理诊断系统即 PES 模式。P(problem)代表社区健康问题，E(etiology)代表相关因素或危险因素，S(symptoms and signs)代表症状和体征或主客观资料。但并不是所有的社区护理诊断的陈述都具备 PES、PE、P 3 种陈述方法。OMA HA 护理诊断系统是专用于社区护理实践的分类系统。由护理诊断(问题)分类系统、社区干预分类系统和护理结果评价系统三部分构成。社区护理诊断问题常用 OMAHA 系统进行分类，它将护理诊断分为环境、心理社会、生理、健康相关行为 4 个领域，共 44 个诊断，见表 18-1。

表 18-1　护理诊断(问题)分类

领域	护理诊断(问题)分类
环境	收入、卫生、住宅、邻居/工作场所的安全、其他
心理社会	社会接触、角色改变、人际关系、精神压力、哀伤、情绪稳定性、照顾、忽略儿童/成人、生长与发育、其他
生理	听觉、视觉、说话与语言、咀嚼、认知、疼痛、意识、皮肤、神经肌肉骨骼系统与功能、呼吸、循环、消化、排便功能、生殖泌尿系统功能、产前产后、其他
健康相关行为	营养、睡眠与休息形态、身体活动、个人卫生、酗酒或滥用毒品、家庭计划、健康指导、处方用药、特殊护理技术、其他

社区护理诊断的排序通常采用 1984 年墨客(Muecke)与 1996 年斯坦若普(Stanhope)和兰凯斯特(Lancaster)提出的优先顺序和量化 8 个准则：①社区对问题的了解。②社区对解决问题的动机。③问题的严重程度。④可利用的资源。⑤预防的效果。⑥社区护士解决问题的能力。⑦健康政策与目标。⑧解决问题的快速性与持续性。每项给分可采用 0～4 分或 1～10 分标准。所得综合分数越高，越是急需解决的问题。同时护理诊断优先顺序的排列应考虑到服务对象的意见和要求。

(3)社区护理计划：社区护理计划是护理活动的指南，其目的是明确护理目标、确定护理要点、提供评价标准、设计实施方案。社区护理计划是一种合作性的、有顺序的、循环的程序，以达到预期目标。

预期目标是指服务对象接受护理措施后所能达到的健康状态或行为的改变。目标的制定应做到特定的、可测量的、可达到的、相关的、有时间期限的,以利于护理计划的落实和评价。一般来讲,社区护理目标分为长期目标和短期目标。而每一个护理诊断可以有多个目标,但是一个目标只针对一个护理诊断。例如:①护理问题——婴儿喂养不当;②相关因素——与照顾者知识缺乏有关;③长期目标——1 个月内婴儿体重增加 1.5 kg;④短期目标——2 天内父母掌握喂养孩子的技能。

(4)社区护理干预:社区护理干预是为实现预期目标所采取的护理活动及具体的实施方法。干预过程应针对护理诊断提出的相关因素,结合服务对象的具体情况,运用护理知识和经验来选择。

在选择具体的护理实施时要注意以下几点:做什么;谁来做;对谁做;怎么做,包括时间、地点、标准。

通常的措施:独立性措施,即社区护士独立提出和完成的活动,如为服务对象进行健康教育、教会服务对象使用血压计、定期上门访视等;合作性措施,即社区护士与其他人员合作完成的活动,如与居委会工作者共同完成社区人群的健康教育等;依赖性措施,即指遵照医嘱完成的活动,如静脉输液、导尿等。

(5)社区护理评价:社区护理评价是护理程序的最后一个步骤,是对整个护理计划实施后是否达到护理目标予以评价的过程,是总结经验、吸取教训、改进工作的系统化过程。

社区护理评价步骤:①收集资料。通过收集有关资料并加以分析,与护理目标比较,了解符合的程度及存在的差距。②修改计划。通过护理目标是否实现,反馈计划是否解决了服务对象的健康问题,从而决定继续执行计划或调整计划。

评价形式分为过程评价和结果评价。过程评价对护理程序的各个阶段进行评价,使社区护理活动不断完善。结果评价是在服务对象经过各项计划执行后,针对护理活动的近期和远期目标进行评价。

(陈 迪)

第二节 健康教育

一、健康教育的基本概念

(一)健康的内涵

1948 年,世界卫生组织将健康定义为:“健康不仅仅是没有疾病或不虚弱,而是身体的、精神的健康和社会适应的完美状态。”在《阿拉木图宣言》中,世界卫生组织不但重申了该定义,还进一步指出:“达到尽可能高的健康水平是世界范围内一项最重要的社会性目标,而其实现则要求卫健委门及社会各部门协调行动。”我国也在宪法中明确规定,维护全体公民的健康和提高各族人民的健康水平,是社会主义建设的重要任务之一。这些均说明健康是人们的基本权利,促进人群的健康是政府及相关部门所应承担的责任。社区卫生服务机构作为卫健委门的基层单位,在维护和促进人群健康的工作中起着举足轻重的作用。社区护士也应当学习和掌握相关知识,做好居民健康“守门人”。

对于健康的理解，应当注意以下两个方面内容。首先，健康是一个全方位的概念，包括生理健康、心理健康及社会适应能力良好。每一个人都是一个完整的整体，不应将其割裂成不同的部分。同样的，一个人的健康也应当是身体、精神的健康和社会适应完好状态，而不仅仅是不得病。基于这种理解，社区护士在工作中应当努力促进居民各方面健康水平的提高，而不仅仅将工作重点放在对躯体疾病的管理上。其次，从健康到疾病是一个连续变化的过程，即健康与疾病之间不存在明确的界限。真正绝对健康和极重度疾病的人在人群中都是极少数，绝大多数人是在两个极端之间的位置上不断地变化。换句话说，健康与疾病的状态是可以相互转化的。如果有适宜的干预，人们就能向更健康的水平发展，反之则可能向疾病的方向变化。因此，社区护士可以积极的采取健康教育、健康促进等干预措施，以便提高人群的健康水平。

(二)影响健康的因素

影响健康的因素种类繁多，基本可以归纳为以下 4 类。

1.行为和生活方式因素

行为和生活方式因素是指因自身不良行为和生活方式，直接或间接给健康带来的不利影响。如冠心病、高血压、糖尿病等均与行为和生活方式有关。

(1)行为因素：行为是影响健康的重要因素，许多影响健康水平的因素都通过行为来起作用。因此，改变不良行为是健康教育的根本目标。按照行为对自身和他人健康状况的影响，健康相关行为可以分成促进健康的行为与危害健康的行为两种。促进健康行为指朝向健康或被健康结果所强化的基本行为，客观上有益于个体与群体的健康。促进健康行为可以分成基本健康行为、预警行为、保健行为、避开环境危险的行为和戒除不良嗜好 5 种。基本健康行为指日常生活中一系列有益于健康的基本行为。如平衡膳食、合理运动等。预警行为指预防事故发生和事故发生以后正确处置的行为，如交通安全、意外伤害的防护等。保健行为指正确合理地利用卫生保健服务，以维持身心健康的行为。例如，定期体检、患病后及时就诊、配合治疗等。避开环境危险的行为指主动地以积极或消极的方式避开环境危害的行为。例如，离开污染的环境、避免情绪剧烈波动等。戒除不良嗜好指戒除生活中对健康有危害的个人偏好，如吸烟、酗酒等。危害健康的行为是指偏离个人、他人乃至社会的健康期望，客观上不利于健康的行为。危险行为可以分成不良生活方式与习惯、致病行为模式、不良疾病行为和违反社会法律、道德的危害健康行为四种。不良生活方式是一组习以为常、对健康有害的行为习惯，常见的有高脂饮食、高盐饮食、缺乏锻炼等。这些不良生活方式与肥胖、心血管系统疾病、癌症和早亡等密切相关。致病行为模式是指导致特异性疾病发生的行为模式。常见的是 A 型行为模式和 C 型行为模式。A 型行为模式是与冠心病密切相关的行为模式，其特征为高度的竞争性和进取心，易怒，具有攻击性。而 C 型行为模式是与肿瘤发生有关的行为模式，核心行为表现是情绪过分压抑和自我克制。疾病行为指个体从感知到自身有病到完全康复这一过程中所表现出的一系列行为，不良疾病行为多为疑病、讳疾忌医、不遵从医嘱等。违反社会法律、道德的危害健康行为。例如，吸毒、药物滥用、性乱等。

(2)生活方式：生活方式是一种特定的行为模式，是建立在文化、社会关系、个性特征和遗传等综合因素及基础上逐渐形成的稳定的生活习惯，包括饮食习惯、运动模式、卫生习惯等。生活方式对健康有巨大影响。有资料显示，只要有效控制不合理饮食、缺乏体育锻炼、吸烟、酗酒和滥用药物等不良生活方式，就能减少 40%～70%的早死，1/3 的急性残疾，2/3 的慢性残疾。

2.环境因素

人的健康不仅仅包括个体的健康，还包括个体与环境的和谐相处。良好的环境可以增进健康水平，反之可能危害健康。一般环境可以分为内环境和外环境。内环境指机体的生理环境，受到遗传、行为和生活方式及外环境因素的影响而不断变化。外环境则包括自然环境与社会环境。自然环境包括阳光、空气、水、气候等，是人类赖以生存和发展的物质基础，是健康的根本。良好的自然环境对于维持和促进健康具有重要意义。社会环境包括社会制度、法律、经济、文化、教育、人口、职业、民族等与社会生活相关的一切因素，这些因素对健康的影响主要通过影响个体的健康观念、健康行为来实现。

3.生物学因素

常见的生物学因素包括遗传因素、病原微生物及个体的生物学特性。

(1)遗传因素：遗传因素主要影响了个体在某些疾病上的发病倾向。有些人由于遗传缺陷而在出生时即表现为某些先天遗传病，也有些人则由于某些基因的变化而更容易罹患某些慢性疾病，如高血压、糖尿病和肿瘤。

(2)病原微生物：病原微生物导致的感染曾经是引起人类死亡的主要原因，而随着社会的发展，生活方式因素对健康的影响越来越大。但是，在儿童和老年人中间，病原微生物导致的感染仍然十分常见。

(3)个人的生物学特征：个人的生物学特征包括年龄、性别、健康状态等。不同的生物学特征导致个体对疾病的易感性不同。例如，结核病在老人、儿童和体弱的人群中更容易发生。

4.健康服务因素

健康服务又称卫生保健服务，是维持和促进健康的重要因素。社区卫生服务机构就是提供卫生保健服务的重要部门。健康服务水平的高低直接影响到人群的健康水平。

(三)社区健康教育

1.社区健康教育的概念和目标

健康教育是通过有计划、有组织、有系统的社会和教育活动，促使人们自愿改变不良的健康行为和影响健康行为的相关因素，消除或减轻影响健康的危险因素，预防疾病，促进健康和提高生活质量。社区健康教育是在社区范围内，以家庭为单位，社区居民为对象，以促进居民健康为目标，有计划、有组织、有评价的健康教育活动。其目的是发动和引导社区居民树立健康意识，关心自身、家庭和社区的健康问题，积极参与社区健康教育活动，养成良好的卫生行为和生活方式，以提高自我保健能力和群体健康水平。

社区健康教育的目标是：①引导和促进社区人群健康和自我保护意识。②使居民学会基本的保健知识和技能。③促使居民养成有利于健康的行为和生活方式。④合理利用社区的保健服务资源。⑤减低和消除社区健康危险因素。健康教育的核心目标是促使个体或群体改变不健康的行为和生活方式。然而，改变行为和生活方式是一项艰巨而复杂的任务。很多不良行为受到社会习俗、文化背景、经济条件和卫生服务状况的影响。仅凭社区卫生服务人员一己之力是很难达到理想效果的。因此，真正的健康教育除了包括卫生宣传，还要提供改变不良行为所必需的条件以便促使个体、群体和社会的不良行为改变。因此，社区护士在工作中，除了要出色的完成健康教育讲座等卫生宣传工作，还要有意识地与社区中各种部门或组织合作，努力创造适宜的环境与完备的条件，以便提高健康教育的效果。

2.社区健康教育的重点对象及主要内容

社区健康教育是面对社区全体居民的，因此，社区健康教育的对象不仅仅包括患者群，还包括健康人群、高危人群及患者的家属和照顾者。

(1)健康人群:健康人群是社区中的主体人群,他们由各个年龄阶段的人群组成。对于这类人群,健康教育主要侧重于促进健康与预防疾病的知识与技能。目的是帮助他们保持健康、远离疾病。由于年龄段不同,各个群体的健康教育重点也不尽相同。儿童的主要健康教育内容包括生长发育的促进、常见病的预防、意外伤害的防治、健康生活习惯的建立等。成年人的主要健康教育内容包括良好生活习惯的维持、避免不良生活刺激、老年期疾病的早期预防、心理健康保健等。女性则还要增加生殖健康、围生期保健、更年期保健等。老年人的主要健康教育内容包括养生保健、老年期常见病的预防及心理健康等。

(2)具有致病危险因素的高危人群:高危人群主要是指那些目前仍然健康,但本身存在某些致病的生物因素或不良行为及生活习惯的人群。这一类人群发生某些疾病的概率高于一般健康人群,如果希望减少疾病发生率,这类人群是干预的重点。对高危人群的健康教育重点依然是健康促进与疾病预防,但与高危因素有关的疾病预防应当作为首选教育内容。高危人群主要健康教育内容包括对危险因素的认识、控制与纠正。

(3)患者群:患者群包括各种急、慢性病患者。这类人群依据疾病的分期可以分为临床期患者、恢复期患者、残障期患者及临终患者。对前三期患者的健康教育重点是促进疾病的康复,主要健康教育内容是与疾病治疗和康复相关的知识与技能。临床期患者更侧重于与治疗相关的内容,恢复期及残障期患者更侧重于康复的内容。对于临终患者,健康教育重点是如何轻松地度过人生的最后阶段,主要健康教育内容包括正确认识死亡、情绪的宣泄与支持等。

(4)患者的家属和照顾者:患者家属和照顾者与患者长期生活在一起,一方面他们可能是同类疾病的高危人群,另一方面长期的照顾工作给他们带来了巨大的生理和心理压力,因此对他们的健康教育也十分必要。对于这类人群,健康教育的重点是提供给他们足够的照顾技巧及自我保健知识。主要健康教育内容包括疾病监测技能、家庭护理技巧及自我保健知识等。

3.社区医护人员的健康教育职责

依照《中华人民共和国执业医师法》等有关法律法规,对患者进行健康教育是社区医护人员必须履行的责任和义务。中国卫健委在 2001 年 11 月印发的《城市社区卫生服务基本工作内容(试行)》中,将健康教育列为社区卫生服务的一项基本工作任务。因此,健康教育是社区医护人员向社区居民提供社区卫生服务的一项重要手段,社区医护人员是社区健康教育的主要实施者,其具体任务如下。

(1)做好辖区内的社区诊断,掌握影响社区居民健康的主要问题。

(2)依据市、区健康教育规划和计划要求,结合本社区的主要健康问题,制订社区健康教育工作计划和实施方案。

(3)普及健康知识,提高社区居民健康知识水平,办好社区健康教育宣传。

(4)针对社区不同人群,特别是老人、妇女、儿童、残疾人等重点人群,结合社区卫生服务,组织实施多种形式的健康教育活动。

(5)负责社区疾病预防控制的健康教育,针对社区主要危险因素,对个体和群体进行综合干预。

(6)对社区居民进行生活指导,引导社区居民建立科学、文明、健康的生活方式。

(7)对社区健康教育效果进行评价。

(8)指导辖区学校、医院、厂矿、企业、公共场所的健康教育工作。

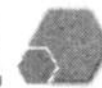

二、社区健康教育方法与技巧

所谓“工欲善其事，必先利其器”，要想获得良好的健康教育效果，必须合理选择教育方法。在社区中进行健康教育可以针对个人、家庭和群体，采取多种多样的方法。社区护士常用的健康教育方法有健康教育专题讲座、健康咨询、发放健康教育宣传材料等。社区护理人员掌握健康教育的基本方法和技能，将大大促进社区卫生服务中健康教育的开展，不断提高为社区居民健康服务的水平。

（一）健康教育专题讲座

健康教育专题讲座是专业人员就某一专题向社区的相关人群进行理念、知识、方法、技能等的传授。如糖尿病患者的饮食治疗、高血压患者的家庭用药指导等。在健康教育专题讲座中可能用到的方法和技巧主要有讲授、提问与讨论、角色扮演与案例分析、示教与反示教等。在具体实践过程中，社区护士可以根据教育对象的特点和教育内容的不同，综合选择这些技巧和方法。

1.讲授

讲授适用于传授知识，是最常用的教育方法，常常用来传授机制、定义或概念性的知识等，用其他方法不容易表达清楚，必须使用讲解、逻辑推理等方法方能阐明的部分。社区健康教育中的讲授最好能满足短小精悍、重点突出、直观生动的特点。

(1)短小精悍：是指讲座规模与讲座时间不宜过大过长。一般社区健康教育活动每次人数不超过30个，这样有利于护士和听课者之间的互动，能够提高居民听课的兴趣，也有利于护士观察居民的反应。每次讲授的时间也不要过长，最好不要超过2小时，一般以30～60分钟为宜。一般成年人注意力集中的时间大约在1小时，过长的时间容易引起听课者的疲劳，降低讲授效果。

(2)重点突出：在制订健康教育计划时，应当明确所讲的核心知识点是什么。所谓核心知识点，就是在任务分析中确定的为了达到目标所必须掌握的各种知识与技能。讲授时要给重点内容留出充分的讲授时间，以保证居民可以充分理解所讲的内容。需要的话还可以结合其他的方法反复强调或解释重点内容。

(3)直观生动：讲授时选用的教具以直观教具为宜，如挂图、模型等。直观的教具可以加深居民的理解，提高讲授效果。讲课的语言则应当生动鲜活。用居民可以理解的生活用语代替专业用词，用居民身边的例子代替枯燥的说教的方式可以起到提高讲授效果的作用。

以讲解高血压的监测为例，可以先用小区里高血压患者发生的危险情况作为开端，吸引居民关注高血压的危害性。接下来讲解什么是高血压，此时注意用“高压”“低压”代替“收缩压”“舒张压”这样的专业术语。接下来就是有关血压监测的意义和方法的讲解，这应当是这一次课的重点，至少要将一半以上的时间留给这部分内容。此外，还可以辅助以常用的血压监测的仪器的实物或照片，以便加深居民的印象。

讲授时容易出现的问题是护士单方面向居民灌输知识，此时教育效果不如启发居民学习的动机、与居民产生双向互动的效果好。在上面的例子里，讲授开始时使用的实际例子就是启发居民学习动机的方法，而在讲解血压测量的方法时，还可以向居民提问或请居民协助做示范，这种互动既可以提高居民的学习兴趣，又可以改善居民的注意力，提高讲课效果。

2.提问与讨论

提问和讨论是鼓励居民参与到健康教育互动中来的最常用的方法。一般由护士提出希望大家回答或讨论的问题，然后通过居民的反馈或讨论来了解其对相关内容的认知程度、态度或其他相关技能的掌握程度。提问既可以用于讲授或讨论前的评估，也可以用于健康教育后的评价手段。而讨论则可以通过居民之间的互相交流、互相启发，起到调动居民学习积极性、丰富教学内容、提高教学效果的作用。提问和讨论适用于培训知识、态度、交流技能、决策技能，是使用广泛的健康教育方法。

(1)提问的要点：①问题应当是经过精心准备的，或者能够激发学习兴趣，或者可以开启思路，或者用于评估或评价。②提问之后要给居民留有充分的时间进行思考和反馈，让听众有时间消化问题才能强化认识、加深思考，问题与答案连接过分紧密会降低提问的效果。③当居民对问题进行反馈或讨论时，不要急于评价正确与否，应当为居民提供充分发表自己意见的机会。过快地对居民的看法进行评价容易打消其思考和表达的积极性，对以后类似的活动造成阻碍。④不要过度使用提问。每一次提问都可以吸引居民的注意力，提高他们听课的兴奋性，但过度使用会导致听众疲劳，减弱教育效果。

(2)讨论的要点：①控制分组讨论的人数。如果希望讨论气氛热烈、每个人都能够发表看法，则应控制每组讨论人数以 5～6 人为宜，最多不要超过 15～20 人。②明确需要讨论的内容。要提前充分准备，对需要讨论的内容和中间可能出现的问题要做到心中有数，以便控制讨论的节奏与方向。③讨论的时间要充分。根据讨论内容决定讨论时间，一般至少需要 5 分钟。这样才能保证每个人都能有时间思考和表达。④护士在讨论中起到主持的作用。由护士根据讨论的内容和预期的目的来引导讨论的方向与节奏，同时可以做记录。注意在讨论过程中也不要评价居民反应正确与否，以防阻碍讨论的进行。⑤在讨论结束后要及时总结。每一次讨论都有其预期的目的。如果是评估，则在讨论后要将评估的结果予以小结；如果是评价，则在讨论后应当对居民的反应予以评判，说明其对知识或技能的掌握程度如何，应当如何保持或改进。

以促进母乳喂养的健康教育为例，在开始课程之前可以先提问，“请各位妈妈们都说说你们现在用的是哪种喂养方法呀？为什么你们愿意使用这种方法喂养孩子呢？”这是对喂养现状的评估。根据评估结果，护士可以讲授母乳喂养与人工喂养相比所具有的优点。之后，可以组织妈妈们讨论：目前导致她们不愿意母乳喂养的原因是什么？那些选择了母乳喂养的妈妈是如何克服这些困难的？此时应当鼓励听众踊跃表达自己的看法，护士仅仅起到记录和鼓励所有人都发言的作用。在讨论之后护士还应当总结大家的意见，针对干扰母乳喂养的因素提出一些解决的方法或建议。整体时间控制在 1 小时左右，根据参加人数，保证讨论时间不少于 5～10 分钟。

3.角色扮演与案例分析

角色扮演是一种独特的教学方法，它主要用于改善态度和交流技能，培训决策技能时也可以使用这种方法。而案例分析主要用于培训决策技能和解决问题的方法。这两种方法有很多相似的地方，在实际工作中有时会混合使用。为完成一次角色扮演或案例分析，一般经过下列几个步骤。

(1)编写脚本或案例：编写的内容必须与教育内容密切相关，同时应当具有典型的背景、人物、人物关系。为提高教育效果，可以准备正反两个脚本，或者可以选择社区中实际发生的案例进行改编。

(2)组织角色扮演或案例分析：首先，确定角色时本着自愿的原则，决不能强迫。接下来护士需要给表演者解释剧情和各自扮演的角色的特点，保证其能够按照角色的特点表演。之后向观众解释他们需要观察的内容。整体表演时间以 5～10 分钟为宜，过于冗长会令人厌烦。表演结束后，护士可以提问观众对表演的反应，或者请扮演者陈述自己的感受，最后进行小结。组织案

例分析的过程一般包括介绍案例、讨论案例、汇报与总结3个步骤,与分组讨论的方法相似,在此不再加以赘述。

4.示教与反示教

要达到最好的教育效果,必须同时提供给受教育者听、看和动手实践的机会,示教与反示教就是这样一种教育方法。所谓示教与反示教是指由教育者为教育对象演示一个完整程序及正规的操作步骤,然后由教育对象在教育者的帮助指导下重复这一正确操作的全过程。示教与反示教是培训操作技能的最重要的方法。在进行示教与反示教时应当注意以下几个问题。

(1)充分准备:教育者在进行示教前必须对所示教的内容有充分了解。以示教血压测量为例,护士不但要能够正确进行血压测量的步骤,还要对血压测量过程中容易出现的问题和需要注意的地方有深刻认识,这样在示范的时候才能够既准确又有针对性。此外,在社区开展的健康教育活动一定要立足于居民实际生活情景。还以测量血压为例,护士不但要能够正确使用水银血压计,还要能够使用家庭中常见的电子血压计。因此在准备教具的时候,不能仅仅准备医院里常见的,更应当准备家庭中常见的用具。还要注意的是,为保证练习效果,需要准备数量充足的教具,以便每个受教育者都有机会练习。

(2)分解示范:对居民不太熟悉的各种操作,尤其是较为复杂的操作,或者教育对象是年纪较大的老人,应当把整个操作过程分解成一个个简单的步骤,让受教育者掌握每一个分解步骤之后,再连贯操作。护士可以先连贯地将操作过程示范一次,然后分解示范每一个步骤,并同时讲解每个步骤的操作要点,最后再连贯示范全过程一次。

(3)指导反示教:在护士讲解和示范完毕后,应当让居民进行反示教,即练习。当居民在反示教的过程中,护士需要仔细观察居民每一个步骤是否正确,以及时给予指导或纠正。首先可以让居民对每一个步骤单独练习,当每一个步骤都正确无误之后,则开始连贯地进行全部操作的反示教,此时主要是增加受教育者的熟练度。

(二)健康咨询

咨询就是通过帮助咨询对象分析明确他们的问题和提供正确的信息,帮助咨询对象自己作出正确的决定。健康咨询则是围绕健康问题展开的咨询。作为健康教育的形式之一,社区护士进行的健康咨询常常是一对一、面对面的咨询,此时护士不但要有丰富的医学护理知识,还要能够正确运用人际交流技巧。

1.健康咨询的基本步骤

健康咨询有6个基本步骤,而每一步骤又都需要不同的交流技能,各步骤间是相互衔接并需要不断地反复循环使用于咨询过程中。

(1)问候:咨询中的问候不是一般的寒暄,而是与咨询对象建立良好关系的关键性开始,特别是初次见面时的问候。护士不仅要衣着整洁、热情、大方,还要态度真诚。此时,要合理运用语言与非语言沟通技巧,尤其是非语言沟通技巧,让居民产生亲切和信任的感觉,这样才会将自己的真实问题告诉护士。需要注意的是,护士不要将自己的情绪带进咨询过程中,在整个咨询过程中都应该保持积极、宽容的心态,这样才能使健康咨询顺利进行。

(2)询问:询问先从一般性问题问起,逐渐深入到问题的本质。此时宜多使用开放性问题。如“今天感觉如何?”“这两天血糖控制得如何?”在交谈中,护士要认真倾听,不要随便打断对方的讲话,以免导致其不能充分表达自己的问题。当居民提出问题之后,护士还要注意自己的反应,应当以正面、积极的反应为主,尽量不要简单评价对与错。

例如，一名新近诊断为糖尿病的老人对护士倾诉："自从诊断为糖尿病以后，我就什么都不敢吃了。以前我一顿可以吃四两米饭，现在最多吃一两，饿的我好难受!"护士适宜的反应可以是："是呀，饭量从一顿四两一下子减到一顿一两，这样恐怕谁都难以适应。可是糖尿病患者也可以吃饱呀。您如果有时间的话，我就给您说说怎么才能吃得饱又不会影响血糖，好不好?"在这段话中，护士首先理解了患者的感受，让他感觉到自己被接纳，之后又提出建议，进而引导患者学习食品交换份法。如果护士说的是："谁让您什么都不吃的？糖尿病患者也不是什么都不能吃呀？来，我给您说说怎么吃。"与上一种方式相比，护士这样的表达会让对方感到自己的行为受到了否定，这种情况下，护士即便给患者讲解，也不容易引起对方的共鸣。

(3)讲解基本知识及方法：讲述和介绍一些基本知识与技能需要利用健康教育的手段。但由于此时教育对象比较单一，常常就只有 1 个居民在听，因而要针对前来咨询的人的具体情况给予讲解，做到有的放矢。例如，有位居民前来询问母乳喂养的方法，护士就可以不必从母乳喂养的优点谈起，而是直接介绍母乳喂养的具体方法。常用的教育手段可参见前面健康教育方法的介绍。

(4)帮助咨询对象作出合理的选择：咨询是帮助咨询对象作出选择，而不是强迫和劝告。这是护士在进行健康咨询中需要注意的重要问题。作为专业人士，护士常常会下意识地认为自己的建议都是正确的，因而忽略了居民才是真正最了解自己生活的人。要知道，一个人如果不是自觉自愿地作出改变，那么即便是暂时发生的改变，也无法持续很久。在社区健康教育与咨询的内容中，改变生活方式的内容占了很大的比重。对这一类的知识，如果居民不是发自内心的认可接受的话，是很难真正持久地改变自己的习惯的。因而，护士此时要做的是，客观地从各个方面为居民分析利弊，最终让居民自己作出决定。当然，护士此时可以有一定的倾向性。例如，一名高血压患者对是否有必要每天监测血压有疑问，则护士可以向其介绍监测血压的重要性，同时询问是什么原因使他觉得不需要每天监测，然后针对这些原因提出解决的方法。如果最终居民还是没有接受建议，护士也不应该批评对方，而是可以通过主动为其测量血压的方法来完成血压监测。

(5)解释如何使用这些方法：如果希望知识真正转化为行为，则如何运用知识是很重要的问题。同样的，在健康咨询中护士除了讲解基本知识以外，还需要教导居民如何运用这些知识。尤其需要注意的是，知识的运用方法一定要符合居民本身的实际情况。如介绍家庭消毒方法时，应当以家庭内已有的设施为基础，如蒸煮、微波消毒、阳光暴晒等，而不一定非要使用消毒柜。只有符合居民实际条件又简便易行的方法才最容易被居民接受。

(6)接受反馈：接受反馈实际上发生在咨询的每一个步骤当中，每当护士讲解时或讲解后应当注意倾听和观察居民的反应。根据对方的反馈调整下一步要咨询的内容。例如，某位老人因为血压一直控制不稳定前来咨询，经询问，他一直没有改善饮食习惯。于是，护士开始向其讲解高血压患者饮食调节的方法，可是老人表示对此已经很熟悉，并且能够准确说出具体方法。此时护士就应当及时调整咨询方向，转而询问究竟是什么原因使老人无法改善饮食习惯，进而提出相应的解决方案。此外，对咨询对象的随访与追踪也是接受反馈的方法之一，尤其是慢性病管理中，长期连续的追踪有利于调节咨询方案，以便更好地为居民服务。

2.健康咨询的特点

成功而有效的咨询往往具有以下特点，也是护士在健康咨询中需要遵循的。

(1)良好的人际关系：信任是良好人际关系的基础，成功的健康咨询也是以信任为基础的。

为建立良好的人际关系，护士必须合理运用沟通技巧，从初次见面开始就发展出相互信任和接纳的关系。

(2)宽松的沟通氛围：在健康咨询中应当允许居民充分地表达自己的意见，无论其问题如何，护士都应该保持着开放与接纳的态度，让对方感到无论自己有什么问题都不会被批评否定。此外，护士的咨询建议也不应该是强迫对方必须执行的，而是充分尊重居民的选择权，由居民自己做决定。开放宽松的沟通氛围有利于咨询的顺利进行。

(3)准确地发现问题：发现问题是解决问题的基础。社区护士在健康咨询中要保持一颗敏感的心，要能对居民的情况感同身受，这样才能准确发现对方的问题。尤其是对于一些隐藏的问题，可能居民本人也说不清楚，这时就需要护士利用专业技能来帮助居民分析和确认问题了。如一位脑卒中患者的家属告诉护士该患者不配合康复。评估后护士发现，一方面这名患者十分迫切地希望康复，另一方面又总是不愿意进行训练。为找出问题所在，护士连续几天上门为患者进行康复训练，还亲自为其进行示范。最终发现，原来家属使用的一些辅助器械与患者的身体不相称，导致患者在使用过程中肢体疼痛，而他本人语言表达又有困难，无法与家属沟通，最后只好选择抵制康复训练的方法来表达。在这个例子中，正是由于护士能够亲自尝试患者的训练过程，才发现了问题。因而，切实体验居民的感受是发现问题的关键。

(4)合理建议：健康咨询的建议应当是针对咨询对象的实际情况、能够确实解决其问题而又简便易行的方法。千篇一律、笼统模糊的建议是难以被接受的，只有结合实际情况、可操作性强的建议才会受到居民的欢迎。如在有关均衡膳食的咨询中，说明每天应当摄入多少热量、蛋白质、脂肪、碳水化合物不算好的建议，只有把这些数字转化成相当于多少菜、多少饭、几个鸡蛋、几两肉这样具体的食物时，才是真正解决问题的建议。

(5)保密：由于健康咨询与居民的生活密切相关，因而可能会涉及一些个人隐私问题，所以护士一定要注意遵守保密原则，不可以把居民的情况随便告诉给其他人。这是建立信任的基础。

(三)健康教育资料的设计制作

在进行健康教育时，如何选择和制定合适的教育资料是一项关键性的工作。在社区工作中，除了利用现有的健康教育资料以节省时间和经费外，很多情况下需要制作新的材料。制作健康教育资料应当注意以下的问题。

1.正确选择健康教育资料的媒介

按照媒介的特性不同，教育资料可以分成印刷类媒介和电子类媒介两大类型。基于制作简便、费用低廉的优点，印刷类媒介是最常见的类型。所谓印刷类媒介，就是一般所说的文字性资料，常见的有标语、宣传册或宣传单、宣传画等。其主要的优点是可以让居民享有阅读的主动权，不会产生强迫对方接受的感觉。此外便于保存也是印刷类媒介的一大优点。但由于阅读的主动权在居民手中，为提高阅读兴趣和效果，社区护士需要结合社区居民的特点及需求制作宣传资料，以保证受众的范围。相比较而言，电子媒介，也就是所谓的视听性资料，受众面就比较广，而且传播迅速、生动逼真，因而成为现代社会广为使用的传播手段。但其缺点是需要专业人员制作、费用高昂，因而在一般社区内的小型健康教育中并不经常使用。

2.合理安排健康教育资料的内容和形式

电子媒介的健康教育资料制作过程比较复杂，专业性强，因此通常不是由社区护士制作完成。此处仅介绍印刷类媒介的设计制作。

(1)标语：是最简练和最富有宣传性的一种健康教育形式。为吸引居民的注意，标语应当颜色鲜艳、字体醒目。而标语的内容则应当言简意赅而又具有鼓动性。例如,在小区门口张贴黄底红字的大标语“每天运动一小时,健康长寿过百岁”。要注意的是,由于字数有限,标语最主要的目的就是要告诉居民该做什么。如果还有空间,则可以说明为什么这么做及如何去做。如“均衡饮食好”就说明了要求做什么。而“均衡饮食保健康”则说明了做什么和为什么这么做。“膳食宝塔为基础,均衡饮食保健康”中则包含了全部3个方面的信息。

(2)宣传册或宣传单:是印刷类宣传品中最常用而效果较好的一种。一般适用于内容较多、文字较长的情况。宣传单(册)常常被作为讲座的辅助资料,因而内容应当与讲座密切相关,既可以是讲座重点内容的总结或再现,也可以是讲座内容的补充。例如,讲解糖尿病食品交换份法时,宣传册的内容可以是食品交换份法的具体操作步骤,也可以是常见食物的食品交换份值。在形式方面,图文并茂的宣传单(册)更容易吸引居民的学习兴趣。制作出的宣传单(册)文字与纸张的对比应当强烈,字体应当清晰、大小适中,方便居民,尤其是老年人阅读。

(3)宣传画:是利用直观形象的方式进行健康教育,而且不受文化水平的影响,突破文字和语言的限制,是社区居民喜闻乐见的宣传方式。好的宣传画应当主题突出、色彩鲜明、清晰易懂。如果要配以文字,则注意不可喧宾夺主。

(陈　迪)

第三节　社区护理中的沟通技巧

随着社区卫生服务的不断发展壮大,越来越多的患者愿意到社区卫生服务中心(站)来就诊,基于社区卫生服务工作的特殊性,要求社区卫生服务机构的医务人员对待患者更要及时周到、细致灵活,因为医患沟通是医患关系建立后实现医患双方共同参与疾病诊治、恢复健康的重要环节,它贯穿于医疗的全过程,实施有效的医患沟通不仅有利于医疗质量提高;也有利于和谐医患关系的建立;还有利于化解或消灭医疗纠纷;更有利于推动医疗卫生事业的可持续发展。

一、沟通的基本概念

(一)沟通和有效的沟通

1.沟通

(1)沟通:指信息传递的过程,而护患沟通就是在医疗卫生领域中,护患之间通过语言和非语言的交流方式分享信息、含义和感受的过程。

(2)沟通过程中的要素。①沟通者:在人际沟通过程中,至少有两个人参与信息交换,而且在持续的信息交换过程中,每一个人既是信息的来源(发送者),又是信息的受者(接收者)。②信息:沟通者通过语言和非语言的信息传递含义。③渠道:是信息得以传递的物理手段和媒介,是联结发送者和接收者的桥梁。④反馈:反馈是当发送者确定信息是否已经被成功地接收,并确定信息所产生的影响的过程。

2.有效的沟通

(1)有效的沟通:护患(医患)之间进行了开放式的沟通,患者被告知了他们的诊断和治疗,而且被鼓励表达出了他们的焦虑和情感。

 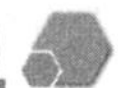

(2)护患沟通技能的评价标准:①事件发生在什么地方(Where)?②沟通者是谁(Who)?③沟通者的什么特征是重要的(What features)?④在沟通过程中实际发生了什么(What occurs)?⑤结果是什么(What outcome)?⑥为什么沟通被认为是有效的/无效的(Why effective/ineffective)?

(二)沟通的基本形态

1.语言沟通

在所有沟通形式中,语言沟通是最有效、最富影响力的一种。古代西方医圣希波克拉底说过:“医师有两种东西可以治病,一是药物,二是语言。”语言与药物一样可以治病,许多患者会对他信赖的大夫说:“我一看见您,病就好了一大半。”“听您这么一说,我感觉好多了。”消极的医患关系不仅增加患者的痛苦体验,还降低患者对医嘱的依从性,所以全科医师接诊时应十分注意遣词用句。

使用语言、文字或符号进行的沟通称为语言沟通,语言沟通又可细分为口头沟通和书面沟通。近年来,随着电子技术的发展,电子沟通也成为一种常见的语言沟通形式。例如,通过电话、广播、电子邮件等进行的沟通。

书面沟通是以文字及符号为信息载体的沟通交流方式,一般比较正式,具有标准性和权威性,同时具有备查功能。书面语言沟通在护理工作中占有十分重要的地位,应用于社区护理工作中的各个环节,如交班报告、护理记录、体温单、健康教育手册等。社区护理记录即以文字、图表等形式记录社区居民的健康档案,家访记录,健康教育的程序,以及免疫规划的过程等,它不仅是对患者进行正确诊疗、护理的依据,同时也是重要的法律文书。

口头沟通是指采用口头语言的形式进行的沟通,包括听话、说话、交谈和演讲。它一般具有亲切、反馈快、灵活性、双向性和不可备查性等特点。社区护理工作中的收集病史、健康宣教、家庭访视等多通过口头沟通完成。电子沟通是指通过特定的电子设备所进行的信息交换,具有方便、快捷等优点。例如,社区护理工作中的电话随访等,都是通过现代化的沟通方式实现的。此外,通过电子邮件的方式为患者提供健康服务的沟通方式也在逐渐增加,这就需要社区护理人员掌握必要的电脑操作技术和网络等电子资源的应用技能。

在使用语言沟通时我们可通过选择合适的词语、语速、语调和声调,保证语言的清晰和简洁,适时使用幽默,选择合适的时间和相关的话题等方法来提高语言沟通的有效性。在护理实践活动中,护士应做到与患者交谈时使用其能理解的词汇,忌用医学术语或医院常用的省略语;使用文明和礼貌用语。例如,要求患者配合时用“请”;保证语义准确,避免对患者形成不良刺激;由于护士的语言既可治病,又可致病,护士用语必须审慎,尽量选择对患者具有治疗性的语言,使患者消除顾虑、恐惧并感到温暖;同时,在传递坏消息时要使用委婉的语言。如何提高自身的说话艺术,将信息顺畅、准确地传递给患者,值得我们护理人员不断地研究和探索。

2.非语言沟通

非语言沟通作为语言沟通技巧的有益补充,不仅能独立传递情感信息,还起着加强言语表达的作用。非语言沟通具有较强的表现力和吸引力,又可跨越语言不通的障碍,故往往比语言信息更富有感染力。作为社区护士,我们在社区的治疗与护理中,不能只注重护士的各项操作技能和语言修养,更应该擅长与患者之间的非语言沟通技巧,注重自己的非语言性表达,以加强护患关系、增强患者安全感、信任感及提高护理沟通效果。

除了语言沟通外,在日常交流中,人们所采用的沟通方式有60%～70%是非语言沟通方式。

非语言沟通是一种使用非语言行为作为载体，即通过人的身体语言、空间距离、副语言和环境等来进行人与人之间的信息交流。即：凡是不使用词语的信息交流均称为非语言沟通。在社区护理工作中，非语言沟通显得更为重要。许多对治疗、护理有重大价值的信息都是通过护士对患者非语言行为反应的观察和理解获得的，同时患者也依靠对护士非语言沟通的观察和理解，获得了大量的信息和感受。并且，在某些情况下，非语言交流是获得信息的唯一方法。例如，护理使用呼吸机的患者或婴儿时，除了仪器的检测和实验室的检查外，护理人员还需要从患者的表情、动作、姿势等来判断出患者是否存在某些病情变化或有生理需要。

(1)身体语言：常见的身体语言表现形式有仪表和身体的外观、身体的姿势和步态、面部表情、目光的接触和触摸。在医院环境中，护士可以通过患者的各种身体语言得到有关其身体健康状况、情绪状态、文化素养、个性特征、自我概念、宗教信仰等线索，从而洞察他们的内心感受，获得其丰富而真实的信息。例如，在社区卫生服务站，护士看到患者来就诊时双手抱膝、表情痛苦，甚至面色苍白时，就会知道患者可能存在严重的疼痛。在身体语言中面部表情是表达最丰富也最难解释的一种非语言行为，人类的面部表情复杂多样同时具有文化差异，善于观察并正确理解患者的面部表情是护理人员了解患者真实情况的基础。如果来社区卫生服务中心的患者双眼含泪，眉头紧皱，护士就会知道患者存在着某些不良的情绪，就需要及时地关注和倾听患者的需求。同时，护理人员可根据患者的性别、年龄、文化及社会背景，审慎地、有选择性地使用某些非语言沟通。例如，目光的接触，表情的传递及触摸等，从而向患者传递关心、理解、安慰、支持和愿意提供帮助等情感。

(2)空间距离：即沟通双方所处位置的远近，空间距离直接影响着沟通双方的沟通意愿和沟通的感受，从而影响沟通的效果。美国人类学家爱德华·霍尔把人际交往中的距离分为以下4类，可以为社区护士的沟通距离提供一些建议。①个人距离：双方距离为30～90 cm，一般为50 cm左右，主要用于熟人和朋友之间。个人距离是护患间交谈的最理想的距离，这种距离可以提供一定程度的亲近而又不会使患者感到过分亲密。在个人距离的范围内，护士和患者沟通时的坐姿等也会影响沟通的效果。最理想的坐姿是患者和护士面对面，同时保持视线的平齐，以便于目光的接触。②社会距离：双方距离为1.2～3.7 m。主要用于正式的社交活动、一般商务、外交会议上的交往。社区护士对一组患者进行群体的健康宣教时可选择社会距离。③公众距离：双方距离为3.7～7.5 m。主要用于公共场所中人与人之间的距离。例如，演讲或报告时。④亲密距离：双方距离为8～30 cm，一般为15 cm左右，主要应用于极亲密的人之间，如情侣、孩子和家人。如果陌生人进入这种空间，会引起反感及不舒服的感觉或紧张感。在进行社区护理时，在正常的沟通过程中，护士应避免侵犯患者的亲密空间，从而保证患者沟通距离。但进行某些治疗的过程中，如肌内注射、导尿、灌肠等，如需与患者保持比较近的距离，需要提前征得患者的同意，并且注意保护患者的隐私。

二、社区护理中常用的沟通技巧

(一)护患信任关系的建立

在护理工作中，可以说良好的沟通，不仅仅建立在护士说话的艺术上，更是建立在护理过程与患者良好的护患关系上。如何建立良好的护患关系，应该多注重一些细节方面的服务，在与患者的交往中，细节主要表现在：爱心多一点，耐心好一点，责任心强一点，对患者热心点，护理精心点，动作轻一点，考虑周到点，态度认真点，表情丰富点，以及对患者尊重些，体贴些，理解些，礼貌些，真诚些，关心些，宽容些，大度些，原则些。而如何作一个值得信任的社区护士，需要在态度、知识、技术等各方面加强锻炼。

首先，要有一颗善良的爱心。只有心怀慈悲仁爱之心，才能真正理解和体谅患者的痛苦，才能真的在患者有困难的时候及时伸出自己援助之手，才能真正做到换位思考，站在患者的立场上想想患者最需要什么样的帮助。才能不怕脏累苦。例如，每次为居家的患者灌肠或拔出尿管后，都守着患者看着他们排出大小便后才心里踏实，从来没有感觉到那些粪便恶心，反而因为帮助患者解除了痛苦，心中欣喜不已。其次，不断提升自己的专业水平。护士是独立思考的行医者，不是医嘱的盲从者。一直以来，越来越多的护士只是应付医嘱，盲从于医嘱工作，没有了独立的思考。在工作时只是为了完成这项任务，而忘记了自己面对的是一个活生生的患者，他们的病情随时在变化着，既往的医嘱也有不适合的时候。忘记了医师也是普通人，他们给予的诊断和治疗方案也有错误和疏忽的时候，完全执行医嘱也有错误的时候，所以好护士也是独立思考的行医者，在工作中发现问题、思考问题、查阅资料、提出自己的建议、指出医师的错误，千万不要认为医嘱都是完全正确的，不要做医嘱的盲从者，只有那样才能保护患者的安全，也保护了自己的安全。能做到这些的前提是护士必须有足够丰富的专业知识和经验，才能发现问题，提出建议，让医师信任、佩服并听从。不然自己什么都不懂，谁又能相信你，谁又敢相信你呢？要终身谨记“慎独”精神。护理工作是严谨的，一丝不苟的。护士的一点马虎或者疏忽都可能酿成大错，查对制度是老生常谈，但是很多时候往往被忽视，其结果就是出现差错，轻者自己吓一跳，重者增加患者的痛苦，导致医疗纠纷。所以不论在哪个班次，哪个时间段，都要严格要求自己，做好每一项工作，这不是给别人看的，不是给领导做的，是做给我们自己的，是为我们社区的患者和家属做的。这样做得久了，社区居民自然会相信社区护士，与自己信任的社区护士进行沟通的时候，自然会更加心平气和，坦诚相待。

(二)倾听的基本技巧

“其实，我没有帮助患者做任何事情，我所做的事情只是听。”如果护士这样说或者这样想的话，说明护士可能还没有认识到有效倾听的复杂性和它能起到的巨大作用。“只是听”好像很简单，不需要努力，不需要专门的技巧。其实不然。“听”所起的作用是很大的，因为它能鼓励患者说出他们的经历和感受，它证实患者是有思想有感情的人，有些事情要说出来。它促进了护士与患者之间的互相理解。它给护士提供了信息，从而决定护士应该为患者做些什么。所以，倾听并不像它表面上那样简单。当护士在倾听的时候，其实许多事情正在发生。例如，护士在仔细地注意着她们听到了什么，观察到了什么。她们主要是想清楚地了解患者真正在表达什么含义，并且试图确定患者所说的话是什么意思。有效地倾听需要能够接纳患者，把注意力集中到患者身上，以及具有敏锐的观察力。因此，所有这些不能说护士在倾听的时候“没有做任何事情”。

1.倾听的过程

倾听是一个复杂的过程，包含接收、感知和解释所听到的话。这个过程始于接收信息，而且是通过视觉、声音、嗅觉、气味、触觉和运动觉这些感觉器官来综合接收信息的。倾听过程的第一步主要是通过眼睛和耳朵来接收信息。接收信息的能力依赖于护士是否做好了准备倾听患者的心理准备，即：护士是不是把注意力集中到了患者身上，而且要对这个患者和他所说的话感兴趣。接着，护士必须主动地去接收信息，而且接收到的信息必须被认为是重要的。一般的，在信息一经接收的非常短暂的时间内，护士就会对信息作出一种解释。有效地倾听不仅包括接收信息和感知信息，而且要正确解释它的含义。当护士正确解释了患者所表达的含义时，表明倾听是有效的。

2.做好倾听的准备

有效地倾听需要一些心理上的准备以达到一种准备听的状态。护士做好听的准备是主动和全部地接受患者所表达的经历和感受的基础。信息被接收之前,必须认识到做好接收信息的状态是重要的。首先,护士必须有想要倾听患者的意向,然后,护士还需要把这种意向传递给患者。护士们经常看起来“很忙”,因此,没有时间准备倾听患者。护士匆忙的脚步和干不完的“活”占据了护士白天的大部分时间,护士实际上没有时间停下来倾听患者。以任务为中心的工作反映了一种价值观,即:完成工作任务比患者更重要。患者被遗忘了,而且患者有一种感觉是护士的时间太宝贵了,不能打扰护士。

3.倾听的5个层次

最低是“听而不闻”:如同耳边风,完全没听进去。

其次是“敷衍了事”:嗯……喔……好好……哎……略有反应,其实是心不在焉。

第三是“选择的听”:只听合自己的意思或口味的,与自己意思相左的一概自动消音过滤掉。

第四是“专注的听”:某些沟通技巧的训练会强调“主动式”“回应式”的聆听,以复述对方的话表示确实听到,即使每句话或许都进入大脑,但是否都能听出说者的本意、真意,仍是值得怀疑。

第五是“同理心的倾听”:一般人聆听的目的是为了作出最贴切的反应,根本不是想了解对方。所以同理心的倾听的出发点是为了“了解”而非为了“反应”,也就是透过交流去了解别人的观念、感受。

听,不仅仅需要耳朵。人际沟通仅有一成是经由文字来进行,三成取决于语调及声音,六成是人类变化丰富的肢体语言,所以同理心的倾听要做到下列“五到”,不仅要“耳到”,更要“口到”(声调)、“手到”(用肢体表达)、“眼到”(观察肢体)、“心到”(用心灵体会)。

(三)副语言的作用和意义

副语言即非语言声音,如音量、音调、哭、笑、停顿、咳嗽、呻吟等。副语言可以揭示沟通者的情绪、态度。如赞扬他人时,说话者音调较低,语气肯定,则表示由衷的赞赏;而当音调升高,语气抑扬时,则完全变成了刻薄的讽刺或幸灾乐祸。在护理实践中,护士可以通过患者的副语言了解其健康状况,如患者咳嗽的频率、持续时间、音色可帮助护士判断患者病情的严重程度、疗效如何。有些情境下,副语言所表达的实质性内容,要多于语言信息。护士要注意鉴别和倾听。

例如,在家庭访视的过程中,我们与患者的家属聊天,问及是否在照顾痴呆患者的时候觉得有负担,是否需要子女的帮助,他们马上回答说:“不需要不需要……”,然后皱眉,叹息,非常无助地补充了一句:“他们工作都那么忙,我再苦再累也不能给他们添乱了。”从被访者的表情、语调中,我们可以察觉到比“不需要”更多的信息,这就是副语言所能传达出来的,更为丰富更为饱满,甚至更为准确的沟通信息。在社区工作中,社区护士与患者、家属甚至所管辖社区的居民关系更为密切和轻松,所以,在交流过程中更容易捕捉到副语言的作用,往往,一次皱眉,一声叹息,一次流泪,比语言表达的东西更加有用。

(四)观察在沟通中的作用

环境是影响沟通效果的一个因素,从环境的设置中,我们可以得到沟通所依存的一个背景,从而为沟通的氛围提供一些线索和信息。沟通环境是指沟通场所的物理环境和社会环境,包括周围物体的颜色,是否具有隐私性,是否是双方熟悉的场所,周围的声音、光线、温度、家具的安排和结构设计等。沟通者通过周围环境可以发送许多信息。如护患沟通时,护士选择安静、光线和温度适宜的单独房间，可以向患者传递护理人员对其尊重并会保护其隐私这一信息。

同时，在家庭访视的过程中，我们在每一次家访的时候，敲门之后，得到允许进入家中，应该首先学会的是察言观色。例如，我们到达的时候，患者穿着午睡的睡衣，睡眼惺忪地过来开门时，无论我们是否是按时到达，都应该意识到，我们打扰了患者的休息，在表示歉意后，再缓和地进入家访的正常程序，会让患者更容易接受，也更容易引导患者的思路，从梦境到现实中来。再例如，如果我们到达的时候，患者和家属都已经把水果、茶水都准备好（尽管家访不建议我们接受患者的招待），甚至已经在楼下等候，那么我们就可以先表达谢意，然后开启主题。

三、社区护理中沟通困难场景的应对

在社区护理工作中，经常会遇到沟通困难的案例，这样的情况，会影响社区护士的日常工作速度、效率甚至心情。

（一）知识缺乏型沟通技巧

人际沟通的发生是不以人的意志为转移的。通常我们认为，只要我们不说话，不将自己的心思告诉别人，那么就没有沟通的发生，别人就不了解自己。实际上，这是一个错误的观念。在人的感觉能力可及的范围内，人与人之间会自然地产生相互作用，发生沟通。无论你情不情愿，你都无法阻止沟通的发生。如果，在社区护理工作中，护士为了避免与居民发生冲突，干脆不与其进行交谈。事实上这一行为举止传递给服务对象的信息是护士的冷漠与对他人的不关心，反而导致服务对象的不满，影响社区服务工作的开展。在这一过程中，尽管没有语言交流，但是存在非语言的沟通，护士的表情、举止等同样在向服务对象传递着丰富的信息。

患者第一次接触糖耐量实验，对相关知识一点都不了解，与之交流时尤其要注意，避讳使用含糊的词语，要知道患者提问就是不明白，护士一定要详细、具体地告诉患者到底应该怎样做。否则既会造成患者痛苦，又造成了浪费。

（二）疑神疑鬼型沟通技巧

1.倾听

倾听并不只是听对方的词句，而且要通过观察对方的表情、动作等非语言行为，真正理解服务对象要表达的内容。

2.理解

理解她那种求生的欲望，她的那种不舍，以及由此引起的烦躁。

3.交谈

引发对方交谈的兴趣，谈她感兴趣的事情，像朋友一样的交谈，让她发泄她的不满，引导，缓解她的悲哀情绪。

（三）不依不饶型沟通技巧

护士要找好自己的位置，明确自己的护士角色，哪些话该说，哪些话不该说，说到什么程度比较合适。与患者交谈时要注意患者的态度，交谈困难就要及时调整，不要因此发生矛盾，不是所有的好心、好话都能有好的效果，交谈的对象、氛围、时间、地点非常重要。

在沟通过程中，沟通者必须保持内容与关系的统一，才能实现有效的沟通。如护士向护士长汇报时使用“你听明白了吗”这样的问话，显然不合适。因为这种问话通常用于上级对下级。在汇报工作时护士应说“不知我汇报清楚了没有?”来表明双方的关系是下级对上级，达到沟通内容与关系的统一。护士与服务对象是平等关系，沟通过程中，应体现平等的关系，不能居高临下，使用“你必须……”“你应该听我的”等命令式语言。对老人要像对父母长辈,对平辈要像对朋友。要尊重每一个人的习惯、隐私。从表面上看,沟通不过是简单的信息交流,不过是对别人谈话或做动作,或是理解别人说的话。事实上,任何一个沟通行为,都是在整个个性背景下作出的。我们每说一句话,每做一个动作,投入的都是整个身心,是整个人格的反映。护士的言谈举止、表情姿势等不仅仅是信息的传递,而且展现了护士对服务对象的态度、责任心等,是护士整个精神面貌的反映。因此,护士在社区护理工作中应注意自己的一言一行。

(陈　迪)

第四节　社区老年人的保健与护理

一、老化的相关理论与应用

老化的生物学理论对衰老机制的阐述有遗传学说、免疫学说、自由基学说、神经-内分泌学说、体细胞突变论、差错灾难论、应激论等,这些已在老年护理学等相应课程中学习。老化的社会学理论如撤退理论、活动理论、社会情绪选择理论等,对于老年人保健的科学研究与老年人福利政策的制定、老年人健康教育与服务提供有着重要的影响。

(一)撤退理论

1.理论产生的背景

撤退理论由堪萨斯市的成年生活研究中分析出来的学说。最早由 Cumming 和 Henry 于1961 年在《变老》一书中提出,后经其他社会学家、老年学家发展完善。撤退理论概括了老年人口参与社会生活的总趋势,成为有影响的老年社会学理论。

2.理论的主要观点

(1)老人与社会相互脱离具有代表性:随着年龄的增长,社会与个人之间的往来关系减少,这是不可避免的。撤退的主要形式有两个方面。①来自社会方面的撤退:即社会通过一定的退休制度,使老年人口退出原来从事的工作岗位,由成年人口接替,达到撤退的目的;②来自个人的撤退:即人在成年期形成的各种社会关系,在进入老年期后,因为社会工作的撤退,许多社会关系减弱,逐渐从原有的社会角色中撤退以适应老年期的社会生活。

(2)撤退过程有其生物的和心理的内在原因并且不可避免:伴随老化,老年人体力、智力衰退,记忆能力、创造性思维能力及参与社会的活动能力下降,难以适应先前的高负荷的角色功能,保持他们社会地位的动机逐渐减弱,再加上社会对老年人角色期待的影响,老年人自身接受撤退或按撤退规则来指导自己的行为规范是合情合理的,也是必然的。社会紧缩老人的编制则是因为要把老人占据的位置和承担的角色让给年轻人。

(3)撤退过程不仅使老人欢度晚年,同时也是社会的需要:伴随衰老,老年人参与社会活动减少,撤退成为一个自我循环的过程。社会也须采取一定的撤退措施,将权限由老年一代转交给成年一代。老人在原有的社会角色中撤离,晚年生活得到满足,老人与社会相互疏远的过程,保证了个人的满足感和社会制度的延续性。当个人或社会不准备撤离,可能会产生脱节现象,但在大多数情况下,社会需要首先倡导撤离。

3.理论在社区护理中的应用

老年人必定要从一定的社会角色中退出,社会也必然需要一定的撤退机制。老年人个人与社会同步撤离,有较好的协调机制,才能使个人与社会处于一种和谐状态,老年人安享晚年生活,社会代际交替和谐发展。当个人与社会撤离不同步,则会影响老年人个人的身心健康和发生社会角色的冲突,就可能使老年人患“离退休综合征”。因此,社区护士可以借鉴撤退理论做好老年期角色转换过程中的身心健康服务。

(1)引导个人角色撤退顺应社会期待:人的社会角色的转换是一个自然的过程,一定社会制度下,个人社会角色撤退是可期待的,如退休年龄、退出政坛的年龄等,是一个普遍的、明确的撤退时间。在这一时限内,社区护士在社区健康教育中可利用撤退理论,促进老年人在社会机制下提前做好撤退准备,从心理上接受撤退现实,并做好撤退后的准备,以适应社会角色变迁,避免“离退休综合征”的发生。此外,除离退休这样一个跨度较大的角色变迁以外,老年期还将面临其他角色的变换,如丧偶、患病、失能等情况,老年人还需不断从原有角色中撤退,如何选择新角色功能,撤退理论提供较好的理论指导。

(2)根据个人角色撤退现状改善社会功能:由于身体、心理及文化和专业修养的不同,个人从社会角色中撤退的愿望和社会对其的期望有个体差异,虽然退休了,有部分老年人仍然选择继续工作、参与社会活动等,有些老年人虽然离开了工作岗位,但仍然希望有一定的空间发挥他们的社会作用。因此,社区可以创造一定的社会活动条件,培育老年人组织,如老年人志愿服务组织、老年人书画协会等,社区护士可以根据老年人的身心状况,做好康复护理,协助老年人参与社会活动,满足老年人的社会心理需要。

(二)活动理论

1.理论产生的背景

撤退理论在老年社会学理论研究中具有重要意义,产生了很大的影响。十年后,迪克大学老年和人类发展研究中心对老年人进行研究,提出了与撤退理论完全相反的结论,认为老年人无论是生活的满足程度或者活动水平都没有或者很少减退。许多调查结果也表明,多数人在老年期,并不是完全从他们的社会角色中撤离,而是继续他们在中年期就已建立的社会职务与角色,从事生活与社会活动,照样倾向于维持他们原先的生活方式,尽可能保持早年养成的习惯、人格特征、生活方式等。活动理论以欧内斯特 .W.伯吉斯为代表的社会学家们逐步发展起来,与撤退理论相反,该理论认为老年人若要获得使他们感到满意的老年生活,就必须维持足够的社会互动。

2.理论的主要观点

(1)大多数老年人仍然保持活动和社会参与:活动理论认为社会与个人的关系在中年期和老年期并没有截然的不同,老年期同样有着活动的愿望,个体在社会中的角色并不因年龄的增长而减少。一个人只要在生理上和心理上有足够的能力,他便可以扮演其角色、履行其义务。老年人活动水平,参与活动的次数或者与社会疏远的情况受过去生活方式和社会经济状况的影响,而不是一个不可避免的,内在的必然过程。例如,一个经常是被动、退缩的人,不会因为退休而变得更为活跃,一个经常参加许多社会活动的人,也不会因为退休后或移居他地时全部停止活动。

(2)活动是老年期生活的需要:维持或开展适当的体力、智力和社会活动,可促进老年人晚年生活幸福。老年人继续参加经济活动、社会活动、健身活动对老年人身心健康与生活满足产生正面的影响,老人的社会参与层面越高,他的精神和生活满意度也会随之增加。活动理论强调参与、活动与社会互动,认为老年人应该积极参与社会,用新的角色取代因丧偶或退休而失去的角色，通过新的参与、新的角色替代以改善老年人因社会角色中断所引发的情绪低落，将自身与社会的距离缩小到最低限度。老年人应该尽可能地保持中年人的生活方式以否定老年的存在，积极参与力所能及的一切社会活动，保持活力，赢得社会的尊重。对于一个正在变老的人，活动变得尤其重要，因为其健康和社会福利有赖于继续参加活动，并在社会互动中找到生活的意义、人生的价值，取得积极的、恰当的自我形象，获得良好的生活满足感。

(3)老年人有责任保持自身的活动程度：进入晚年，不一定变得“没有角色可扮演”，老年人应当有新的角色，同其他生命周期一样，在社会活动中做出应有的贡献。老年人退休后的社会角色及其社会发展都有赖于老年人自己的活动程度，老年人有责任去保持自己的活跃程度，新角色的建立，要靠他们自身的努力，而不是社会提供更多的机会让老人去保持自己的社会活跃程度。

3.理论的应用

(1)协助开创其他补偿性角色来取代失落的角色：由于现实生活中往往剥夺了老年人期望扮演的社会角色的机会，使得老人所能活动的社会范围变窄，活动程度变小，从而使老人对自身存在的价值产生迷茫，因此应有补偿性的活动来维持老人在社会及心理上的适应。如老人退休，就应有职业以外的活动补充，如老人丧偶或亲友死亡，就应有其他人际交往的弥补。活动理论可以帮助我们理解、尊重社区老年人在社区生活中的各种表现，有针对性地开展健康服务，指导老年人参与社区活动，如参与老人活动中心、老年大学、老年服务中心、志愿者组织等的活动。

(2)尽可能长地维持老年人的活动能力：活动是保证老年期生活质量的基础，社区护理中应从心理上充分调动老年人的主观能动性，从身体功能上，做好保健和康复服务，尽可能长地维持老年人的肢体功能，并提供必要的辅具和设施，帮助老年人参与社区活动，维持老年人健康。另外，对于“活动”的理解，并不仅仅指躯体的行为活动，也包括心理活动和心灵的领悟，对于完全失能的老人，也应该从心理的角度，促进老年人保持积极的态度，以获得良好的生活满足感。

(三)社会情绪选择理论

1.理论产生的背景

由于年龄的增长，老年人在生理和一些心理功能方面呈现下降趋势，尤其是在某些认知能力方面趋于减退，但老年人在情绪方面，并不像认知能力那样呈现出减弱的趋势，许多研究表明，整个成年人阶段情绪幸福度是上升的。个体这种在身体健康、认知能力等方面的下降，而情绪及幸福感却维持在较高水平的矛盾现象称为“老化的悖论”。个体如何在生理功能下降情况下将情绪和幸福感维持在较高水平？在未来时间洞察力改变的情况下，又如何调整社会目标及选择社会同伴？以斯坦福大学的 Carstensen 教授为代表的学者提出了社会情绪选择理论，对此提供了全面、合理的解释。

2.理论的主要观点

(1)老年人偏向于选择以情绪管理为目标：人类的社会目标有两大类：知识获得目标和情绪管理目标。当人们知觉到未来时间很充足时，更多地关注未来导向的目标，即与知识追寻有关，追求新知识，学习获得性行为。当感到时间非常有限时，表现为情绪导向的社会目标，通过与他人交往来实现情绪状态的优化，包括寻找生活意义的欲望，获得亲密的情感和追求生命的真谛，以及体验情感上的满足，是现时导向的目标。一般而言，年轻人知觉到未来时间比较充裕，优先选择以获取知识为目标。而老年人则相反，偏向选择以情绪管理为目标。情绪调节目标旨在控制纷繁的情绪状态，关注生命的意义和情感的亲密性，表现为回避消极情绪状态，趋向积极情绪状态。

获取知识和调节情绪的动机共同组成了生命过程中激发社会行为目标的动力系统，在具体情境中，知识相关的目标与情绪调节的目标会相互竞争，个体在权衡两类目标的重要性后才能做出选择，进而产生相应的行为反应。

(2)未来时间洞察力影响社会目标选择：未来时间洞察力是个体对未来时间的认知、体验和行动倾向的一种人格特质。社会情绪选择理论中，未来时间洞察力侧重于个体对将来一段时间的有限性或无限性的知觉，这种知觉会对个体当前行为产生影响。个体的一生都由各种社会目标指导，如寻求新奇事物、感情需要、扩展个人视野等，不同社会目标的相对优先性随个体对未来时间的洞察力的变化而变化。当知觉到生命中(或事件)剩余时间很充裕，知识获得目标放在首位，人们更愿意结识新朋友、扩大社交圈子，努力为自己的未来建立广泛的人际关系。当感到未来时间很有限时，情绪管理目标变得相对重要，优先选择与较为熟悉的社会伙伴在一起，年龄越大，个体越喜欢与熟悉、亲密的同伴接触。

(3)老年人偏向选择较小的社会关系网络：老年人对未来时间洞察力的改变，偏向选择以情绪管理为导向的社会目标，势必影响老年人社会网络的组织结构。研究发现，老年期个体的社会网络会缩小，情绪亲密的社会伙伴会继续维持而次要的社会伙伴慢慢被排除在外，年龄越大，越趋向于与相对亲近的人保持联系，如家庭成员、亲密朋友等。随年龄增大，个体缩小社会关系网络，优先选择亲密的社会伙伴，是因为他们能够提供可信赖的情感回报，对老年人自身健康和主观幸福感是有益的。研究证实，家庭支持和朋友支持对提高老年人的主观幸福感和生活满意度都有重要作用，但家庭支持比朋友支持的作用更大，特别是在情感支持上。

(4)老年人更重视积极情感体验：社会情绪选择理论认为：个体越接近人生终点，就越关注社会互动的质量，越有目的地改善社会关系中的情感成分，关注事件的积极信息，关注自己的情绪满意度。虽然老年人总体认知资源较少，但他们用目标一致的方式分配认知资源，从而成功地管理情绪，并保持积极的情绪体验。如果老年人不太关注将来，那么他们晚年生活将是高质量的，诸如退休、死亡之类的事件不会对他们造成过大的负面影响。

3.理论的应用

(1)社区健康管理中重视与老人的情感交流：社会情绪选择理论认为老年人优先选择情绪管理目标，更重视其中的情感体验。在老年人社区健康管理中，健康知识学习、健康行为建立的健康教育干预方面，需要社区护士与老年人有更多的沟通，特别是情感上的交流。如戒烟，对于戒烟带来的不确切的好处与吸烟带来的实际身体和人际交流情感上的体验相比，权衡未来时间的有限性，老年人往往选择后者而拒绝戒烟，在老年人戒烟干预上，需要对戒烟带来的不良体验予以补偿，包括生理上和情感上的补偿，重视情绪管理策略，才能促进健康目标的达成。

(2)加强社区支持：社会情绪选择理论认为：随年龄增大，老年人社会关系网络缩小，优先选择亲密的社会伙伴，趋向于与相对亲近的人保持联系。随着家庭的小型化，空巢、独居老人增多，社区活动、邻里互助为老年人提供了一定的社会活动空间，促进老年人建立一定社交网络，补偿家庭支持的不足。社区护士一方面在健康服务上促进老年人参与社区活动，同时，社区护士应成为老年人社会网络的一员，经常与老年人交流治疗、康复、保健活动的心得，提高老年人的情绪满意度。

(3)重视积极信息的作用：社会情绪选择理论认为老年人的注意、记忆和情绪的选择上更关注积极信息和积极情感的体验。在老年人健康管理中，重视积极信息对老年人健康行为的促进作用，如老年糖尿病患者的管理上，善于发现老年人一些积极的因素，如血糖较前控制要好、能注意饮食、开始运动锻炼等，比经常说老年人没有控制好血糖、饮食尚不规范、运动量不够等负面的信息，其效果要好。另外，在健康教育的榜样作用上，也应多选择一些正面的案例，比如，介绍某百岁老人的生活方式，比用某老人吸烟导致肺癌而死亡的个案信息，更能引起老人的积极情感体验，更能促进教育目标的达成。另外，长寿老人的介绍也使老人对未来时间洞察力发生改变，延长对未来时间的预期，有利于健康积极行为的建立。

二、社区老年人的健康管理

为深化医药卫生体制改革，促进基本公共卫生服务逐步均等化，自2009年以来，国家启动实施基本公共卫生服务项目，免费为城乡居民提供建立居民健康档案、健康教育等11类41项服务，社区老年人健康管理是其中内容之一。本节主要介绍"国家基本公共卫生服务规范（2011年版）"中社区老年人的健康管理内容、流程、要求及考核指标，梳理当前社区老年人健康管理现状，思考社区老年人健康管理的发展。

（一）国家老年人健康管理服务规范

1.服务对象

辖区内65岁及以上常住居民。

2.服务内容

每年为老年人提供1次健康管理服务，包括生活方式和健康状况评估、体格检查、辅助检查和健康指导。

(1)生活方式和健康状况评估：通过问诊及老年人健康状态自评了解其基本健康状况、体育锻炼、饮食、吸烟、饮酒、慢性疾病常见症状、既往所患疾病、治疗及目前用药和生活自理能力等情况。

(2)体格检查：包括体温、脉搏、呼吸、血压、身高、体重、腰围、皮肤、浅表淋巴结、心脏、肺部、腹部等常规体格检查，并对口腔、视力、听力和运动功能等进行初步测量、判断。

(3)辅助检查：包括血常规、尿常规、肝功能（血清谷草转氨酶、血清谷丙转氨酶和总胆红素）、肾功能（血清肌酐和血尿素氮）、空腹血糖、血脂和心电图检查。

(4)健康指导：根据体检情况，告知健康体检结果并进行相应健康指导。①对发现已确诊的原发性高血压和2型糖尿病等患者纳入相应的慢性病患者健康管理；②对体检中发现有异常的老年人建议定期复查；③进行健康生活方式，以及疫苗接种、骨质疏松预防、防跌倒措施、意外伤害预防和自救等健康指导；④告知或预约下一次健康管理服务的时间。

3.服务流程

社区老年人健康管理服务的流程示意如图18-1。

4.服务的基本要求

(1)开展老年人健康管理服务的乡镇卫生院和社区卫生服务中心应当具备服务内容所需的基本设备和条件。

(2)加强与村（居）委会、派出所等相关部门的联系，掌握辖区内老年人口信息变化。加强宣传，告知服务内容，使更多的老年人愿意接受服务。

(3)每次健康检查后及时将相关信息记入健康档案。具体内容详见《城乡居民健康档案管理服务规范》健康体检表。对于已纳入相应慢性病健康管理的老年人，本次健康管理服务可作为一次随访服务。

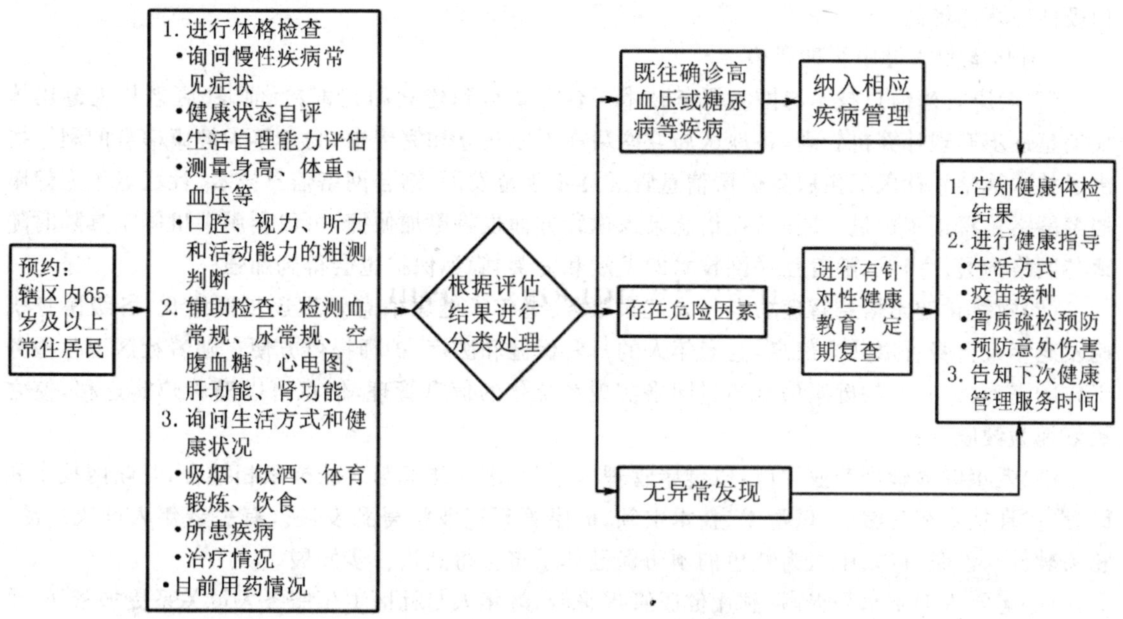

图 18-1 社区老年人健康管理服务流程

(4)积极应用中医药方法为老年人提供养生保健、疾病防治等健康指导。

5.考核指标

(1)老年人健康管理率：$老年人健康管理率=\frac{接受健康管理人数}{年内辖区内65岁以上常住居民}\times100\%$。

(2)健康体检表完整率：$健康体检表完整率=\frac{抽查填写完整的健康体检表数}{抽查的健康体检表数}\times100\%$。

(二)社区老年人健康管理现状与展望

1.社区老年人健康管理现状

(1)普遍开展老年人健康信息管理：随着各地公共卫生服务均等化相关政策的实施，社区卫生服务普遍建立了有关慢性病管理、健康档案管理的信息化管理平台，开展相关信息的管理，其管理人群中老年人占有很大比例。另外，各地全面启动老年人健康体检工作，通过开展健康体检，掌握老年人健康状况及主要危险因素，逐步为老年人建立个人健康档案，实施老年人健康管理，实现无病早预防，有病早发现、早干预、早治疗，提高健康水平，改善老年人生活质量的目标。

(2)老年人健康干预工作逐步开展：老年人健康管理的目的是促进老年人健康，当前有关利用社区老年人体检资料分析老年人健康问题及危险因素、对某一类型的老年人群进行护理方面的研究报道较多。但如何利用老年人健康信息，对社区老年人开展规范化的群体与个体健康干预相结合的健康教育研究不多。除国家老年人健康管理规范以外，健康管理技术标准、健康干预评价标准及老年人健康风险预测、转诊规范等研究尚需不断深入。

(3)老年人参与健康管理的积极性有待提高：随着国家卫生体制改革，社区卫生服务快速发展，队伍素质较快提升，社区慢性病管理和老年人体检工作较好开展，相关工作逐步得到社区老年人的信任，但离“健康守门人”的目标还有距离。在社区健康管理工作中，老年人还处于被动接受阶段，相互联系、沟通的渠道并不十分密切，老年人对健康管理意义的认识和主动参与活动的积极性还有待提高。

2.社区老年人健康管理展望

(1)健康管理信息技术与网络服务技术平台有望得到建立和完善:目前,社区老年人健康体检信息逐步实现计算机管理,各地区局域网络在不断建立和完善中,为老年人健康信息的利用提供了技术基础。社区卫生服务健康信息管理逐步规范发展,结合网络信息技术,社区老年人健康档案网络化将逐步推进。同时,在信息录入途径方面也将更加便捷,可以利用手机等工具随时随地与网络沟通。当然,随着互联网技术的发展和完善,隐私保护也会得到加强。

(2)网络化健康信息管理为老年人健康服务:老年人健康信息管理逐步网络化,各级医疗机构及老年人自身可以共享信息,为老年人的日常保健和医疗、护理提供方便。随着社区卫生服务工作的完善,人一生的健康信息通过网络实现系统化的信息管理,信息可以随着户籍迁移,使之更好地为健康服务。

(3)老年健康管理产业发展:以健康管理为平台,理论研究与实践探索相结合,互联网技术和医疗、护理技术相互渗透,以学术、技术引领,健康管理产业将得到发展。有关老年人健康产品、相关软件与设备,以及中医为特色的预防保健体系将会得到进一步发展。

(4)老年人健康水平提高:利用健康管理平台,老年人与社区卫生服务人员关系更加密切,整合社区资源,以健康信息管理为中介的常规化的老年人健康干预工作不断推进,社区老年人健康评估、健康干预计划、干预措施实施与干预效果评价过程不断循环,最终达到老年人健康水平的提高。

三、老年人居家安全问题及护理

跌倒、误吸、噎食是老年人常见的意外事件,可导致老年人骨折、吸入性肺炎、甚至危及老年人生命,是老年人居家的重要安全问题。

(一)临床特征

卫健委《老年人跌倒干预技术指南》中指出,跌倒是指突然的、不自主的、非故意的体位改变,倒在地上或更低的平面上。据报道,65 岁以上老年人中有 1/3 的人、80 岁以上中有1/2 的人每年有过一次跌倒,在这些跌倒的人中,约有一半发生反复跌倒,其中约 1/10 的人发生严重后果,如髋关节骨折、其他骨折、软组织损伤、头颅损伤等。跌倒是活动受限、日常生活活动能力下降和入住机构或医院的独立危险因素。虽然跌倒频繁发生并有潜在的严重后果,但却往往被人们忽视,因此,社区护士在社区健康护理中需要强调跌倒的预防。

老年人易发生误吸、噎食,尤其是脑卒中、帕金森病、老年痴呆等慢性病患者更易发生。误吸是指进食时在吞咽过程中有数量不一的液体或固体食物进入到声门以下的气道。误吸可引起剧烈咳嗽、吸入性肺炎,甚至窒息死亡。噎食通常是指食物堵塞咽喉部或卡在食道的第一狭窄处,引起窒息。发生噎食主要表现为:①进食突然中断;②不能说话;③呼吸停止而迅速发生缺氧症状;④用手按住喉部并用手指指向口腔。

(二)相关因素

1.跌倒的相关因素

引起老年人跌倒的原因主要是老年人自身生理病理方面的因素和环境因素,如运动功能失调、虚弱、眩晕、视力障碍、直立性低血压、药物不良反应、饮酒过量等,还可因为环境光线过暗或强光刺激、扶手不稳、地面不平整或潮湿打滑、家具摆放位置不当、室内外障碍物等跌倒。

2.误吸、噎食的相关因素

老化和疾病因素导致吞咽功能障碍是误吸、噎食的基础，同时食物性状、进食习惯也是影响因素。引起误吸、噎食主要因素有以下几种。

(1)吞咽功能减退：正常吞咽动作需口、咽、食管共同参与，在神经、肌肉的协调下完成。随着年龄的增长，老年人咽喉部感知觉减退，神经肌肉的协调功能变差，吞咽反射减低，再加上咀嚼功能下降，唾液分泌减少致食物润滑作用降低，容易发生噎食；同时，吞咽过程中防止异物进入气道的反射性动作减退，容易发生误吸；此外，脑血管意外等疾病也是重要的影响因素。

(2)进食习惯不良：坐位略前倾位进食，便于吞咽。仰卧进食、边进食边谈笑、进食速度过快、大口进食等不良习惯易导致误吸，也容易发生噎食。

(3)食物性状影响：进食过于黏稠、粗糙、干燥的食物易发生噎食，如牙齿不好的老人大口进食糯米团子，由于食物本身的黏性使老人难以嚼碎而吞咽块状食物，易发生噎食；另外，水和汤类食物可使一些高龄老人和脑血管意外的患者发生误吸。

(三)护理措施

1.预防跌倒

(1)评估老人跌倒的危险因素：对老人身体状况如视力、平衡能力、活动能力、疾病、用药及居住环境中外在影响因素如照明不良、地面不平或有障碍物、桌椅家具不稳、设施不全或缺陷等进行评估，根据具体情况跟进措施，改善环境，尽量减少跌倒的影响因素，避免老人跌倒。

(2)做好心理护理：老年人常有不服老和不愿麻烦别人的心理，对一些力所不能及的事情，也要自己尝试去做，如爬高、搬重物等，这会增加老年人跌倒等意外事件发生的可能性。因此，要做好心理疏导工作，使老年人正确掌握自己的健康状况和活动能力。

(3)活动柔和：老年人日常活动或体育锻炼时动作要柔和，避免突然转身、闪避、跳跃等，外出行走步伐要慢，尽可能用双脚来支撑身体重心。

(4)防止直立性低血压：老年人从卧位或蹲位站立时，动作要慢，平时避免长时间站立。

(5)消除环境中的危险因素：如地板防滑，桌椅不摇晃，照明设施良好且方便，衣、裤、鞋大小合适，拐杖、轮椅等设施完好。

(6)提供必要的帮助：如提供拐杖，专人扶持，在浴盆、便池边安装扶手，高龄老人外出有人陪伴。

(7)坚持锻炼：坚持有规律的锻炼活动，保持良好的骨骼、关节和肌肉功能，提升机体的平衡能力。

2.跌倒应急处理

(1)不急于搬动老人：老人跌倒不首先扶起老人，以免不当措施导致二次损伤。

(2)迅速检查伤情：检查意识是否清楚，询问跌倒过程、受伤部位、是否有口角㖞斜、偏瘫等；检查局部组织是否有淤血、出血、肿胀、压痛、畸形；检查肢体活动，注意有无骨折和脊柱受伤；检查有无头痛、胸痛、腹痛等。

(3)求救并保持呼吸道通畅：有意识不清或疑有骨折、内脏损伤的情况，迅速拨打急救电话。对意识不清的老人，注意清理老人口腔的分泌物、呕吐物，头侧转，解开衣服领扣，保持呼吸道通畅。心跳、呼吸停止者迅速进行心肺复苏。

(4)正确处理局部伤情：有骨折者予以固定；出血者予以止血；扭伤、挫伤者局部制动、冷敷；脊柱有压痛疑有骨折者，避免搬运时脊柱扭曲。在初步的处理下，迅速送往医院处理。

(5)做好病情观察:无明显组织损伤的老人,扶老人起来,并观察血压、脉搏等情况。

3.预防噎食、误吸

(1)尽量坐位进食:老年人宜坐立、上身略前倾位进食。尽量协助卧床老人坐位进食,不能坐位者抬高床头,头转向一侧进食。

(2)细嚼慢咽:小口进食,细嚼慢咽,不催促或限制老人进食时间。

(3)养成良好的进食习惯:进食期间集中注意力,勿谈笑,避免边看电视边进食。咳嗽、多痰、喘息患者,进食前协助排痰、吸氧,减少喘息,避免进食中咳嗽。

(4)合理加工和选择食物:老人食物宜细、软,避免过于干燥、粗糙及大块的食物,食物去刺、剔除骨头。喝稀食易呛咳者,可将食物加工成糊状。

4.噎食急救

如患者坐位或立位,抢救者站在患者身后,一手握拳顶住上腹部,另一手握在拳头外,用力向后向上冲击。如患者意识不清,则行卧位上腹部冲击法,患者平卧头侧转,施救者双手置患者上腹部,向下向上冲击。

(倪　敏)

第五节　社区慢性病患者的保健与护理

一、社区慢性病患者护理的相关理论与应用

在社区慢性病管理的护理实践中,需要理论与模式来指导实践,以提高实践的科学性、可行性和有效性。本节主要介绍在慢性病管理中常用的理论和模式。

(一)社会认知理论

1.理论产生的背景与主要观点

早在20世纪60年代,美国著名心理学家班杜拉(Bandura)提出了社会认知理论,主要用于帮助解释人类复杂行为的获得过程。班杜拉认为,人们对其能力的判断在其自我调节系统中起主要作用,并由此于1977年首次提出自我效能感的概念。班杜拉在总结前人的研究时发现,过去的理论和研究把主要注意力集中于人们知识获取或行为的反应类型方面,而忽视了支配这些知识和行为之间相互作用过程。班杜拉提出的社会认知理论认为,通过操控个体的个人因素、行为归因及环境因素来影响行为本身的变化,其核心思想是强调人类的行为是个体与环境交互作用的产物。可归纳为以下四个观点。

(1)观察学习:班杜拉认为,人类大多数的行为是个体通过观察他人(榜样或示范)对所受刺激发生反应并得到强化而完成的学习,即观察学习。观察学习包括四个基本过程:注意过程、保持过程、产出过程和动机过程。注意过程是指个人对外部环境的一些事物引起了兴趣。保持过程是个人将观察到的信息符号化,并将他们编码后储存在记忆中。在产出过程中,个人将储存的记忆符号选择、转化和表现为具体的操作和行为的外显过程。动机过程是个人通过记忆中的符号表征预计行动产出的结果,并在诱因的驱动下产出某种行为的愿望。班杜拉特别强调,行动的发生只有在内在意愿(动机)的前提下,并且这种内在意愿在很大程度上决定了观察、保持和行为

再生成过程。

(2)强化行为:强化行为形成后,其巩固或终止取决于行为的强化(外部强化和内部强化)。外部强化来自他人的反应或其他的环境因素,若是正面反应,此种行为就会受到正强化,继续实行。反之,则终止。内部强化即自我调节,即人能依照自我确立的内部标准来调节自己的行为。自我调节包括自我观察、自我评价和自我体验三个阶段,它体现了在行为形成中个体具有主观能动性。

(3)自我效能感:自我效能感是指人们关于自己是否有能力控制影响其生活的环境事件的信念,即个体对自己能否在一定水平上完成某一活动所具有的能力判断、信念或主体自我把握与感受。自我效能感是社会认知理论的核心内容。该理论认为,从个体的认知到行为的转变主要取决于自我效能感和预期结果。预期结果是指对采纳健康行为的益处的感知。自我效能感对行为的形成、改变极为重要,效能感越强,行为形成、改变的可能性就越大。

班杜拉认为有四个方面的因素影响自我效能感的形成和改变,包括以下4种。①个体的行为结果:以往的成功经验能够提升个人的自我效能感,而多次的失败会使之降低。②模仿或替代:在社会生活中,许多知识经验不是通过亲身实践获得,而是通过观察与模仿他人行为而习得。榜样的行为和成就给观察者展示了达到成功所需要采取的策略,以及为观察者提供了比较与判断自己能力的标准。当看到与自己接近的人成功能促进自我效能感的提高,增加了实现同样目标的信心。③他人评价及言语劝说:在直接经验或替代经验的基础上进行劝说和鼓励的效果最大,而缺乏事实依据的言语劝告对形成自我效能感效果不明显。④身心状态:个体对生理、心理状态的主观知觉影响着自我效能感的判断。疲劳或疼痛、焦虑、害怕或紧张等易降低个体的自我效能感。其他如个人的性格、意志力等对自我效能感也有影响。

(4)交互作用:根据社会认知论的观点,个体的行为既不是单由内部因素驱动,也不是单由外部刺激控制,而是由行为、个人、环境三者之间交互作用所决定的,因此社会认知理论又被称作交互决定论。交互决定论认为人有能力影响自己的命运,同时也承认人不是自己意愿的自由行动者。

2.理论的应用

社会认知理论阐述了健康行为改变的社会心理学机制及促进其行为改变的方法,从理论上解释了人类复杂的行为,强调了认知性因素在行为改变中的作用。该理论作为一个实用的理论框架,广泛应用于解释健康行为的发生及影响因素,以及设计、实施改变健康行为的干预项目。该理论已被广泛应用于戒烟、成瘾行为、体育锻炼、疾病预防和康复等各行为干预领域。例如,某社区护士想帮助一组肥胖妇女减肥,护士指导她们要减少食物的摄入量,选择健康食品,以及加强体育锻炼。通过介绍有关均衡饮食和积极锻炼方面的可靠信息、一起分享真实的案例和成功减肥先后的照片对比,以此帮助她们形成减少食物摄取量和增加运动量能够达到减肥的预期结果,并维持其动机水平,以促成她们的目标行为。

自我效能感的提高广泛应用于关节炎、糖尿病、心脑血管疾病、高血压、终末性肾病、癌症、精神疾病等慢性病的康复治疗和护理中。目前国内外许多学者认为在自我效能感的基础上,进行慢性病的自我管理很重要,包括发展基础练习、认知训练、解决问题能力、思想交流能力等各个方面。如对慢性病患者进行健康教育时,以自我效能感理论为依据,帮助患者学习自我管理知识、技能和提高自信心,以及针对患者自我效能感水平和活动表现来制订个体化的护理干预措施等。

从班杜拉对自我效能感的定义可以看出,自我效能感可通过特定的任务、活动或具体的情景来测量。以自我效能理论为框架编制的一般自我效能感量表(general self-efficacy scale,GSES)是应用最为广泛的测量工具。该量表是由德国临床和健康心理学家 Ralf Schwarzer 和他的同事最早于 1981 年编制的,共 20 个测试题,后经修改缩减为 10 个测试题,现已被译成 25 种文字得以广泛使用,并被证实有较高的信度和效度,在不同的文化背景中具有普遍性。

(二)Orem 自理缺陷护理理论

1.理论产生的背景与主要观点

Orem 自理缺陷护理理论是由美国著名护理理论家 Orem 提出的。20 世纪 50 年代末,Orem 在美国健康-教育-福利部教育工作办公室从事护理咨询工作,曾参加了如何完善及提高护理教育的研讨会,并深受启发和鼓舞,开始了对护理现象及本质的探讨。她逐渐认识到,当人们无法照顾自己时就需要护理。正是基于这种思想,Orem 创立和发展了自理缺陷护理理论,并在 1971 年出版的《护理:实践的概念》一书中首次公开阐述,并多次再版使该理论内容更加完善。Orem 理论由三个相互联系的理论组成:即自理理论、自理缺陷理论和护理系统理论,分别阐明了什么是自理,何时需要护理,以及如何提供护理三个方面的问题。

(1)自理理论:自理理论解释了什么是自理,人有哪些自理需求,以及影响满足自理需求的因素。主要包括以下概念。

自理:自理即自我护理,指个体为维持生命和健康所采取的一系列调节活动。正常成年人能进行自理活动,对于依赖他人照顾的个体,如婴幼儿、老年人和残疾人等则需要他人协助或代替完成自理活动。

自理能力:指个体完成自理活动的能力。个体的自理能力通过学习和实践而不断得到提升。自理能力存在个体差异,同一个人在不同的生命阶段或处于不同的健康状况下,自理能力也会有所改变。

治疗性自理需求:指个体应该采取行动以满足自己当前正面临的维持生命和健康的所有自理需求。自理需求包括三个方面。①普遍的自理需求:是指所有人在生命周期的各个发展阶段都存在的,与维持自身正常结构和完整功能有关的需求,如摄入足够的空气、水和食物,维持正常的排泄功能等。②发展的自理需求:指人生命发展过程中,各阶段特定的自理需求或在某特定的情况下出现的新需求,如婴儿期或失业时的特殊自理需求等。③健康不佳时的自理需求:指个体在疾病受伤或残疾时,或者在诊断或治疗过程中产生的需求,如高血压患者要定时测量血压、遵医嘱服药等。

(2)自理缺陷理论:自理缺陷是指个体受到部分或全部的限制,而使个体自理能力无法满足部分或全部的自我照顾。这是 Orem 护理理论的核心部分,阐明了个体什么时候需要什么样的护理。Orem 认为,在某一特定的时期内,个体有特定的自理能力和治疗性自理需求,当这种自理需求大于自理能力时就需要护理活动的参与。自理缺陷是这部分的核心,当个体的自理需求超过了自理能力或依赖性照顾能力时,就出现了自理缺陷。由于自理能力与自理需求之间的平衡被破坏,个体需要借助外界力量——护士的帮助来恢复平衡。因此,自理缺陷的出现是个体需要护理的原因。

(3)护理系统理论:Orem 在理论中阐明了如何通过护理帮助个体满足其治疗性自理需求。护士根据个体的自理需求和自理能力的不同,分别采用三种不同的护理系统,即全补偿系统、部分补偿系统和辅助-教育系统。对于同一个患者,可能会在不同的阶段,依据其自理能力和治疗性自理需求的变化而选择不同的护理系统。①全补偿系统:指个体不能参与自理活动,由护士完

成其治疗性自理需求，个体处于完全被动状态。在此系统中，需要护士进行全面的帮助，以满足个体在氧气、水、营养、排泄、个人卫生、活动及感官等各个方面的需求。该系统适用于病情危重需绝对卧床休息、昏迷、高位截瘫的患者等。②部分补偿系统：指在满足患者治疗性自理需求的过程中，患者有能力进行部分自理活动，其余部分需要由护士提供护理来完成。如会阴侧切产后，产妇可以自己进食，但需要护士提供会阴伤口消毒等。③辅助-教育系统：指患者能进行自理活动，但必须在护士提供咨询、指导或教育的条件下才能完成。如高血压患者，需要在护士的帮助下，正确监测血压、遵医嘱服药、控制体重等。

2.理论的应用

在应用 Orem 理论的实践中，社区护士应注意发挥理论的指导作用，全面评估慢性病患者的自理需求和自理能力，才能根据个体的不同状况采取不同的护理系统。如对于社区中患有高血压、糖尿病等慢性病患者的护理中，社区护士应侧重发挥教育、支持和指导等作用，帮助患者树立自理意识，积极调动和激发其主观能动性，最大限度地挖掘其自理潜能，尽可能让其作为一个独立自主的个体参与到家庭和社会生活中去。Orem 理论的应用有利于发挥慢性病患者在维持、促进和恢复健康中的主体作用，提高自理能力，进而使其通过有效的自我护理达到控制疾病、预防并发症和改善生活质量的目标。

(三)行为改变的相关理论与模式

1.理论与模式产生的背景与主要观点

随着健康心理学领域对疾病的关注点从治疗和干预转向对疾病的预防，以及全球性和区域性健康促进战略的全面制定和实施，健康行为及健康行为改变理论越来越受到护理学、心理学、公共卫生学、社会学等多学科研究者的重视。健康行为指个体为了预防疾病、保持自身健康所采取的行为，包括改变健康危险行为（如吸烟、酗酒、不良饮食及无保护性行为等）、采取积极的健康行为（如经常锻炼、定期体检等）及遵医行为。行为改变理论可指导行为干预和健康教育，逐步改变人们的不良行为，建立健康的行为习惯，最终达到提高健康的目的。从心理社会角度构建的健康行为改变理论对健康行为的预测、预防和干预起到极其重要的作用，而有效的行为干预必须建立在相应的理论基础之上。自 20 世纪 50 年代研究者建立健康信念理论模式以来，健康行为改变理论经历了蓬勃发展的时期，经过专家学者们的不断探索和扩展，先后提出了多种理论或模式，有代表性的健康行为改变理论有理性行动理论/计划行为理论、健康信念模式、健康促进模式和跨理论模式，目前广泛应用于各个领域之中。

(1)理性行动理论/计划行为理论产生的背景与主要观点：理性行动理论（theory of reasoned action，TRA）/计划行为理论的理论源头可以追溯到菲什拜因（Fishbein）的多属性态度理论。该理论认为行为态度决定行为意向，预期的行为结果及结果评估又决定行为态度。后来，美国学者菲什拜因和阿耶兹（Ajzen）发展了多属性态度理论，于 1975 年提出了理性行动理论。理性行动理论认为行为意向是决定行为的直接因素，它受行为态度和主观规范的影响。由于理性行动理论假定个体行为受意志控制，严重制约了理论的广泛应用，因此为扩大理论的适用范围，阿耶兹于 1985 年在理性行动理论的基础上，增加了知觉行为控制变量，初步提出计划行为理论。阿耶兹于 1991 年发表了《计划行为理论》一文，标志着计划行为理论的成熟。理性行动理论/计划行为理论的理论模型见图 18-2。

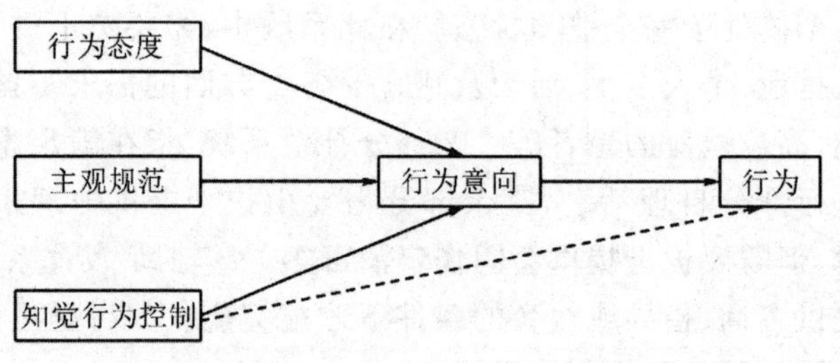

图 18-2 理性行动理论/计划行为理论的理论模型

计划行为理论有以下几个主要观点:①非个人意志完全控制的行为不仅受行为意向的影响,还受执行行为的个人能力、机会及资源等实际控制条件的制约,在实际控制条件充分的情况下,行为意向直接决定行为。②准确的知觉行为控制反映了实际控制条件的状况,因此它可作为实际控制条件的替代测量指标,直接预测行为发生的可能性,预测的准确性依赖于知觉行为控制的真实程度。③行为态度、主观规范和知觉行为控制是决定行为意向的三个主要变量,态度越积极、重要他人(如配偶、家人、朋友等)支持越大、知觉行为控制越强,行为意向就越大,反之就越小。④个体拥有大量有关行为的信念,但在特定的时间和环境下只有相当少量的行为信念能被获取,这些可获取的信念也叫突显信念,它们是行为态度、主观规范和知觉行为控制的认知与情绪基础。⑤个人及社会文化等因素(如人格、智力、经验、年龄、性别、文化背景等)通过影响行为信念间接影响行为态度、主观规范和知觉行为控制,并最终影响行为意向和行为。⑥行为态度、主观规范和知觉行为控制从概念上可完全区分开来,但有时它们可能拥有共同的信念基础,因此它们既彼此独立,又两两相关。下面具体解释计划行为理论三个主要变量的含义,以进一步阐明理论的内涵。

行为态度:是指个体对执行某特定行为喜爱或不喜爱程度的评估。依据菲什拜因和阿耶兹的态度期望价值理论,个体拥有大量有关行为可能结果的信念,称为行为信念。行为信念包括两部分,一是行为结果发生的可能性,即行为信念的强度,另一个是行为结果的评估。行为强度和结果评估共同决定行为态度。

主观规范:是指个体在决策是否执行某特定行为时感知到的社会压力,它反映的是重要他人或团体对个体行为决策的影响。与态度的期望价值理论类似,主观规范受规范信念和顺从动机的影响。规范信念是指个体预期到重要他人或团体对其是否应该执行某特定行为的期望。顺从动机是指个体顺从重要他人或团体对其所抱期望的意向。

知觉行为控制:是指个体感知到执行某特定行为容易或困难的程度,它反映的是个体对促进或阻碍执行行为因素的知觉。它不但影响行为意向,也直接影响行为本身。知觉行为控制的组成成分也可用态度的期望价值理论类推,它包括控制信念和知觉强度。控制信念是指个体知觉到的可能促进或阻碍执行行为的因素,知觉强度则是指个体知觉到这些因素对行为的影响程度。

(2)健康信念模式产生的背景与主要观点:健康信念模式是由霍克巴姆(Hochbaum)于 1958 年在研究了人的健康行为与其健康信念之间的关系后提出的,1974 年经贝克(Becker)及其同事修改、发展、完善成为健康信念模式。健康信念模式强调信念是人们采取有利于健康的行为的基础,人们对健康、疾病持有什么样的信念,就会采取相应的行为,从而影响个体健康。此模式主要用于预测人的预防性健康行为和实施健康教育,健康信念模式成为欧美国家健康促进的最常用理论模式之一。健康信念模式主要包括三部分内容:个人感知、修正因素、行为的可能性(图 18-3)。

 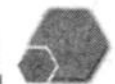

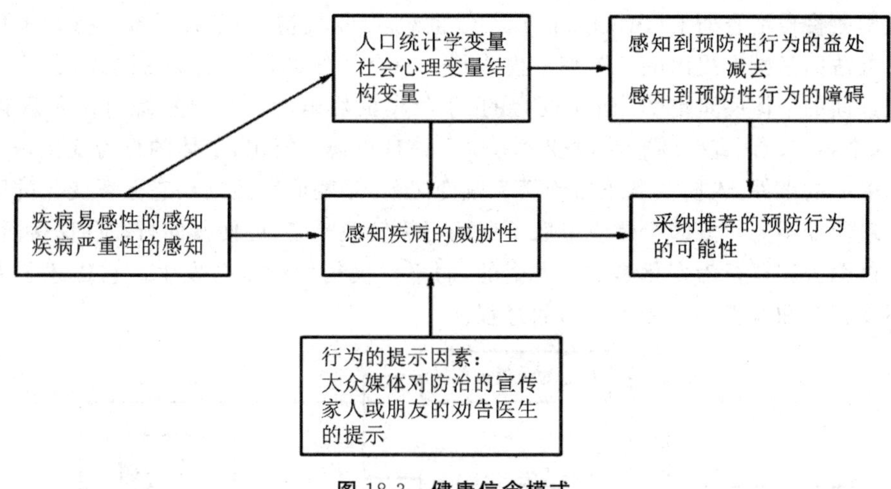

图 18-3　健康信念模式

个人感知:包括对特定疾病易感性、严重性和威胁性的认识。个体对疾病的易感性和严重程度的认识共同决定了个体对疾病威胁性的感知,当个体相信有严重后果时,才会感到该疾病对自己的威胁,进而才有可能采取健康行为。个体对疾病威胁性评价越高,采取健康行为的可能性就越大。

修正因素:是指影响和修正个体对疾病感知的因素。包括:①人口统计学变量,如年龄、性别、民族等。②社会心理变量,如个性、社会阶层、同伴间的影响等。③结构变量,如个体所具有的疾病和健康知识、此前对疾病的了解等。修正因素还包括行为的提示因素,即健康行为产生的诱发因素,如媒体对疾病防治的宣传、家人或朋友的劝告、医师的警示等。修正因素越多,个体采纳健康行为的可能性就越大。

行为的可能性:个体是否采纳预防性健康行为,取决于感知到行为的益处是否大于行为的障碍。其理论的中心是个体信念影响个体的行为。一个人如果认为某一疾病的易感性及严重程度高,预防措施的效果好,采取预防性措施的障碍少,则其健康信念强,易采取医护人员所建议的预防性措施。

(3)健康促进模式产生的背景与主要观点:健康促进模式由美国护理学者娜勒·潘德(Nolar J Pender)于 1982 年提出,并分别于 1996 年和 2002 年进行了修订。该模式提出了影响个人进行健康促进活动的生物-心理-社会因素,强调了认知因素在调节健康行为中的作用。模式中包含三大要素:个人特征和经验、对行为的认知和情感,以及行为结果(图 18-4)。①个人特征和经验:包括先前相关行为和个人因素。先前相关行为是指通过感知的自我效能、益处、障碍及与该活动相关的情感来影响后续的行为。而个人因素则分为生理、心理和社会文化三个方面,如年龄、性别、种族、文化程度、自我激励、对健康的定义等。②对行为的认知和情感:在该模式中,这部分是最主要的行为促成因素,由对行为益处的认知、对行为障碍的认知、对自我效能的认知、行动相关情感、人际间的影响及情景的影响共同组成,包括了个人、社区和社会在健康促进中的地位和影响方式,这些因素可以由护理活动来修正,从而影响健康促进行为。③行为结果:包含了行动计划的承诺、即刻需求和个人喜好、健康促进行为。整个健康促进模式的最终目标是使个体形成健康促进行为,并整合为健康促进生活方式。

(4)跨理论模式产生的背景与主要观点:跨理论模式(the transtheoretical model,TTM)是由美国心理学教授普洛查斯卡(Prochaska)于20世纪80年代初,在整合了若干行为干预理论的基本原则和方法的基础上提出的。跨理论模式是一个有目的的行为改变的模式,它把重点集中在行为改变方面的个体决策能力,而非社会的、生物学的影响力。它是在综合多种理论的基础上,形成的一个系统地研究个体行为改变的方法。该理论模式提出,个体的行为变化是一个连续的过程而非单一的事件,人们在真正做到行为改变之前,是朝向一系列动态循环变化的阶段变化过程发展。对所处不同阶段的个体应采取不同的行为转换策略,促使其向行动和保持阶段转换。该理论模式试图去解释行为变化是如何发生的,而不仅仅是为什么会发生。它描述了人们如何改变一个不良行为和获得一个积极行为的过程。

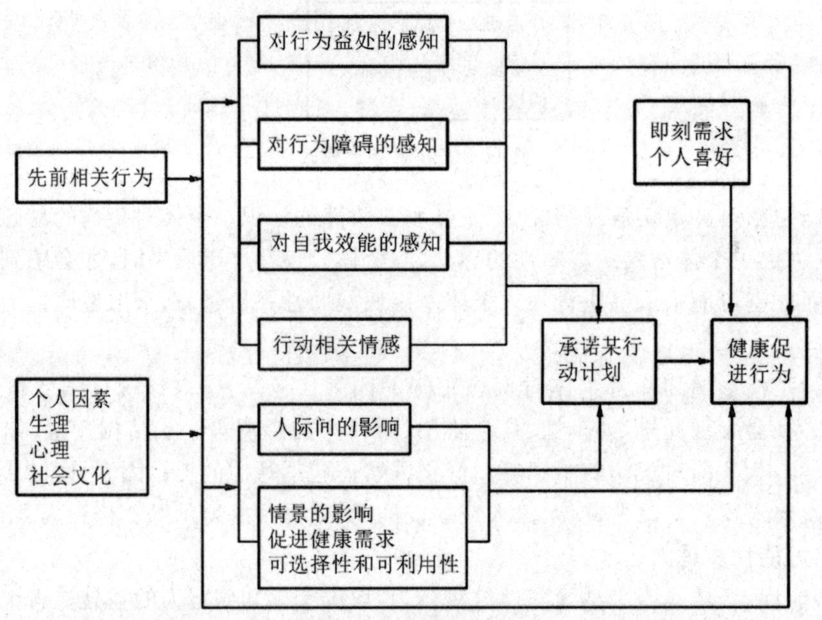

图 18-4 **健康促进模式**

跨理论模式的内容架构分为四个部分:变化阶段、变化过程、自我效能和决策平衡。跨理论模式的四个组成部分结合了三个维度的变化,即变化阶段、变化过程和变化水平。通过变化阶段反映了人们在何时产生行为改变,通过变化过程体现了人们的行为改变过程,通过贯穿于变化阶段和变化过程中的自我效能和决策平衡反映影响人们行为改变的因素,这些因素体现了不同的变化水平。

变化阶段:是跨理论模式的核心,指的是行为发生的时间,各行为变化阶段的划分参考了行为改变的时间性、动机和恒心层面。跨理论模式把人的行为改变过程分为5个主要行为变化阶段,揭示了被其他行为改变理论所忽略的关键环节。这5个行为变化阶段是前意向阶段、意向阶段、准备阶段、行动阶段和保持阶段。这些变化阶段反映了个体行为变化的意图,不同个体可能会以不同的变化率通过各个阶段向前变化,也可能会退回,并且可能会选择在行为变化统一体的不同变化点重新进入,通过这些阶段的运动可以被看作循环往复的。

变化过程:包括内隐性与外显性的活动,是个人为修正其行为所运用的认知、情感、行为和人与人之间的策略和技巧,既为问题行为者提供了改变行为的重要策略,也提供了群体健康行为产生的干预方法和策略。了解变化过程是促使问题行为者成功进行行为变化的关键,是了解个体处在哪个行为变化阶段,然后运用恰当的策略或变化过程来促进其行为转变。

自我效能：跨理论模式中运用的自我效能结构，整合了班杜拉的自我效能感理论和施夫曼(Shiffman)的对行为改变的故态复萌阶段与保持阶段的应对模型。环境性诱因与自信心是自我效能中两个重要的伴随结构。其中，自信心代表了在特定情景下人们拥有的信心使其能应对高危险而不是回退到不健康行为或者高危险习惯中。环境性诱因反映在中等困难情形下参与一个特定行为的欲望强度。环境性诱因和自信心在变化阶段中的作用是相反的。环境性的自信心在预测个体进入准备阶段和行动阶段的能力上胜过其他人口统计学变量。环境性诱因始终是预测行为的故态复萌和退回到早期变化阶段的最好变量。

决策平衡：描述了个体行为改变发生与否的原因及其重要性，它是跨理论模型的决策部分。跨理论模型通过经验测试，逐渐形成了决策平衡的稳定结构，即：正面因素和负面因素，也称为行为改变的知觉益处和知觉障碍，这是跨理论模式中两个重要的中间结果变量。知觉益处是行为改变的积极方面，或者是行为改变的益处和理由(行为改变的原因)。知觉障碍是行为改变的消极方面，或者是行为改变的障碍(不发生改变的原因)。一般来说，个体决定从一个阶段发展到下一个阶段的行为变化是建立在对采取健康行为的知觉益处和知觉障碍权衡的基础之上。在行为变化阶段的早期，对健康行为的知觉益处较低，并且随着行为变化阶段的发展而增长，知觉障碍在行为变化的早期则较高，并且随着阶段的发展而降低。

2.理论与模式的应用

(1)理性行动理论/计划行为理论的应用：理性行动理论主要用于分析态度如何有意识地影响个体行为，关注基于认知信息的态度形成过程，其基本假设认为人是理性的，在做出某一行为前将综合各种信息来考虑自身行为的意义和后果。例如，某糖尿病患者如果认为她的丈夫或孩子希望她进行体育锻炼，而她又有遵从他们意愿的动机，使她坚信体育锻炼对控制自身的病情有积极的效果，她就会早点儿起床，每天从繁忙的日程安排中抽出时间锻炼。

计划行为理论不仅可以用来解释和预测行为，还可以用来干预行为。在应用计划行为理论的研究中发现，行为态度、主观规范和知觉行为控制对行为意向的预测率保持在40%～50%，行为意向和知觉行为控制对健康行为改变的贡献率为20%～40%。该理论已经在饮食、锻炼、吸烟、饮酒等健康相关行为的研究中得到了广泛的应用，并成功地预测了佩戴汽车安全带、定期体检和自我检查乳腺等健康行为的发生。

(2)健康信念模式的应用：该模式最初用于解释人们的预防保健行为，特别是分析哪些因素影响慢性病患者的遵医行为，后被广泛应用于各种健康相关行为的改变上，如饮食控制、个人卫生行为、乳腺癌及宫颈癌的常规检查等领域。此模式考虑了个体的认知水平和影响个体认知的内外因素，也考虑了传媒和医护工作者对个体的影响。社区护士的目标和职责是使个体对自身及所患的慢性病有正确的和充分的认识，促进慢性病患者实施健康行为。

(3)健康促进模式的应用：这个模式可以用来解释生活方式或探究特定的健康促进行为，并对健康促进行为的决定因素提出实证的支持。健康促进生活方式包含的健康行为有两种：一种是健康保护行为，其目的是消除或降低疾病发生的概率如交通事故的预防、环境污染的控制等。另一种是健康促进行为，其目的是积极地增加个体健康、自我实现和自我满足，以促使个体趋于正向且适度的安适状态。健康促进行为包括规律运动、休闲活动、休息、适当营养、压力管理、负起健康责任、发展适当的社会支持系统及达到自我实现等。

(4)跨理论模式的应用：跨理论模式改变了传统的一次性行为事件的干预模式，为分阶段的干预模式，根据行为改变者的需求提供有针对性的行为干预策略和方法。该模式应用于慢性病管理领域主要包括两个方面:一方面,用于改变人们的不良行为如戒烟、戒酒、戒除药物滥用、控制体重、减少饮食中的高脂肪的摄入量等。另一方面,用于帮助人们培养有益健康的行为如定期锻炼身体、合理膳食、压力管理等。

行为改变理论存在广泛的适用领域,在解释和预测行为方面有非常重要的指导作用。但是,每种理论都只是从某一角度来阐明行为改变的规律,不可能解决行为干预的所有问题,在行为预测和预防干预上均存在着一定的不足和局限。现在越来越多的研究已经尝试将两种或者多种理论结合,并开始逐步应用于行为改变上。如有研究提出,综合运用健康信念模式和理性行动理论解释结核病筛检行为。因此,在进行行为干预时应先分析可能影响目标行为的因素,找出能更好解释这一行为的一种或几种理论模型,从而在这些理论模型的指导原则下进行行为干预,以取得更有效的干预结果。此外,各种行为是受社会、文化、经济等诸多因素影响的,理论在实践中应用时,需要充分考虑到各种影响因素的差异,制定出适合我国或当地情况的理论框架。

二、社区慢性病患者的健康管理

健康管理是一种对个人及人群的健康危险因素进行全面监测、分析、评估、预测、预防、维护和发展个人技能的全过程。其实质是发现和排查个人和群体存在的健康危险因素,提出有针对性的个性化的个体或全体健康处方,帮助其保持或恢复健康。实践证明,开展社区健康管理有利于对社区慢性病重点人群的监控,利于开展慢性病的双向转诊服务,从而调整基层卫生服务模式,真正落实"三级预防"。

(一)社区慢性病患者健康风险评估

健康风险评估作为健康管理的核心环节,是对个人的健康状况及未来患病和/或死亡危险性的量化评估。

1.确定危险因素

慢性疾病的发生和发展往往是由一个或多个危险因素长期累积共同作用的结果,确定危险因素已成为预防与控制慢性疾病的核心问题。危险因素是指机体内外存在的增加其疾病发生和死亡的诱发因素,如生活方式、行为习惯、生物遗传因素、生态环境因素和卫生保健因素等许多方面。

(1)生活方式和行为习惯:人们很早就认识到生活方式和行为习惯与慢性病之间的关系,如高盐、高脂肪、高热量食物的摄入,低膳食纤维饮食、吸烟、酗酒、滥用药物等不良嗜好。久坐的生活方式、缺乏体育锻炼。精神和情绪紧张且应变能力差、心情孤僻和心理适应能力差等。

(2)生物遗传因素:包括病毒和细菌长期感染、家族遗传史、个体体质等。

(3)生态环境因素:包括生物以外的物理、化学、社会、经济、文化等因素,如社会环境包括社会经济发展水平、城市化、工业化、人口老龄化、社会居住条件、居民社会地位、文化水平、食品和环境卫生等。自然环境包括水质、大气污染等。

(4)慢性病之间互为危险因素:大量前瞻性研究结果表明,多种慢性病之间互为危险因素,如高血压与心血管疾病和糖尿病、肥胖与胰岛素抵抗、胰岛素抵抗与糖尿病和心血管病等可以互为危险因素。

2.危险因素的分布水平

慢性病的危险因素分布常随人群的不同特征如职业、年龄、性别、种族等不同而有差异,这些因素也称为不可控因素。因素中有些特征是固有的,如性别、种族等。有些可随时间、环境的变化而变化，如年龄、职业等。研究慢性病的危险因素在各人群中的分布水平，有助于确定危险人群。

(1)职业：慢性病的分布存在职业间差异，这与职业性有害因素接触、工作强度及工作方式有关。如从事脑力劳动或精神高度紧张的职业人群，心血管病发病率高于其他职业人群。

(2)年龄：随着年龄的增长，大多数慢性病的发病率、患病率与死亡率明显上升。如高血压、冠心病、脑卒中、肿瘤等。但一些疾病也有其特定的发病年龄段，如儿童时期心血管疾病以先天性心脏病多见。乳腺癌好发于女性青春期及更年期。

(3)性别：多数慢性病存在性别上的差异，如乳腺癌、子宫肌瘤、卵巢癌等是女性固有的疾病，而消化道肿瘤、肺癌和膀胱癌等的发表则男性高于女性。

(4)种族：不同国家、地区与民族间慢性病的发病率、患病率和死亡率有所差异，提示种族遗传与地理环境在慢性病发病中起到一定作用。如鼻咽癌多见于广东本地人群。

3.评估健康危险度

健康危险度评估是研究致病危险因素和慢性病发病率及死亡率之间数量依存关系及其规律性的一种技术。它将生活方式等因素转化为可测量的指标，预测个体在一定时间发生疾病或死亡的危险，同时估计个体降低危险因素的潜在可能，并将信息反馈给个体，进行一级和二级预防。

危险分数是代表发病危险的指标，是针对个体某一疾病的危险分数而言。危险分数为该个体发生该疾病的概率与同年龄同性别人群发生该疾病的概率的比值。个体评估需要计算以下三种危险分数。①目前的危险分数：根据目前的情况所计算的现实的危险分数。②一般人群的危险分数：同年龄、同性别个体的危险分数。作为评估对象的参照，因此都为1。③目标危险分数：由于有些与行为方式有关的危险因素是可以改变的，因此，计算出全面建立健康行为的理想生活方式下个体的危险分数。目标危险分数应小于或等于目前的危险分数。

对于大多数慢性病来说，其危险因素往往不是单一的，因此，需要计算组合危险分数，即把每一项危险因素对某病发病或死亡的影响进行综合。组合危险分数计算方法为：危险分数大于或等于1的分别减1，小于1的各危险因素相乘然后求和。公式为：$P_z=(P_{1-1})+(P_{2-1})+\cdots\cdots+(P_{n-1})+Q_1\times Q_2\times\cdots\cdots\times Q_m$。$P_z$ 指组合危险分数。P_i 指大于或等于1的危险分数。Q_i 指小于1的各项危险分数。预测未来一定时间内个体的发病危险，建立个体危险度评价模型：发病危险＝人群总发病率×组合危险分数。

评估健康危险度，能够计算目标人群中目前发生疾病的危险及在建立健康行为后可以减小的危险。同时，根据各因素目前带来的危险和减少危险的潜在可能，确定需要干预的危险因素的次序，从而为制订健康计划提供参考。

(二)社区慢性病患者健康管理的方法

1.筛检

(1)筛检的定义：筛检是运用快速简便的实验室检查方法或其他手段，主动的自表面健康的人群中发现无症状患者的措施。其目的主要包括：①发现某病的可疑患者，并进一步进行确诊，达到早期治疗的目的。以此延缓疾病的发展，改善预后，降低死亡率。②确定高危人群，并从病因学的角度采取措施，延缓疾病的发生，实现一级预防。③了解疾病的自然史，开展疾病流行病学监测。

(2)筛检的分类。①按照筛检对象的范围：分为整群筛检和选择性筛检。整群筛检，是指在疾病患病率很高的情况下，对一定范围内人群的全体对象进行普遍筛查，也称普查。选择性筛检,是根据流行病学特征选择高危人群进行筛检,如对矿工进行硅肺筛检。②按筛检项目的多少:分为单项筛检和多项筛检。单项筛检,即用一种筛检试验检查某一疾病。多项筛检,即同时使用多项筛检试验方法筛查多个疾病。

(3)筛检的实施原则:1968 年,Wilse 和 Junger 提出了实施筛检计划的 10 条标准。概括起来包含三个方面,即合适的疾病、合适的筛检试验与合适的筛检计划,具体如下:①所筛检疾病或状态应是该地区当前重大的公共卫生问题。②所筛检疾病或状态经确诊后有可行的治疗方法。③所筛检疾病或状态应有可识别的早期临床症状和体征。④对所筛检疾病的自然史,从潜伏期到临床期的全部过程有比较清楚地了解。⑤用于筛检的试验必须具备特异性和敏感性较高的特点。⑥所用筛检技术快速、经济、有效、完全或相对无痛,应易于被群众接受。⑦对筛检试验阳性者,保证能提供进一步的诊断和治疗。⑧对患者的治疗标准应有统一规定。⑨必须考虑整个筛检、诊断与治疗的成本与效益问题。⑩筛检计划是一连续过程,应定期进行。

最基本的条件是适当的筛检方法、确诊方法和有效的治疗手段,三者缺一不可。

(4)筛检的伦理学问题:实施时,必须遵守个人意愿、有益无害、公正等一般伦理学原则。①尊重个人意愿原则:作为计划的受试者,有权利对将要参与计划所涉及的问题"知情",并且研究人员也有义务向受试者提供足够的信息。②有益无害原则:如筛检试验必须安全可靠,无创伤性、易于被群众接受,不会给被检者带来肉体和精神上的伤害。③公正原则:要求公平、合理地对待每一个社会成员。使利益分配更合理,更符合大多数人的利益。

2.随访评估

(1)随访的定义:随访是医院或社区卫生服务中心等医疗机构对曾在本机构就诊的患者在一定时间范围内的追踪观察,以便及时了解其病情的变化,合理调整治疗方案,提高社区慢性病患者的治疗依从性。

(2)随访的方式:①门诊随访,是患者在病情稳定出院后的规定时间内回到医院或社区卫生服务中心进行专科复查,以观察疾病愈后专项指标,通过定期的门诊复查,以及时评估发现早期并发症,了解化验检查数据的变化,重新审视治疗方案是否合理。一旦发现问题可及时处理,减少并发症的发生并将其导致的损害控制在最低限度。②远程随访,是指医护人员以电话、信函、网络等方式与出院后的社区患者进行沟通,根据患者在其他医院做的检查结果在治疗方案及生活细节上给予指导,同时收集术后信息。这种方式适用于在外省市或省内偏远地区久居的患者。常用的远程随访方法有电话随访与信函调查,其他的方法还有入户随访、电子邮件等,但因各自的局限性只能作为前两种方法的补充。

(3)随访的步骤。①建立随访卡:患者的基本信息如姓名、性别、年龄、出生日期、居住地址、联系方式、疾病诊断、诊断日期、诊断单位、诊断依据、诊断时分期、组织(细胞)学类型、入院日期、出院日期、治疗方案、死亡日期、死亡原因、随访结果日期等。②评估慢性病患者:身体方面,包括专科生化指标、饮食情况、用药情况、疾病危险因素、日常生活自理能力、个人行为和生活方式等方面的评估。心理方面,慢性病患者是否存在控制感消失、自尊心受伤害、负罪感等情况,是否有不良情绪反应(焦虑、抑郁、易怒等)。社会方面,疾病对患者家庭造成的影响,如经济负担。对照顾者的躯体影响,因照顾与被照顾关系而产生的情感矛盾。患者因病被迫休息或能力的下降,参与工作和社会活动减少,对事业的影响等。③评估医疗服务可及性:包括本地医疗保险覆盖率、儿童计划免疫接种率、政府预算卫生费用等。④计算发病率或患病率:包括慢性病的患病率和知晓率等。⑤评估环境:包括空气质量达到二级以上的天数、生活饮用水抽样监测合格率、食品卫生抽样监测合格率、高等教育人口率及人均住房面积等。

3.分类干预

做好卫生资源的信息收集，包括疾病监测及卫生人力监测，进行分类干预。包括用药、控烟、限酒、加强体育锻炼、合理膳食及保持适宜的体重等，从而降低患病率、提高知晓率，加强疾病的控制。同时，进行社会不良卫生行为调查，为卫生行政部门提供决策依据。

4.健康体检

(1)健康体检的定义：健康体检是在现有的检查手段下开展的对主动体检人群所做的系统全面检查，是社会的健康人群和亚健康人群采取个体预防措施的重要手段。健康体检是以人群的健康需求为基础，基于早发现、早干预的原则设计体检项目，并可根据个体年龄段、性别、工作特点、已存在和可能存在的健康问题而进行调整。其目的包括：①早期发现潜在的致病因子，以及时有效的治疗。②观察身体各项功能反应，予以适时调整改善。③加强对自我身体功能的了解，改变不良的生活习惯。避免危险因子的产生，达到预防保健和养生的目的。

(2)健康体检的内容：主要包括一般状况、躯体症状、生活方式、脏器功能、查体、辅助检查、中医体质辨识、现存主要健康问题、住院治疗情况、主要用药情况、非免疫规划预防接种史、健康评价及健康指导等。

(三)社区慢性病患者健康管理的考核

对社区居民进行健康管理，其宗旨是进行三级预防，对一般人群，通过监控教育和监控维护，进行危险因素的控制，促进身体健康而不发生慢性病。对于高危人群，通过体检等早期发现、早期诊断和早期治疗，并进行治疗性生活方式干预等阻止或延缓慢性病的发生。对于已患慢性病的患者，应进行规范化管理和疾病综合治疗，阻止慢性病的恶化或急性发作和维持和最大限度发挥其残存功能。

1.社区慢性病患者患病率

社区慢性病患者患病率：慢性病患者患病率＝某时期的慢性患者数/同时期平均人数(患病包括新旧病例，常通过调查获得)。

2.社区慢性病患者健康管理率

慢性病患者健康管理率＝年内已管理慢性病患者人数/年内辖区内慢性病患者总人数×100％。

注：辖区慢性病患者患病总人数估算＝辖区常住成年人口总数×慢性病患者患病率(通过当地流行病学调查、社区卫生诊断获得或是选用本省(区、市)或全国近期该慢性病患者患病率指标)。

3.社区慢性病患者规范管理率

社区慢性病患者规范管理率：慢性病患者规范管理率＝按照规范要求进行慢性病患者管理的人数/年内管理慢性病患者人数×100％。

(陈　迪)

参考文献

[1] 肖芳，程汝梅，黄海霞，等.护理学理论与护理技能[M].哈尔滨：黑龙江科学技术出版社，2022.
[2] 戴波，薛礼.康复护理[M].武汉：华中科技大学出版社，2020.
[3] 吴宣，朱力，李尊柱.临床用药护理指南[M].北京：中国协和医科大学出版社，2022.
[4] 杨青，王国蓉.护理临床推理与决策[M].成都：电子科学技术大学出版社，2022.
[5] 张晓艳.临床护理技术与实践[M].成都：四川科学技术出版社，2022.
[6] 崔杰.现代常见病护理必读[M].哈尔滨：黑龙江科学技术出版社，2021.
[7] 任丽，孙守艳，薛丽.常见疾病护理技术与实践研究[M].陕西：陕西科学技术出版社，2022.
[8] 潘红丽，胡培磊，巩选芹，等.临床常见病护理评估与实践[M].哈尔滨：黑龙江科学技术出版社，2022.
[9] 李艳.临床常见病护理精要[M].西安：陕西科学技术出版社，2022.
[10] 李素霞.心内科临床护理与护理技术[M].沈阳：辽宁科学技术出版社，2020.
[11] 王芳，白志仙，赵蓉.肿瘤患者放疗护理指导手册[M].昆明：云南科技出版社，2022.
[12] 李庆印，张辰.心血管病护理手册[M].北京：人民卫生出版社，2022.
[13] 邓雄伟，程明，曹富江，等.骨科疾病诊疗与护理[M].北京：华龄出版社，2022.
[14] 张翠华，张婷，王静，等.现代常见疾病护理精要[M].青岛：中国海洋大学出版社，2021.
[15] 王冷.护理管理学[M].北京：国家开放大学出版社，2022.
[16] 华苓.产前产后护理百科[M].成都：四川科学技术出版社，2022.
[17] 刘巍，王爱芬，吕海霞.临床妇产疾病诊治与护理[M].汕头：汕头大学出版社，2021.
[18] 王玉春，王焕云，吴江，等.临床专科护理与护理管理[M].哈尔滨：黑龙江科学技术出版社，2022.
[19] 赵衍玲，梁敏，刘艳娜，等.临床护理常规与护理管理[M].哈尔滨：黑龙江科学技术出版社，2022.
[20] 王静.老年健康护理与管理[M].北京：中国纺织出版社，2021.
[21] 刘爱杰，张芙蓉，景莉，等.实用常见疾病护理[M].青岛：中国海洋大学出版社，2021.
[22] 张红芹，石礼梅，解辉，等.临床护理技能与护理研究[M].哈尔滨：黑龙江科学技术出版

社，2022.

[23] 陈荣珠，朱荣荣.妇产科手术护理常规[M].合肥：中国科学技术大学出版社，2020.

[24] 李和军.急诊护理实用手册[M].哈尔滨：黑龙江科学技术出版社，2020.

[25] 纪欢欢，孟萌，侯涛.神经外科疾病护理常规[M].北京：化学工业出版社，2022.

[26] 王林霞.临床常见病的防治与护理[M].北京：中国纺织出版社，2020.

[27] 宋鑫，孙利锋，王倩，等.常见疾病护理技术与护理规范[M].哈尔滨：黑龙江科学技术出版社，2021.

[28] 张俊英，王建华，宫素红，等.精编临床常见疾病护理[M].青岛：中国海洋大学出版社，2021.

[29] 窦超.临床护理规范与护理管理[M].北京：科学技术文献出版社，2020.

[30] 秦寒枝.临床医用管道护理手册[M].合肥：中国科学技术大学出版社，2022.

[31] 王伟，梁津喜，杨明福.骨科临床诊断与护理[M].长春：吉林科学技术出版社，2020.

[32] 万霞.现代专科护理及护理实践[M].开封：河南大学出版社，2020.

[33] 于翠翠.实用护理学基础与各科护理实践[M].北京：中国纺织出版社，2022.

[34] 张振香，许梦雅，陈素艳，等.失能老人生活重建康复护理指导[M].郑州：河南科学技术出版社，2022.

[35] 王雪菲，彭淑华，邹永光.临床危重患者护理常规及应急抢救流程[M].武汉：华中科技大学出版社，2022.

[36] 杨莉，叶红芳，孙倩倩.临床护士循证护理能力现状及影响因素分析[J].护士进修杂志，2023，38(2)：108-113.

[37] 姜安丽.我国护理科研发展现状与分析[J].解放军护理杂志，2021，38(10)：1-3.

[38] 赵昱.循证护理在急性心肌梗死并发心律失常患者中的应用价值分析[J].基层医学论坛，2023，27(3)：54-56.

[39] 蔡晓芳，胡斌春，戴丽琳，等.心内科疾病诊断相关组权重与护理工作量的相关性研究[J].护理学杂志，2021，36(11)：56-59.

[40] 肖丹，熊晓云，刘佳文，等.序贯式循证护理教学方案制订及应用效果评价[J].护理研究，2021，35(23)：4270-4273.